全国普通高等中医药院校药学类专业第三轮规划教材

中药鉴定学（第3版）

（供中药学、药学及相关专业用）

U0196485

主　编　吴启南　吕光华　朱　华
副主编　张　慧　刘圣金　付小梅　颜永刚
编　者　（以姓氏笔画为序）

丁　宁（贵州中医药大学）　　　　　付小梅（江西中医药大学）

乐　巍（南京中医药大学）　　　　　冯　帅（山东中医药大学）

吕光华（成都中医药大学）　　　　　朱　华（广西中医药大学）

刘　薇（成都中医药大学）　　　　　刘圣金（南京中医药大学）

李　硕（甘肃中医药大学）　　　　　杨卫丽（海南医学院）

吴启南（南京中医药大学）　　　　　张　慧（辽宁中医药大学）

郑　岩（河南中医药大学）　　　　　赵冬霞（河南大学）

胡　静（天津中医药大学）　　　　　钟世红（西南民族大学）

侯芳洁（河北中医药大学）　　　　　姜　丹（北京中医药大学）

祝洪艳（吉林农业大学）　　　　　　黄　秦（重庆中医药学院）

龚　玲（湖北中医药大学）　　　　　笪舫芳（贵州民族大学）

傅　鹏（广西中医药大学）　　　　　颜永刚（陕西中医药大学）

中国健康传媒集团

中国医药科技出版社

内容提要

　　本教材是"全国普通高等中医药院校药学类专业第三轮规划教材"之一,其内容服务于药学、中药学类专业人才培养目标,同时与执业药师岗位需求衔接。全书分总论和各论两部分。总论主要内容有中药鉴定学的定义和任务、中药鉴定学的发展史、影响中药材品质的因素、中药的鉴定等。各论分植物药、动物药、矿物药三大类。各类概述中重点介绍同类药材性状、显微鉴别共性特征。具体药材品种分掌握、熟悉、了解三个层次介绍,内容各有侧重。重点药材具体介绍内容包括来源、采收加工、产地、性状鉴别、显微鉴别、化学成分、理化鉴别、质量评价、性味功效等,并配有原色药材、组织横切面、粉末特征图。全书内容与现行版《中国药典》及《国家执业药师资格考试大纲》的内容有机衔接。本书为书网融合教材,即纸质教材有机融合电子教材、教学配套资源和数字化教学服务(在线教学、在线作业、在线考试),便教易学。

　　本教材主要供高等医药院校中药学、药学及相关专业师生使用,也可作为相关专业人员的参考用书。

图书在版编目(CIP)数据

　　中药鉴定学/吴啟南,吕光华,朱华主编. — 3 版. —北京:中国医药科技出版社,2024.1
　　全国普通高等中医药院校药学类专业第三轮规划教材
　　ISBN 978 - 7 - 5214 - 3990 - 8

　　Ⅰ.①中…　Ⅱ.①吴…　②吕…　③朱…　Ⅲ.①中药鉴定学 - 中医学院 - 教材　Ⅳ.①R282. 5

　　中国国家版本馆 CIP 数据核字(2023)第 140210 号

美术编辑　陈君杞
版式设计　友全图文

出版　**中国健康传媒集团** | 中国医药科技出版社
地址　北京市海淀区文慧园北路甲 22 号
邮编　100082
电话　发行:010 - 62227427　邮购:010 - 62236938
网址　www. cmstp. com
规格　889mm × 1194mm $\frac{1}{16}$
印张　22 $\frac{1}{2}$
字数　644 千字
初版　2015 年 8 月第 1 版
版次　2024 年 1 月第 3 版
印次　2024 年 1 月第 1 次印刷
印刷　北京金康利印刷有限公司
经销　全国各地新华书店
书号　ISBN 978 - 7 - 5214 - 3990 - 8
定价　**98. 00 元**

获取新书信息、投稿、为图书纠错,请扫码联系我们。

出版说明

"全国普通高等中医药院校药学类专业第二轮规划教材"于2018年8月由中国医药科技出版社出版并面向全国发行，自出版以来得到了各院校的广泛好评。为了更好地贯彻落实《中共中央　国务院关于促进中医药传承创新发展的意见》和全国中医药大会、新时代全国高等学校本科教育工作会议精神，落实国务院办公厅印发的《关于加快中医药特色发展的若干政策措施》《国务院办公厅关于加快医学教育创新发展的指导意见》《教育部　国家卫生健康委　国家中医药管理局关于深化医教协同进一步推动中医药教育改革与高质量发展的实施意见》等文件精神，培养传承中医药文化，具备行业优势的复合型、创新型高等中医药院校药学类专业人才，在教育部、国家药品监督管理局的领导下，中国医药科技出版社组织修订编写"全国普通高等中医药院校药学类专业第三轮规划教材"。

本轮教材吸取了目前高等中医药教育发展成果，体现了药学类学科的新进展、新方法、新标准；结合党的二十大会议精神、融入课程思政元素，旨在适应学科发展和药品监管等新要求，进一步提升教材质量，更好地满足教学需求。通过走访主要院校，对2018年出版的第二轮教材广泛征求意见，针对性地制订了第三轮规划教材的修订方案。

第三轮规划教材具有以下主要特点。

1.立德树人，融入课程思政

把立德树人的根本任务贯穿、落实到教材建设全过程的各方面、各环节。教材内容编写突出医药专业学生内涵培养，从救死扶伤的道术、心中有爱的仁术、知识扎实的学术、本领过硬的技术、方法科学的艺术等角度出发与中医药知识、技能传授有机融合。在体现中医药理论、技能的过程中，时刻牢记医德高尚、医术精湛的人民健康守护者的新时代培养目标。

2.精准定位，对接社会需求

立足于高层次药学人才的培养目标定位教材。教材的深度和广度紧扣教学大纲的要求和岗位对人才的需求，结合医学教育发展"大国计、大民生、大学科、大专业"的新定位，在保留中医药特色的基础上，进一步优化学科知识结构体系，注意各学科有机衔接、避免不必要的交叉重复问题。力求教材内容在保证学生满足岗位胜任力的基础上，能够续接研究生教育，使之更加适应中医药人才培养目标和社会需求。

3.内容优化，适应行业发展

教材内容适应行业发展要求，体现医药行业对药学人才在实践能力、沟通交流能力、服务意识和敬业精神等方面的要求；与相关部门制定的职业技能鉴定规范和国家执业药师资格考试有效衔接；体现研究生入学考试的有关新精神、新动向和新要求；注重吸纳行业发展的新知识、新技术、新方法，体现学科发展前沿，并适当拓展知识面，为学生后续发展奠定必要的基础。

4.创新模式，提升学生能力

在不影响教材主体内容的基础上保留第二轮教材中的"学习目标""知识链接""目标检测"模块，去掉"知识拓展"模块。进一步优化各模块内容，培养学生理论联系实践的实际操作能力、创新思维能力和综合分析能力；增强教材的可读性和实用性，培养学生学习的自觉性和主动性。

5.丰富资源，优化增值服务内容

搭建与教材配套的中国医药科技出版社在线学习平台"医药大学堂"（数字教材、教学课件、图片、视频、动画及练习题等），实现教学信息发布、师生答疑交流、学生在线测试、教学资源拓展等功能，促进学生自主学习。

本套教材的修订编写得到了教育部、国家药品监督管理局相关领导、专家的大力支持和指导，得到了全国各中医药院校、部分医院科研机构和部分医药企业领导、专家和教师的积极支持和参与，谨此表示衷心的感谢！希望以教材建设为核心，为高等医药院校搭建长期的教学交流平台，对医药人才培养和教育教学改革产生积极的推动作用。同时，精品教材的建设工作漫长而艰巨，希望各院校师生在使用过程中，及时提出宝贵意见和建议，以便不断修订完善，更好地为药学教育事业发展和保障人民用药安全有效服务！

数字化教材编委会

主　编　吴啟南　吕光华　朱　华
副主编　张　慧　刘圣金　付小梅　颜永刚
编　者　（以姓氏笔画为序）

丁　宁（贵州中医药大学）　　　　　付小梅（江西中医药大学）

乐　巍（南京中医药大学）　　　　　冯　帅（山东中医药大学）

吕光华（成都中医药大学）　　　　　朱　华（广西中医药大学）

刘　薇（成都中医药大学）　　　　　刘圣金（南京中医药大学）

李　硕（甘肃中医药大学）　　　　　杨卫丽（海南医学院）

吴啟南（南京中医药大学）　　　　　张　慧（辽宁中医药大学）

郑　岩（河南中医药大学）　　　　　赵冬霞（河南大学）

胡　静（天津中医药大学）　　　　　钟世红（西南民族大学）

侯芳洁（河北中医药大学）　　　　　姜　丹（北京中医药大学）

祝洪艳（吉林农业大学）　　　　　　黄　秦（重庆中医药学院）

龚　玲（湖北中医药大学）　　　　　笪舫芳（贵州民族大学）

傅　鹏（广西中医药大学）　　　　　颜永刚（陕西中医药大学）

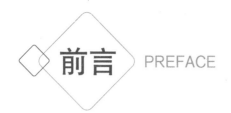

前言 PREFACE

本教材是"全国普通高等中医药院校药学类专业第三轮规划教材"之一。根据中药鉴定学学科内涵、现行版《中国药典》有关中药质量和检验方法的技术要求以及执业药师岗位的需求，围绕培养思想品德高尚、职业素质优良、知识结构全面，既具有丰富的性状鉴别经验，又具有熟练利用显微鉴定的能力和常用理化鉴定能力，并能熟练应用现代分析仪器解决中药鉴定工作中实际问题高素质综合人才的目标，以确立继承、创新与发展的教材编写思路，统领教材编写。

本教材分总论和各论两部分。总论共4章，介绍了中药鉴定学的定义和任务、发展史，影响中药材品质的因素以及中药鉴定的方法。各论包括14章，系统介绍了104种常用重点药材的鉴定内容和方法，72种熟悉药材，以及134种了解药材的鉴别内容。其中重点品种的选择主要依据临床常用、基础研究较好的代表性药材，毒性药材，进口药材，有特殊显微特征药材以及品质评价有一定难度、需采用先进技术和方法鉴定的药材等。本教材结合药材使用和研究现状，增加了最新研究成果、混伪品品种鉴别及现代鉴别技术等。各论全部采用原色图谱反映药材的性状和显微组织特征，形象、客观、生动，在同类教材中具有开创性；全书内容与现行版《中国药典》有机衔接。本教材为书网融合教材，即纸质教材有机融合电子教材、教学配套资源和数字化教学服务（在线教学、在线作业、在线考试），便教易学。

本教材修订更新和补充了总论、各论中药材的化学成分、理化鉴别和质量评价的内容。编写分工为：吴啟南（南京中医药大学）负责总论、部分根及根茎类中药的编写，参加编委有乐巍（南京中医药大学）、笪舫芳（贵州民族大学）、李硕（甘肃中医药大学）；吕光华（成都中医药大学）负责部分根及根茎类中药的编写，参加编委有刘薇（成都中医药大学）、姜丹（北京中医药大学）、郑岩（河南中医药大学）；朱华（广西中医药大学）负责茎木类、皮类、叶类、花类中药的编写，参加编委有傅鹏（广西中医药大学）、丁宁（贵州中医药大学）、侯芳洁（河北中医药大学）；张慧（辽宁中医药大学）负责果实种子类中药的编写，参加编委有龚玲（湖北中医药大学）、胡静（天津中医药大学）；付小梅（江西中医药大学）负责全草类、藻菌地衣类、树脂类、其他类中药的编写，参加编委有祝洪艳（吉林农业大学）、杨卫丽（海南医学院）；颜永刚（陕西中医药大学）负责动物类中药的编写，参加编委有钟世红（西南民族大学）、黄秦（重庆中医药学院）；刘圣金（南京中医药大学）负责矿物类中药的编写，参加编委有赵冬霞（河南大学）、冯帅（山东中医药大学）。乐巍、蒋征、徐晓倩为教材图片制作付出了辛勤劳动。在此一并表示衷心的感谢！

本教材实用性强，主要供高等医药院校中药学、药学及相关专业师生教学使用，也可作为医药行业考试与培训的参考用书。由于教材中新增药材图与显微鉴别特征图较多，均为原创，但仪器设备及技术水平有限，且受编者水平所限，书中存在不足之处在所难免，恳请各位同仁在使用过程中斧正，以便进一步完善提高。

编 者

2023 年 8 月

CONTENTS 目录

◆ 总 论 ◆

◆ 各 论 ◆

总　论

第一章　中药鉴定学的定义和任务

PPT

第一节　中药鉴定学的定义

中药鉴定学（authentication of Chinese medicines）是鉴定和研究中药的品种和质量，制定中药质量标准，寻找和扩大新药源的应用学科。中药（Chinese medicines）是在中医药学理论指导下认识和使用，并能以中医药学理论体系的术语表述其性能、功效和使用规律，用于预防、诊断、治疗疾病及康复保健等方面的物质。包括中药材（Chinese crude drugs）、中药饮片（decoction pieces of Chinese material medica）和中成药（Chinese patent medicine）。中药材系指仅经过简单产地加工的中药原料，包括植物药、动物药和矿物药三大类。中药饮片系指药材经过炮制后可直接用于中医临床或制剂生产使用的处方药品。中成药系指以饮片为配方原料，根据临床处方的要求，采用适宜的制剂工艺，制备成随时可以应用的药物。

中药品种一般是指中药药味种类或物种而言。前一层表述从药材角度强调，与中药材具体商品相关联；而目前中药品种的内涵以后一种表述为主，更强调药材的基原，即所属原植物、动物的物种，实际上应属中药资源品种范畴。

中药鉴定学是在继承中医药学遗产和传统鉴别经验的基础上，运用现代自然科学的理论、知识、方法和技术，研究和探讨中药的历史、来源、品种形态、性状、显微特征、理化鉴别、检查、含量测定及品质形成机制等，即鉴定和研究中药的真实性、安全性和有效性，建立规范化的质量标准以及寻找和扩大新药源等的理论和实践问题。同时，开展环境对中药品质的影响及中药品质形成机制的基础研究，为中药全过程质量控制提供有力支撑，以确保中药品种正确、质量优良，达到安全、有效、稳定、可控的质量要求。简而言之，中药鉴定学就是一门对中药进行"保质寻新，整理提高"的学科。

◈ 第二节 中药鉴定学的任务

中药鉴定学当前的主要任务有：考证和整理中药品种，鉴定中药的真伪优劣，研究和制定中药质量标准，寻找和扩大新药源。

一、考证和整理中药品种

我国劳动人民数千年来在与疾病作斗争过程中不断积累和丰富起来的药物学知识，汇集成众多本草著作，记载近 3000 种药物，总结了每种药物在不同历史阶段的品种、栽培、采收、加工、鉴别、炮制、贮藏和应用等多方面的经验，是现今中药学科继承和发展的基础。对这些宝贵的遗产和财富，应运用现代科学知识与技术加以考证和整理出有用的药学史料和品种，以丰富和促进现代中药学科的发展。

（一）中药品种混乱和复杂的主要原因

中药品种直接关系到中药临床用药的安全与有效，是保证中药质量的前提。目前常用中药材 1200 余种，绝大多数在历代本草中已有记载。由于历史等诸多因素，中药品种混乱现象严重，其主要原因如下。

1. 同物异名，同名异物 我国幅员广阔，物种繁多，来源于同一资源品种的中药材在不同地区使用不同的中药名，或同一名称的中药材各地使用的资源品种不同，造成品种混乱。如益母草，在东北称坤草，在江苏某些地区称天芝麻或田芝麻，在浙江叫三角胡麻，在青海叫千层塔，在四川叫血母草，在甘肃叫全风赶，在广东名红花艾，在云南称透骨草等；再如贯众，历代记载贯众的本草中其图文不尽相同，据调查考证，全国以贯众之名药用的植物有 11 科、18 属、58 种之多。

2. 本草典籍，记述粗略 如《本草经集注》曰："白头翁处处有之，近根处有白茸，状如白头老翁，故以为名。"由于这个原因，使得从古到今就有多种根部有白毛茸的植物混作白头翁，以致清代的吴其濬得出这样的结论，"凡草之有白毛者，以翁名之皆可"。这样就造成了白头翁药材来源达 20 种以上，分属于毛茛科、蔷薇科、石竹科、菊科等不同科属的植物。

3. 一药多源，易于混杂 《中华人民共和国药典》（简称《中国药典》）收载的常用中药中有不少来源于 2 至数种不同的原植物或原动物。如大黄来源于同科属 3 种不同植物；石斛来源于同科属多种不同植物；葶苈子来源于同科不同属的 2 种植物；青黛来源于不同科属的 3 种不同植物。

4. 历史沿革，品种变迁 如《唐本草》首次记载了百合的特征，"一种叶大茎长，根粗花白者，宜入药"，可以断定百合 *Lilium brownii* F. E. Br. var. *viridulum* Baker 应是正品；但宋代的《本草衍义》却将一种具紫色珠芽的种类即卷丹 *L. lancifolium* Thunb. 作百合的正品；现在《中国药典》将两者均列为百合的来源。始载于《名医别录》的白附子历代本草记载均为毛茛科植物黄花乌头 *Aconitum coreanum* (Lévl.) Raip. 的块根，而近代全国绝大部分地区用天南星科植物独角莲 *Typhonium giganteum* Engl. 的块茎作白附子用，二者的来源、性状和成分等均不相同，而且两者疗效也不同，其变迁经纬，有待深入研究。

（二）解决中药品种混乱的主要途径

1. 本草考证，理清渊源 历代文献浩如烟海，药物品种繁多，品种的来源与变迁需要本草考证及研究。如枳壳最早以"枳"载入本草，"旧云江南为橘，江北为枳"，切面"皆以翻肚如盆口状、陈久者为胜"。考证认为，本草记载的"枳"虽为枸橘 *Poncirus trifoliata* (L.) Raf.，但药用枳壳宋代以后品种发生了变迁，以酸橙 *Citrus aurantium* L. 及其栽培变种的未成熟果实为主流，其他品种仅作为地区习用品，沿用至今。不同历史时期中药品种的变迁，需要正确地继承古人药材生产和用药经验。考证阿胶的原料，在唐代以前主要是牛皮，宋代、明代是牛皮、驴皮并用，清代以后全部用驴皮。对于道地药材的品种考证，还要查考地方志以及当地的产销记录。

2. 品种整理，澄清混乱　通过本草考证与现今药材品种调查相结合，能纠正历史的错误，发掘出新品种。如《本草纲目》将天南星并于虎掌之下，通过考证与整理发现，虎掌又称虎掌南星，为天南星科半夏属掌叶半夏 *Pinellia pedatisecta* Schott 的块茎，而天南星为同科天南星属植物天南星 *Arisaema erubescens*（Wall.）Schott、异叶天南星 *A. heterophyllum* Bl.、东北天南星 *A. amurense* Maxim. 的块茎，纠正了历史的错误。中华人民共和国成立后，中药工作者对丹参、金钱草、大青叶等200多种中药进行了系统的品种整理和质量研究，为中药品种来源的确定奠定了坚实基础。

3. 调查研究，规范名称　通过中药资源普查、传统知识调研和中药商品的调查，结合本草考证，明确中药的正品与主流品种，力求达到一药一名。如金钱草，将报春花科植物过路黄 *Lysimachia christinae* Hance 的干燥全草作金钱草正品，而唇形科植物活血丹 *Glechoma longituba*（Nakai）Kupr. 的干燥地上部分作连钱草，豆科植物广金钱草 *Desmodium styracifolium*（Osb.）Merr. 的干燥地上部分作广金钱草。再如五味子，木兰科植物五味子 *Schisandra chinensis*（Turcz）Baill. 的干燥成熟果实作五味子，同科属华中五味子 *S. sphenanthera* Rehd. et Wils. 的干燥成熟果实作南五味子等。避免了品种的混乱。

4. 成分研究，结合药效　在本草考证的基础上，将品种复杂的中药开展成分、药效结合研究，确定其主流品种。如防己商品有10余种，主要来源有防己科植物防己 *Stephania tetrandra* S. Moore、木防己 *Cocculus trilobus*（Thunb.）DC.、马兜铃科植物广防己 *Aristolochia fangchi* Y. C. Wu ex L. D. Chou et S. M. Hwang 等的干燥根。研究表明，防己 *Stephania tetrandra* S. Moore 的根中含有肌肉松弛成分，可以作为"汉肌松"的原料药。《中国药典》将黄柏分为黄柏与关黄柏、金银花分为金银花与山银花、麦冬分为麦冬与山麦冬等，均基于化学成分与临床药效相结合的大量研究。

总之，中药品种的考证和整理工作，任务十分艰巨，要澄清混乱品种，明确正品及其混淆品必须通过大量实地调查研究。应当看到，在中医药学宝库中，有许多精华有待发掘、整理和提高，也有少数谬误和争议需要纠正与澄清，这是发展现代中药亟待解决的问题。

二、鉴定中药的真伪优劣

中药的真伪优劣，即中药的品种真伪和质量好坏。"真"即正品，凡是国家药品标准所收载的品种均为正品；"伪"即伪品，凡是不符合国家药品标准规定的品种以及以非药品冒充或者以它种药品冒充正品的均为伪品。"优"是指符合国家药品标准规定的各项指标的药品；"劣"是指不符合国家药品标准规定的各项指标的药品。中药的品种不真、质量低劣，不仅有损中医药的信誉，更会导致生产、研究及临床疗效的失败，不仅误病害人，还会造成经济损失。

（一）药材及饮片的鉴定

目前市场流通药材3000余种，常用药材1200余种，各地加工的饮片2000余种。由于多方面原因，药材和饮片的真伪问题严重，尤以饮片更为突出。究其原因，除历史根源外，引起药材和饮片品种混乱的原因主要有：①鉴定知识缺失导致的误种、误采、误收、误售、误用。如大黄误种为无泻下作用的藏边大黄 *Rheum emodi* Wall.、河套大黄 *R. hotaoense* C. Y. Cheng et C. T. Kao；金钱草误采为风寒草（聚花过路黄）*Lysimachia congestiflora* Hemsl.；红参误用为商陆 *Phytolacca acinosa* Roxb. 的细根等。②有意掺伪作假，以假充真。如金钱白花蛇，有用银环蛇或其他成蛇纵剖成条，接上它种蛇头后盘成小盘；也有用其他带环纹的幼蛇或其他幼蛇在体背用白色油漆划出环纹等伪充正品。三七为五加科植物三七 *Panax notoginseng*（Burk）F. H. Chen 的干燥根，因其疗效显著，价格昂贵，因此各地药材市场发现有以竹节参、菊三七、莪术、水田七、藤三七、淀粉、树脂等伪制品充三七销售。牛黄为牛的胆结石，近年来，有用其他动物的结石冒充或用淀粉加工，甚至有用果皮或种皮包以黄土等伪充。人参以往伪品较多，如商陆根、野豇豆根等；目前，有人从栽培的国产人参中选出类似西洋参外形者，加工成西洋参出售，这些伪品很难以肉眼鉴别出来。又如川贝掺湖北贝母等。③正品短缺导致的类似品泛滥。如砂仁为姜科阳春砂 *Amomum villosum* Lour.、海南砂 *A. longiligulare* T. L. Wu、绿壳砂 *A. villosum* Lour. var. *xanthioides* T. L. Wu et Senjen 的干燥成熟果实，而海南省南部民间曾将海南假砂仁 *A. chinense* Chun ex T. L. Wu 的果实伪充砂仁收购，并销往外省。此种以假乱真、以次充好的情况还可见于蟾蜍输卵管充哈蟆油，藤杜仲、红杜仲、金丝杜仲充杜仲等。④名称、外形相近导致的品种混淆。如以川射干充射干、滇枣仁充酸枣仁、山麦冬充麦冬、小天南星充半夏等。⑤地区用药习惯不同导致的品种混乱。如《中国药典》规定，五加皮为五加科植物细柱五加 *Acanthopanax gracilistylus* W. W. Smith 的根皮，而北方大部分地区则以来源于萝藦科植物杠柳 *Periploca sepium* Bge. 的根皮香加皮作五加皮药用，其来源、成分、药理、功效、作用均与正品五加皮不同，由于药材、饮片大部分仅是植物、动物体的某一部分，形态变异大，特征性化学成分多不明确，药材与饮片的真伪鉴定是一项艰巨的任务。

中药的质量优劣，同样不可忽视。中药的品种明确后，必须注意检查质量。影响中药质量的因素主要有：①栽培变异。中药栽培与药材质量关系密切，这是中药质量的源头。同一品种在不同生长环境下所产药材质量有所不同。如野生牛膝和栽培牛膝，由于生长环境不同，使得两种药材性状特征有较大差异，化学成分及功效也不同。又如栽培黄芪如果栽培条件不利，则发生木化变异。②产地因素。有的药材产地不同，其质量也不同。如广藿香产在广州石牌者，气香纯正，含挥发油虽较少（茎含 0.1% ~ 0.15%，叶含 0.3% ~ 0.4%），但广藿香酮的含量却较高；产于海南省的广藿香，气较辛浊，挥发油含量虽高（茎含 0.5% ~ 0.7%，叶含 3% ~ 6%），但广藿香酮的含量却甚微。道地药材就充分反映了产地与药材质量的关系。另外，产地不同土壤受污染的程度存在差异，从而使中药中农药残留量和重金属含量不同，造成质量的差别。③采收加工。有的药材采收季节、采收时间（植物生长的年限）不同，其所含的化学成分也有差异。如麻黄秋季采收，麻黄碱成分含量高，其他季节麻黄碱含量均较秋季低；人参皂苷的含量高低与人参的生长年限有关。④贮藏运输。有的中药运输时受到有害物质的污染，必然影响质量。有的中药贮藏不当，引起虫蛀霉变，均能损害药材质量；另外，贮存时间对质量也有影响，如荆芥的挥发油含量随贮藏时间的延长而减少，贮存一年者挥发油含量降低 1/3，贮存三年者则降低 1/2。细辛的酸性氨基酸为其镇咳成分之一，新鲜细辛的镇咳作用强，当贮存 6 个月后则无镇咳作用。⑤其他。人为掺入异物或混入非药用部分，如柴胡、龙胆混入大量的地上茎；西红花中掺入花丝、雄蕊、花冠；羚羊角中夹铁钉、铅粒等，严重地影响了中药材的质量。有的中药如人参、八角茴香、天麻、独活等，经过化学成分提取、干燥后再用，其外观性状与原药材相似，但药材的内在质量却发生了变化。

对中药品种和质量存在的种种问题，必须有针对性地加以解决，药材各生产、使用、管理、经营、检验等部门要严格把关，杜绝伪劣中药材和饮片的使用和流通。

（二）中成药的鉴定

中成药是中药的重要组成部分，因中成药组成复杂、剂型多样、检测指标建立较难等特点给中成药的质量控制工作增加了困难。加之许多中成药处方中部分原料药缺乏适宜的检测方法，影响到产品质量和用药安全有效，也限制了在世界范围内的推广使用。因此，制定完善和提高中成药质量标准，增强中成药质量的可控性，实现中成药现代化和标准化，也是中药鉴定学的主要任务之一。

《中国药典》对中成药的鉴定，主要包括性状、鉴别、检查和含量测定。鉴别项不再使用显色或沉淀的化学反应以及光谱鉴别方法，所有含药材粉末的中成药均增加了专属性很强的粉末显微鉴别，大量地使用了薄层色谱（TLC）鉴定，强化了安全性检查，采用了多成分含量测定指标，为中成药的真伪鉴别和质量控制提供了标准。

三、研究和制定中药质量标准

中药质量标准是国家对中药质量及其检验方法所作的技术规定，是中药生产、经营、使用、检验和监督管理部门共同遵循的法定依据。凡正式批准生产的中药、辅料和基质都要制定质量标准。制定中药质量标准时，必须坚持质量第一，充分体现"安全有效、技术先进、经济合理"的原则，以保证中药的安全性、有效性、稳定性和可控性。但长期以来，中药缺乏严格的具有鲜明中医药特色的质量标准和质量评价体系，已经成为制约中药现代化、标准化和国际化的瓶颈。因此，中药质量标准的研究和制定是中药鉴定学的战略性任务和工作重点。

中药质量标准的特点如下。①权威性：《药品管理法》规定，药品必须符合国家药品标准，但各国均不排除生产厂家可以采用非药典方法进行检验，但需要仲裁时，只有各级法定标准，特别是国家药典具有权威性。②科学性：质量标准是对具体对象研究的结果，它有适用性的限制，在不同成药中检定某一相同药味成分，不一定方法均能适用，其方法的确定与规格的制定均有充分的科学依据。③进展性：质量标准是对客观事物认识的阶段小结，即法定标准也难免不够全面，随着生产技术水平提高和测试手段的改进，应对药品标准不断进行修订和完善。如《中国药典》每五年更新一次，对药典收载的中药品种进行增减、内容补充完善。

对新药材、新中药饮片、新中成药以及老药新用的再评价等，进行中药质量标准的研究与制定时，必须依据国家《药品注册管理办法》的要求制定临床研究与生产使用的质量标准。

（一）中药材质量标准的内容

1. 质量标准　包括名称、汉语拼音、药材拉丁名、来源、性状、鉴别、检查、浸出物测定、含量测定、炮制、性味与归经、功能与主治、用法与用量、注意及贮藏等项，有关项目内容的技术要求如下。

（1）名称　包括中文名、汉语拼音、药材拉丁名，按中药命名原则要求制定。

（2）来源　包括原植（动）物的科名、中文名、拉丁学名、药用部位、采收季节和产地加工等。矿物药包括该矿物的类、族、矿石名或岩石名、主要成分及产地加工。①原植（动、矿）物需有关单位鉴定，确定原植（动）物的科名、中文名及拉丁学名；矿物的中文名及拉丁名。②药用部位是指植（动、矿）物经产地加工后可药用的某一部分或全部。③采收季节和产地加工系指能保证药材质量的最佳采收季节和产地加工方法。

（3）性状　系指药材的形状、大小、色泽、表面、质地、断面、气、味等特征。描述一般以完整的干燥药材为主。对多来源的药材，其性状无明显区别者，一般合并描述；性状有明显区别者，分别描述，根据植物品种的排列顺序，第一种药材全面描述，其他只分别描述与第一种的不同点。描述要突出主要特征，文字简练、确切，术语规范。

（4）鉴别　包括经验鉴别、显微鉴别（组织、粉末、解离组织或表面制片、显微化学等鉴别特征）、理化鉴别（包括一般理化鉴别、色谱鉴别和光谱鉴别等）。对多来源的药材，如组织特征无明显区别的，则合并描写，有明显区别的，分别描写（如性状项）。色谱鉴别应设对照品或对照药材。选用方法要求专属、灵敏、快速、简便。

（5）检查　检查项下规定的各项内容是指药品在加工、生产和贮藏过程中可能含有的需要控制的物质，包括安全性、有效性、均一性与纯度要求四个方面。其基本内容包括杂质、水分、总灰分、酸不溶性灰分、重金属及有害元素、农药残留量、黄曲霉毒素、二氧化硫残留量、有关的毒性成分、伪品、主要药用部位的比例等，应按《中国药典》规定的相关方法进行检查。

（6）浸出物测定　包括水溶性、醇溶性及醚溶性浸出物等。可参照《中国药典》附录浸出物测定要求，结合用药习惯、药材质地及已知的化学成分类别等选定适宜的溶剂，测定其浸出物含量以控制质量，并以药材的干燥品计算。

（7）含量测定　以中医药理论为指导，结合临床疗效，凡已知有效成分、毒性成分及能反映药材内在质量的指标性成分，均应建立含量测定项目。含量测定的方法以精密、准确、简便、快速为原则，并注意新仪器、新技术的应用；含量限度的规定应紧密结合药材商品规格、等级及多来源的实际情况，规定合理的指标。含挥发油的药材，可规定挥发油含量。

（8）炮制　包括净制、切制、炮炙。根据用药需要进行炮制的品种，应制定合理的加工炮制工艺，明确辅料用量和炮制品的质量要求。

（9）性味与归经　为按中医药理论对该药材性能的概括，先"性味"，再列"归经"。有毒的药材，亦在此项内注明"有小毒""有毒""有大毒"，以引起注意。

（10）功能与主治　根据传统用药的经验，以中医药或民族医药理论所做的概括性描述，作为临床用药的指导。

（11）用法与用量　除有特殊用法的予以注明外，其他均指水煎内服；用量系指成人一日常用剂量，必要时根据医疗需要酌情增减。

（12）注意　用药注意事项，系指主要的禁忌和不良反应。属中医一般常规禁忌者从略。

（13）贮藏　药材贮存与保管的基本要求。

2. 药材拉丁名命名方法　中药拉丁名，不仅可以进一步统一中药的名称，防止混乱，而且有利于对外贸易和国际学术交流。中药拉丁名的组成，一般均需标明药用部位，即由前面的药名（用第二格）和后面的药用部位名（用第一格）组成。药名为植物或动物的拉丁属名，或种名，或属、种名。如黄连 Coptidis Rhizoma、枇杷叶 Eriobotryae Folium、红花 Carthami Flos、马钱子 Strychni Semen、牛黄 Bovis Calculus 等，各词的第一字母均需大写。中药拉丁名的命名，有以下几种情况。

（1）对于一属中只有一个品种作药用，或一属中有几个种作同一药材使用时，一般采用属名命名；少数依照习惯采用种名命名。如：杜仲 Eucommiae Cortex（一属中只有一个植物种作药材用）、麻黄 Ephedrae Herba（一属中有几个植物种作同一药材用）、石榴皮 Granati Pericarpium（种名命名，习惯用法）。

（2）同属中有几个品种来源，分别作为不同药材使用的，则以属、种名命名。如当归 Angelicae Sinensis Radix、独活 Angelicae Pubescentis Radix、白芷 Angelicae Dahuricae Radix 等。如果某一药材习惯上已采用属名作拉丁名时，则一般不再改动，而把同属其他种的药材用属、种名命名，以便区分。如细辛 Asari Radix et Rhizoma、杜衡 Asari Forbesii Herba 等。

（3）药用部位如包括两个不同部位时，把主要的或多数地区习用的列在前面，用 et（和）或 seu（或）相连接，如大黄 Rhei Radix et Rhizoma。药材收载不同属的植物时，以两个属名分别命名，如老鹳草 Erodii Herba/Geranii Herba、蛤壳 Meretricis Concha/Cyclinae Concha。

（4）拉丁名中如有形容词形容前面药用部位名词时，则列于最后。如苦杏仁 Armeniacae Semen Amarum 及鹿茸 Cervi Cornu Pantotrichum 中的 Amarum 和 Pantotrichum。

（5）少数中药的拉丁名不加药用部位，直接以属名或种名，或俗名命名，这是遵循习惯用法，有些是国际通用名称。如茯苓 Poria、麝香 Moschus、芦荟 Aloe、儿茶 Catechu、蜂蜜 Mel、全蝎 Scorpio、土鳖虫 Eupolyphaga/Steleophaga 等。

（6）矿物类药材一般采用矿物所含的化学成分的拉丁名或用原矿物的拉丁名。如芒硝 Natrii Sulfas、炉甘石 Calamina。有形容词的将形容词列于最后，如玄明粉 Natrii Sulfas Exsiccatus。

中药的拉丁名国际并无统一规定，有些属于习惯用法。如有国际通用名称，则命名时应尽量一致，以便交流。

（二）中药制剂质量标准的内容

1. 质量标准　中药制剂必须在处方固定和原料（净药材、饮片、提取物）质量、制备工艺稳定的前提下方可拟订质量标准草案，质量标准应确实反映和控制最终产品质量。质量标准的内容一般包括名称、汉语拼音、处方、制法、性状、鉴别、检查、浸出物测定、含量测定、功能与主治、用法与用量、注意、规格、贮藏、有效期等项目。

（1）名称、汉语拼音　按中药命名原则的要求制订。

（2）处方　处方应列出全部药味和用量（以"g"或"ml"为单位），全处方量应以制成1000个制剂单位的成品量为准。药味的排列顺序应根据组方原则排列，炮制品需注明。

（3）制法　中药制剂的制法与质量有密切的关系，必须写明制剂工艺的过程（包括辅料用量等），列出关键工艺的技术条件及要求。

（4）性状　系指剂型及除去包装后的色泽、形态、气味等的描述。

（5）鉴别　鉴别方法包括显微鉴别、理化鉴别、光谱鉴别、色谱鉴别等，要求专属性强、灵敏度高、重现性较好。显微鉴别应突出描述易察见并具有专属性的特征。理化、光谱、色谱鉴别叙述应准确，术语、计量单位应规范。色谱法鉴别应选定适宜的对照品或对照药材做对照试验。

（6）检查　参照《中国药典》各有关制剂通则项下规定的检查项目和必要的其他检查项目进行检查，并制订相应的限量范围。《中国药典》未收载的剂型可另行制订。对制剂中的重金属、砷盐等予以考察，必要时应列入规定项目。

（7）浸出物测定　根据剂型的需要，参照《中国药典》浸出物测定的有关规定，选择适当的溶剂进行测定。

（8）含量测定　①应首选处方中的君药（主药）、贵重药、毒性药制订含量测定项目。如有困难时则可选处方中其他药味的已知成分或具备能反映内在质量的指标成分建立含量测定。如因成品测定干扰较大并确证干扰无法排除而难以测定的，可测定与其化学结构母核相似、分子量相近的总类成分的含量或暂将浸出物测定作为质量控制项目，但必须具有针对性和控制质量的意义。②含量测定方法可参考有关质量标准或有关文献，也可自行研究后建立，但均应作方法学考察实验。③含量限（幅）度指标，应根据实测数据（临床用样品至少有三批样品6个数据，生产用样品至少有10批样品20个数据）制订。含量限度一般规定低限，或按照其标示量制订含量测定用的百分限（幅）度。毒性成分的含量必须规定幅度。④含量限度低于万分之一者，应增加另一个含量测定指标或浸出物测定。⑤在建立化学成分的含量测定有困难时，也可考虑建立生物测定等其他方法。

（9）功能与主治、用法与用量、注意及有效期等　根据该药的研究结果制订。

（10）规格　应制订制剂单位的重量、装量、含量或一次服用量。

（11）书写格式　参照《中国药典》。

2. 起草说明　目的在于说明制定质量标准中各个项目的理由，及规定各项目指标的依据、技术条件和注意事项等。既要有理由解释，又要有实践工作的总结及试验数据。具体要求如下。

（1）名称、汉语拼音　按中药命名原则的要求制订。

（2）处方　有《中国药典》未收载的炮制品，应说明炮制方法及质量要求。

（3）制法　生产用质量标准制法应与已批准临床用质量标准的制法保持一致，如有更改，应详细说明或提供试验依据。

（4）性状　叙述在性状中需要说明的问题。所描述性状的样品至少必须是中试产品。色泽的描述应明确，片剂及丸剂如系包衣者，应就片心及丸心的性状进行描述；胶囊剂应就其内容物的性状进行描述。

（5）鉴别　可根据处方组成及研究资料确定建立相应的鉴别项目，原则上处方各药味均应进行试验研究，根据试验情况，选择列入标准中。首选君药、贵重药、毒性药。因鉴别特征不明显，或处方中用量较小而不能检出者应予说明，再选其他药材鉴别。重现性好确能反映组方药味特征的特征色谱或指纹图谱鉴别也可选用。说明鉴别方法的依据及试验条件的选定（如薄层色谱法的吸附剂、展开剂、显色剂的选定等）。理化鉴别和色谱鉴别需列阴性对照试验结果，以证明其专属性，并提供至少三批以上样品的试验结果，以证明其重复性。《中国药典》未收载的试液，应注明配制方法及依据。要求随资料附有关的图谱，如显微鉴别的粉末特征墨线图或照片（注明扩大倍数），薄层色谱照片，液相法的色谱图（包括阴性对照图谱）需有足够的实验数据和依据，确认其重现性。色谱鉴别所用对照品及对照药材，应符合"中药新药质量标准用对照品研究的技术要求"。

（6）检查　《中国药典》通则规定以外的检查项目应说明所列检查项目的制订理由，列出实测数据及确定各检查限度的依据。重金属、砷盐等考察结果及列入质量标准的依据。

（7）浸出物测定　说明规定该项目的理由，所采用溶剂和方法的依据，列出实测数据，各种浸出条件对浸出物量的影响，制订浸出物量限（幅）度的依据和试验数据。

（8）含量测定　说明含量测定对象和测定成分选择的依据。根据处方工艺和剂型的特点。选择相应的测定方法，阐明含量测定方法的原理，确定该测定方法的方法学参考资料和相关图谱，包括测定方法的线性关系、精密度、重现性、稳定性及准确度试验等；阐明确定该含量限（幅）度的意义及依据（至少应有 10 批样品 20 个数据）。对照品应符合"中药新药质量标准用对照品研究技术要求"。对于研究过程中的全部检测方法和结果，应详尽地记述于起草说明，以便审查。

（9）功能与主治、用法与用量、注意、规格、贮藏及有效期等　根据该药的研究资料，叙述其需要说明的问题。

四、寻找和扩大新药源

（一）中药资源

中药资源包括药用植物、药用动物和药用矿物资源，又分为天然中药资源和人工中药资源，后者包括人工栽培、养殖和加工的中药资源。我国现有的中药资源达 12807 种，其中植物药 11146 种，占 87%；动物药 1581 种，占 12%；矿物药 80 种，不足 1%。在这些种类中，传统中药约 1200 种，其中常用中药 600 余种，民族药 1500~2000 种，其余为民间草药。丰富的天然中药资源是药材的主要来源之一。我国经营的商品药材中，来自天然资源的品种约占总数的 80%，如著名的药材羌活、麻黄、肉苁蓉、冬虫夏草、羚羊角、蟾酥、斑蝥、蜈蚣、石膏、自然铜等。来自人工资源的著名药材如黄连、当归、北沙参、人参、三七、地黄、瓜蒌、薏苡仁、广藿香、青黛、冰片、蜂蜜、人工朱砂、芒硝等。许多药材由于天时地利的特定区域以及药农优良的种植技术，使其优质而高产，疗效卓著，产销历史悠久，有道地药材之称。我国道地药材 200 余种，如四川黄连、附子、川芎，云南三七，甘肃当归、大黄，宁夏枸杞子，内蒙古黄芪，吉林鹿茸、人参，辽宁细辛、五味子，山西党参，河南地黄、牛膝，山东北沙参、金银花，江苏薄荷，安徽牡丹皮，浙江玄参、浙贝母，福建泽泻，广东砂仁，广西蛤蚧都是著名的道地药材，在国际上也享有盛誉。

20 世纪的中药资源调查，不仅摸清了中药品种的分布状况，同时发现了我国长期依靠进口的一些野生资源，如胡黄连、安息香、阿魏、沉香等；还发现了一些类同品或具有相似有效成分的资源植物，如柴胡类、石斛类、丹参类、厚朴类等。

全国中药资源调查资料显示，我国处于濒危状态的近3000种植物中，用于中药或具有药用价值的占60%~70%，以野生资源植物为主的300~400种常用中药中，已有100余种出现资源量的急剧下降，如肉苁蓉、羌活、半夏、暗紫贝母、梭砂贝母、川贝母、重楼、北沙参、甘草、明党参、雪莲、鸡血藤、石斛、冬虫夏草、蛤蚧等。人参、厚朴、杜仲、黄柏、黄芪、天麻、黄连等野生个体濒临灭绝，当归、川芎、三七等的野生个体已很难发现。当前，全国第四次中药资源普查工作已全面结束，研究成果即将公布。

近年来，我国医药卫生事业得到迅速发展，中药生产虽然成倍增长，但仍然不能满足国内外的需要。其主要原因有：①长期以来，由于对合理开发利用中药资源认识不足，导致一些地区不同程度地出现对中药资源进行掠夺式过度采收或捕猎；另外，环境污染减弱了中药资源的再生，造成了资源下降或枯竭，许多种类趋于衰退或濒临灭绝，一些优良种质正在逐渐消失。如20世纪80年代后期，甘草资源比50年代减少60%，麝香资源比50年代减少70%。②一些道地药材，由于需要量很大，虽然一再扩增种植面积，还是不时形成缺货现象。对江苏茅苍术 *Atractylodes lancea*（Thunb.）DC. 地道产区的调查表明，如不采取措施，茅苍术商品药材资源耗尽的期限为10~20年。我国特有的中药材明党参 *Changium smyrnioides* Wolff 由于连年过度采挖，野生资源逐年减少，已成为稀有物种。其他如杜仲、黄柏、麻黄、肉苁蓉、黄连、当归、牛膝、冬虫夏草、蛤蚧、羚羊角等野生资源的破坏也十分严重。③有些药材如牛黄、麝香，本来产量就小，更显得供不应求。④有些药材的原植动物是国际、国内公布的珍稀濒危动、植物，必须保护和尽快寻找代用品，如麝香、羚羊角等。因此，保护药用动物、植物资源和保护其他资源一样具有十分重要的意义。要解决上述问题，除发展野生药材之外，还须家种家养，扩大栽培面积，增加圈养头数，以弥补产量。同时，要努力寻找新的药源。

（二）寻找和扩大新药源的途径

在保护和合理开发中药资源的基础上，积极寻找和扩大新药源也是中药鉴定学的任务之一。寻找和扩大新药源的途径有：①进行全国性中药资源普查寻找新药源。如通过三次全国性中药资源普查，发现了不少野生中药资源和某些进口药材的国产品种资源，如新疆的阿魏、紫草、贝母，西藏的胡黄连，云南的诃子、马钱子，广西的安息香，海南的大风子、降香等。②从民族药或民间药中寻找新药源。如穿心莲为华南民间用清热解毒药，经过研究发现，所含的苦味成分内酯类具有解热抗炎、提高免疫力等作用。穿心莲由民间药直接升为中药而载入《中国药典》。③根据生物亲缘关系寻找新药源。如忍冬属植物有10多种，有效成分绿原酸的含量种间差别较大，如灰毡毛忍冬 *Lonicera macranthoides* Hand. - Mazz 和红腺忍冬 *L. hypoglauca* Miq. 的花蕾含量较高，前者达12%，后者达10%左右，但其木犀草苷含量甚微，现分别以金银花和山银花载入《中国药典》。④以有效成分为线索寻找新药源。麝香酮是麝香的主要有效成分之一，麝鼠香、灵猫香中含有麝香酮等与天然麝香相似的化学成分，且具相似的药理作用，可能成为麝香的代用品。抗肝炎有效成分齐墩果酸在工业生产上的原料主要是五加科植物几种楤木的皮、叶和果实，其含量均在3.6%以下，但在曲莲 *Hemsleya amabilis* Diels 和雪胆 *H. chinensis* Cogn. ex Forb. Hemsl. 的块根中，齐墩果酸提取率高达7%~9.5%，是较好的新药源。⑤从古本草中寻找新药源。古本草中还有许多品种至今尚未使用，有些多来源的品种现今只用了1~2种或古今用药不同，若能进行认真考证，一定能发掘出有用的新资源种类。青蒿素是在研究抗疟药物时从本草中发现的新资源，其原植物黄花蒿 *Artemisia annua* L. 仅在民间用于熏蚊子，由于青蒿素的发现使黄花蒿成为中药青蒿的唯一来源，而同科植物青蒿 *Artemisia apiacea* Hance 因不含青蒿素已不作为青蒿来源。⑥药理研究与临床研究结合开发新药。鹤草芽中含有鹤草酚，药理研究及临床研究表明，具有很强的驱绦虫活性，从而开发了鹤草芽栓等。⑦老药开发新用途。葛根历来作为解表退热、生津透疹、升阳止泻中药。研究表明，葛根中含有的异黄酮类，可以增加脑及冠状动脉血流量，并具有解痉、降血糖以及调节女性内分泌的作用，从而开发出了葛根异黄酮系列制剂。⑧扩大药用部位。在中医药传统经验中，药用植物往往仅采用某一个部位，其他部位弃之不用。研究发现，同一种药用植物不同部位也含有类似的药效成分，具有类似的药理作用。如人参的茎、叶、花蕾、果实、种子均含有与根相近的皂苷类，功效近似。有人用2倍量杜仲的干燥叶代替杜仲皮用于临床，取得了较好的疗效。

（三）中药资源的保护

为合理利用野生植物资源，保护珍稀濒危物种，我国于1984年公布了第一批《珍稀濒危保护植物名录》，共354种。据不完全统计，其中的药用植物或具有药用价值的植物有163种，一级5种，如人参、桫椤和水杉等；二级30种，如云南黄连、金钱松、海南粗榧等；三级203种，如肉苁蓉、八角莲、黄连等。一级重点保护植物是指具有极为重要的科研、经济和文化价值的稀有濒危的种类；二级重点保护植物是指在科研或经济上有重要意义的稀有或濒危的种类；三级重点保护植物是指在科研或经济上有一定意义的濒危或稀有种类。1987年我国公布了第二批《中国珍稀濒危保护植物名录》，有400多种。

国务院为了进一步保护与合理利用野生药材资源，以适应人民医疗保健事业的需要，于1987年10月30日公布了《野生药材资源保护管理条例》，将我国重点保护的野生药材物种分为三级：一级为濒临灭绝状态的稀有珍贵野生药材物种；二级为分布区域缩小，资源处于衰竭状态的重要野生药材物种；三级为资源严重减少的主要常用药材物种。根据这一条例的规定，我国制定了第一批《国家重点保护野生药材名录》，共76种，其中动物18种，植物58种。在动物中，属一级保护的有4种，如虎、豹、赛加羚羊、梅花鹿；二级保护的有14种，如马鹿、林麝、马麝、原麝、黑熊、棕熊、穿山甲、中华大蟾蜍、黑眶蟾蜍、银环蛇等。在植物中，属二级保护的有13种，如甘草、黄连、人参、杜仲、厚朴、黄柏、剑叶龙血树等。三级保护的有45种，如川贝母、伊贝母、刺五加、黄芩、天冬、猪苓、龙胆、肉苁蓉、秦艽、细辛、五味子等。

为保护珍稀濒危野生动物，合理利用野生动物资源，国家特制定《中华人民共和国野生动物保护法》，从1989年3月1日起施行。在此基础上提出了《国家重点保护野生动物名录》，据不完全统计，在被保护的野生动物中药用动物或具有药用价值的动物有161种（类）：一级67种，如野牦牛、虎等；二级94种，如五步蛇、乌梢蛇、中国林蛙（哈士蟆）等。除上述文件外，还有《中华人民共和国森林法》《中华人民共和国渔业法》《中华人民共和国陆生野生动物保护实施条例》《中华人民共和国自然保护区条例》《森林和野生动物类型自然保护区管理办法》等。为了遵守对珍稀野生动植物保护的国际公约，我们国家已全面禁止犀角、虎骨和濒危动物的药用，限制使用天然麝香、天然牛黄等一些珍稀动植物中药资源使用范围。

当前中药资源的保护和可持续利用需要开展的工作以及关注的研究方向包括：开展中药资源调查，建立野生资源濒危预警系统，保证药源的可持续供应；加强中药种质资源研究，选择和利用优良种质；实行中药野生资源的采收控制和开展野生抚育研究；开展药材野生变家种家养研究；建立种质资源库和种质资源圃，保存药材种质资源；建立药用动植物原生地保护区，保护生物的多样性和药用动植物多样性；开展珍稀濒危中药资源的替代品研究；利用高新技术提高中药资源利用的质量和效率，提倡资源的综合利用；利用新技术直接生产有效成分；加强药材栽培技术研究，实现药材规范化种植和产业化生产，加强药材新品种培育等。

答案解析

目标检测

一、单选题

1. 金钱草的来源是（ ）

    A. 风寒草（聚花过路黄）*Lysimachia congestiflora* Hemsl. 的全草

    B. 豆科植物广金钱草 *Desmodium styracifolium*（Osb.）Merr. 的地上部分

    C. 报春花科植物过路黄 *Lysimachia christinae* Hance 的全草

    D. 唇形科植物活血丹 *Glechoma longituba*（Nakai）Kupr. 的地上部分

2. 黄连药材的拉丁名是（ ）

    A. Coptidis Rhizoma   B. Strychni Semen

    C. Carthami Flos   D. Eriobotryae Folium

二、多选题

3. 中药鉴定学的任务包括（ ）

    A. 考证和整理中药品种   B. 鉴定中药的真伪优劣

    C. 研究和制定中药质量标准   D. 寻找和扩大新药源

4. 解决中药品种混乱的主要途径有（ ）

    A. 本草考证，理清渊源   B. 品种整理，澄清混乱

    C. 调查研究，规范名称   D. 成分研究，结合药效

5. 下列属于《中国药典》药材检查项下内容的是（ ）

    A. 杂质，水分   B. 总灰分及酸不溶性灰分

    C. 重金属及有害元素   D. 农药残留量

书网融合……

思政导航   本章小结   题库

第二章 中药鉴定学的发展史

PPT

◎ 学习目标

知识目标

1. **掌握** 历代主要本草著作的成书年代、著者，收藏的药物及学术价值。
2. **熟悉** 中华人民共和国成立以来中药鉴定学科的主要成果和发展趋势。
3. **了解** 中药鉴定学的起源。

能力目标 通过本章的学习，能够进一步坚定中医药文化自信，提升中医药思维能力，坚持传承精华，守正创新，培育学科交叉意识。具备从中医药宝库中整理和挖掘服务大健康需要的中药，及传承创新发展中医药事业的能力。

◈ 第一节 古代中药鉴定知识

中药鉴定知识是在长期的中医药临床实践中产生和发展起来的。我国人民在同疾病作斗争的过程中，通过不断尝试，逐渐积累了医药知识和经验，并学会运用眼、耳、鼻、舌等感官来识别自然界的植物、动物和矿物的形、色、气味等，从而识别出哪些物质可供药用，哪些药有毒，哪些药无毒等，逐渐形成了"药"的感性知识。相传在公元前有神农氏"教民播种五谷，尝百草之滋味"，《史记·补三皇本记》也有"神农……始尝百草，始有医药"的记载。在无文字时代，这些药物知识凭借师承口传丰富起来，它是本草学的萌芽。在文字产生以后，就有了关于药物的记载，后经不断积累、发展，编出了本草著作。从秦、汉到清代，本草著作有400种之多。这些著作是我国人民长期与疾病作斗争的宝贵经验和鉴别中药的丰富知识的总结，是中医药学的宝贵财富，并在国际上产生了重大影响。

早在我国第一部诗歌总集《诗经》（约公元前11世纪～公元前6世纪）中就记载有治病的药物，如采英（酸模）、采艾（苦艾）、蓷（益母草）、采蝱（贝母）、采卷耳（苍耳）、采茉莒（车前）等。1973年在长沙马王堆发掘了三号汉墓，墓葬年代是汉文帝十二年（公元前168年），出土药物经鉴定确定的共9种，为桂皮、花椒、姜、佩兰、茅香、高良姜、藁本、牡蛎、朱砂。出土有药物和医方的著作共6种，记载的药名总数初步统计有394种。其中《五十二病方》有药物247种。据专家推论它是迄今为止我国发现的最早的医学方书。该书主要内容虽是以临床医疗和"养生"为主的非药物学专著，但它提供了先秦时代医药学历史知识的珍贵史料。

《神农本草经》又称《本草经》或《本经》，为我国已知最早的药物学专著。著者不明，成书年代在汉代。它总结了汉代以前的药物知识，载药365种，分上、中、下三品。在序录中记载，药"有毒无毒，阴干暴干，采造时月生熟，土地所出，真伪陈新，并各有法"。并对药物的产地、采集时间、方法以及辨别药物形态真伪的重要性有一些原则性的概括。各药的记述，则以药性和功效为主。原书早已失传，但原文已收载于后代本草中，现有明代、清代的辑本。值得指出的是，《五十二病方》中的247种药物，将近一半不在《神农本草经》中，说明当时的用药品种还更多。

南北朝时期，梁代陶弘景以《神农本草经》和《名医别录》为基础编成《本草经集注》，载药730种。全书以药物的自然属性分类，分为玉石、草木、虫兽、果、菜、米食、有名未用七类，是后世依药物性质分类的导源。本书对药物的产地、采收、形态、鉴别等有所论述，有的还记载了火烧试验、对光照视的鉴别方法。如对《神农本草经》中"术"的鉴别，认为术有两种，"白术叶大有毛而作桠，根甜而少膏……；赤术叶细无桠，根小，苦而多膏"。硝石"以火烧之，紫青烟起"；云母"向日视之，色青白多黑"；朱砂以"光色如云可拆者良"等。有的还指出品质的好坏，如治疟的常山，特别指出以细实而黄的鸡骨常山功效最好。原书已遗失，现存敦煌残卷。其主要内容却散见于后世本草中。

唐代李勣、苏敬等22人集体编撰，由官府颁行的《新修本草》（又称《唐本草》），可以说是我国最早的一部国家药典，也是世界上最早的一部由国家颁布的药典。载药850种，新增山楂、芸薹子、人中白等114种新的药物，其中不少是外来药物，如由印度传入的豆蔻、丁香、龙涎等；大食传入的石榴、阿芙蓉、乳香等；波斯传入的茉莉、青黛；大秦传入的素馨、郁金；西域传入的仙茅、马钱子；南洋传入的木香、槟榔、没药等。该书有较多的基原考证。附有图经7卷，药图25卷。出现了图文鉴定的方法，为后世图文兼备的本草打下了基础。原书已散失不全，现仅存残卷。现有尚志钧的辑本《唐新修本草》。

唐代个人编著的本草亦多，较著名的有孟诜的《食疗本草》、陈藏器的《本草拾遗》和李珣的《海药本草》等。《本草拾遗》按药物性能分类，新增药物海马、石松等。陈藏器谓："海马出南海，形如马，长五六寸，虾类也。"石松"生天台山石上，似松，高一二尺"。对药物生境、形态的描述，都很真实。《海药本草》以收载外国输入的药物为主，共124种，其中香药50多种，如阿魏、荜茇、零陵香、缩砂蜜、艾纳香等。后蜀韩保昇著的《蜀本草》是以《新修本草》为基础而编撰的，对药的性味、形态、产地等增补了不少新内容。以四川的植物居多，所绘图形比较精细，后世的本草常常提及之。

宋代在开宝年间官命刘翰、马志等在唐代本草的基础上撰成《开宝新详定本草》，后又重加详定，称为《开宝重定本草》，简称《开宝本草》。此时由于医药的发展，药物品种越趋繁多。至嘉祐年间，官命掌禹锡等编辑《嘉祐补注神农本草》，简称为《嘉祐补注本草》或《嘉祐本草》，新增药物99种；又令苏颂等校注药种图说，编成《图经本草》，共21卷，对药物的产地、形态、用途等均有说明，成为后世本草图说的范本。这些本草虽已散失，但为后来本草所引录。宋代最值得重视的本草，是北宋后期蜀医唐慎微将《嘉祐补注本草》和《图经本草》校订增补，编成本草、图经合一的《经史证类备急本草》，简称《证类本草》。在大观、政和年间，都曾由政府派人修订，于书名上冠以年号，作为官书来刊行，以后遂简称为《大观本草》《政和本草》等。此书内容丰富，图文并茂，共31卷，载药1746种，新增药物500余种，质量远远超过以前各书，成为我国现存最早的完整本草，为研究古代药物最重要的典籍之一。宋代其他本草著作，尚有《日华子诸家本草》及政和年间寇宗奭的《本草衍义》等。《本草衍义》是寇氏根据自己观察实物和医疗实际经验，并为增补《嘉祐本草》和《图经本草》而作，颇多新见解。如寇氏认为："用药必择土地所出者……若不能推究厥理，治病徒费其功"。这种重视道地药材，保证质量的论点对后人的影响很大。

金、元时期的本草著作，有张元素的《珍珠囊》、李杲的《用药法象》、王好古的《汤液本草》和朱震亨的《本草衍义补遗》等。李杲十分重视药物的产地和采收时期，他在《用药法象》中说："失其地则性味少异，失其时则性味不全。"

明代的本草著作甚多，其中对药学贡献最大的，当首推李时珍撰著的《本草纲目》。李时珍参阅了经史百家著作和历代本草800余种，历经30年，编写成52卷，约200万字，载药1892种的巨著《本草纲目》。其中新增药物374种，附方有11000余条。可以说这部著作是我国16世纪以前医药成就的大总结。本书按药物自然属性作为分类基础，每药标名为纲，列事为目，名称统一，结构严谨，为自然分类的先驱。如第14卷所载药物高良姜、豆蔻、缩砂蜜、益智仁等排列在一起，属于芳草类。今天看来，这些都是姜科植物，含有挥发油，与自然分类相符。对药物形态鉴别方法的记载也是较为完善的。如描述丹参谓："处处山中有之。一枝五叶，叶如野苏而尖，青色被毛。小花成穗如蛾形，中有细子。其根皮丹而肉紫。"这些描述都较为逼真。李时珍在"集解"项中，引录了很多现已失传的古代本草对药物鉴别的记载，为后世留下了宝贵的史料。新增的药物有三七、番木鳖、土茯苓、樟脑等。对樟脑的记载，李时珍谓："状似龙脑，白色如雪，樟脑脂膏也。"并介绍了加热升华精制樟脑的方法。可见其观察之细致、准确。《本草纲目》的出版，对中外医药学和生物学科都有巨大影响。17世纪初《本草纲目》传到国外，并译有多国文字，畅销世界各地，成为世界性的重要药学文献之一。明代其他本草著作，在《本草纲目》以前的尚有朱橚编写的《救荒本草》，从无毒的可食植物方面加以总结、论述；并绘有图形，载有出产和苗、叶、花、子的性味、食法，给药物鉴定增加了新的内容。兰茂撰写的《滇南本草》是一部优秀的地方性本草，是研究云南地区药物的宝贵史料。刘文泰等编纂的《本草品汇精要》，载药1815种，新增药48种。陈嘉谟编撰的《本草蒙筌》载药742种，本书注重药物产地和采制方法，指出产地与药物品质的关系和不同药用部位采集的一般规律，如将白术分为浙术、歙术；芎䓖分为京芎、抚芎、台芎等。书中对商售中药的掺伪作假，亦有考查，如"荠苨乱人参、木通混防己"等。李中立所著《本草原始》着重对药材性状的描述，并绘有图形。

清代著名的本草有赵学敏编撰的《本草纲目拾遗》，此书是为拾遗补正李时珍的《本草纲目》而作，载药921种，其中新增药716种，如冬虫夏草、西洋参、浙贝母、鸦胆子、银柴胡等均系初次记载，大大丰富了药学内容。吴其濬编撰的《植物名实图考》和《植物名实图考长编》，是植物学方面科学价值较高的名著，也是考证药用植物的重要典籍。《植物名实图考》收载植物1714种，对每种植物的形态、产地、性味、用途叙述颇详，并附有较精确的插图，其中很多植物均系著者亲自采集、观察并记录；《植物名实图考长编》摘录了大量古代文献资料，载有植物838种。为近代药用植物的考证研究提供了宝贵的史料。历代重要本草著作见表2－1。

表2－1　历代重要本草著作

书名	年代	著者	内容简介
神农本草经	汉	不详	总结了汉以前的医药经验。载药365种，分上、中、下三品。每药以药性和主治为主
本草经集注	南北朝（梁）（502—536）	陶弘景	共7卷，载药730种，以药物自然属性分类，分为玉石、草木、虫兽、果、菜、米食、有名未用七类。记载了药物的性味、产地、采集、形态、鉴别等内容
新修本草（唐本草）	唐（659）	李勣、苏敬，等	共54卷，载药850种，新增药114种，其中有不少外国输入药物，如安息香、血竭等。本书由政府组织编辑颁行，是我国和世界上最早的药典
食疗本草	唐（713—739）	孟诜	孟诜收集既可食用又可药用的药物138种，编成《补养方》。后经他的弟子张鼎增补89种，改名为《食疗本草》，共3卷，227条
本草拾遗	唐（741）	陈藏器	共10卷，收载《唐本草》未载药物692种，各药一般记有性味、功效、生长环境、形态、产地和混淆品种考证等。根据药效提出宣、通、补、泄、轻、重、燥、湿、滑、涩等十种分类法
海药本草	唐（8世纪下叶）	李珣	共6卷，主载外国输入的药物
蜀本草	后蜀（935—960）	韩保昇，等	共20卷，以《新修本草》为基础新增药物14种，如地不容、胡黄连等。对药物的性味、形态、产地等增补了不少新内容
日华子诸家本草	宋（968—975）	不明，李时珍谓姓大名明	共20卷，对药性、功用、形态、炮炙等记述甚详。也载不少新药，如延胡索、自然铜、仙茅等
开宝新详定本草（开宝本草）	宋（973）	刘翰、马志，等	共21卷，载药983种，新增药133种，如使君子、白豆蔻等；974年重加详定，名为《开宝重定本草》
嘉祐补注神农本草（嘉祐本草）	宋（1057—1061）	掌禹锡，等	共20卷，载药1032种，新增药99种。该书取用了为编《本草图经》而征集的素材，两书各有分工，互相呼应

续表

书名	年代	著者	内容简介
图经本草	宋（1061）	苏颂，等	共 21 卷，药图为我国最早的版印墨线药图，图的绝大多数为实地写生绘制。原书虽早已失传，但其药图 930 余幅及文字说明仍存在于《证类本草》之中，为现今本草考证之重要参考书之一
经史证类备急本草（证类本草）	宋（1108 年前）	唐慎微	经艾晟增补少数内容，于 1108 年刊行，改名为《大观本草》；1116 年由曹孝忠校正刊行，改名为《证和本草》；共 31 卷，载药 1746 种，新增药 500 余种，是今天研究宋代以前本草发展的最完备的重要参考书
本草衍义	宋（1116）	寇宗奭	共 20 卷，载药 470 种，根据观察实物和医疗实践经验著成
履巉岩本草	宋（1220）	王介	记载浙江一带药用植物 206 种，新增 22 种，如曼陀罗、虎耳草等。图是就地取材写生彩绘的，是我国现存最古的彩色药图
救荒本草	明（1406）	朱橚	共 4 卷，载野生植物可供食用者 414 种，画有图形，述其出产、苗、叶、花、子、性味、食法
滇南本草	明（1397—1476）	兰茂	共 3 卷，为研究云南地区药物的重要历史资料
本草品汇精要	明（1505）	刘文泰，等	共 42 卷，载药 1815 种，新增药 48 种；附有彩色绘图。现存残卷；文字部分，1937 年已排印
本草蒙筌	明（1566）	陈嘉谟	共 12 卷，载药 742 种。书前有著者自序（1566 年），注意道地药材，对各药的制法也记述颇详
本草纲目	明（1596）	李时珍	共 52 卷，载药 1892 种，新增药 374 种，附药图 1109 幅，附方 11096 条。全书按药物自然属性，自立分类系统，为自然分类的先驱，17 世纪初，该书传到国外，译成多国文字
本草纲目拾遗	清（1765）	赵学敏	共 10 卷，载药 921 种，其中《本草纲目》未记载的药物有 716 种。新增药有西洋参、冬虫夏草、鸦胆子等
晶珠本草	清（约 1835）	蒂玛尔·丹增嘉措	共载青海、西藏东部、四川西部的药物 2294 种。叙述了每种药的来源、生境、性味和功效等
植物名实图考长编和植物名实图考	清（1848）	吴其濬	《植物名实图考长编》共 22 卷，收载植物药 838 种。后作者根据平生经验，辨别形色气味，摹绘成图，附以考证，以求名实相符，编成《植物名实图考》，共 38 卷，载植物 1714 种（本书为植物学名著）

第二节　中药鉴定学的起源与发展

至 19 世纪中叶，李善兰（1811～1882 年）编译《植物学》一书，我国有了第一部现代植物学译本。20 世纪初，中药鉴定工作在国外科技和学术思想的影响下有了一定的进展，如曹炳章著《增订伪药条辨》（1927 年），对 110 种中药的产地、形态、气味、主治等方面作了真伪对比；丁福保著《中药浅说》（1933 年），从化学实验角度分析和解释中药，引进了化学鉴定方法。1934 年赵燏黄、徐伯鋆等编著了我国第一本《生药学》上篇，接着叶三多广集西欧及日本书籍的有关资料，于 1937 年写出了《生药学》下篇。上下两篇《生药学》的内容，着重介绍国外书中收载的或供西医应用的生药，对我国常用中药则收载较少，但它引进了现代鉴定中药的理论和方法，为中药鉴定学的诞生，起到了先导作用。

中华人民共和国成立以后，中医药事业得到空前迅猛发展，党和国家十分重视中医药的研究和人才培养。1956 年开始成立了 4 所中医学院，从此我国的中医药登上了正式大学教育的台阶。以后全国各省、直辖市相继成立中医学院，学校的教育从此不断地扩大和提高，目前全国共有中医药院校 25 所，还有一些综合性或西医药院校设有中医药学院。办学层次已由本科生扩展到硕士研究生、博士研究生，教学条件不断改善，教学质量不断提高。1959 年开始各学校相继成立了中药系，开设了中药学专业。

当时受中药学、生药学的理论和方法的影响，1964 年开设了具有中医药特色的中药材鉴定学（后改为中药鉴定学）课程。根据中药学专业的培养目标和要求，"中药鉴定学"被确定为专业课之一。1998 年在南京正式成立了"中药鉴定学教育研究会"，并确立每隔两年召开一次教学研讨会。另外，20 世纪 80 年代，中华中医药学会成立了中药鉴定分会，每隔两年召开一次学术研讨会，促进了中药鉴定学科的发展。许多药学工作者，在中药鉴定方面做出了贡献。

20 世纪 70 年代以前，中药鉴定方法和技术基本是应用传统的性状鉴别，全靠人的感官对中药的品种和质量进行评价，是以经验鉴别为主体。到了 20 世纪 80~90 年代，显微鉴别方法和理化鉴别方法得以广泛应用，成为鉴别中药的主要手段。在此期间，利用显微镜观察药材的组织构造、粉末特征等得到了充分发展；同时随着中药化学成分研究工作的不断发展，仪器设备的不断改进，理化鉴定也用到了中药的分析测定中，使许多分析手段成为当代中药鉴定工作的热点。如紫外光谱、红外光谱、原子吸收光谱、粉末 X 射线衍射法、气相色谱、气质联用、薄层色谱、高效液相色谱、蛋白电泳等。显微鉴别方法和理化鉴别方法得到了推广和应用。20 世纪 90 年代以来，随着生物技术的发展及其在中药鉴定方面的应用，在分子水平上鉴定中药真伪优劣以及创新和保护中药资源为特色和目标的分子鉴定已应运而生。在这期间，中药鉴定方法和技术取得了令人瞩目的成绩。各种先进的技术和方法得到了应用和发展，如 DNA 分子遗传标记技术、生物芯片技术、免疫技术、细胞生物学技术、中药指纹图谱质量控制技术等。进入 21 世纪以来，应用计算机图像分析技术、薄层 - 生物自显影技术鉴定中药等也取得一定进展。计算机图像分析技术（CIA）可将不同层次二维图像用计算机进行处理，获取此图像的三维定量数据。在中药鉴定方面，它可将果实、种子、花粉或组织切片中的某一特征的形态用计算机进行处理，比较其形态差异，从而达到鉴别的目的。薄层 - 生物自显影技术是一种将薄层色谱分离和生物活性测定相结合的鉴别中药的方法，在《中国药典》中已收录。

在科学研究方面，国家组织重点科技攻关项目，中药鉴定学推动了中药研究的科技进步。国家在"七五""八五"期间组织专家已对 200 余种（类）常用中药进行了品种整理和质量研究，每种中药包括文献查考、药源调查、分类学鉴定、性状鉴定、显微鉴定、商品鉴定、化学成分、理化分析、采收加工、药理实验、结论和建议等十一项内容。这项研究，不仅具有较高的学术价值，同时也体现了巨大的社会及经济价值，其中许多专题已达到国内外领先水平。该研究成果分别由徐国钧、徐珞珊将南方协作组的工作主编成《常用中药材品种整理和质量研究》（1~4 册），楼之岑、秦波将北方协作组的工作主编成《常用中药材品种整理和质量研究》（1~3 册）。"九五"期间开展了"中药材质量标准的规范化研究"，其研究成果不仅充实了《中国药典》药材质量标准内容，最终建立 61 种常用中药材国际参照执行标准，还为一、二类中药新药研究奠定了基础。另外，中华人民共和国成立以来，国家组织中药鉴定工作者完成了 3 次（1959~1962、1970~1972、1983~1987）全国中药资源普查工作，第四次全国中药资源普查工作基本完成。这些工作对于促进中医药科技进步和推动中医药产业高质量发展具有重要意义。

本草学研究成为中药品质评价研究的基础。对 200 多个中药品种进行了全面考证，并出版了《本草学》等专著，辑复了《唐·新修本草》等，出版了《本草纲目》校点本、《滇南本草》校订本等著名本草。中药的本草考证已成为中药品种的整理、新药的研制、国家药品标准的制定等必不可少的内容。

1949 年后，陆续出版了许多有关中药鉴定学知识的专著：《中药鉴定参考资料》第一集（1958），《中药材鉴别手册》1~3 册（1959），《中药志》（1959~1961），《药材学》（1960），《全国中草药汇编》及彩色图谱（1975~1977），《中药大辞典》（1977），《中草药学》上、中、下三册（1976、1980、1986），《中药志》第二版 Ⅰ~Ⅵ 册（1979、1982、1984、1988、1994、1998），《新编中药志》1~3 册，《中药材粉末显微鉴定》（1986），《中药彩色图谱》（1987），《新华本草纲要》1~3 册（1988~1991），

《中国中药资源丛书》（1994）（包括《中国中药资源》《中国中药资源志要》《中国中药区划》《中国常用中药材》《中国药材地图集》和《中国民间单验方》），《中成药显微分析》（1997），《中华本草》（1999），《中华本草全书》（2002），《中药品质研究》（2008），以及《中国药材学》《现代实用本草》《中国药材商品学》《中国道地药材》《中药材品种论述》《中药品种新理论的研究》《中国中药材真伪鉴别图典》《常用中药材组织粉末图解》《中药鉴别紫外谱线组法及应用》《中成药薄层色谱鉴别》《中国药用动物志》《动物药材鉴别》《中国药用植物种子的形态鉴别》《常用中药鉴定大全》《中药材薄层色谱鉴别》《中药材光谱鉴别》《民族药志》《新编中国药材学》等。以上不同时期出版的专著，既是中药鉴定工作的写实，又反映了中药鉴定学科的发展过程。

中药已经在临床应用了几千年，中药鉴定的知识和经验与中药并存，形成了原始的中药鉴定学；20世纪中叶，随着中医药事业的迅速发展和科技进步，现代中药鉴定学应运而生。因此，从历史的角度看，可以理解为中药鉴定学是既古老又年轻的学科。半个多世纪以来，中药鉴定学的中药品质理论逐步得到认可，主要有中药品质的辨状论质论、遗传主导论、环境饰变论、生物多样性维持论、传承论、效用决定论及时间中药学理论等。从中药大质量观的角度看，中药的真实性、有效性、安全性是中药研究和应用的主题，也是中药现代化的关键问题，需要多学科协同合作，共同完成。中药鉴定学学科将在其中发挥重要的作用。

答案解析

◆目标检测◆

一、单选题

1. 我国最早的一部具有国家药典性质的本草著作是（ ）
   A.《五十二病方》　　　B.《神农本草经》　　　C.《新修本草》　　　D.《名医别录》

2. 最早以药物自然属性分类的本草著作是（ ）
   A.《神农本草经》　　　B.《本草经集注》　　　C.《证类本草》　　　D.《本草纲目》

3. 最早提出火试和对光照视鉴别药材方法的本草著作是（ ）
   A.《本草经集注》　　　B.《新修本草》　　　C.《证类本草》　　　D.《本草纲目》

二、多选题

4. 唐代的本草著作有（ ）
   A.《本草拾遗》　　　B.《食疗本草》　　　C.《海药本草》　　　D.《新修本草》

5. 下列有关《本草纲目》说法，正确的有（ ）
   A. 为52卷，约200万字　　　　　　　　B. 载药1892种
   C. 为自然分类的先驱　　　　　　　　　D. 附方有11000余条

书网融合……

思政导航

本章小结

题库

第三章　影响中药材品质的因素

PPT

学习目标

知识目标

1. 掌握　道地药材的概念，常用道地药材；中药采收的一般规律；常用产地加工方法。

2. 熟悉　中药品种对中药质量的影响；道地药材形成的原因；栽培对药材质量的影响；中药适宜采收期确定的一般原则；中药贮藏常见的变质现象。

3. 了解　采收与中药质量的关系，采收加工的意义；中药贮藏保管和变质防治的方法。

能力目标　通过本章的学习，能够加深对中医药整体观及人与自然环境统一性的认识。具备道地药材品质评价的思维能力；初步具备开展环境因子影响道地药材品质形成的相关科学实验的设计能力。

影响中药品质的因素主要有自然和人文两大因素。一是自然因素，主要包括中药的品种、产地、植（动）物的生长发育等；二是人为因素，包括中药的栽培（饲养）、采收、加工与贮藏等。由于影响中药品质的影响因素很多，实现从中药种子种苗到中药生产、经营、使用全过程的规范化、标准化、科学化管理，建立覆盖中药产业链全过程的质量保障体系十分重要。

第一节　中药材的品种与种质

品种是影响中药质量的重要因素之一。《中国药典》收载的中药中，一药多基原情况普遍存在，同一药材，即便是同属植（动）物，品种不同其质量有差异，甚至很大差异，如厚朴与凹叶厚朴，其厚朴酚与和厚朴酚的含量可相差 5 倍以上；如果是属（如水蛭）甚至科（如小通草）都不同，其有效成分的类别、含量均有很大差别。中药疗效的物质基础有显著差别的品种，当其被作为同一药材使用时，其质量常难以控制，临床疗效也难以保证。

种质（germplasm）是指决定生物遗传性状，并将丰富的遗传信息从亲代传递给后代的遗传物质总体。遗传物质是决定生物能否产生生物活性物质的前提，是决定药材品质的内在因素，种质的优劣对药材的产量和质量有决定性的影响。各种药材含有的活性成分不同，其性味功能不同，都与其具有的不同种质有关。因此，药材优良种质的筛选和优良品种的培育是保障和提高药材质量的重要措施。

第二节　中药材的产地

一、产地与中药质量之间的关系

中药质量的优劣与许多因素有关，产地是影响中药质量的重要因素之一。中药有效成分的形成和积累与其生长的自然条件有着密切的关系。《神农本草经》载："土地所出，真伪陈新，并各有法。"《本草经集注》指出："诸药所生，皆有境界。"还列出 40 多味药材的最佳生境。《新修本草》亦载："离其土，则质同而效异。"《本草纲目》云："性从地变，质与物迁。"这些传统理念都充分说明产地与药材质量的相关性。我国土地辽阔，同种药材会因产地不同（土壤、气候、光照、降雨、水质、生态环境的各异）引起药材质量上的差异。比如防风主产于东北及内蒙古，引种到南方后，其药材常分枝，且木化程度增高，与原有的性状特征相差很大；葛根因产地不同成分变化幅度较大（5~6倍），葛根素的含量1.04%~6.44%，总黄酮的含量1.42%~7.88%；不同产地的甘草中甘草酸的含量1.16%~6.11%，相差5倍之多。这直接影响中药质量的可控性，也会导致临床疗效的差异。因此，国家药品监督管理部门颁发的《中药材生产质量管理规范》要求中药材生产基地一般应当选址于道地产区，在非道地产区选址，应当提供充分文献或者科学数据证明其适宜性。

二、道地药材

（一）道地药材的定义

道地药材（geo - authentic and superior medicinal herbals），又称地道药材，是指传统中药材中具有特定的种质，特定的产区或特定的生产技术和加工方法，《中国大百科全书·中国传统医学》卷作了如下定义："道地药材是指那些历史悠久，品种优良，产量宏丰，疗效显著，具有明显地域特色的中药材。"这一概念源于生产和中医临床实践，数千年来被无数的中医临床实践所证实，有着丰富的科学内涵。作为一个约定俗成的古代药物标准化的概念，道地药材是源于古代的一项辨别优质中药材质量的独具特色的综合标准，也是中药学中控制药材质量的一项独具特色的综合判别标准。

《中华人民共和国中医药法》第二十三条规定："国家建立道地中药材评价体系，支持道地中药材品种选育，扶持道地中药材生产基地建设，加强道地中药材生产基地生态环境保护，鼓励采取地理标志产品保护等措施保护道地中药材。前款所称道地中药材，是指经过中医临床长期应用优选出来的，产在特定地域，与其他地区所产同种中药材相比，品质和疗效更好，且质量稳定，具有较高知名度的中药材。"

对"道地"的解释大致有两种。一是："道地"亦作"地道"，本指各地特产，后来演变成货真价实、质优可靠的代名词。二是："道"指按地区区域划分的名称，唐贞观元年，政府根据自然形势，把全国划分为关内、河内、河东、河北、山南、淮南、江南、陇石、剑南、岭南等十道，以后各朝沿用了此区域划分方法，只是"道"的数目有所改变。"地"指地理、地带、地形、地貌。在药名前多冠以地名，以示其道地产区。如西宁大黄、宁夏枸杞、川贝母、川芎、秦艽、辽五味、关防风、怀地黄等。例外的情况是有少数药材，药名前所冠的地名不是指产地，而系指进口或集散地而言，如广木香，并非广州所产，而是从广东进口，藏红花亦非西藏所产，而是从西藏进口。

（二）道地药材形成的原因

1. 特定的自然条件对道地药材形成的影响 目前认为道地药材的形成，优良的物种基因是决定其品质的内在因素。从生态学的角度讲，长期的环境演变与同时期的空间异质决定了物种遗传基因，因此从遗传基因与环境相关性的角度研究道地性是解释道地性的基础。对"南药"广藿香不同产地间的叶绿体和核基因组的基因型与挥发油化学型的关系研究中发现，广藿香基因序列分化与其产地、所含挥发油化学变异类型呈良好的相关性，基因测序分析技术结合挥发油分析数据可作为广藿香道地性品质评价方法及物种鉴定的强有力工具。二是自然环境与道地药材相关性的研究。从生态环境层次研究道地药材的生境特点包括地质环境、土壤环境、大气环境、水环境、群落环境等。通过对当归栽培土壤理化性质研究表明，甘肃岷县当归栽培土壤的物理性状、有机质和矿质元素含量综合因子最佳；对三七的水环境及大气环境研究结果表明，一月的降水量和年温差是影响三七总皂苷含量的关键因素，降水量影响三七体内黄酮含量的累积，而对总皂苷、多糖和三七素含量的累积有抑制作用；对黄连生长的地形地貌研究结果表明，同一时期生长在低海拔处的根茎质量和小檗碱含量高于高海拔处。

2. 植物内生菌、土壤微生物对道地药材形成的影响 植物内生菌（endophyte）是指那些在其生活史的一定阶段或全部阶段生活于健康植物的各种组织和器官内部的真菌或细菌。内生菌一方面作用于宿主植物次生代谢相关的基因表达，进而激活或增强宿主植物次生代谢相关酶的活力，促使宿主植物产生新的次生代谢产物或增强产生某些次生代谢产物的能力；另一方面影响植物的物质代谢，产生生理活性物质（生物碱、激素等）来改变植物的生理特性。例如采用离体共培养的方式研究四种内生真菌对金钗石斛无菌苗生长及其多糖和总生物碱含量的影响，研究结果表明，四种内生真菌都能提高金钗石斛中多糖的含量，其提高的量分别为153.4%、52.1%、18.5%、76.7%，而只有内生真菌MF23能使金钗石斛总生物碱含量提高18.3%。

土壤中的微生物是土壤的重要组成部分，其分解有机物质，释放出各种营养元素，既营养自己，也营养植物。同时，植物根系分泌物对土壤微生物有重要影响，有些植物的根系分泌物能促进某一类或几类微生物数量的增加；相反，有些植物根系分泌物却不利于微生物的生长，甚至产生抑制效果。

3. 栽培与加工对道地药材形成的影响 药材的栽培对于道地药材的形成起到至关重要的作用，许多道地药材系栽培品种。首先，药材物种存在遗传多样性，同种药材具有丰富的种质资源供选择。其次，人工的方法进行定向的育种。第三，选择适宜的土壤及生态气候条件，有利于有效物质的积累。第四，规范精细的栽培耕作技术及合适的采收、加工方法，一旦新的优质品种形成，就用合适的方法将种质固定保存下来。如人参优质品种大马牙，地黄的金状元、小黑英、85-5等。很多道地药材就地取材，野生种变家种的引种、试种为道地药材的形成创造了条件，如浙江鄞县的贝母，安徽亳县的菊花，河南怀庆府的地黄等均已有数百年栽培历史，成为优质道地药材，并积累了较成熟的栽培技术。独特、优良的加工技术是道地药材道地性的保证。在道地药材产区形成过程中，积累了大量的加工技术和经验，形成药材的道地性优势。例如附子的加工，通过用胆巴水浸泡，然后煮沸、水漂、染色等步骤制成盐附子、黑顺片、白附片等品种，制成的加工品毒性低，品质优，临床疗效好。

（三）常用的道地药材

据统计，我国现在比较公认的道地药材有200多种。道地药材的区划，根据不同的研究目的有不同的划分方法，本教材采用按照我国地形地貌的自然特点和民族医药体系的中心来划分道地药材产区的方法，将我国划分为15个药材区，现择要介绍如下。

1. 川药 主要起源于巴、蜀古国，现指产于四川、重庆的道地药材。如：川贝母、川芎、黄连、附子、川乌、麦冬、丹参、干姜、郁金、姜黄、白芷、半夏、天麻、川牛膝、川楝子、川楝皮、花椒、乌梅、黄柏、厚朴、金钱草、青蒿、五倍子、冬虫夏草、银耳、麝香等。

2. 广药 主要指南岭以南，广东、广西和海南所产的道地药材。如：砂仁、广藿香、穿心莲、广金钱草、粉防己、槟榔、益智、肉桂、苏木、巴戟天、高良姜、八角茴香、胡椒、荜茇、胖大海、马钱子、罗汉果、陈皮、青蒿、石斛、钩藤、蛤蚧、金钱白花蛇、海龙、海马、地龙等。

3. 云药 主要指产于云南的道地药材。如：三七、木香、重楼、茯苓、萝芙木、诃子、草果、金鸡纳、儿茶等。

4. 贵药 主要指产于贵州的道地药材。如：天冬、天麻、黄精、白及、杜仲、吴茱萸、五倍子、朱砂等。

5. 怀药 取义源自四大怀药，现引申为河南所产的道地药材。如：怀地黄、怀牛膝、怀山药、怀菊花、天花粉、瓜蒌、白芷、辛夷、红花、金银花、山茱萸、全蝎等。

6. 浙药 取义为"浙八味"等浙江省所产的道地药材，如：浙贝母、白术、延胡索、山茱萸、玄参、杭白芍、杭菊花、麦冬、温郁金、莪术、栀子、乌梅、乌梢蛇、蜈蚣等。

7. 关药　是指山海关以北、东北三省以及内蒙古自治区东北部地区所产的道地药材。如：人参、细辛、防风、五味子、龙胆、平贝母、升麻、桔梗、牛蒡子、灵芝、鹿茸、鹿角、哈蟆油等。

8. 秦药　指古秦国，现陕西及其周围地区所产的道地药材。地理范围为秦岭以北、西安以西至"丝绸之路"中段毗邻地区，以及黄河上游的部分地区。如：大黄、当归、秦艽、羌活、银柴胡、枸杞子、南五味子、党参、槐米、槐角、茵陈、秦皮、猪苓等。

9. 淮药　指淮河流域以及长江中下游地区（鄂、皖、苏三省）所产的道地药材，如：半夏、葛根、苍术、射干、续断、南沙参、太子参、明党参、天南星、牡丹皮、木瓜、银杏叶、艾叶、薄荷、龟板、鳖甲、蟾酥、水蛭、斑蝥、蜈蚣、蕲蛇、石膏等。

10. 北药　是指河北、山东、山西以及陕西北部所产的道地药材。如：党参、柴胡、白芷、北沙参、板蓝根、大青叶、青黛、黄芩、香附、知母、山楂、连翘、酸枣仁、桃仁、薏苡仁、小茴香、大枣、香加皮、阿胶、全蝎、土鳖虫、滑石、代赭石等。

11. 南药　指长江以南，南岭以北地区（湘、赣、闽、台的全部或大部分地区）所产的道地药材。如：百部、白前、威灵仙、徐长卿、泽泻、蛇床子、枳实、枳壳、莲子、紫苏、车前、香薷、僵蚕、雄黄等。

12. 蒙药　是指内蒙古自治区中西部地区所产的道地药材，也包括蒙古族聚居地区蒙医所使用的药物。如：锁阳、黄芪、甘草、麻黄、赤芍、肉苁蓉、淫羊藿、金莲花、郁李仁、苦杏仁、刺蒺藜、冬葵果等。

13. 藏药　是指青藏高原所产的药材，也包括藏族聚居区藏医使用的药材。如：甘松、桃儿七、胡黄连、藏木香、藏菖蒲、藏茴香、雪莲花、余甘子、广枣、波棱瓜子、毛诃子、木棉花、翼首草、冬虫夏草、麝香、熊胆、硼砂等。

14. 维药　指新疆维吾尔自治区所产的道地药材，也包括维吾尔族聚居地区维医所使用的药物。如：雪莲花、伊贝母、阿魏、紫草、甘草、锁阳、肉苁蓉、孜然、罗布麻等。

15. 海药　主要指沿海大陆架、中国海岛及河湖水网所产的道地药材。如：珍珠、珍珠母、石决明、海螵蛸、牡蛎、海龙、海马等。

第三节　中药材的栽培

一、生长发育与药材质量

药材活性成分的积累与植物的生长发育密切相关，植物的物候期、个体发育年龄造成有效成分在器官中的分布差异，从而影响药材质量。多年生药用植物或动物，不同生长年限的药材其质量亦存在较大差异。对于多年生药用植物既要考虑生长期，又要考虑生长年限。大多数根类药材随着生长年限的增加，产量和有效成分也同时增加，如1~4年西洋参产量和总皂苷的含量随生长年限的增加而增加；有些药材有效成分的含量与药材产量的增长规律表现为互为相反。例如，柴胡一年生药材虽然产量较小，但柴胡皂苷的含量高于进入生殖生长的2年生或野生柴胡药材。

二、栽培技术与药材质量

栽培技术是影响药材质量的重要因素，其实质是对生态环境某种或某些因素的进一步强化，或是对植物自然生长过程的人为干预，或是通过现代生物技术人为干扰植物的正常代谢，使植物产生更多的次生代谢物质，提高药用部位中成分的含量。栽培技术对药材质量影响主要有以下几个方面。

1. 遗传育种 多倍体通常有较高含量的药用活性成分。曼陀罗多倍体生物碱含量是原植物的 2 倍；怀牛膝四倍体中蜕皮激素比原植物高 10 余倍；丹参四倍体的三种丹参酮含量比原植物分别提高 53.16%、70.48% 和 203.26%。

2. 中耕 中耕能增加土壤的通气性，促进植物的生长发育，也可增加某些药材的活性成分含量。如垄栽甘草的甘草酸在各个发育阶段均高于平播。

3. 光照 光照是植物生长发育的基本条件，在适宜的范围内，增加光照可显著提高产量，一般可提高苷类化合物的含量。例如，刺五加随光照的增强茎中丁香苷的含量增加。

4. 水分 水分是植物生长不可缺少的条件，产区降雨量对某些药材的活性成分含量也有重要影响。如缬草在干旱条件下挥发油的含量较高；麻黄在雨季生物碱含量急剧下降，而在干燥秋季又上升到最高值。

5. 肥料 氮是生物碱的重要组成元素，适当增加氮肥的施用可以提高生物碱的含量；增加磷钾肥的供应，有助于碳水化合物的合成与运输，可适当地提高苷类化合物的含量。对黄芩、乌拉尔甘草、人参、黄连、白豆蔻、阳春砂仁等无机肥料研究证明，在栽培过程中，适当的施用无机肥料在增加产量的基础上，可以提高药物有效成分的含量。

6. 微量元素 作为酶的活化剂对植物的生长及有效成分提高起重要的作用。0.1% $MnSO_4$ 可以提高益母草产量 43.6%，生物碱含量由 1.77% 提高到 2.15%；锌肥可提高党参多糖含量 15.5%；稀土元素可使 6 年生人参皂苷（主要二醇型）含量提高 64.1%；Mg^{2+} 对杜仲内主要的 6 种活性成分的合成和积累均有促进作用。

7. 激素或生长调节剂 激素也是化学调控的重要内容。乙烯能够提高安息香的产量；赤霉素、增产宝等可使元胡中生物碱由 0.972% 分别提高到 1.213% 和 1.771%；激素连续刺激檀香 2 年，10 年生植株挥发油的含量就可达到 25 年植株的水平，且成分相似；用次生代谢增强剂可使祁白芷中氧化前胡素、异欧前胡素、欧前胡素含量均有提高，且大大提高了产量。

第四节 中药材的采收

一、采收与中药材质量的关系

中药质量的好坏，取决于有效物质组成及含量的多少，有效物质组成及含量的高低与产地、采收季节、时间、方法等有着密切的关系。这方面早已被历代医家所重视。陶弘景谓："其根物多以二月八月采者，谓春初津润始萌，未充枝叶，势力淳浓也。至秋枝叶干枯，津润归流于下也。大抵春宁宜早，秋宁宜晚，花、实、茎、叶，各随其成熟尔。"李杲谓："凡诸草、木、昆虫，产之有地；根、叶、花、实，采之有时。失其地，则性味少异；失其时，则气味不全。"孙思邈亦云："夫药采取，不知时节，不以阴干暴干，虽有药名，终无药实，故不依时采取，与朽木不殊，虚费人工，卒无裨益。"民间也有采药谚语："春采茵陈夏采蒿，知母、黄芩全年刨，九月中旬采菊花，十月上山摘连翘。"这些宝贵经验，已被长期实践所证实。天麻茎未出土时采之称"冬麻"，质坚体重，质佳；茎已出土时采之为"春麻"，质轻泡，质次；槐花中芦丁的含量在花蕾期可达 28%，花期则急剧下降；甘草中甘草酸（甘草甜素）的含量在生长初期为 6.5%，开花前期为 10.5%，生长末期为 3.5%。所以适时采收可以提高中药的质量。这些采收的理论是长期实践经验的总结，是由植物体的不同生长阶段、药用部分的成熟程度以及能采收的产量和难易所决定的。

二、中药材适宜采收期确定的一般原则

首先，必须遵循中医药的长期临床实践所确定的药材适宜的采收期。同时，也可开展有效成分的积累动态与药用部分的产量变化等规律的研究，确定中药的适宜采收期。一般以药材质量的最优化和产量的最大化为原则，而这两个指标有时是不一致的，所以必须根据具体情况来确定。根据不同的生产及临床应用的目的，现代中药材适宜采收期确定的一般原则：①双峰期，即有效成分含量高峰期与产量高峰期基本一致时，共同的高峰期即为适宜采收期。许多根及根茎类中药，在秋冬季节地上部分枯萎后和春初植物发芽前或刚露苗时，既是有效成分高峰期，又是产量高峰期，这个时期就是它们最适宜采收期。如莪术、郁金、姜黄、天花粉、山药等。②当有效成分的含量有一显著的高峰期，而药用部分的产量变化不大时，此含量高峰期，即为适宜采收期。如三颗针的根在营养期与开花期小檗碱含量差异不大，但在落果期小檗碱含量增加一倍以上，故三颗针根的适宜采收期应是落果期。③有效成分含量无显著变化，药材产量的高峰期应为最适宜采收期。如牡丹皮（牡丹 *Paeonia suffruticosa* Andr. 干燥的根皮）5 年生者含丹皮酚最高为 3.71%，3 年生者为 3.20%，两者的含量差异并不显著，且 3 年生者少两年生长期，故以 3 年生者为最佳采收年限。④有效成分含量高峰期与产量不一致时，有效成分总含量最高时期即为适宜采收期。如人参，对吉林抚松栽培的不同年龄人参的皂苷含量测定结果表明，皂苷的积累是随人参栽培年限的增加而逐渐增加，至 4 年生含量达到最高（4.8%），以后两年增加较慢或略有下降，6 年生者在秋季药材产量和人参皂苷总含量均较高，故栽培人参应以 6 年生者秋季为适宜采收期。对多年生药用植物适宜采收期生长年限的选择，应根据有效成分含量高峰期，兼顾产量高峰期，经综合分析来确定。某些全草类药材，有效成分存在于各种器官中，而各器官中物质的积累在不同的发育阶段又各不相同。所以，单凭一种器官中有效成分的积累动态确定合理的采收期是不可行的。⑤有些药材，除含有效成分外，尚含有毒成分，在确定适宜采收期时应以药效成分总含量最高、毒性成分含量最低时采集为宜。

三、中药材采收的一般规律

利用传统的采药经验，根据各种药用部位的生长特点，分别掌握合理的采收季节是十分必要的。在采收中药时要注意保护野生药源，计划采药，合理采挖。凡用地上部分者要留根，凡用地下部分者要采大留小，采密留稀，合理轮采；轮采地要分区封山育药。动物药类，如以锯茸代砍茸、活麝取香等都是保护野生动物的有效办法。

（一）植物药类

不同的药用部分，采收时间也不同。

1. 根及根茎类 一般在秋、冬两季植物地上部分将枯萎时及春初发芽前或刚露苗时采收，此时根或根茎中贮藏的营养物质最为丰富，通常所含有效成分也比较高，如牛膝、党参、黄连、大黄、防风等。有些中药由于植株枯萎时间较早，则在夏季采收，如浙贝母、延胡索、半夏、太子参等。但也有例外，如明党参在春天采集较好。

2. 茎木类 一般在秋、冬两季采收，此时有效物质积累丰富，如大血藤、首乌藤、忍冬藤等。有些木类药材全年可采，如苏木、降香、沉香等。

3. 皮类 一般在春末夏初采收，此时树皮养分及液汁增多，形成层细胞分裂较快，皮部和木部容易剥离，伤口较易愈合，如黄柏、厚朴、秦皮等。少数皮类药材于秋、冬两季采收，此时有效成分含量

较高，如川楝皮、肉桂等。根皮通常在挖根后剥取，或趁鲜抽去木心，如牡丹皮、五加皮等。

采皮时可用环状、半环状、条状剥取或砍树剥皮等方法。如杜仲、黄柏采用的"环剥技术"，即在一定的时间、温度和湿度条件下，将离地面15～20cm处向上至分枝处的树皮全部环剥下来，剥皮处用塑料薄膜包裹，不久便长出新皮，一般3年左右可恢复。

4. 叶类　多在植物光合作用旺盛期，开花前或果实未成熟前采收，如艾叶、臭梧桐叶等。少数药材宜在秋、冬时节采收，如桑叶等。

5. 花类　一般不宜在花完全盛开后采收，开放过久几近衰败的花朵，不仅药材的颜色和气味不佳，而且有效成分的含量也会显著减少。花类中药有在含苞待放时采收的，如金银花、辛夷、丁香、槐米等；在花初开时采收的，如洋金花等；在花盛开时采收的，如菊花、西红花等；红花则要求花冠由黄变红时采摘。对花期较长，花朵陆续开放的植物，应分批采摘，以保证质量。有些中药如蒲黄、松花粉等不宜迟收，过期则花粉自然脱落，影响产量。

6. 果实种子类　一般果实多在自然成熟时采收，如瓜蒌、栀子、山楂等；有的在成熟经霜后采摘为佳，如山茱萸经霜变红，川楝子经霜变黄；有的采收未成熟的幼果，如枳实、青皮等。若果实成熟期不一致，要随熟随采，过早肉薄产量低，过迟肉松泡，影响质量，如木瓜等。种子类药材须在果实成熟时采收，如牵牛子、决明子、芥子等。

7. 全草类　多在植物充分生长，茎叶茂盛时采割，如青蒿、穿心莲、淡竹叶等；有的在开花时采收，如益母草、荆芥、香薷等。全草类中药采收时大多割取地上部分，少数连根挖取全株药用，如金钱草、蒲公英等。茵陈有两个采收时间，春季幼苗高6～10cm时或秋季花蕾长成时。春季采的习称"绵茵陈"，秋季采的习称"花茵陈"。

8. 藻、菌、地衣类　不同的药用部位，采收情况也不一样。如茯苓在立秋后采收质量较好；马勃宜在子实体刚成熟时采收，过迟则孢子散落；冬虫夏草在夏初子座出土孢子未发散时采挖；海藻在夏、秋两季采捞；松萝全年均可采收。

（二）动物药类

动物药因不同的种类和不同的药用部位，采收时间也不同。大多数均可全年采收，如龟甲、鳖甲、五灵脂、海龙、海马。昆虫类药材，必须掌握其孵化发育活动季节。以卵鞘入药的，如桑螵蛸，应在3月中旬前收集，过时虫卵孵化成虫影响药效。以成虫入药的，均应在活动期捕捉，如土鳖虫等。有翅昆虫，可在清晨露水未干时捕捉，以防逃飞，如红娘子、青娘子、斑蝥等。两栖动物类、爬行类宜在春秋两季捕捉采收，如蟾酥、各种蛇类药材；亦有霜降期捕捉采收的，如哈蟆油。脊椎动物类全年均可采收，如龟甲、牛黄等；但鹿茸需在清明后45～60天（5月中旬至7月下旬）锯取，过时则骨化为角。

（三）矿物药类

没有季节限制，全年可挖。矿物药大多结合开矿采掘，如石膏、滑石、雄黄、自然铜等；有的在开山掘地或水利工程中获得动物化石类中药，如龙骨、龙齿等。有些矿物药系经人工冶炼或升华方法制得，如轻粉、红粉等。

◇ 第五节　中药材的加工

一、产地加工的意义

中药材采收后，除少数要求鲜用（如生姜、鲜石斛、鲜芦根等）外，绝大多数需进行产地加工或一般修制处理。根及根茎类药材采挖后一般要经过挑选，洗净泥土，去除毛须，然后干燥；有的需先刮去外皮使色泽洁白，如沙参、桔梗、山药、半夏；有的质地坚硬或较粗，需趁鲜切片或剖开后干燥，如天花粉、苦参、狼毒、商陆、乌药；有的富含黏液质或淀粉粒，需用开水稍烫或蒸后干燥，如天麻、百部、延胡索、郁金。皮类药材一般在采收后修切成一定大小而后晒干；或加工成单筒、双筒，如厚朴；或先削去栓皮，如黄柏、牡丹皮。叶类及全草类药材含挥发油较多，一般采后通风阴干；花类药材在加工时要注意花朵的完整和保持色泽的鲜艳，通常是直接晒干或烘干。果实类药材一般采后直接干燥；有的经烘烤、烟熏等加工过程，如乌梅；或经切割加工，如枳实、枳壳、化橘红。种子类药材通常是采收干燥后的果实去果皮取种子，或直接采收种子干燥；也有将果实干燥贮存，使有效成分不致散失，用时取种子入药，如决明子。

中药材加工的意义在于：①保证药材质量。通过除去杂质（沙石、泥土、虫卵等）及非药用部位，以保证所用药材的质量。有些含苷类的药材，经加热处理，能使其中与苷类共存的酶失去活性，便于苷类成分药效的保存。②便于临床用药调剂和有效成分的煎出。在供临床调配处方时，所用药材除细小的花、果实、种子外，一般均需切制或捣碎，使有效物质易于煎出。一些矿物药和贝壳类药物，质地坚硬，不利于调剂和制剂，如自然铜、磁石、穿山甲等只有经过炮制才能进行调剂和制剂。③利于运输、贮藏、保管。通过产地简单加工、干燥后的药材，利于运输。而蒸制桑螵蛸，则是为了杀死虫卵，便于药材贮藏保管。④消除或降低毒性、刺激性或其他副作用。有些药物的毒性很大，通过浸、漂、蒸、煮等加工方法，可以降低其毒性，如附子等。有些药材的表面有毛状物，如不除去，服用时可能黏附或刺激咽喉的黏膜，使咽喉发痒，甚至引起咳嗽，如枇杷叶、狗脊等。⑤利于药材商品标准化。中药材要想进入国际市场，商品规格要统一，内在质量要保证，要想达到这些标准，药材加工是一个重要环节。

二、产地加工的方法

由于中药材的品种繁多，来源不一，其形、色、气、味、质地及含有的物质不完全相同，因而对产地加工的要求也不一样。一般说来都应达到形体完整、含水分适度、色泽好、香气散失少、不变味（玄参、生地、黄精等例外）、有效物质破坏少等要求，才能确保用药质量。这里仅介绍产地加工和一些简单的加工方法。

1. 拣　将采收的新鲜药材中的杂物及非药用部分拣去，或是将药材拣选出来。如牛膝去芦头、须根；白芍、山药除去外皮。药材中的细小部分或杂物可用筛子筛除。或用竹匾或簸箕，簸去杂物或分开轻重不同之物。

2. 洗　药材在采集后，表面多少附有泥沙，要洗净后才能供药用。有些质地疏松或黏性大的软性药材，在水中洗的时间不宜长，否则不利切制，如瓜蒌皮等。有些种子类药材含有多量的黏液质，下水即结成团，不易散开，故不能水洗，如葶苈子、车前子等可用簸筛等方法除去附着的泥沙。应当注意，具有芳香气味的药材一般不用水淘洗，如薄荷、细辛等。

3. 漂　是用水溶去部分有毒成分，如半夏、天南星、附子等。另外有些药材含有大量盐分，在应用前需要漂去，如咸苁蓉、海螵蛸、海藻、昆布等。漂的方法，一般是将药材放在盛有水的缸中，天冷时每日换水 2 次，天热时每日换水 2 ~ 3 次。漂的天数根据具体情况而定，短则 3 ~ 4 天，长则 2 个星期。漂的季节最好在春、秋两季，因这时温度适宜。夏季由于气温高，必要时可加明矾防腐。

4. 切片　较大的根及根茎类、坚硬的藤木类和肉质的果实类药材大多趁鲜切成块、片，以利干燥。如大黄、土茯苓、乌药、鸡血藤、木瓜、山楂等。但是对于某些具挥发性成分或有效成分容易氧化的药材，则不宜提早切成薄片干燥或长期贮存，否则会降低药材质量，如当归、川芎、常山、槟榔等。

5. 去壳　种子类药材，一般把果实采收后，晒干去壳，取出种子，如车前子、菟丝子等；或先去壳取出种子而后晒干，如白果、苦杏仁、桃仁；但也有不去壳的，如豆蔻、草果等，以保持其有效成分不致散失。

6. 蒸、煮、烫 含黏液汁、淀粉或糖分多的药材，用一般方法不易干燥，须先经蒸、煮或烫处理，以便易于干燥。加热时间的长短及采取何种加热方法，视药材的性质而定。如白芍、明党参煮至透心，天麻、红参蒸透，红大戟、太子参置沸水中略烫，鳖甲烫至背甲上的硬皮能剥落时取出剥取背甲等。药材经加热处理后，不仅容易干燥，有的便于刮皮，如明党参、北沙参等；有的能杀死虫卵，防止孵化，如桑螵蛸、五倍子等；有的熟制后能起滋润作用，如黄精、玉竹等；有的不易散瓣，如菊花。同时可使一些药材中的酶类失去活力，不致分解药材的有效成分。

7. 熏硫 有些药材为使色泽洁白，防止霉烂，常在干燥前后用硫黄熏制，如山药、白芷、天麻、川贝母、牛膝、党参等。这是一种传统的加工方法，但该法不同程度地破坏了环境和药材的天然本质，是否妥当，尚需深入研究。《中国药典》规定了二氧化硫残留量检测方法，并规定山药等药材二氧化硫残留量不能超过 400mg/kg。

8. 发汗 有些药材在加工过程中用微火烘至半干或微煮、蒸后，堆置起来发热，使其内部水分往外溢，变软，变色，增加香味或减少刺激性，有利于干燥。这种方法习称"发汗"。如厚朴、杜仲、玄参、续断等。

9. 干燥 干燥的目的是及时除去药材中的大量水分，避免发霉、虫蛀以及有效成分的分解和破坏，利于贮藏，保证药材质量。可根据不同的药材选择不同的干燥方法。

（1）**晒干** 利用阳光直接晒干，这是一种最简便、经济的干燥方法。多数药材可用此法，但需注意：①含挥发油的药材不宜采用此法，以避免挥发油散失，如当归、金银花、薄荷等；②有效成分不稳定，受日光照射后易变色、变质者，不宜用此法，如红花及一些有色花类药材、部分全草类药材等；③有些药材在烈日下晒后易爆裂，如白芍、郁金、厚朴等。

（2）**烘干或低温干燥** 利用人工加温的方法使药材干燥。一般温度以 50~60℃ 为宜，此温度对一般药材的成分没有大的破坏作用，同时抑制了酶的活性，因酶的最适温度一般在 20~45℃ 之间。对含维生素 C 的多汁果实药材可用 70~90℃ 的温度以利迅速干燥。对富含淀粉的药材如欲保持粉性，烘干温度须缓缓升高，以防新鲜药材遇高热淀粉粒发生糊化。但对含挥发油或须保留酶的活性的药材，如芥子、苦杏仁、薄荷等，不宜用烘干法。

（3）**阴干、晾干** 将药材放置或悬挂在通风的室内或荫棚下，避免阳光直射，利用水分在空气中的自然蒸发而干燥。主要适用于含挥发性成分的花类、叶类及草类药材，如薄荷、荆芥、紫苏叶等。有的药材在干燥过程中易皮肉分离或空枯，因此必须进行揉搓，如党参、麦冬等。有的药材在干燥过程中要进行打光，如光山药等。

（4）**远红外加热干燥** 红外线介于可见光和微波之间，是波长为 0.76~1000μm 范围的电磁波，一般将 50~1000μm 区域的红外线称为远红外线。远红外加热技术是 20 世纪 70 年代发展起来的一项新技术。干燥的原理是电能转变为远红外线辐射出去，被干燥物体的分子吸收后产生共振，引起分子、原子的振动和转动，导致物体变热，经过热扩散、蒸发现象或化学变化，最终达到干燥目的。它与日晒、火力热烘、电烘烤等法比较，具有干燥速度快，脱水率高，加热均匀，节约能源以及对细菌、虫卵有杀灭作用等优点。近年来用于药材、饮片及中成药等的干燥。

（5）**微波干燥** 微波是指波长在 1mm~1m 之间，频率在 $3.0×10^2~3.0×10^5$ MHz，具有穿透性的一种电磁波。微波干燥实际上是一种感应加热和介质加热，药材中的水和脂肪等能不同程度地吸收微波能量，并把它转变成热能。本法具有干燥速度快，加热均匀，产品质量高等优点。一般比常规干燥时间缩短几倍至百倍以上，且能杀灭微生物及霉菌，具消毒作用。经试验对首乌藤、地黄、百合、草乌等效果较好。

《中国药典》对药材干燥的表述方法如下：烘干、晒干、阴干均可的，用"干燥"表示。不宜用较高温度烘干的，则用"晒干"或"低温干燥"（一般不超过60℃）表示。烘干、晒干均不适宜的，用"阴干"或"晾干"表示。少数药材需要短时间干燥，则用"曝晒"或"及时干燥"表示。

▷ 第六节 中药材的贮藏

中药品质的好坏，不仅与采收加工有关，而且与药材的贮藏保管是否得当有着密切的关系，如果药材贮藏不好，就会产生各种不同程度的变质现象，降低质量和疗效。

一、中药材贮藏保管中常发生的变质现象

（一）虫蛀

药材经虫蛀后，有的形成蛀洞，有的被毁成蛀粉，破坏性甚强。害虫的来源，主要是药材在采收中受到污染，而干燥时未能将虫卵消灭，带入贮藏的地方，或者是贮藏的地方和容器本身不清洁，内有害虫附存；药材害虫的发育和蔓延情况，是依据库内的温度、空气相对湿度以及药材的成分和含水量而定。药材因含有淀粉、蛋白质、脂肪和糖类等，即成为害虫的良好滋生地，适宜的温度通常为16～35℃，在此温度范围内，相对湿度在70%以上，药材含水量在13%以上，均能促进害虫的繁殖。掌握害虫的生长条件，有利于防治害虫。

常见的害虫，蛀食根及根茎类的如大谷盗 *Tenebrioides mauritanicus* L. 、药材甲虫 *Stegobium paniceum* L. 等；蛀食果实种子类的如米象 *Sitophilus oryzae* L. 、印度谷螟 *Plodia interpunctelly* Hbn. 、药材甲虫和干酪螨 *Tyroglyphus sino* L. 等；危害花、叶类及含糖类药材的如印度谷螟、谷蛾 *Tinea granella* L. 等；蛀食芳香性药材的如甲虫、日本蛛甲 *Ptinus japonicus* Reitter 等；蛀食动物类药材及含油脂植物类药材的如黑皮蠹虫 *Attagenus piceus* Oliv. 等。其中螨类对人类的危害很大。螨是节肢动物门蛛形纲蜱螨目螨类小动物，大小一般介于 0.3～1mm，种类很多，在许多中药材和中成药中都可寄生（图3-1）。染有螨的药物由于螨的大量繁殖，不仅使药物在短期内发霉变质，而且病人服药后会引起消化系统、泌尿系统或呼吸系统等疾病。因此口服中药中活螨和螨卵的检查已引起人们的重视。

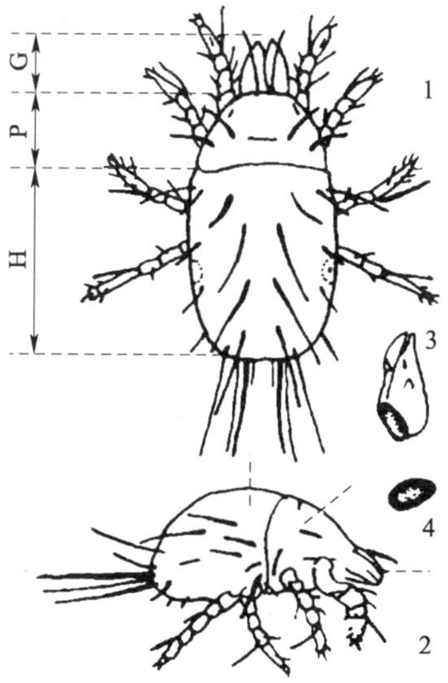

（二）霉变

大气中存在着大量的霉菌孢子，散落在药材的表面上，在适当的温度（25℃左右）、湿度（空气中相对湿度在85%以上）、药材含水量（超过15%）、适宜的环境（如阴暗不通风的场所）及足够的营养

图3-1 干酪螨 *Tyroglyphus sino* L.
1. 成虫背面（♀） 2. 成虫侧面（♂）
3. 上颚 4. 卵
G. 颚体部 P. 前体部 H. 后体部

条件下，即萌发为菌丝，分泌酵素，溶蚀药材的内部组织，使之腐坏变质，失去药效。有些霉菌能产生毒素，属于产毒霉菌，如曲霉属中的黄曲霉菌（*Aspergillus flavus* Link）等。有的黄曲霉菌的代谢产物为黄曲霉毒素，对肝脏有强烈毒性。黄曲霉毒素以黄曲霉毒素 B_1 最多，黄曲霉毒素 B_2、G_1、G_2 较少，在紫外光（365nm）灯下观察，均有荧光反应。通过培养，在显微镜下观察菌丝和孢子的形态构造，可以鉴定黄曲霉菌；根据黄曲霉毒素的荧光现象，用薄层色谱法，观察荧光，可测定黄曲霉毒素的含量，现

采用高效液相色谱、高效液相色谱－串联质谱方法测定黄曲霉毒素的含量。对口服中药进行霉菌总数的测定和黄曲霉菌等产毒霉菌的鉴定，是从卫生学角度评价中药质量的重要依据。

（三）变色

各种药材都有固定的色泽，色泽是药材品质的标志之一。如药材贮存不当，可使色泽改变，导致变质。引起药材变色的原因如下：①有些药材所含成分的结构中具有酚羟基，在酶的作用下经过氧化、聚合作用，形成大分子的有色化合物，如含黄酮类、羟基蒽醌类、鞣质类等的药材较易变色。②有些药材含有糖及糖酸类分解产生的糠醛或其他类似化合物，这些化合物有活泼的羟基，能与一些含氮化合物缩合成棕色色素。③有些药材所含蛋白质中的氨基酸，可能与还原糖作用而生成大分子棕色物质。④药材在加工火烘时，温度过高或药材在发霉、生虫过程中也会变色。⑤使用某些杀虫剂也会引起药材变色，如用硫黄熏后所产生的二氧化硫遇水成亚硫酸，为还原剂，导致药材变色。⑥某些外因，如温度、湿度、日光、氧气等也与变色有关。

（四）走油

走油又称"泛油"，是指某些药材的油质泛出药材表面，或因药材受潮、变色、变质后表面泛出油样物质。前者如柏子仁、苦杏仁、桃仁、郁李仁（含脂肪油）及当归、肉桂等（含挥发油）；后者如天冬、太子参、枸杞子、麦冬等（含糖质）。药材的走油与贮藏温度高和时间久有关。药材"走油"，除油质成分损失外，常与药材的变质现象有关。

（五）风化

有些矿物药容易风化失水，使药物外形改变，成分流失，功效减弱，如明矾、芒硝、胆矾等。

（六）自燃

自燃发生的原因主要是富含油脂的药材，层层堆置重压，在夏天，中央产生的热量散不出，局部温度增高，先焦化至燃烧，如柏子仁、紫苏子、海金沙等；有的药材因吸湿回潮或水分含量过高，大量成垛堆置，产生的内热扩散不出，使中央局部高热炭化而自燃，如菊花、红花等。

（七）其他

某些药材所含的特殊成分，在贮藏过程中容易挥散、自然分解或起化学变化而降低疗效，如樟脑、冰片、绵马贯众，以及荆芥、薄荷等含挥发油类的药材。

二、中药材的贮藏保管和变质防治

（一）仓库管理

中药材仓库应按《药品经营质量管理规范》（Good Supply Practice，GSP）及实施细则的要求建设与管理。应建立严格的日常管理制度，经常检查，保证库房干燥、清洁、通风，堆垛层不能太高。要注意外界温度、湿度的变化，及时采取有效措施调节室内温度和湿度。药材入库前应详细检查有无虫蛀、发霉等情况。贮藏方法和条件可根据药材本身的特性分类保管，如剧毒药马钱子、生乌头、生半夏、信石等必须与非有毒药材分开，并由专人保管；容易吸湿霉变的药材应特别注意通风干燥，必要时翻晒或烘烤；含淀粉、蛋白质、糖类等易虫蛀的药材，应贮存于容器中，放置干燥通风处，并经常检查，必要时进行灭虫处理；少数贵重药材如麝香、天然牛黄、鹿茸、羚羊角、西红花、人参等也应与一般药材分开，专人管理，有的应密闭贮存，勤于检查，防霉，防蛀；易挥发的药材应密闭；有效成分不稳定的不能久贮。

（二）霉变的防治

预防药材霉烂的最彻底方法，就是使霉菌在药材上不能生长，其次就是消灭寄附在药材上的霉菌，使它们不再传播。药材的防霉措施，主要是控制库房的湿度在65%～70%。药材含水量不能超过其本身的安全水分。一般而言，含水量应保持在15%以下。保管贮存要合理掌握"发陈贮新"和"先进先出"的原则。有些药材可暂时放入石灰缸或埋入谷糠中保存，避免受潮霉变。

（三）害虫的防治

虫害的防治措施可分为物理和化学两类方法。前者包括阳光暴晒、烘烤、低温冷藏、密封法等。后者主要是在塑料帐密封下对贮存的药材用低剂量的磷化铝熏蒸，结合低氧法进行；或探索试用低毒高效的新杀虫剂。

1. 物理方法

（1）利用某种药材具挥发性的气味，可以防止同存的药材虫蛀。在中药贮藏保管方面，人们积累了很多好的经验。例如，牡丹皮与泽泻放在一起，牡丹皮不易变色，泽泻不易虫蛀；陈皮与高良姜同放，可免生虫；有腥味的动物药材如海龙、海马和蕲蛇等，放入花椒则可防虫；土鳖虫、全蝎、斑蝥和红娘子等药材放入大蒜，亦可防虫；上述方法习称"对抗贮藏"。利用酒精的挥发蒸气也可防虫，如在保存瓜蒌、枸杞子、哈蟆油等药材的密闭容器中，置入瓶装酒精，使其逐渐挥发；或直接洒在药材上，形成不利于害虫生长的环境，以达到防虫目的。

（2）调节温度，使害虫不易生存　①低温法：药材害虫一般在环境温度8～15℃时停止活动，在－4～8℃时，即进入冬眠状态，温度低于－4℃，经过一定时间，可以使害虫致死。②高温法：药材害虫对高温的抵抗力较差，当环境温度在40～45℃时，害虫就停止发育、繁殖。温度升到48～52℃时，害虫将在短时间内死亡。无论用暴晒或烘烤方式来升温杀虫，都是有效的方法。注意烘烤药材温度不宜超过60℃，含挥发油的药材不宜烘烤，以免影响药材质量。

（3）调节气体成分，使害虫窒息而死　即"气调养护"。其原理是调节库内的气体成分，充氮或二氧化碳而降氧，在短时间内，使库内充满98%以下的氮气或二氧化碳，而氧气留存不到2%，致使害虫缺氧窒息而死，达到很好的杀虫灭菌的效果。一般防霉防虫，含氧量控制在8%以下即可。本法的优点是可保持药材原有的品质，既杀虫又防霉、防虫，无化学杀虫剂的残留，不影响人体健康，成本低，是一种科学而经济的害虫防治方法。

2. 化学方法

（1）杀虫剂　用于药材杀虫的药必须挥发性强，有强烈的渗透性，能渗入包装内，效力确实，作用迅速，可在短时间内杀灭一切害虫和虫卵，杀虫后能自动挥散而不黏附在药材上，对药材的质量基本没有影响。较常用的杀虫剂如下。

1）氯化苦（Chloropicrin，CCl_3NO_2）：化学名为三氯硝基甲烷，是一种无色或略带黄色的液体，有强烈的气味，几不溶于水。当室温在20℃以上时能逐渐挥发，其气体比空气重，渗透力强，无爆炸、燃烧危险，为有效的杀虫剂。通常采用喷雾法或蒸发法密闭熏蒸48～72小时，用量一般为30～35g/m³。本品对人上呼吸道有刺激性，有强烈的催泪性，使用者应戴防护面具。

2）磷化铝（AIP）：纯品为黄色结晶，工业品为浅黄色或灰绿色固体，在干燥条件下很稳定，但易吸潮分解，产生有毒气体磷化氢（H_3P），故应干燥防潮保存。本品适用于仓库密闭熏蒸杀虫。市售磷化铝片（含辅料）用量为5～6g/m³磷化氢具臭鱼样气味，对人体有害，可引发眩晕、支气管炎或水肿等，使用者应注意防护。

（2）其他化学方法　除上述采用杀虫剂方法防治害虫外，目前尚有的其他化学方法如下。

1）除氧剂密封贮藏：应用除氧剂养护中药是继真空包装、充气包装之后发展起来的一项技术。它的主要作用原理是利用其本身与贮藏系统内的氧产生化学反应，生成一种稳定的氧化物，将氧去掉，以达到保存商品品质的目的。试验证明，采用除氧剂处理的贵细药材在长达3年多的贮藏期内，品质完好。除氧剂具有连续的除氧功能，可维持保管系统低氧浓度的稳定性，方便检查，安全性强。

2）核辐射灭菌技术：核辐射保藏食品具有方法简便，成本低，杀菌效果好，便于贮存等优点。联合国世界卫生组织、国际原子能机构及粮食组织关于辐照食品卫生标准联合专家委员会认为，10kGy 剂量以下辐照食品是安全范围，食品不会产生致癌性。我国近年已把该项技术应用于中药材和中成药的灭菌贮藏研究。实验证明，钴射线有很强的灭菌能力，对中药材粉末、饮片进行杀虫灭菌处理均可收到较好的效果。γ 射线用于中成药灭菌十分理想，低剂量照射药品后，含菌量可达到国家标准，高剂量照射药品后，可达到彻底灭菌。解决了中成药长期以来存在的生虫、发霉和染菌等问题。

虽然上述化学方法对药材基本没有影响，但也要注意尽量采取其他方法防治虫害如果必须用化学方法时，使用的次数尽量越少越好。必要时，要进行残留量的检测。

目标检测

答案解析

一、单选题

1. 下列属于广药的药材是（　　）
   A. 人参　　　　　B. 当归　　　　　C. 槟榔　　　　　D. 地黄

2. 下列属于云药的药材是（　　）
   A. 党参　　　　　B. 菊花　　　　　C. 黄柏　　　　　D. 三七

3. 皮类药材适宜的采收时间为（　　）
   A. 秋、冬两季　　　　　　　　　　B. 在植物光合作用旺盛期
   C. 春末夏初　　　　　　　　　　　D. 在花完全盛开后

4. 对含维生素 C 的多汁果实药材，迅速干燥的适宜温度是（　　）
   A. 20～45℃　　　　B. 30～40℃　　　　C. 50～60℃　　　　D. 70～90℃

5. 薄荷适宜的干燥方法是（　　）
   A. 晒干　　　　　B. 烘干　　　　　C. 阴干　　　　　D. 远红外加热干燥

6. "低温干燥"一般温度应不超过（　　）
   A. 30℃　　　　　B. 40℃　　　　　C. 50℃　　　　　D. 60℃

7. 柏子仁常见的变质现象是（　　）
   A. 风化　　　　　B. 自燃　　　　　C. 虫蛀　　　　　D. 走油

二、多选题

8. 产地加工需蒸透的药材有（　　）
   A. 白芍　　　　　B. 天麻　　　　　C. 红参　　　　　D. 明党参

书网融合……

思政导航

本章小结

题库

第四章　中药的鉴定

PPT

○ 学习目标

知识目标

1. 掌握　中药鉴定取样的方法；性状鉴定法，显微鉴定法，薄层色谱法，高效液相色谱法，浸出物测定法；常规检查内容；含量测定的主要内容。

2. 熟悉　中药鉴定的依据；来源鉴定法，一般理化鉴别，光谱法；含叶量的测定。

3. 了解　物理常数测定法，毛细管电泳法，蛋白质电泳色谱法；中药鉴定新技术和新方法。

能力目标　通过本章的学习，能够加深对"辨状论质"科学内涵的理解，增强法制意识、创新能力和斗争精神。具备运用性状、显微、理化等方法和技术评价中药真伪优劣的能力，同时初步具备运用新技术新方法破解中药鉴定难点问题的能力。

第一节　中药鉴定的依据

《中华人民共和国药品管理法》第 28 条规定，"药品应当符合国家药品标准"。国务院药品监督管理部门颁布的《中国药典》和药品标准为国家药品标准，是法定的药品标准。除国家药品标准外，各省、自治区、直辖市颁布的中药饮片炮制规范亦为法定药品标准。另外，各省、自治区、直辖市颁布的中药材标准，也可作为中药鉴定的依据。国务院药品监督管理部门会同国务院卫生健康主管部门组织药典委员会，负责国家药品标准的制定和修订。中药标准是对中药的品质要求和检验方法所作的技术规定，是中药生产、供应、使用、检验和管理部门遵循的法定依据。

一、国家药品标准

1. 《中华人民共和国药典》　简称《中国药典》（下文简称"药典"），是国家法定的药品质量技术标准。近 60 年来，国家先后出版了十版药典。第一版（1953 年）收载中药材 65 种，中药成方制剂 46 种。第二版（1963 年）为了突出中药标准的地位，将药典分为两部：一部收载中药材 446 种，中药成方制剂 197 种，并增加了炮制、性味、功能、主治、用法与用量等项内容。第三版（1977 年）一部收载中药材（包括提取物、植物油脂及一些单味药制剂等）882 种，成方制剂 270 种。第四版（1985 年）一部收载中药材（包括植物油脂及单味制剂）506 种，成方制剂 207 种，开始收载显微鉴别方法和理化鉴别方法，以后每五年再版一次。每再版一次，无论在品种上和鉴定方法上都有新的增补。第五版（1990 年）一部收载中药材 509 种，中药成方及单味制剂 275 种，开始增加高效液相色谱法。第六版（1995 年）一部收载中药材 522 种，中药成方及单味制剂 398 种。第七版（2000 年）一部收载中药材 534 种，中药成方及单味制剂 458 种。第八版（2005 年）一部收载中药材 551 种，中药成方及单味制剂 564 种。第九版（2010 年）一部收载中药材 616 种，中药成方及单味制剂 1062 种，其中收载了现代鉴定技术，如液质联用、DNA 分子鉴定、薄层－生物自显影技术等。第十版（2015 年）分四部，一部收载品种 2598 种，其中新增品种 440 种、修订品种 517 种、不收载品种 7 种，第十一版（2020 年）分四部，一部收载品种 2711 种，其中新增品种 117 种，修订品种 452 种，不收载品种 4 种。

《中国药典》中每味药材一般的编排格式和规定项目包括：①名称（中文名、汉语拼音、中药拉丁名）；②基原：原植（动）物科名、植（动）物名、拉丁学名、药用部位、采收季节、产地加工；③性状：形状、大小、表面（色泽、特征）、质地、断面特征、气、味；④鉴别：显微鉴别（组织、粉末、显微化学反应），理化鉴别（一般理化鉴别、薄层色谱）；⑤检查：杂质、水分、灰分、重金属及有害元素、黄曲霉毒素等；⑥含量测定：包括有效成分、毒性成分、指标性成分的含量测定方法及含量限度（幅度）；⑦浸出物测定：水溶性浸出物，醇溶性浸出物，醚溶性浸出物等含量指标；⑧炮制：净制、切制、炮炙、炮制品；⑨性味与归经：四气五味，有无毒性，归经；⑩功能与主治：用中医辨证施治理论概括功效与临床应用；⑪用法与用量：用法一般指水煎内服，用量指成人一日常用剂量；⑫注意：主要禁忌和副作用；⑬贮藏：对药品贮藏和保管的基本要求。中药制剂的编排格式和规定项目有：名称（中文名和汉语拼音）、处方、制法、性状、鉴别、检查、含量测定（或浸出物测定）、功能与主治、用法与用量、注意、规格、贮藏等。《中国药典》对于保证药品的真实性、质量和正确使用，具有法定依据。

2. 中华人民共和国卫生部药品标准　简称部颁药品标准，是补充在同时期《中国药典》中未收载的中药品种，包括以下内容。①中药材部颁标准：由卫生部责成中国药品生物制品检定所（现更名为中国食品药品检定研究院），组织各省、自治区、直辖市药品检验所编写制定。对《中国药典》没有收载的品种，凡来源清楚、疗效确切、经营使用比较广泛的中药材，本着"一名一物"的原则，制订了《中华人民共和国卫生部药品标准·中药材》（第一册）、《中华人民共和国卫生部药品标准·藏药》（第一册）、《中华人民共和国卫生部药品标准·蒙药》《中华人民共和国卫生部药品标准·维吾尔药分册》等。②中成药部颁标准：《药品管理法》实施以来，针对中成药品种中存在处方不合理，疗效不确切等问题，国家为了加强中成药管理，促进中成药生产，提高质量，以保证人民用药安全有效，于 1986 年全国各省、自治区、直辖市卫生厅（局），对中药成方制剂进行全面调查，对符合部颁标准条件的品种，整理汇编为《中华人民共和国卫生部药品标准·中药成方制剂》，分 20 册，共 4052 种。③进口药材部颁标准：我国应用的进口药材约 70 多种，1960 年制订了质量标准初稿，相继汇编了《进口药材质量暂行标准》《中华人民共和国卫生部进口药材标准》《关于下发进口朝鲜红参暂行质量标准的通知》《儿茶等 43 种进口药材质量标准》等。为确保进口药材的质量，《进口药材管理办法》规定，各口岸药品检验所负责对进口药材进行检验。

3.《新药转正标准》　简称《转正标准》，是对原卫生部和原国家食品药品监督管理局批复上市的新药药品标准的汇总，目前共计 88 册，主要为中成药，其中 1~48 册是由卫生部组织编写，49~88 册是由原国家食品药品监督管理局责成国家药典委员会编写汇总。该转正标准收载中成药、西药的药品标准，随着新药的不断批复，其转正标准的册数也在不断增加。原国家食品药品监督管理局每年均在批复新的药品上市，新药有其药品标准，这部分标准尚未编辑成册，形成新药转正标准，为此称其为生产企业的注册标准，该注册标准同样具有法律效力，为国家药品标准。

4. 地方标准上升为国家药品标准　简称地标升部颁药品标准。2001 年初，当时的国家药品监督管理局针对全国各个省历年来批复的中成药地方药品标准的品种进行清理整顿工作，并责成国家药典委员会完成再评价，对于安全有效可控的中成药品种予以保留，并上升为国家药品标准，对于未能通过药品再评价的品种撤销其批准文号，对保留品种的药品标准编辑成册，共计 13 册，收载中成药品种共计 1518 个，按医学分类进行编排，其分类包括综合、肿瘤、眼科、心系、外科、气血津液、脾胃、皮肤科、脑系、经络肢体、骨科、肝胆科、妇科、肺、耳鼻喉科、儿科。

二、地方药品标准

1. 省级中药材标准 各省、自治区、直辖市制订的中药材标准，收载的药材多为国家药品标准未收载的品种，为各省、自治区或直辖市的地区性习惯用药，该地区的药品生产、供应、使用、检验和管理部门必须遵照执行，而对其他省区无法定约束力，但可作为参照执行的标准。其所载品种和内容若与《中国药典》或部颁药品标准有重复或矛盾时，首先应按《中国药典》执行，其次按部颁药品标准执行。

2. 省级中药饮片炮制规范 收载《中国药典》未收载的中药饮片，各地特色的中药饮片，是中药饮片炮制的依据，也是辨别饮片真假和质量优劣的标准。

值得指出的是，我国中药资源丰富，品种繁多，在鉴定时一定有许多品种不是国家药品标准所收载的，没有药用的法定依据。但为了确定其品质，为进一步研究探讨地区药用的可能性，还可以根据其他有关专著进行鉴定。

≫ 第二节 中药鉴定的一般程序

中药鉴定就是依据《中国药典》等药品标准，对检品的真实性、纯度、质量进行评价和检定。中药鉴定程序大体分为三步。

一、取样

检品的来源包括抽检和送检两类。药材的取样是指选取供鉴定用的药材样品。所取样品应具有代表性、均匀性并留样保存。取样的代表性直接影响到鉴定结果的准确性。因此，必须重视取样的各个环节，取样时均应符合下列有关规定。

1. 总样品量取样原则 ①抽取样品前，应核对品名、产地、规格、等级及各包件式样，检查包装的完整性、清洁程度以及有无水迹，霉变或其他物质污染等情况，详细记录。凡有异常情况的包件，应单独检验并拍照。②从同批药材和饮片包件中抽取供检验用样品的原则：总包件数不足5件的，逐件取样；5~99件，随机抽5件取样；100~1000件，按5%比例取样；超过1000件的，超过部分按1%比例取样；贵重药材和饮片，不论包件多少均逐件取样。③每一包件至少在2~3个不同部位各取样品1份；包件大的应从10cm以下的深处在不同部位分别抽取；对破碎的、粉末状的或大小在1cm以下的药材，可用采样器（探子）抽取样品；对包件较大或个体较大的药材，可根据实际情况抽取有代表性的样品。④每一包件的取样量：一般药材和饮片抽取100~500g；粉末状药材和饮片抽取25~50g；贵重药材和饮片抽取5~10g。

2. 检验用样品量的取样方法 ①将抽取样品混匀，即为抽取样品总量。若抽取样品总量超过检验用量数倍时，可按四分法再取样，即将所有样品摊成正方形，依对角线划"×"，使分为四等份，取用对角两份；再如上操作，反复数次，直至最后剩余量能满足供检验用样品量为止。②最终抽取的供检验用样品量，一般不得少于检验所需用量的3倍，即1/3供实验室分析用，另1/3供复核用，其余1/3留样保存。

二、鉴定

根据不同的检品及要求，按药品标准进行鉴定。①中药品种（真、伪）的鉴定：包括中药的来源、性状、鉴别［包括经验鉴别、显微鉴别、理化鉴别、薄层色谱鉴别、气（液）相色谱鉴别等内容］。②中药质量（优、劣）的鉴定：指中药的纯度和质量的优良度，鉴定包括检查项（杂质、水分、干燥失重、总灰分、酸不溶性灰分、重金属及有害元素、农药残留量、二氧化硫残留量、黄曲霉毒素、毒性成分的限量等）、浸出物、有效成分的含量测定等是否符合规定的标准。

<h2 style="text-align:center">三、结果</h2>

提供检验记录和检验报告书。①检验记录：是出具报告书的原始依据，应做到记录原始、数据真实、字迹清楚、资料完整。药检工作者接受检品后，应做好登记记录及检验记录，包括抽检和送检单位、日期、检品名称、数量、产地、批号、包装、检验目的、鉴定项目及方法、结果、结论、检验人、复核人等。其中检验目的、鉴定项目及方法、检验数据及结果为记录的主要部分。②检验报告：是对药品的品质作出的技术鉴定，如果是药品检验所出具的检验报告，则是具有法律效力的技术文件，应长期保存。检验报告包括检验的依据、试验内容、结果、结论及处理意见等，要求做到依据准确，数据无误，结论明确，格式规范，文字简明扼要，书写清晰。检验结果经复核无疑义后，抄送有关部门备案，并将所有原始资料归档保存。

第三节　中药鉴定的方法

中药鉴定的样品非常复杂，有完整的药材，也有饮片、碎块或粉末，还有中药提取物、中成药等。因此，中药鉴定的方法也是多种多样的。对药材鉴定常用的鉴定方法有：来源（原植物、动物和矿物）鉴定、性状鉴定、显微鉴定和理化鉴定等方法。各种方法有其特点和适用对象，有时还需要几种方法配合使用，这要根据检品的具体情况和要求灵活掌握。

一、来源（原植物、动物和矿物）鉴定

来源鉴定（origin identification）又称"基原鉴定"，是应用植（动、矿）物的分类学知识，对中药的来源进行鉴定研究，确定其正确的学名，以保证应用品种准确无误。来源鉴定的内容包括：原植（动）物的科名，植（动）物名，拉丁学名，药用部位；矿物药的类、族、矿石名或岩石名。这是中药鉴定的根本，也是中药生产、资源开发及新药研究工作的基础。以原植物鉴定为例，其步骤如下。

（一）观察植物形态

对具有较完整植物体的中药检品，应注意对其根、茎、叶、花、果实等器官的观察，对花、果、孢子囊、子实体等繁殖器官应特别仔细，借助放大镜或解剖显微镜，可以观察微小的特征，如毛茸、腺点等的形态构造。在实际工作中遇到的检品经常是不完整的，通常是植物体的一段或一块器官，除对少数特征十分突出的品种可以鉴定外，一般都要追究其原植物，包括深入产地调查，采集实物，进行对照鉴定。

（二）核对文献

根据已观察到的形态特征和检品的产地、别名、效用等线索，查阅《中国药典》和全国性或地方性的中草药书籍和图鉴，加以分析对照。在核对文献时，首先应查考植物分类方面的著作，如《中国植物志》《中国高等植物图鉴》《新华本草纲要》《中国中药资源丛书》及有关的地区性植物志等；其次再查阅有关论述中药品种方面的著作，如《新编中药志》《中药材品种论述》《中药品种新理论的研究》《常用中药材品种整理和质量研究》《全国中草药汇编》《中药大辞典》《中药鉴定学》《中华本草》各

省中药志及药物志等。由于各书记载植物形态的详略不同，对同一种植物的记述有时也会不一致，因此必要时，还须进一步查对原始文献，以便正确鉴定。原始文献即指第一次发现该种（新种）植物的工作者，描述其特征，予以初次定名的文献。

（三）核对标本

当初步鉴定出检品是什么科属时，可以到有关植物标本馆核对已定学名的该科属标本。要得到正确的鉴定，必须要求标本馆中已定学名的标本正确可靠。在核对标本时，要注意同种植物在不同生长期的形态差异，需要参考更多一些的标本和文献资料，才能使鉴定的学名准确。如有条件，能与模式标本（发表新种时所被描述的植物标本）进行核对，或寄请有关专家、植物分类研究单位协助鉴定。这会使鉴定结果更为准确。

近年来，随着常用中药材的品种整理和全国性中药资源普查工作的深入进行，发现许多商品药材的品种增多，实际药用的商品已超出了药品标准规定的种类。这给形态分类工作增加了不少困难，为了适应这种状况，除经典分类方法外，新的分类手段也用到药用植物学中，如用体细胞染色体的核型分析（车前、石竹）；用细胞分类中同工酶鉴别法解决同属植物中种间鉴别问题（绞股蓝、香茅属植物）；数量分类研究，是在大量形态数据的基础上，综合植物化学、细胞学和地理学知识进行数学分析，如对人参属的研究，显示了人参属各种性状变化的规律性，揭示形态结构与化学成分之间的联系，并对人参属的分类系统做了初步的定量分析，为该属植物的药用提供依据。DNA 分子生物技术的应用，为种间鉴别提供了新的手段。

二、性状鉴定

性状鉴定（macroscopic identification）就是通过眼观、手摸、鼻闻、口尝、水试、火试等简便的鉴定方法，来鉴别药材的外观性状。这些方法在我国医药学宝库中积累了丰富的经验，它具有简单、易行、迅速的特点。性状鉴定和来源鉴定一样，除仔细观察样品外，有时亦需核对标本和文献。对一些地区性或新增的品种，鉴定时常缺乏有关资料和标准样品，可寄送样品至生产该药材的省、自治区药检部门协助鉴定。必要时可到产地调查，采集实物标本，了解生产、加工、销售和使用等情况。熟练地掌握性状鉴别方法是非常重要的，它是中药鉴定工作者必备的基本功之一。但应该指出的是，有些药材的野生品和栽培品有较大差异，新鲜药材与干燥药材也有区别。性状鉴定内容及方法，一般包括以下几个方面。

（一）形状

形状是指药材和饮片的形态。①药材的形状与药用部位有关，观察时一般不需预处理，如观察皱缩的全草、叶或花类，可先浸湿使软化后，展平。观察某些果实、种子类时，如有必要可浸软，取下果皮或种皮，以观察内部特征。药用部位不同，形状也不相同，如根类药材多为圆柱形、圆锥形、纺锤形等；皮类药材常为板片状、卷筒状等；种子类药材常为类球形、扁圆形等，每种药材的形状一般比较固定。传统的经验鉴别术语形象生动，易懂好记，如党参根顶端具有的瘤状茎残基术语称"狮子头"，防风的根头部具有的横环纹习称"蚯蚓头"，海马的外形鉴定术语称"马头蛇尾瓦楞身"等。描写时对形状较典型的用"形"，类似的用"状"，必要时可用"×形×状"，形容词一般用长、宽、狭，如长圆形、宽卵形、狭披针形等。②饮片的规格有片、段、块、丝等。制成饮片后，根及根茎、木本茎大多为类圆形切片，草本茎多为段状，皮类常为弯曲或卷曲的条片，叶一般为丝条状（如枇杷叶），或保持原形（如番泻叶），或皱缩（如艾叶），或碎片状（如桑叶），大的果实或种子常切成类半圆形或圆形片状（如木瓜、槟榔）。

（二）大小

大小是指药材和饮片的长短、粗细（直径）和厚度。一般应测量较多的供试品，可允许有少量高于或低于规定的数值。测量时可用毫米刻度尺。对细小的种子或果实类，可将每10粒种子紧密排成一行，以毫米刻度尺测量后求其平均值。《中国药典》规定饮片厚薄大小为：①片，极薄片0.5mm以下，薄片1～2mm，厚片2～4mm；②段，短段5～10mm，长段10～15mm；③块，8～12mm的方块；④丝，细丝2～3mm，宽丝5～10mm。各地中药炮制规范具体尺寸略有不同。

（三）色泽

色泽是指在日光灯下观察的药材和饮片颜色及光泽度。色泽通常能够反映药材的质量，每种药材常有自己特定的颜色，药材的颜色与其成分有关，如黄芩主要含黄芩苷、汉黄芩苷等，保管或加工不当，黄芩苷在黄芩酶的作用下水解成葡萄糖醛酸与黄芩素。黄芩素具3个邻位酚羟基，易氧化成醌类而显绿色，因此黄芩由黄变绿后质量降低。又如丹参色红、紫草色紫、玄参色黑、黄连以断面红黄色者为佳，都说明色泽是衡量药材质量好坏的重要标准之一。通常大部分药材的颜色不是单一的而是复合的，如用两种色调复合描述色泽时，以后一种色调为主色，例如黄棕色，即以棕色为主色。

（四）表面特征

表面特征指药材表面是光滑还是粗糙，有无皱纹、皮孔、毛茸或其他附属物等。如白芥子表面光滑，紫苏子表面有网状纹理，海桐皮表面有钉刺，合欢皮表面有椭圆形、棕红色皮孔，辛夷（望春花）苞片外表面密被灰白色或灰绿色有光泽的长茸毛等，均为其重要鉴别特征。龙胆根头部表面具有明显的横环纹，而坚龙胆没有，这一特征是鉴别两者的重要依据。

（五）质地

质地指药材和饮片的轻重、软硬、坚实、坚韧、疏松或松泡、致密、黏性、粉性、纤维性、绵性、角质性、油润性等特征。这与组织结构、细胞中所含的成分、炮制加工方法等有一定的关系。以薄壁组织为主，结构较疏松的药材及饮片一般较脆或较松泡，如南沙参、生晒参等；富含淀粉的显粉性，如山药、半夏等；含纤维多的则韧性强，如桑白皮、葛根等；含糖、黏液多的一般黏性大，如黄精、地黄等；富含淀粉、多糖成分的经蒸煮糊化干燥后质地坚实，呈角质状，如红参、延胡索、天麻等。

（六）断面

断面是指药材折断时的现象及其横切面的特征。①药材折断时注意观察是否易折、有无粉尘散落及折断面是否平坦，有无胶丝，是否分层，有无放射状纹理，包括断面的色泽和质地等，这些特征与组织结构、细胞内含物有密切的关系。以薄壁组织、淀粉为主的药材折断面一般较平坦，如牡丹皮；含纤维多的具纤维性，如厚朴；含石细胞多的呈颗粒性，如木瓜；纤维束或石细胞群与薄壁组织相间排列，即有硬韧与软韧之分，断面常显层状裂隙，可层层剥离，如苦楝皮；木类中药主要由木纤维组成，质硬，折断面常呈刺状，如沉香、苏木；富含淀粉的饮片折断时粉尘飞扬，如山药；折断时有白色胶丝，如杜仲。对不易折断或折断面不平坦的药材，可削平后观察维管束排列情况、射线的分布等。②横切面的经验鉴别术语很多，如"菊花心"是指药材断面维管束与较窄的射线相间排列成细密的放射状纹理，形如开放的菊花，如黄芪、甘草、白芍等。"车轮纹"是指药材断面维管束与较宽的射线相间排列成稀疏整齐的放射状纹理，形如古代木质车轮，如防己、青风藤等；"朱砂点"是指药材断面散在的红棕色油点，如茅苍术。③断面可以反映出异常构造的特征，如大黄的"星点"；牛膝与川牛膝的"筋脉点"；何首乌的"云锦状花纹"；商陆的"罗盘纹"等，这些特征在鉴别药材及饮片时非常有意义。④通过断面可以区别单、双子叶植物及其药用部位：双子叶植物的根、根茎、茎有环状形成层和放射状环列的维管束，饮片切面可见环纹和放射状纹理；单子叶植物的根、根茎有环状内皮层，不具放射状纹理，维管束散列，饮片切面散有筋脉点，如莪术；木质藤本植物导管较粗大，饮片切面显"针眼"，如川木通、鸡血藤等。

（七）气

有些药材有特殊的香气或臭气，这是由于药材中含有挥发性物质的缘故，也成为鉴别药材的重要特征之一。如阿魏具强烈的蒜样臭气，檀香、麝香有特异芳香气等。鉴定"气"时，可直接鼻嗅，对气味不明显的药材，可在折断、破碎、搓揉或用热水浸泡时进行。伞形科、唇形科的中药常因含挥发油，有明显而特殊的香气，如白芷、当归、薄荷、广藿香、紫苏等。花类中药常具蜜腺，含挥发油，香气宜人。木类中药大多有树脂及挥发油而有特殊香气，如沉香、檀香、降香等。有的中药具有香气成分，如牡丹皮、徐长卿含丹皮酚，具有特殊香气，香加皮含甲氧基水杨醛也具有特殊香气。

（八）味

味是指口尝中药的味觉，有酸、甜、苦、辣、咸、涩、淡等，与中药"四气五味"的味不同。药材的味感与其所含有的化学成分有关。每种药材的味感是比较固定的，对于鉴定药材具有重要意义，是衡量药材品质的标准之一。如乌梅、木瓜、山楂含有机酸以味酸为好；甘草含甘草甜素、党参含糖，以味甜为好；黄连、黄柏含小檗碱，以味苦为好；干姜含姜辣素而味辣；海藻含钾盐而味咸；地榆、五倍子含鞣质而味涩。如果味感改变，就要考虑品种和质量是否有问题。品尝时一要注意取样的代表性，因为药材的各部分味感可能不同，如果实的果皮与种子，树皮的外侧和内侧，根的皮部和木部等。二要注意品尝方式，由于舌尖部对甜味敏感，近舌根部对苦味敏感，所以口尝时应在口里咀嚼约1分钟，使舌的各部位都接触到药液，或加开水浸泡后尝浸出液。对有毒药材，应注意防止中毒。

（九）水试

水试是利用某些药材在水中或遇水发生沉浮、溶解、变色、透明度改变及黏性、膨胀性、荧光等特殊现象进行鉴别药材的一种方法。如西红花加水浸泡后，水液染成金黄色，药材不变色；秦皮水浸，浸出液在日光下显碧蓝色荧光；苏木投热水中，水显鲜艳的桃红色；葶苈子、车前子等加水浸泡，则种子变黏滑，且体积膨胀；小通草（旌节花属植物）遇水表面显黏性；熊胆粉投入清水杯中，即在水面旋转并呈黄色线状下沉而短时间内不扩散；哈蟆油用温水浸泡，膨胀度不低于55。这些现象常与药材中所含有的化学成分或其组织构造有关。

（十）火试

火试是利用某些药材用火烧能产生特殊的气味、颜色、烟雾、闪光或响声等现象鉴别药材的一种方法。如降香微有香气，点燃则香气浓烈，有油状物流出，灰烬白色；海金沙火烧有爆鸣声且有闪光；青黛火烧产生紫红色烟雾等。

以上所述，是药材性状鉴定的基本顺序和内容，在描述中药的性状或制定质量标准时，都要全面而仔细地观察这几个方面。但对不同药材各项取舍可以不同。

除上述对完整药材的性状鉴别外，还应学习掌握一些饮片鉴别知识。中药饮片，系指将药材通过净制、切制或炮炙，制成一定规格，直接供配方、制剂使用的加工药材，又称"咀片"。饮片不同于完整药材的鉴别特征是，改变了形状、大小、颜色，甚至气味（某些炮制品）。加之用机器切片也改变了原手工饮片（如圆片、斜片、平片、节片等）的规则性，在学习时应结合完整药材的特征，特别是横切面、表面和气味的特征来对比识别。有的饮片特征十分突出，如大血藤 *Sargentodoxa cuneata*（Oliv.）Rehd. et Wils. 干燥藤茎的切片，只要一片饮片（茎藤横切面），即可鉴定出植物种。类似实例还有狗脊、槟榔、千年健、藕节等。

三、显微鉴定

显微鉴定（microscopic identification）是利用显微技术对中药进行显微分析，以确定其品种和质量的一种鉴定方法。显微鉴定主要包括组织鉴定和粉末鉴定。组织鉴定是通过观察药材的切片或磨片鉴别其组织构造特征，适合于完整的药材或粉末特征相似的同属药材的鉴别；粉末鉴定是通过观察药材的粉末制片或解离片鉴别其细胞及内含物的特征，适合于破碎、粉末状药材或中成药的鉴别。进行显微鉴定时，由于鉴定材料的不同（完整、破碎、粉末）和药用种类及药用部位的不同，选择显微鉴定的方法也不同。鉴定时，首先要根据观察的对象和目的，选择具有代表性的药材，制备不同的显微制片，然后依法进行鉴别。

（一）组织构造与细胞形态鉴别

进行组织构造与细胞形态鉴别时，鉴定者必须具有植（动）物解剖的基本知识，掌握制片的基本技术。制片方法如下。

1. 横切或纵切片制片　选取药材适当部位切成 10 ~ 20μm 的薄片，用甘油醋酸试液、水合氯醛试液、蒸馏水或其他试液处理后观察。对于根、根茎、茎藤、皮、叶类等，一般制作横切片观察，必要时制备纵切片；果实、种子类需作横切片及纵切片；木类需观察三维切片（横切、径向纵切及切向纵切）。组织切片的方法有徒手切片法、滑走切片法、石蜡切片法、冰冻切片法等。其中以徒手切片法最为简便、快速，较为常用。手切的薄片为了能够清楚地观察组织构造和细胞及其内含物的形状，必要时把切片用适当的溶液进行处理和封藏。

2. 解离组织制片　如需观察细胞的完整形态，尤其是纤维、导管、管胞、石细胞等细胞彼此不易分离的组织，需利用化学试剂使组织中各细胞之间的细胞间质溶解，使细胞分离。如样品中薄壁组织占大部分，木化组织少或分散存在的，可用氢氧化钾法；如样品坚硬，木化组织较多或集成群束的，可用硝铬酸法或氯酸钾法。

3. 表面制片　鉴定叶、花、果实、种子、全草等类药材，可取叶片、萼片、花冠、果皮、种皮制成表面片，加适宜试液，观察各部位的表皮特征。

4. 粉末制片　粉末状药材可选用甘油醋酸试液、水合氯醛试液、蒸馏水或其他适当试液处理后观察。为了使细胞、组织能观察清楚，需用水合氯醛液装片透化。其透化的目的是溶解淀粉粒、蛋白质、叶绿体、树脂、挥发油等，并使已收缩的细胞膨胀。透化方法为，取粉末少许，置载玻片上，滴加水合氯醛液，在小火焰上微微加热透化，加热时必须续加水合氯醛液至透化清晰为度。为避免放冷后析出水合氯醛结晶，可在透化后滴加稀甘油少许，再加盖玻片。观察淀粉粒可直接用水装片；菊糖结晶可用乙醇或水合氯醛液直接制片观察。

5. 花粉粒与孢子制片　取花粉、花药（或小的花朵）或孢子囊群（干燥样品浸于冰醋酸中软化），用玻璃棒捣碎，过滤于离心管中，离心，取沉淀加新鲜配制的醋酐与硫酸（9:1）混合液 1 ~ 3ml，置水浴上加热 2 ~ 3 分钟，离心，取沉淀，用水洗涤 2 次，加 50% 甘油与 1% 苯酚 3 ~ 4 滴，用品红甘油胶封藏观察。也可用水合氯醛试液装片观察。

6. 磨片制片　坚硬的矿物药、动物药，可采用磨片法制片。选取厚度 1 ~ 2mm 的样品材料，置粗磨石（或磨砂玻璃板）上，加适量水，用食指和中指压住材料，在磨石上往返磨砺，待两面磨平，厚度数百微米时，将材料移置细磨石上，加水，用软木塞压在材料上，往返磨砺至透明（矿物药厚约 0.03mm），用水冲洗，再用乙醇处理和甘油乙醇试液装片。

7. 中成药制片　散剂、胶囊剂可直接取适量粉末；片剂取 2~3 片，水丸、水蜜丸、糊丸、锭剂等（有包衣者除去包衣）取数丸或 1~2 锭，分别置乳钵中研成粉末，取适量粉末；蜜丸应将药丸切开，从切面由外至中央挑取适量样品，或用水脱蜜后吸取沉淀物少量。根据观察的样品不同，分别按粉末制片法制片 1~5 片。

（二）细胞内含物和细胞壁性质的鉴别

1. 细胞内含物性质的鉴别　观察中药组织切片或粉末中的后含物时，可通过滴加化学试剂，观察反应现象，鉴别内含物性质。淀粉粒加碘试液显蓝色或紫色；用醋酸甘油试液或蒸馏水装片观察淀粉粒，在偏振光显微镜观察未糊化淀粉粒显偏光现象。用甘油装片观察糊粉粒，加碘试液，显棕色或黄棕色；加硝酸汞试液显砖红色。观察菊糖加 10% α-萘酚乙醇溶液，再加硫酸，显紫红色并溶解。草酸钙结晶在装片时加入硫酸溶液逐渐溶解，并析出针状硫酸钙结晶；加稀醋酸不溶解，加稀盐酸溶解而无气泡产生。碳酸钙（钟乳体）加入稀盐酸溶解，同时有气泡产生。硅质加硫酸不溶解。黏液细胞遇钌红试液显红色。脂肪油、挥发油或树脂，加苏丹Ⅲ试液呈橘红色、红色或紫红色；加乙醇脂肪油和树脂不溶解，挥发油则溶解。

2. 细胞壁性质的鉴别　木质化细胞壁加间苯三酚试液 1~2 滴，稍放置，加盐酸 1 滴，因木化程度不同，显红色或紫红色。木栓化或角质化细胞壁遇苏丹Ⅲ试液，稍放置或微热，呈橘红色至红色。纤维素细胞壁遇氯化锌碘试液或先加碘试液再加硫酸溶液显蓝色或紫色。硅质化细胞壁遇硫酸无变化。

（三）显微测量

观察细胞和后含物时，常需要测量其直径、长短（以微米计算），作为鉴定依据之一。测量可用目镜测微尺进行。先将目镜测微尺用载台测微尺标化，计算出每一小格的微米数，应用时将测得目的物的小格数，乘以每一小格的微米数，即得所欲测定物的大小。测量微细物体时宜在高倍镜下进行，因在高倍镜下目镜测微尺每一格的微米数较少，测得的结果比较准确，而测量较大物体时可在低倍镜下进行。

（四）电子显微镜与偏光镜的应用

1. 扫描电子显微镜　中药显微鉴定的手段和方法发展很快，透射电镜、扫描电镜、扫描电镜与 X 射线能谱分析联用等都有了新的发展。其中应用最多的是扫描电子显微镜。与光学显微镜及透射电镜相比，扫描电镜具有以下特点：①能够直接观察样品表面的结构，样品的尺寸可大至 120mm × 80mm × 50mm。②样品制备过程简单，不用切成薄片，有的粉末和某些新鲜材料制片处理后可直接观察。③样品可以在样品室中作三度空间的平移和旋转，因此，可以从各种角度对样品进行观察。④景深大，图像富有立体感。扫描电镜的景深较光学显微镜大几百倍，比透射电镜大几十倍。⑤图像的放大范围广，分辨率也比较高。可放大十几倍到几十万倍，基本上包括了从放大镜、光学显微镜直到透射电镜的放大范围。分辨率介于光学显微镜与透射电镜之间，可达 3nm。⑥电子束对样品的损伤与污染程度较小。⑦在观察形貌的同时，还可利用从样品发出的其他信号作微区成分分析。

扫描电镜现已应用在动物学、植物学、医药学等多门学科，尤其对同属不同种药材表面细微特征的鉴别方面效果显著，在种与变种间都存在着稳定的区别，为近缘植物分类提供了新的证据。如种皮、果皮、花粉粒的纹饰，茎、叶表皮组织的结构（毛、腺体、分泌物、气孔、角质层、蜡质等），个别组织和细胞（管胞、导管、纤维、石细胞）以及后含物晶体等（图 4-1）。有的动物药材的体壁、鳞片及毛等在光学显微镜下特征相似，但由扫描电镜提供的细微构造，可准确地加以区别。

2. 偏光显微镜　主要用于观察和分析矿物类中药的光学性质，用于鉴定矿物类中药。对于透明矿物，一般使用透射光源的偏光显微镜，对于不透明矿物则使用反射光源的偏光显微镜（图 4-2）。亦可用于研究动物、植物类中药的组织及细胞内含物，如淀粉粒、草酸钙簇晶等。

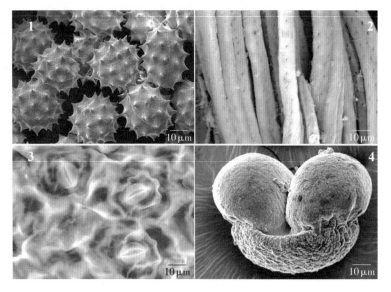

图 4 - 1 扫描电镜图

1. 花粉粒（菊 *Chrysanthemum morifolium* Ramat.）
2. 木纤维［木通 *Akebia quinata*（Thunb.）Decne.］
3. 气孔（薄荷 *Mentha haplocalyx* Briq.）
4. 花粉粒（马尾松 *Pinus massoniana* Lamb.）

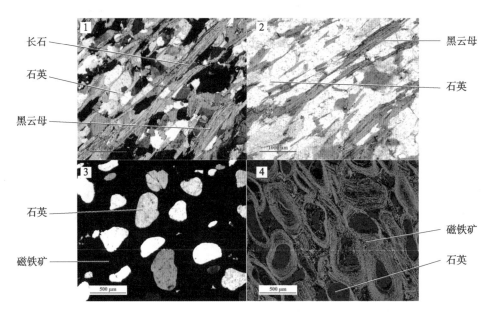

图 4 - 2 偏光显微图

1. 青礞石（变质岩类黑云母片岩 Biotite Schist）磨片正交偏光显微图
2. 青礞石（变质岩类黑云母片岩 Biotite Schist）磨片单偏光显微图
3. 磁石磨片正交偏光（透射光）显微图
4. 磁石磨片正交偏光（反射光）显微图

四、理化鉴定

理化鉴定（physicochemical identification）是利用某些物理的、化学的或仪器分析方法，鉴定中药的真实性、纯度和品质优劣程度的一种鉴定方法。通过理化鉴定，分析中药中所含的主要化学成分或有效成分的有无和含量的多少，以及有害物质的有无等。中药的理化鉴定发展很快，新的分析手段和方法不断出现，已成为确定中药真伪优劣，新资源开发利用，指导中药栽培加工生产，扩大药用部位，中药和中成药质量标准制订等不可缺少的重要内容。现将常用的理化鉴定方法介绍如下。

（一）物理常数的测定

包括相对密度、旋光度、折光率、硬度、黏稠度、沸点、凝固点、熔点等的测定。这对挥发油、油脂类、树脂类、液体类药（如蜂蜜等）和加工品类（如阿胶等）药材的真实性和纯度的鉴定，具有特别重要的意义。药材中如掺有其他物质时，物理常数就会随之改变，如蜂蜜中掺水就会影响黏稠度，使比重降低。据报道，在蜂蜜中掺蔗糖，经旋光度检查，正品蜂蜜（含蔗糖量约为5%）为左旋，掺蔗糖的蜂蜜（蔗糖含量超过20%）变为右旋。所以《中国药典》对有些药材的物理常数作了规定，如蜂蜜的相对密度在1.349以上；薄荷油为0.888~0.908；冰片（合成龙脑）的熔点为205~210℃；肉桂油的折光率为1.602~1.614等。天竺黄规定检查体积比，即取天竺黄粉末（中粉）10g，轻轻装入量筒内，其体积不得少于24ml。这是一种类似测定相对密度的方法，实际上也可推广用于测定其他药材，特别是对经验鉴别习用"质轻"或"质重"术语时，就比较容易掌握轻重的标准。

（二）一般理化鉴别

1. 呈色反应 利用药材的某些化学成分能与某些试剂产生特殊的颜色反应来鉴别。一般在试管中进行，亦有直接在药材饮片或粉末上滴加各种试液，观察呈现的颜色以了解某成分所存在的部位。例如马钱子胚乳薄片置白瓷板上，加1%钒酸铵的硫酸溶液1滴，迅速显紫色（示番木鳖碱）；另取切片加发烟硝酸1滴，显橙红色（示马钱子碱）。甘草粉末置白瓷板上，加80%硫酸1~2滴，显橙黄色（示甘草甜素反应）。

2. 沉淀反应 利用药材的某些化学成分能与某些试剂产生特殊的沉淀反应来鉴别。如山豆根的70%乙醇提取液，蒸干，残渣用1%盐酸溶解，滤液加碘化汞钾，生成明显的淡黄色沉淀。赤芍用水提取，滤液加三氯化铁，生成蓝黑色沉淀。芦荟水提液，加等量饱和溴水，生成黄色沉淀。

3. 泡沫反应和溶血指数的测定 利用皂苷的水溶液振摇后能产生持久性的泡沫和溶解红细胞的性质，可测定含皂苷成分药材的泡沫指数或溶血指数作为质量指标。如《中国药典》用泡沫反应鉴别猪牙皂。通常如有标准皂苷同时进行比较，则更有意义。

4. 微量升华 是利用中药中所含的某些化学成分，在一定温度下能升华的性质，获得升华物，在显微镜下观察其结晶形状、颜色及化学反应作为鉴别特征。如大黄粉末升华物有黄色针状（低温时）、枝状和羽状（高温时）结晶，在结晶上加碱液则呈红色，可进一步确证其为蒽醌类成分。薄荷的升华物为无色针簇状结晶（薄荷脑），加浓硫酸2滴及香草醛结晶少许，显黄色至橙黄色，再加蒸馏水1滴即变紫红色。牡丹皮、徐长卿的升华物为长柱状或针状、羽状结晶（丹皮酚）。斑蝥的升华物（在30~140℃）为白色柱状或小片状结晶（斑蝥素），加碱液溶解，再加酸又析出结晶。少数中成药制剂也能使用微量升华法进行鉴别，如大黄流浸膏（1味药）中鉴别大黄；万应锭（9味药）中鉴别胡黄连；牛黄解毒片（8味药）中鉴别冰片等。

5. 显微化学反应 显微化学反应是将中药粉末、切片或浸出液，置于载玻片上，滴加某些化学试剂使产生沉淀、结晶或特殊颜色，在显微镜下观察进行鉴定的一种方法。如黄连滴加30%硝酸，可见针状小檗碱硝酸盐结晶析出。紫苏叶的某些表皮细胞中含有紫色素，表面制片观察时，滴加10%盐酸溶液立即显红色；或滴加5%氢氧化钾溶液，即显鲜绿色，然后变为黄绿色。丁香切片滴加3%氢氧化钠的氯化钠饱和溶液，油室内有针状丁香酚钠结晶析出。肉桂粉末加三氯甲烷2~3滴，略浸渍，速加2%盐酸苯肼1滴，可见黄色针状或杆状结晶（桂皮醛反应）。槟榔粉末0.5g，加水3~4ml及稀硫酸1滴，微热数分钟，取滤液于载玻片上，加碘化铋钾试液1滴，即发生混浊，放置后可见石榴红色球形或方形结晶（槟榔碱）。

显微化学定位试验是指利用显微和化学方法，确定中药有效成分在中药组织构造中的部位的试验。

如北柴胡横切片加 1 滴无水乙醇 – 浓硫酸（1∶1）液，在显微镜下观察可见木栓层、栓内层和皮层显黄绿色至蓝绿色，示其有效成分柴胡皂苷存在于以上部位。直立百部鲜块根切片，滴加氯化金试液，于皮层细胞中有微黄色玫瑰花状结晶（生物碱）。

6. 荧光分析 利用中药中所含的某些化学成分，在紫外光或自然光下能产生一定颜色的荧光性质进行鉴别。①直接取中药饮片、粉末或浸出物在紫外光灯下进行观察。例如国产沉香与进口沉香的显微特征比较近似，但在荧光显微镜下观察，国产沉香粉末中部分颗粒显海蓝色，部分显灰绿色荧光；进口沉香粉末的部分颗粒显竹篁绿色，部分显枯绿色荧光。含有伞形花内酯成分的药材，新鲜切片显亮绿色荧光，如常山等。浙贝母粉末在紫外光灯下显亮淡绿色荧光。秦皮的水浸出液在自然光下显碧蓝色荧光。②有些中药本身不产生荧光，但用酸、碱或其他化学方法处理后，可使某些成分在紫外光灯下产生可见荧光。例如芦荟水溶液与硼砂共热，所含芦荟素即起反应，显黄绿色荧光。枳壳乙醇浸出液滴在滤纸上，干后喷 0.5% 醋酸镁甲醇溶液，烘干显淡蓝色荧光。矿物药所含锌、硼、铅等元素和某些有机试剂作用能产生荧光现象。③有些中药表面附有地衣或真菌，也可能有荧光出现。因此荧光分析还可用于检查某些中药的变质情况。④利用荧光显微镜观察中药化学成分存在的部位。如黄连含小檗碱成分，折断面在紫外光灯下，显金黄色荧光，木质部尤为显著，说明在木质部小檗碱含量较高。用荧光法鉴别，需将药材（包括断面、浸出物等）或经酸、碱处理后，置紫外光灯下约 10cm 处观察所产生的荧光现象。紫外光波长为 365nm，如用短波 254 ~ 265nm 时，应加以说明，因两者荧光现象不同。

（三）常规检查

1. 杂质检查 杂质是指药材和饮片中混存的来源与规定相同，但其性状或部位与规定不符；或来源与规定不同的有机质或无机杂质，如砂石、泥土、尘土等。

造成杂质超标的原因：中药常因采收、加工不规范，造成非药用部位、泥块、尘土及异物如杂草及有毒物质或已破碎腐烂变质的药用部位混入药材和饮片中；或在运输与贮藏中混入无机、有机杂质；或因贮存养护不当造成中药生虫、霉变等变质现象，变质药材也应作杂质处理；另外，人为地掺杂使假常造成杂质超标。

中药中杂质的混存，直接影响药材的纯度，这些杂质的存在将直接影响中药的质量和用药剂量不准确，降低临床疗效，若是含有有毒杂质还会危及患者生命安全，故对中药中的杂质必须加以限量检查，如《中国药典》规定山茱萸杂质（果核、果梗）不得过 3%，小茴香杂质不得过 4% 等。

2. 水分测定 中药中含有过量的水分，不仅易霉烂变质，使有效成分分解，且相对地减少了实际用量而达不到治疗目的。因此，控制中药中水分的含量对保证中药质量有密切关系。《中国药典》规定了水分的含量限度，如牛黄不得过 9.0%，红花不得过 13.0%，阿胶不得过 15.0% 等。水分测定方法《中国药典》规定有五种，即第一法（费休氏法），第二法（烘干法），第三法（减压干燥法），第四法（甲苯法）和第五法（气相色谱法）。烘干法适用于不含或少含挥发性成分的中药；甲苯法适用于含挥发性成分的中药；减压干燥法适用于含有挥发性成分的贵重中药。三棱、大血藤等用第二法，细辛、厚朴花、蜂胶等用第三法，干姜、肉豆蔻等用第四法，辛夷等用第五法测定水分。另外，也可应用红外线干燥法和导电法测定水分含量，迅速而简便。

3. 灰分测定 将中药粉碎，加热，高温灼烧至灰化，则细胞组织及其内含物灰烬成为灰分而残留，由此所得的灰分称为"生理灰分或总灰分（不挥发性无机盐类）"。总灰分加稀盐酸溶解，过滤，滤渣炽灼后的残渣为酸不溶性灰分。各种中药的生理灰分应在一定范围以内，故所测灰分数值高于正常范围时，有可能在加工或运输、储存等环节中有其他无机物污染或掺杂。中药中最常见的无机物质为泥土、沙石等，测定灰分的目的是限制药材中的泥沙等杂质。《中国药典》规定了中药总灰分的最高限量，如补骨脂不得过 8.5%，阿魏不得过 5.0%，安息香不得过 0.5% 等，它对保证中药的纯度具有重要意义。

4. 膨胀度检查　膨胀度是衡量药品膨胀性质的指标，系指按干燥品计算，每 1g 药品在水或其他规定的溶剂中，在一定的时间与温度条件下膨胀后所占有的体积（ml）。主要用于含黏液质、胶质和半纤维素类的中药。如葶苈子、车前子等种子类药材种皮含有丰富的黏液质，其吸水膨胀的程度和其所含的黏液成正比关系。葶苈子有南葶苈子和北葶苈子之分，外形有时不易区分，但两者的膨胀度差别较大，《中国药典》要求北葶苈子膨胀度不得低于 12，南葶苈子膨胀度不得低于 3，通过测定比较可以区别二者。又如哈蟆油膨胀度不得低于 55。

5. 酸败度检查　酸败是指油脂或含油脂的种子类药材和饮片，在贮藏过程中发生复杂的化学变化，产生游离脂肪酸、过氧化物和低分子醛类、酮类等分解产物，因而出现异臭味，影响药材和饮片的感观和质量。本检查通过酸值、羰基值或过氧化值的测定，以控制含油脂种子类药材和饮片的酸败程度。酸败度限度制定要与种子药材外观性状或经验鉴别结合起来，以确定上述各值与种子泛油程度有无明显的相关性，具明显相关性的才能制定限度。如《中国药典》规定苦杏仁的过氧化值不得超过 0.11；郁李仁的酸值不得超过 10.0、羰基值不得过 3.0、过氧化值不得过 0.05。

6. 色度检查　含挥发油类成分的中药，常易在贮藏过程中氧化、聚合而致变质，经验鉴别称为"走油"。《中国药典》规定检查白术的色度，就是利用比色鉴定法，检查有色杂质的限量，也是了解和控制其药材走油变质的程度。

7. 含叶量的测定　大多数药材其药效成分在植物体或动物体不同的部位（器官）中，含量是不均衡的，在某个或某些部位的含量显著高于其他部位，特别是在全草类药材或以动物体整体入药的动物药中，这样的例证有很多。如穿心莲其清热解毒的主要药效物质二萜内酯类成分如穿心莲内酯、脱水穿心莲内酯主要存在于叶中；薄荷，挥发油是主要药效物质，其在叶中的含量要远高于其他部位（器官）；广藿香所含挥发油是其芳香化浊、发表解暑的主要有效成分，也主要存在于叶中。但这些药材在采收、加工、炮制、运输过程中，常因其叶在干燥后易脱落或碎裂而致其商品药材中所含叶量少而主要为茎秆，使得药材和饮片总体质量下降。《中国药典》规定穿心莲药材叶不得少于 30%，薄荷药材叶不得少于 30%，广藿香药材叶不得少于 20% 等，从而保证这些药材和饮片的总体质量。

8. 有害物质检查　药物的安全性和有效性是同等重要的。在中药品质研究和评价中，对有害物质的检查和控制是一项长期而艰巨的任务。中药的有害物质主要有内源性的有害物质和外源性的有害物质。

（1）内源性的有害物质　主要为严重危害人体健康的毒性成分。如：①肾毒性成分马兜铃酸，主要存在于马兜铃科马兜铃属的关木通、广防己、青木香、马兜铃、天仙藤、朱砂莲等药材中。②肝毒性成分吡咯里西啶生物碱，主要存在于千里光、佩兰等药材中。对中药中马兜铃酸和吡咯里西啶生物碱常用的检测方法是高效液相色谱法、高效毛细管电泳及其与质谱联用等技术。《中国药典》2005 年版一部已取消了广防己、关木通、青木香的药用标准，因细辛的地上部分含马兜铃酸，并将细辛的药用部位由全草改为根及根茎。现行版《中国药典》规定，天仙藤中马兜铃酸 I 不得过 0.01%，千里光中阿多尼弗林碱的含量不得过 0.004%，苍耳子中羟基苍术苷不得过 0.35%。

（2）外源性的有害物质　主要是检查砷盐、重金属及有害元素、残留的农药、黄曲霉毒素和二氧化硫等。

1）砷盐检查：《中国药典》采用古蔡氏法或二乙基硫代氨基甲酸银法两种方法检查砷盐。二法中取标准砷溶液 2ml（相当于 2μg 的 As）作为对照。要求根据供试品含砷的限量，适当调整供试品的取用量，并与标准砷溶液（2μg 的 As）所产生的颜色比较，否则影响比色的正确性。《中国药典》规定玄明粉含砷盐不得过 20mg/kg；芒硝含砷盐不得过 10mg/kg；石膏含砷盐不得过 2mg/kg；阿胶含砷盐不得过 2mg/kg。《中国药典》规定用原子吸收分光光度法和电感耦合等离子体质谱法测定砷元素，并规定甘草、黄芪、丹参、西洋参、白芍、金银花、山楂、枸杞子含砷不得过 2mg/kg。

2）重金属的检查：重金属是指在实验条件下能与硫代乙酰胺或硫化钠作用显色的金属杂质，如铅、镉、汞、铜等。测定重金属总量用硫代乙酰胺或硫化钠显色反应比色法，测定铅、镉、汞、铜重金属元素采用原子吸收光谱法和电感耦合等离子体质谱法。《中国药典》一部规定，甘草、黄芪、丹参、白芍、西洋参、金银花、山楂、枸杞子等含铅不得过 5mg/kg，镉不得过 0.3mg/kg，汞不得过 0.2mg/kg，铜不得过 20mg/kg。矿物药如石膏、芒硝含重金属不得过 10mg/kg，玄明粉不得过 20mg/kg；动物药如地龙含重金属不得过 30mg/kg；植物药如银杏叶、黄芩、连翘的提取物含重金属不得过 20mg/kg 等。

3）农药残留量的检测：农药的种类很多，主要有有机氯、有机磷和拟除虫菊酯类等。其中有机氯类农药中滴滴涕（DDT）和六六六（BHC）是使用最久、数量最多的农药。虽然大多数国家已于 20 世纪 70～80 年代开始禁用有机氯农药，停止生产滴滴涕和六六六，但由于它们在土壤或生物体中长期残留和蓄积而危害人体健康，故各国依然都非常重视食品和药物中残留量的检测和限量问题。现行版《中国药典》一部对人参、西洋参的农药残留量进行了规定，五氯硝基苯不得过 0.1mg/kg，六氯苯不得过 0.1mg/kg，七氯不得过 0.05mg/kg，氯丹不得过 0.1mg/kg。对甘草和黄芪有机氯农药的残留量的规定，五氯硝基苯（PCNB）不得超过 0.1mg/kg。有机磷农药常见的有敌敌畏、对硫磷、乐果等。《中国药典》采用气相色谱法测定药材及制剂中部分有机氯、有机磷和拟除虫菊酯类的农药残留量；同时建立了气相色谱－串联质谱法和液相色谱－串联质谱法测定农药残留量。

4）黄曲霉毒素的检查：黄曲霉毒素为黄曲霉等的代谢产物，是强烈的致癌物质。各国对食品和药品中黄曲霉毒素的限量都作了严格的规定，但目前还没有公认的植物药中黄曲霉毒素的限量标准。《中国药典》规定用高效液相色谱法，高效液相色谱－串联质谱法测定药材、饮片及制剂中的黄曲霉毒素的总量。规定大枣、决明子、薏苡仁、地龙、僵蚕等中药每 1000g 含黄曲霉毒素 B_1 不得过 5μg，黄曲霉毒素 G_2、G_1、B_2 和 B_1 的总量不超过 10μg。

5）二氧化硫的检查：有的中药材在加工或储藏中常使用硫黄熏蒸以达到杀菌防腐、漂白药材的目的。目前许多国家对药品或食品中残留的二氧化硫均作了严格的限量。《中国药典》采用酸碱滴定法、气相色谱法、离子色谱法分别作为第一法、第二法、第三法测定经硫黄熏蒸处理过的药材或饮片中二氧化硫的残留量，规定（毛、光）山药、天冬、天花粉、天麻、牛膝、白及、白术、白芍（片）、党参、粉葛等药材二氧化硫残留量不得过 400mg/kg；山药片不得过 10mg/kg。

（四）色谱法

色谱法又称层析法，是一种物理或物理化学分离分析方法，也是中药化学成分分离和鉴别的重要方法之一。其基本原理是利用物质在流动相与固定相两相中的分配系数差异而被分离，当两相相对运动时，样品中的各组分，将在两相中多次分配，分配系数大的组分迁移速度慢，反之迁移速度快而被分离。根据色谱分离原理，可分为吸附色谱、分配色谱、离子交换色谱、空间排阻色谱等。根据流动相与固定相的分子聚集状态及操作形式进行分类，可分为纸色谱法、柱色谱法、薄层色谱法、气相色谱法、高效液相色谱法、毛细管电泳法等、蛋白电泳色谱法。现仅就常用的后五种方法简介如下。

1. 薄层色谱法 系将供试品溶液点于薄层板上，在展开容器内用展开剂展开，使供试品所含成分分离，所得色谱图与适宜的对照物（对照品或对照药材）按同法所得的色谱图对比，并可用薄层扫描仪进行扫描，用于鉴别、检查或含量测定。薄层色谱法因其快速、简便和灵敏，是目前中药鉴定中用于定性鉴别使用最多的色谱法之一。①薄层板制备：a. 市售薄层板，用前在 110℃活化 30 分钟，聚酰胺薄膜不需活化。b. 自制薄层板，除另有规定外，将 1 份固定相和 3 份水（或加有黏合剂的水溶液）在研钵中按同一方向研磨混合，用涂布器制备厚度为 0.2～0.3mm 的薄层玻板，置水平台上室温晾干，于 110℃烘 30 分钟备用。②点样：用专用毛细管或自动点样器械点样于薄层板上，一般为圆点状或窄细的条带状，点样基线距底边 10～15mm。圆点状直径一般不大于 3mm；条带宽度一般为 5～10mm。点间距离可视斑点扩散情况以相邻斑点互不干扰为宜。③展开：浸入展开剂的深度为距原点 5mm 为宜，密闭，一般上行展开 8～15cm。④显色与检视：日光或紫外光灯下检视。⑤记录：拍摄或记录相应的色谱图。

薄层色谱法既可作定性鉴别，又可作含量测定。用于主成分含量测定具有用量少、方法简便的特点。除刮取薄层上主要成分斑点，经溶剂洗脱后进行测定外，也可在薄层板上直接测定含量。如薄层色谱扫描法。

《中国药典》收载了薄层－生物自显影技术的鉴别新方法，本法是一种将薄层色谱分离和生物活性测定相结合的鉴别中药的方法，是利用薄层板将中药提取物在薄层板上展开后，浸以具有含有生物活性的显色剂或与接种了病原微生物（人体致病菌或植物致病菌）的培养基相接触，通过显色或微生物的培养，鉴别具有活性的化学成分斑点，从而达到鉴别药材的一种新技术。薄层－生物自显影技术具有操作简单、耗费低、灵敏度和专属性高等优点，是一种快速将生物活性与中药鉴定相结合的方法，可用于对具有抗菌、抑制胆碱酯酶，以及清除自由基和抗氧化等活性的中药的鉴别。《中国药典》一部地黄、熟地黄就采用了薄层－生物自显影技术，以具有抗氧化活性的毛蕊花糖苷为对照品，采用了具有自由基的显色剂 2,2－二苯基－1－苦肼基无水乙醇浸渍薄层板后展开，如展开后斑点具有抗氧化活性，则颜色发生变化，从而鉴别地黄和熟地黄。

2. 气相色谱法　系采用气体为流动相（载气）流经装有填充剂的色谱柱进行分离测定的色谱方法。被测物或其衍生物气化后，被载气带入色谱柱进行分离，各组分先后进入检测器，用记录仪、积分仪或数据处理系统记录色谱信号。所用的仪器为气相色谱仪，由载气源、进样部分、色谱柱、柱温箱、检测器和数据处理系统组成。①载气源：氦、氮和氢可用作载气，除另有规定外，常用的载气为氮气。②进样方式：一般可采用溶液直接进样或顶空进样（适用于固体）。③色谱柱：为填充柱或毛细管柱。④柱温箱：其波动会影响色谱分析结果的重现性，因此柱温箱精度应在 ±1℃。⑤检测器：有火焰离子化检测器（FID）、热导检测器（TCD）、氮磷检测器（NPD）、火焰光度检测器（FPD）、电子捕获检测器（ECD）、质谱检测器（MS）等。火焰离子化检测器对碳氢化合物响应良好，适合检测大多数的药物。气相色谱法最适用于含挥发油及其他挥发性成分的药材及中成药的分析，用于药品的鉴别、杂质检查、水分测定、农药残留量测定和含量测定。

3. 高效液相色谱法　系采用高压输液泵将规定的流动相泵入装有填充剂的色谱柱进行分离测定的色谱方法。注入的供试品，由流动相带入柱，各成分在柱内被分离，并依次进入检测器，由记录仪、积分仪或数据处理系统记录色谱信号。①色谱柱：最常用的填充剂为化学键合硅胶。反相色谱系统使用非极性填充剂，以十八烷基硅烷键合硅胶最为常用；正相色谱系统使用极性填充剂，常用的填充剂有硅胶等。②检测器：最常用的是紫外检测器，包括二极管阵列检测器，其他还有荧光检测器、蒸发光散射检测器、示差折光检测器、电化学检测器和质谱检测器等。③流动相：反相色谱系统的流动相首选甲醇－水系（采用紫外末端波长检测时，首选乙腈－水系），应尽可能少用含有缓冲液的流动相，必须使用时，应尽可能选用含较低浓度缓冲液的流动相。④系统适用性试验：通常包括理论板数、分离度、重复性和拖尾因子等四个指标。其中，分离度和重复性是系统适用性试验中更重要的参数。高效液相色谱法具有分离效能高、分析速度快、灵敏度和准确度高、重现性好、专属性强等特点，因该法不受样品挥发性的约束，对低挥发性、热稳定性差、高分子化合物和离子型化合物均较适合，现已成为中药含量测定方法的首选和主流。如氨基酸、蛋白质、生物碱、核酸、甾体、类脂、维生素以及无机盐类等都可利用高效液相色谱法进行分离和分析。

高效液相色谱比气相色谱有适用范围广、流动相选择性大、色谱柱可反复应用，以及流出组分容易收集等优点，现已广泛用于中药材、饮片和中成药的质量分析。

4. 毛细管电泳法 毛细管电泳又称高效毛细管电泳（high performance capillary electrophoresis, HPCE），是近几年分析化学中发展最为迅速的领域之一，具有色谱和电泳两种分离机制，是依据样品中各组分之间淌度和分配行为上的差异而实现分离的一类液相分离技术。高效毛细管电泳是在很细的毛细管（直径一般在 25 ~ 75μm）中两端施加直流高压电场（可高达 75kV，一般使用 30kV），组分在管中根据其所带电荷、分子量大小以及与柱内填充物的作用，产生不同的迁移速度，从而对各组分进行分离。由于毛细管具有良好的散热效能，允许在其两端施加高压，因而分离操作可在很短的时间内完成（多数 30 分钟以内，最快只用几秒），达到非常高的分离效率（N 达到 10^5 ~ 10^6）。毛细管内径很小，与传统的电泳相比，毛细管电泳的优势在于：高效、快速、微量、可自动化。与高效液相色谱（HPLC）相比，它们的分离机制不同，在选择性方面 HPLC 与 HPCE 可以互为补充，但是，无论从效率、速度、样品用量和成本来说，毛细管电泳都显示了一定的优势。HPCE 有多种分析模式，毛细管区带电泳（CZE）、毛细管胶束电动色谱（MECC）、毛细管等速电泳（CITP）、毛细管等电聚焦电泳（CIEF）、毛细管凝胶电泳（CGE）等分别适用于各种不同性质物质的分离。具有高效、低耗、用样少、应用范围广的优点，发展极快，已在多肽、蛋白质、核酸、手性化合物等生物活性物质分离、DNA 序列和 DNA 合成中产物纯度的测定以及单个细胞和病毒分析等方面得到广泛应用。在中药鉴定、生物分析及生命科学领域中有着极为广阔的应用前景。

5. 蛋白电泳色谱法 利用中药含有蛋白质、氨基酸等带电荷的成分，在同一电场作用下，由于各成分所带电荷性质、数目及分子质量不同，因而泳动的方向和速度不同，在一定时间内，各成分移动距离不同，出现谱带的条数不同而达到分离鉴定的目的。本法适用于动物类药和果实种子类药的鉴别。目前常用的聚丙烯酰胺凝胶电泳是指以聚丙烯酰胺凝胶为支持介质的电泳分离方法。按其分离原理可分为连续缓冲系统和不连续缓冲系统两种；按其实验所用仪器及操作方法又可分为圆盘型和平板型两种。基本实验步骤：①样品制备及凝胶系统的选择；②加样与电泳；③固定、染色、脱色、取出凝胶；④分析电泳谱带。该法较适于蛋白质、氨基酸等成分的分析与鉴定。许多中药材含蛋白质及氨基酸，特别是动物类中药和果实种子类中药。电泳在中药分析中的应用实例很多，已用该法成功地进行真伪鉴别。如蛇类药材及其伪品，西洋参、人参及其伪品，山药及其伪品的鉴别等。

（五）光谱法

光谱法是通过测定物质在特定波长处或一定波长范围内对光的吸收度，对该物质进行定性和定量分析的方法。一般常用波长为：紫外光区 200 ~ 400nm，可见光区 400 ~ 850nm，红外光区 2.5 ~ 15μm（或按波数计为 4000 ~ 667cm^{-1}）。所用仪器为紫外分光光度计、可见分光光度计（或比色计）、红外分光光度计和原子吸收分光光度计。

1. 紫外 - 可见分光光度法 对主成分或有效成分在 200 ~ 760nm 处有最大吸收波长的中药，常可选用此法。测定样品时，所用溶剂在所测定波长附近应无吸收，不得有干扰吸收峰。测定时一般应以配制样品的同批溶剂为空白。所配样品溶液的吸收度读数以在 0.3 ~ 0.7 之间误差较小。

紫外分光光度法不仅能测定有色物质，对有共轭双键等结构的无色物质也能精确测定，具有灵敏、简便、准确，既可作定性分析又可作含量测定等优点，适用于大类成分的含量测定，如总黄酮、总生物碱、总蒽醌等。目前紫外分光光度计的种类较多，且在测定技术上摆脱了纯化合物的框框。中药材紫外吸收光谱是各组分特征吸收光谱叠加而成，在一定条件下，同一种药材应有相同的紫外吸收光谱。因此，该法比其他光谱法，如红外、核磁共振谱等有更广泛的用途。

可见分光光度法是比较溶液颜色深度以确定物质含量的方法。在可见光区 400 ~ 850nm，有些物质对光有吸收，有些物质本身并没有吸收，但在一定条件下加入显色试剂或经过处理使其显色后，可用此法测定。显色时由于影响呈色深浅的因素较多，所以测定时需用标准品或对照品同时比较。常使用的仪器为可见分光光度计或比色计。比色法多用于中药的定量分析及物理常数的测定。

2. 红外分光光度法 是鉴别化合物和确定物质结构的常用手段之一。在药物分析中，以红外光谱具有的"指纹"特性作为药物鉴定的依据，是各国药典共同采用的方法，但通常仅限于西药等单组分、单纯化合物的鉴定。由于中药材、中药饮片和中成药是许多成分的混合物体系，它们的红外光谱是组成它们的所有化合物的红外光谱的叠加。中药的正品与伪品，不同产地、不同生境的药材，栽培品与野生品，只要药材中所含的化学成分不同或各成分含量的比例不同，就可导致红外光谱的差异，凭借红外光谱图的这些差异特征，如峰位、峰强度和峰（或谱带）形状特征，可以用来鉴别中药的真伪优劣。关于红外光谱的标准图谱已有文献资料可供查阅，如国家药典委员会编订的《药品红外光谱集》，矿物类中药的红外光谱等。此外，还出版了专著《中药二维相关红外光谱鉴定图集》，其中包括 280 种中药材，5 种伪品药材，4 种不同产地的药材，30 种配方颗粒和 10 种中药注射剂干燥物的红外光谱图、二阶导数谱和二维相关红外光谱，对数量众多的中药材和中成药进行了分类识别与鉴定。

红外光谱直接用于中药材粗提物品种鉴别的报道多见，除矿物类中药直接压片有专著介绍外，还有珍珠、蟾酥、哈蟆油、五灵脂、麝香、牛黄、血竭等动物药及树脂类中药可以直接压片鉴别真伪。把植物药分别用脂溶性提取物和水溶性提取物进行红外光谱分析，实验结果证明，不同品种均具有较高的特征性和可重复性，通过药材的粗提物，完全能对同属不同种的药材进行鉴别。如将六种贝母分别用 95% 乙醇回流提取 1 小时，提取物浓缩蒸干，与溴化钾粉混合压片，测定红外吸收光谱，结果说明六种贝母之间均有差异。又如血竭及其掺杂品的红外光谱，血竭的红外吸收峰是 $1120cm^{-1}$、$1610cm^{-1}$，以 $1610cm^{-1}$ 为特征吸收峰；达马胶的红外吸收峰是 $1380cm^{-1}$、$1460cm^{-1}$、$1707cm^{-1}$，以 $1707cm^{-1}$ 为特征吸收峰；松香的红外吸收峰主要是 $1692cm^{-1}$，还有 $1280cm^{-1}$。两种不同规格的血竭其红外光谱血竭的特征吸收峰一致，同时均有达马胶特征吸收峰，这表明加工血竭中掺入了达马胶。

3. 原子吸收分光光度法 原子吸收分光光度法的测量对象是呈原子状态的金属元素和部分非金属元素，系由待测元素灯发出的特征谱线通过供试品经原子化产生的原子蒸气时，被蒸气中待测元素的基态原子所吸收，通过测定辐射光强度减弱的程度，求出供试品中待测元素的含量。通常通过比较标准品溶液和供试品溶液的吸光度，求得供试品中待测元素的含量。本法的特点为专属性强，检测灵敏度和精密度均高，测定速度快，是目前用于测定中药中重金属及有害元素、微量元素最常用的方法。测定方法分为标准曲线法和标准加入法。所用仪器为原子吸收分光光度计，由光源、原子化器、单色器、背景校正系统、自动进样系统和检测系统等组成。测定中药中微量元素的方法，还有原子发射光谱、中子活化分析、离子发射光谱、等离子体吸收、X 射线荧光光谱、X 射线能量色散分析、荧光光谱、X 射线衍射等方法。据报道，应用此法对一百种市售药材的铬、锰、铁、镍、铜等金属元素进行了定量，对鹿茸、大黄等单味药和六味地黄丸等中成药进行了微量元素的定性定量分析。如在分析沙苑子时，发现除钴、镉两元素含量在 ppm 级以下外，其余 7 种必需微量元素的含量都在几个至几十个 ppm 之间，所以认为长期服用沙苑子，可以较全面地为人体提供这些元素。

（六）色谱 - 光谱联用分析法

每一种分析技术均有其适用范围和局限性。如色谱技术分离能力强、检测灵敏度高、分析速度快，是复杂混合物分析的首选技术，但在对未知物定性方面往往难于给出可靠信息。另一类技术，如质谱（MS）、红外光谱（IR）和核磁共振波谱（NMR）等，则具有很强的鉴定未知物结构的能力，却不具有分离能力，因而对复杂混合物无能为力。于是，便出现了将两者长处结合起来的联用技术。事实上，将单一的分析技术联合起来，不仅能获得更多的信息，而且可能产生单一分析技术所无法得到的新的信息。因此，联用技术已成为分析仪器发展的一个重要方向。如气相 - 质谱（GC - MS）、红外 - 质谱（IR - MS）、高效液相 - 质谱（HPLC - MS）、质谱 - 质谱（MS - MS）等。后者称"串联质谱"，分析时不需要对中药提取分离，可直接以粉末进样，对粉末药材非常适用。气相 – 质谱与计算机联用，充分发挥了气相色谱的高分离效能和质谱的高鉴别能力的特点，已得到广泛的应用。如辛夷、细辛、牡荆叶、土鳖虫、红娘子等所含挥发性成分的分析，一般都能分析出 10 多种到数十种单一成分和其含量。对 9 种辛夷的挥发油成分分析，共鉴定出 69 种化合物，分别测出了它们的百分含量。这为中药材的品质评价提供了重要依据。

（七）浸出物测定

对某些暂时无法建立含量测定项的中药，或已有含量测定项的中药，为了更全面地控制中药的质量，一般可根据该中药已知化学成分的类别，结合用药习惯、中药质地等，选用适宜溶剂为溶媒，测定中药中可溶性物质的含量，用以控制中药的质量。通常选用水、一定浓度的乙醇（或甲醇）、乙醚作溶剂，用冷浸法或热浸法做中药的浸出物测定。测定用的供试品须粉碎，使能通过二号筛，并混合均匀，按《中国药典》规定的方法进行测定。测定时根据《中国药典》规定的溶剂，或根据已知成分的溶解性质选用溶剂。如《中国药典》规定降香的乙醇浸出物不得少于 8.0%；黄芪的水溶性浸出物不得少于 17.0%。

（八）含量测定

中药材含有多种成分，常共具临床疗效，有时甚至具双向调节作用，很难确定某一化学成分即是中医用药的唯一有效成分，有些尚不一定能与中药疗效完全吻合，或不能与临床疗效直观地比较。然而药物有效必定有其物质基础，以中医理论为指导，结合现代科学研究择其具生理活性的主要化学成分，作为有效或指标性成分之一，进行含量测定，鉴定评价中药质量。有效成分或指标性成分清楚的可进行针对性定量；有效成分尚不清楚而化学上大类成分清楚的可对总成分如总黄酮、总生物碱、总皂苷、总蒽醌等进行含量测定；含挥发油成分的可测定挥发油含量。

含量测定的方法很多，常用的有经典分析方法（容量法、重量法）、分光光度法、气相色谱法、高效液相色谱法、薄层扫描法、薄层 – 分光光度法等。如《中国药典》规定，采用容量法测定石膏中含水硫酸钙（$CaSO_4 \cdot 2H_2O$）的含量不得少于 95.0%；采用重量法测定芒硝中硫酸钠（Na_2SO_4）的含量不得少于 99.0%；采用分光光度法测定山楂叶中总黄酮的含量以无水芦丁（$C_{27}H_{30}O_{16}$）计，不得少于 7.0%；采用气相色谱法测定丁香中丁香酚（$C_{10}H_{12}O_2$）的含量不得少于 11.0%；采用高效液相色谱法测定人参中的人参皂苷 Rg_1（$C_{42}H_{72}O_{14}$）和人参皂苷 Re（$C_{48}H_{82}O_{18}$）的总量不得少于 0.30%，人参皂苷 Rb_1 不得少于 0.20%。

含挥发油类、脂肪油类、树脂、蜡的药材，除进行油、脂、蜡等含量测定外，尚需进行它们的物理常数和化学常数测定，如羟值、酸值、皂化值、碘值等，以表示药材品质的优劣度。

挥发油含量测定是利用药材中所含挥发性成分能同水蒸气同时蒸馏出来的性质，在挥发油测定器中进行测定。《中国药典》中挥发油测定法分甲法和乙法，甲法适用于测定相对密度在 1.0 以下的挥发油，乙法适用于测定相对密度在 1.0 以上的挥发油。如八角茴香中含挥发油的含量不得少于 4.0%（ml/g）。

五、中药鉴定新方法和技术

（一）DNA 分子鉴定

DNA 分子鉴定属于生物鉴定方法，DNA 分子遗传标记技术直接分析生物的基因型，与传统的方法比较，具有下列特点。①遗传稳定性：DNA 分子作为遗传信息的直接载体，不受外界因素和生物体发育阶段及器官组织差异的影响，每一个体的任一体细胞均含有相同的遗传信息。因此，用 DNA 分子特征作为遗传标记进行物种鉴别更为准确可靠。②遗传多样性：DNA 分子是由 G、A、C、T 四种碱基构成，为双螺旋结构的长链状分子，生物体特定的遗传信息便包含在特定的碱基排列顺序中，不同物种遗传上的差异表现在这 4 种碱基排列顺序的变化，这就是生物的遗传多样性。比较物种间 DNA 分子的遗传多样性的差异来鉴别中药的基原，通过选择适当的 DNA 分子遗传标记，能在属、种、亚种、居群或个体水平上对研究对象进行准确地鉴别。③化学稳定性：DNA 分子作为遗传信息的载体，除具有较高的遗传稳定性外，在诸多的生物大分子中，比蛋白质、同工酶等具有较高的化学稳定性。在陈旧标本中所保存下来的 DNA 仍能够用于 DNA 分子遗传标记的研究。

　　中药鉴定中常用的 DNA 分子标记技术：①限制性片段长度多态性（restriction fragment length polymorphism，RFLP），基本原理是物种的基因组 DNA 在限制性内切酶的作用下，在特定的核苷酸顺序上切割，产生相当多的大小不等的 DNA 片段，用放射性同位素标记的 DNA 探针检测与被标记 DNA 相关的片段，构建多态性图谱。该方法试验步骤繁琐，所需 DNA 样品量大，仅适于 DNA 未明显降解的新鲜药材。②随机扩增多态性 DNA（random amplified polymorphic DNA，RAPD）和任意引物 PCR（AP - PCR），其主要优点是适于未知序列的基因组 DNA 的检测。该方法已被广泛用于遗传指纹作图、基因定位、系统进化以及动植物、微生物物种及中药材的鉴定等各个领域。③扩增片段长度多态性标记（amplified fragment length polymorphic DNA marker，AFLP），该方法反应灵敏、快速高效，指纹图谱多态性丰富、重复性好、特异性较高，可用来检测种和种以下水平的差异。不足之处是检测过程中如果使用放射性同位素，会对环境和人身安全构成一定的危害，所需仪器和试剂价格昂贵，试验成本较高。④DNA 测序法（DNA sequencing）和基于 DNA 序列测定的 PCR - RFLP、特异引物 PCR 方法，应用 DNA 测序法鉴定中药，不需要预先知道靶基因的序列信息，应用 DNA 测序技术建立正品药材和相关混伪品的原植、动物的基因序列数据库，用同样的方法对待测样品进行测序，与正、伪品数据库进行对照，即可对中药的真伪进行鉴定。但采用全序列比对的方法比较麻烦，故在此基础上发展了更加简便的 PCR 扩增特定片段的限制性位点分析（PCR - RFLP）和位点特异性鉴别 PCR 方法（diagnostic PCR）。前者是通过 PCR 扩增一段 DNA 片段，再选择适当的限制性内切酶，消化 PCR 产物，经电泳，可得到有种属特性的电泳谱带，从而达到品种鉴定的目的。后者是根据正品及其混伪品特定区域的 DNA 序列数据，设计有高度特异性正品药材的鉴别引物。当对待测样品进行鉴定时，从待测样品中提取少量的 DNA 为模板，用高特异性的鉴别引物在适当条件下进行 PCR 扩增，PCR 产物用 0.8% ~ 1.2% 的琼脂糖凝胶电泳检测扩增结果，如为阳性则为正品，否则属非正品药材，以达到鉴别药材真伪的目的。

　　目前，DNA 分子鉴定技术已被《中国药典》收载，用于蛇类药材的鉴别，如乌梢蛇、蕲蛇；植物类药材川贝母的鉴别等。

（二）中药指纹图谱技术

　　中药指纹图谱是借鉴了法医学指纹鉴定的概念，但不是概念的重复。中药指纹图谱是指某种（或某产地）中药材或中成药中所共有的、具有特征性的某类或数类成分的色谱、光谱、DNA 分子的图谱。其指纹图谱涉及范围广泛，不单纯是化学成分的指纹图谱，尚包括 DNA 分子的指纹图谱。《中国药典》规定，采用高效液相指纹图谱鉴别羌活、沉香等药材。本段重点讲述化学成分的指纹图谱。

　　其特点是：①通过指纹图谱的特征性，能有效鉴别样品的真伪或产地。②通过指纹图谱主要特征峰的面积或比例的制定，能有效控制样品的质量，确保样品质量的相对稳定。中药指纹图谱系指中药原料药材、饮片、半成品、成品等经适当处理后，采用一定的分析手段，得到的能够标示其特征的共有峰的图谱。中药指纹图谱能客观地揭示和反映中药内在质量的整体性和特征性，用以评价中药的真实性、有效性、稳定性和一致性。

　　中药的临床疗效并非由单一活性成分的作用或多种活性成分作用的简单相加，特别是复方制剂更是如此。故用已知某一个或几个活性成分或有效成分为质量指标，通过定性和定量分析来判断药品质量的优劣，显然是不全面的。中药质量的评价需要综合的、宏观的、非线性的质量评价体系，中药指纹图谱就是能较好地适应这一特点的一种质量评价与控制模式。在国际上，如日本、德国、英国、法国、美国、加拿大、印度等许多国家，对一些传统药、天然药和草药，都把指纹图谱作为质量控制标准的内容之一。

原国家食品药品监督管理局在 2000 年颁布了《中药注射剂指纹图谱研究的技术要求》（暂行），2002 年又颁布了《中药注射剂指纹图谱实验研究技术指南》和两个"计算机辅助中药指纹图谱相似度计算软件"。详细规定了原料药材、半成品、成品的供试品收集与制备及制订指纹图谱的各项技术要求。

1. 供试品的收集　化学成分稳定的中药材是制定合格的中药指纹图谱的物质基础，特别在制定中药材的指纹图谱中，极为重要。《中药注射剂指纹图谱研究的技术要求》中规定应收集不少于 10 批供试品，且动、植物药材均应固定品种、药用部位、产地、采收期、产地加工和炮制方法，矿物药应固定产地和炮制、加工方法，这些是制定合格指纹图谱的先决条件。

2. 检测方法　适宜的检测方法是制定合格指纹图谱的重要环节，应根据供试品的特点和所含化学成分的理化性质，选择相应的检测方法，说明该检测方法的依据和原理，并附该检测方法的方法学考察（包括稳定性、精密度和重现性等）资料和相关图谱。挥发性成分采用气相色谱检测较易达到要求；非挥发性成分采用高效液相色谱检测较易达到要求；对于一些成分简单、在薄层色谱上分离度较好的供试品，则可采用薄层扫描法。以色谱方法制定指纹图谱所采用的色谱柱、薄层板、试剂、测定条件等必须固定。而光谱方法由于提供信息较少，或同类化合物其取代基的变化难以在光谱中体现出来，因此较少采用。要求色谱指纹图谱必须有良好的专属性、重现性和可行性。

3. 参照物和供试品的制备　对药材和复方制剂君药的活性成分或指标性成分，应尽量选择对照品作为参照物，既可以作为相对保留时间计算的参照物，又可以作为峰面积比值计算的参照物，同时又能初步了解指纹图谱中各色谱峰成分的性质。而采用内标物作为参照物，由于指纹图谱色谱峰的复杂性，较难选择合适的内标物插入图谱中。供试品的制备应进行适当的纯化，以便得到分离度较好的指纹图谱，但纯化方法应力求最大限度地保留供试品中的化学成分。

4. 指纹图谱的技术参数　采用高效液相色谱法和气相色谱法制定指纹图谱，其指纹图谱的记录时间一般为 1~2 小时；采用薄层扫描法制定指纹图谱，必须提供从原点至溶剂前沿的图谱。对于成分复杂的中药材，必要时可以考虑采用多种测定方法，建立多张对照指纹图谱。在标定共有峰时，应选择 10 批次以上供试品中都出现的色谱峰作为共有峰。共有指纹峰面积的比值，是以对照品作为参照物，以参照物峰面积作为 1，计算各共有指纹峰面积与参照物指纹峰面积的比值，各共有指纹峰的面积比值必须相对固定。峰面积不能太小，若峰面积太小，如果仪器的检测灵敏度发生变化，有可能使该峰丢失。非共有峰的标定，应根据 10 批次供试品检测结果，标定不能在每批供试品中都出现的色谱峰作为非共有峰，非共有峰的总面积不得大于总峰面积的 10%。

此外，还有 X 射线衍射分析法、差热分析法、计算机图像分析法、模式识别法等先进技术和方法应用于中药鉴定，将对中药的现代分析起到推动作用。

（三）中药生物活性/效价测定法

生物活性/效价测定是以药物的生物效应为基础，以生物统计为工具，运用特定的实验设计，测定药物有效性的一种方法，从而达到控制药品质量的作用。其测定方法包括生物效价测定法和生物活性限制测定法等。

生物效价测定法是在严格控制的试验条件下，通过比较标准品和供试品对生物体或离体器官与组织的特定生物效应（效价），从而控制和评价供试品质量或活性的一种方法。适用药物结构复杂或理化方法不能测定其含量，或者理化测定不能反映其临床生物活性的药物。此法在中药质量控制和评价中具有独到的优势，并已在中药质量控制中应用。如《中国药典》中水蛭就采用了生物效价检测方法控制其质量。

　　用生物效价测定法、生物活性检测与化学分析关联并用，定性、定量地刻画中药的内在质量，分别从生物学和化学两方面对中药原料药、半成品和成品进行质量控制与评价，为保证中药质量稳定可控、安全有效提供了"双保险"；也为阐明中药谱效关系、药效物质基础、复方配伍规律等提供了新的研究方法和技术平台。

答案解析

目标检测

一、单选题

1. 下列具有"狮子头"的药材是（　　）

　　A. 海马　　　　　　　　　　　　　　　B. 防风

　　C. 党参　　　　　　　　　　　　　　　D. 人参

2. 合欢皮表面的皮孔是（　　）

　　A. 椭圆形、棕红色皮孔　　　　　　　　B. 斜方形、棕色皮孔

　　C. 横长形、黑色皮孔　　　　　　　　　D. 圆形、黑褐色皮孔

3. 断面显粉性的药材是（　　）

　　A. 红参　　　　　　B. 延胡索　　　　　C. 山药　　　　　D. 天麻

4. 断面有"云锦状花纹"的药材是（　　）

　　A. 狗脊　　　　　　B. 银柴胡　　　　　C. 虎杖　　　　　D. 何首乌

5. 断面有"罗盘纹"的药材是（　　）

　　A. 川木通　　　　　B. 白术　　　　　　C. 鸡血藤　　　　D. 商陆

6. 下列具强烈的蒜样臭气的药材是（　　）

　　A. 白芷　　　　　　B. 阿魏　　　　　　C. 当归　　　　　D. 薄荷

7. 浸出液在日光下显碧蓝色荧光的药材是（　　）

　　A. 葶苈子　　　　　B. 车前子　　　　　C. 熊胆　　　　　D. 秦皮

8. 《中国药典》山茱萸的杂质不得过（　　）

　　A. 1%　　　　　　　B. 2%　　　　　　　C. 3%　　　　　　D. 4%

二、多选题

9. 《中国药典》规定进行膨胀度检查的药材有（　　）

　　A. 葶苈子　　　　　B. 桃仁　　　　　　C. 车前子　　　　D. 哈蟆油

10. 质地韧性强的药材有（　　）

　　A. 黄精　　　　　　B. 桑白皮　　　　　C. 地黄　　　　　D. 葛根

11. 药材断面显"菊花心"的有（　　）

　　A. 百部　　　　　　B. 黄芪　　　　　　C. 甘草　　　　　D. 白芍

12. 以味酸为好的药材有（　　）

　　A. 黄连　　　　　　B. 乌梅　　　　　　C. 木瓜　　　　　D. 山楂

13. 可用微量升华法鉴别的药材有（　　）

　　A. 大黄　　　　　　B. 薄荷　　　　　　C. 牡丹皮　　　　D. 徐长卿

14. 药材中外源性的有害物质主要有（　　）

A. 砷盐及重金属

B. 残留的农药

C. 黄曲霉毒素

D. 二氧化硫

书网融合……

思政导航　　　　　本章小结　　　　　题库

各 论

第一篇　植物药类

第五章　根及根茎类中药

○ 学习目标

知识目标

1. 掌握　根与根茎类中药性状鉴别区别点；双子叶植物、单子叶植物根及根茎、蕨类植物根茎的正常、不发达、异常显微结构特征，代表性药材名称；常用根及根茎类中药的来源、性状鉴别特征、经验鉴别术语；产地加工需要蒸、煮、烫、发汗的药材，道地药材的主产区；含石细胞、纤维（晶鞘纤维）、油管、油室、油细胞、树脂道、乳汁管、草酸钙结晶特征的根及根茎类中药。

2. 熟悉　常用根及根茎类中药的化学成分及理化鉴别方法；需对有毒性成分、重金属及有害元素、农药残留量、二氧化硫残留量进行限量规定的根及根茎类中药；牛膝与川牛膝、甘草与黄芪、人参与西洋参等药材的比较鉴别；大黄、甘草、黄芪、西洋参、柴胡、龙胆、半夏、川贝母、山药、天麻常见伪品的鉴别。

3. 了解　常用根及根茎类中药浸出物、常规检查的方法，含量测定的方法与质量控制成分，性味与功效。

能力目标　通过本章学习，能够掌握根及根茎类中药材的鉴定基本方法，具备对根及根茎类中药进行检定和质量评价的实践应用能力。

◎ 第一节　概　述

PPT

　　根及根茎类中药是指以植物的根（radix）及根茎（rhizoma）为入药部位的药材。根及根茎是两种不同器官，具有不同的外形和构造，但均属于地下部分，且许多药材同时具有根和根茎两部分，两者互有联系。因此，将根及根茎类中药并入一章叙述。

一、根类中药

（一）性状鉴别

根类中药是指药用部位为根，或以根为主、带有部分根茎的中药材。根无节和节间之分，一般无芽和叶。

1. 形状 多为圆柱形、长圆锥形或纺锤形等。双子叶植物根一般为直根系，主根发达，侧根较小，主根常为圆柱形、圆锥形或纺锤形。如甘草呈圆柱形，白芷呈圆锥形，何首乌呈纺锤形；少数双子叶植物的主根不发达，为须根系，多数细长的须根簇生于根茎上，如龙胆等。单子叶植物根一般为须根系，须根常膨大成块根，呈纺锤形，如麦冬等。

2. 表面 常有纹理、横纹或纵纹。双子叶植物根常有栓皮及皮孔，较粗糙。单子叶植物根无栓皮、皮孔，较光滑。根顶端有时带有根茎或茎基，根茎俗称"芦头"，茎痕俗称"芦碗"，如人参等。

3. 质地和断面 质地因品种而异，质重坚实或体轻松泡；折断面呈粉性或纤维性、角质状等。双子叶植物根横断面具形成层环纹，环内的木质部较发达；中央无髓部，自中心向外有放射状纹理，木部尤为明显。单子叶植物根横断面具内皮层环纹，皮部宽广，中柱较小；中央有髓部，无放射状纹理。观察时应注意根的断面有无分泌组织的斑点散布，如伞形科当归等含有黄棕色油点；并应注意少数双子叶植物根断面是否具异型构造，如商陆的罗盘纹、何首乌的云锦花纹等。

（二）显微鉴别

显微观察横切面的组织构造，可根据维管束类型、形成层有无等，区分双子叶与单子叶植物的根。观察时应注意分泌组织、厚壁组织以及细胞内含物的类型、分布。有的具分泌组织，如党参等有乳管；人参等有树脂道；木香、当归等有油室；细辛等有油细胞。有的含草酸钙或碳酸钙结晶，如大黄等含簇晶；麦冬等含针晶；牛膝等含砂晶；甘草等含方晶，并形成晶鞘纤维。有的含大量淀粉粒，如粉葛（甘葛藤）；有的含菊糖，不含淀粉粒，如桔梗等。有的具厚壁组织，如石细胞、韧皮纤维或木纤维，如黄芩等。

1. 双子叶植物根 一般均具次生构造。最外层多为周皮，由木栓层、木栓形成层及栓内层组成。木栓形成层多发生于中柱鞘部位，形成周皮后原有的表皮及皮层细胞均已死亡脱落；栓内层通常为数列薄壁细胞，排列较疏松。有的栓内层比较发达，又名"次生皮层"。少数根类中药的次生构造不发达，无周皮而有表皮，如龙胆等；或表皮死亡脱落后，外皮层细胞的细胞壁增厚并栓化，起保护作用，称为"后生表皮"，如细辛等；或由皮层的外部细胞木栓化起保护作用，称为"后生皮层"，如川乌等。次生构造不发达者，其内皮层均较明显。

双子叶植物根的维管束一般为无限外韧型，由初生韧皮部、次生韧皮部、形成层、次生木质部和初生木质部组成。初生韧皮部细胞大多颓废，次生韧皮部包括筛管、伴胞、韧皮薄壁细胞、韧皮纤维等，并有韧皮射线；形成层连续成环，或束间形成层不明显；次生木质部占根的大部分，由导管、管胞、木薄壁细胞或木纤维组成，木射线较明显；初生木质部位于中央，分为几束，呈星角状，束的数目多为二至六束，又称二至六原型，如牛膝二原型。双子叶植物根一般无髓，少数次生构造不发达的根，初生木质部未分化到中心，中央为薄壁组织区域，形成明显的髓部，如龙胆等。

双子叶植物根大多为正常构造，少数为异常构造，主要有下列几种类型。

（1）同心多环维管束（concentric polycyclic vascular bundles） 是指在正常维管组织外围形成若干同心环状排列的异型维管束。它是在正常维管束形成后，由中柱鞘细胞分裂产生薄壁组织，从中发生新的形成层环，并形成第一轮同心环维管束，以后随着外方薄壁细胞继续分裂，又相继形成第二轮、第三轮等同心环维管束，如此构成同心多环维管束的异常构造。如牛膝、川牛膝、商陆等。

（2）皮层维管束（cortical vascular bundles） 是指在正常维管组织外围的薄壁组织中产生新的附加维管柱（auxiliary stele），形成异常构造。它是在正常维管束形成后，在韧皮部外侧由中柱鞘衍生的薄壁组织细胞分裂产生异常形成层，形成异常的复合维管束或单个外韧型维管束。如何首乌。

（3）内涵韧皮部（included phloem） 又称木间韧皮部，是指在次生木质部中包埋有次生韧皮部。

它是形成层活动不规则的结果，在次生生长的某阶段，形成层异常地向外、向内均产生韧皮部，其后活动又恢复正常，于是异常产生的韧皮部就被包埋在次生木质部中，如茄科华山参等。有的内涵韧皮部连接成环层而成环状木间韧皮部，如秦艽根。

（4）木间木栓（interxylary cork）　又称内涵周皮，是在次生木质部内形成木栓带。通常是由次生木质部的薄壁组织细胞栓化形成，如黄芩老根中央的木栓环。有的木间木栓环包围部分韧皮部和木质部，把维管柱分隔成几个束，如甘松根。

此外，还有木质部中心具异型复合维管束，即木质部中心部位有异型复合维管束，三生形成层环的外方为木质部，内方为韧皮部，如广防己（现已取消药用标准）等。

2. 单子叶植物根　一般均具初生构造。最外层通常为一列表皮细胞，无木栓层，有的细胞分化为根毛，细胞外壁一般无角质层。少数根的表皮细胞分裂为多层细胞，细胞壁木栓化，形成根被，如麦冬等。皮层宽厚，占根的大部分，通常可分为外皮层、皮层薄壁组织和内皮层。外皮层为一层排列紧密、整齐的细胞；皮层细胞排列疏松；内皮层为一层排列紧密、整齐的细胞，有的可见凯氏点或凯氏带。有的内皮层细胞壁全部增厚木化，少数不增厚的内皮层细胞称"通道细胞"，如麦冬。有的内皮层细胞外切向壁及两侧壁均增厚，呈马蹄形。中柱较小，最外为中柱鞘，维管束为辐射型，韧皮部与木质部相间排列，呈辐射状，无形成层。髓部通常明显。

二、根茎类中药

（一）性状鉴别

根茎类中药系指以地下茎，或以带有少许根部的地下茎入药的药材。包括根状茎、块茎、球茎及鳞茎等。

1. 形状、表面　根状茎多呈结节状圆柱形，常具分枝，纺锤形或不规则团块状或拳形团块。表面节和节间明显，单子叶植物尤为明显，节上常有退化的鳞片状或膜质状小叶或叶痕，有顶芽和腋芽或芽痕；顶端常残存茎基或茎痕，侧面和下面有细长的不定根或根痕。蕨类植物根茎常有鳞片或密生棕黄色鳞毛。块茎呈不规则块状或类球形，肉质肥大。表面具短的节间，节上具芽及退化的鳞片状叶或已脱落，如天麻等。球茎呈球形或扁球形，肉质肥大。表面具明显的节和缩短的节间，节上有较大的膜质鳞叶，顶芽发达，如荸荠等。鳞茎呈球形或扁球形，地下茎缩短呈扁平皿状，称鳞茎盘，上面有肉质肥厚的鳞叶和顶芽，基部有不定根或不定根痕，如川贝母等。有的兰科植物茎的下部膨大，称假鳞茎。

2. 横断面　应注意区分双子叶植物与单子叶植物的根茎。一般说来，双子叶植物根茎横断面可见形成层环，木部有明显的放射状纹理，中央有明显的髓部。单子叶植物根茎通常可见内皮层环纹，无形成层环，皮层及中柱均有维管束小点散布，髓部不明显。另外，还应注意根茎的断面有无分泌组织的斑点散布，如油点等。注意少数双子叶植物根茎横断面有异常构造，如大黄的星点。

（二）显微鉴别

显微观察横切面的组织构造，可根据维管束类型和排列形式，区分双子叶植物、单子叶植物与蕨类植物的根茎。观察时应注意分泌组织、厚壁组织以及细胞内含物的类型、分布。常有分泌组织存在，如川芎、苍术等有油室；石菖蒲、干姜等有油细胞；半夏、白及等有黏液细胞，内含针晶束。厚壁组织是一重要鉴别特征，如苍术木栓层中有石细胞带，黄连（味连）皮层及中柱鞘部位有石细胞。常含淀粉粒，特别是块茎、鳞茎含众多淀粉粒，为重要鉴别特征；有的含菊糖而无淀粉粒，如苍术等。

1. 双子叶植物根茎　一般均具次生构造。外表常有木栓层，少数有表皮或鳞叶，如木栓形成层发生在皮层外方，则初生皮层仍然存在，如黄连等；有些根茎仅由栓内层细胞构成次生皮层。皮层中有根迹维管束或叶迹维管束斜向通过，皮层内侧有时具纤维或石细胞，内皮层多不明显。维管束多为外韧型，成环状排列，束间被髓射线分隔。韧皮部外方有的具厚壁组织，如初生韧皮纤维（或称中柱鞘纤维）和石细胞群，常排成不连续的环。中央有髓部。

双子叶植物根茎大多为正常构造，少数为异常构造，主要有下列几种类型。

（1）髓部维管束（medullary bundles）　指位于根茎髓部的维管束，有的韧皮部和木质部的位置与外部正常维管束相反，即木质部在外方，韧皮部在内侧。如大黄的髓部有星点状的异型维管束。

（2）内生韧皮部（internal phloem）　又称木内韧皮部，指位于初生木质部内侧的初生韧皮部，有的与木质部内侧密切接触，构成正常的双韧型维管束，如茄科、葫芦科植物等；有的在髓部的周围形成彼此分离的韧皮部束，如白薇、白前等。内生韧皮部存在的位置和形成均与内涵韧皮部不同。

（3）木间木栓（interxylary cork）　在次生木质部内形成木栓环带，如甘松根茎中的木间木栓环包围一部分韧皮部和木质部，把维管柱分隔成数个束。

此外，还有皮层维管束，如落新妇根茎皮层有单个外韧型维管束，其形成不同于根迹或叶迹维管束；内生维管束，即当内生韧皮部形成后，在其外方产生新的形成层，向外产生次生木质部，向内产生次生韧皮部，形成环髓周围的具初生、次生韧皮部、异常形成层、初生、次生木质部的维管束，如蓼科植物等。

2. 单子叶植物根茎　一般均具初生构造。外表通常为一列表皮细胞，少数根茎皮层外部细胞木栓化，形成后生皮层，代替表皮起保护作用，如藜芦等；有的皮层外侧细胞形成木栓组织，如生姜。皮层宽广，常有叶迹维管束散在；内皮层大多明显，具凯氏带。中柱中有多数维管束散布，维管束大多为有限外韧型或周木型，如石菖蒲；有的中柱不明显，即内皮层不明显，有限外韧型维管束散在，如天麻等。无明显髓部。

鳞茎的肉质鳞叶组织构造类似于单子叶植物叶，表皮有气孔，无毛茸。

3. 蕨类植物根茎　外表通常为一列表皮，下为数列厚壁细胞构成的下皮层（hypodermis），其内为基本薄壁组织。一般具网状中柱（dictyostele），由断续环状排列的周韧型维管束组成，每一维管束外围有内皮层，网状中柱的单个维管束又称分体中柱（meristele），如绵马贯众等。分体中柱的形状、数目和排列方式是鉴定品种的重要依据。有的根茎具双韧管状中柱，即木质部排成环圈，其内外两侧均有韧皮部及内皮层环，中央有髓部，如狗脊等。有的根茎具外韧管状中柱，即木质部排成环圈；其外侧有韧皮部及内皮层环，中央有髓部，如阴地蕨等。有的根茎具原生中柱，即木质部居中，韧皮部环绕，形成周韧型维管束，外侧有内皮层环，如紫萁贯众等。蕨类植物根茎的木质部一般无导管而有管胞，管胞大多为梯纹。在基本组织的细胞间隙中，有的具间隙腺毛，如绵马贯众。

▷ 第二节　常用根及根茎类中药的鉴定

PPT

狗　脊
Gouji；Cibotii Rhizoma

【来源】　为蚌壳蕨科植物金毛狗脊 *Cibotium barometz*（L.）J. Sm. 的干燥根茎。秋末冬初采挖，除去泥沙，干燥；或削去硬根、叶柄及茸毛，切厚片，晒干，为"生狗脊片"；或蒸后，晒至六七成干，切厚片，干燥，为"熟狗脊片"。

【产地】　主产于福建、四川等省。

【性状鉴别】　呈不规则长块状，长 10～30cm，直径 2～10cm。表面深棕色，残留金黄色茸毛，上面有数个红棕色叶柄残基，下部残存黑色细根。质坚硬，不易折断。无臭，味淡、微涩（图 5-1）。

生狗脊片呈不规则长条形或圆形纵片，周边不整齐，偶有金黄色茸毛残留；切面浅棕色，近边缘 1～4mm 处有一条棕黄色隆起的木质部环纹或条纹。质脆，易折断。熟狗脊片呈黑色，木质部环纹明显。

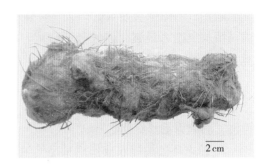

图 5 - 1　狗脊药材

【显微鉴别】根茎横切面：表皮细胞 1 列，残存金黄色的非腺毛。其内有 10 余列厚壁细胞，棕黄色，壁孔明显。木质部排列成环，由管胞组成，其内外均有韧皮部及内皮层。皮层和髓均由薄壁细胞组成，细胞中充满淀粉粒，有的含黄棕色物质。

【化学成分】①含多种酚酸，如原儿茶酸（protocatechuic acid）、原儿茶醛、咖啡酸；②脂肪酸如棕榈酸、亚油酸；③茸毛含鞣质及色素。

【质量评价】

1. 经验鉴别　以肥大、色黄、质坚实、无空心者为佳；饮片以厚薄均匀、坚实无毛、无空心者为佳。

2. 浸出物　按醇溶性浸出物热浸法测定，稀乙醇浸出物不得少于 20.0%。

【性味功效】性温，味苦、甘。祛风湿，补肝肾，强腰膝。

绵马贯众
Mianmaguanzhong；Dryopteridis Crassirhizomatis Rhizoma

【来源】为鳞毛蕨科植物粗茎鳞毛蕨 *Dryopteris crassirhizoma* Nakai 的干燥根茎及叶柄残基。

【采收加工】秋季采挖，削去叶柄、须根，除去泥沙，晒干。

【产地】主产于黑龙江、吉林、辽宁等省区。

【性状鉴别】呈长倒卵形，略弯曲，上端钝圆或截形，下端较尖，有的纵剖为两半，长 7～20cm，直径 4～8cm。表面黄棕色至黑褐色，密被排列整齐的叶柄残基及鳞片，并有弯曲的须根。叶柄残基呈扁圆形，长 3～5cm，直径 0.5～1.0cm；表面有纵棱线，质硬而脆，断面略平坦，棕色，有黄白色维管束 5～13 个，环列；每个叶柄残基的外侧常有 3 条须根，鳞片条状披针形，全缘，常脱落。质坚硬，断面略平坦，深绿色至棕色，有黄白色维管束 5～13 个，环列，其外散有较多的叶迹维管束。气特异，味初淡而微涩，后渐苦、辛。

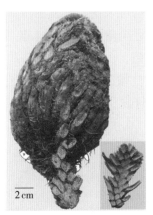

图 5 - 2　绵马贯众药材

绵马贯众片为不规则厚片或碎块，根茎外表面黄棕色至黑褐色，多被有叶柄残基，有的可见棕色鳞片，切面淡棕色至红棕色，有黄白色维管束小点，环状排列（图 5 - 2）。

【显微鉴别】叶柄基部横切面：表皮为 1 列外壁增厚的小形细胞，常脱落。下皮为 10 余列多角形厚壁细胞，棕色至褐色。基本组织细胞排列疏松，细胞间隙中有单细胞的间隙腺毛，头部呈球形或梨形，内含棕色分泌物。周韧维管束 5～13 个，环列，每个维管束周围为 1 列扁小的内皮层细胞，凯氏点明显，有油滴散在，其外有 1～2 列中柱鞘薄壁细胞，薄壁细胞中含棕色物和淀粉粒（图 5 - 3）。

【化学成分】①主含间苯三酚衍生物绵马精（filimarone），其分解产生绵马酸（filicic acid）、黄绵马酸、白绵马素、去甲绵马素、绵马酚、绵马次酸及微量粗蕨素等。②尚含鞣质、挥发油、树脂等。

间苯三酚衍生物为杀虫、抗肿瘤有效成分，久储自然失效。绵马精杀虫能力最强，该成分不稳定，能缓慢分解产生绵马酸类。挥发油亦有驱虫活性。

【理化鉴别】

1. 取叶柄基部或根茎横切片，滴加 1% 香草醛溶液及盐酸，镜检，间隙腺毛呈红色。

2. 粉末环己烷提取液作供试品溶液。以绵马贯众对照药材作对照，按薄层色谱法，用硅胶 G 板，以正己烷 – 三氯甲烷 – 甲醇（30∶15∶1）为展开剂展开，喷 0.3% 坚牢蓝 BB 盐的稀乙醇溶液显色。供试品色谱中，在与对照药材色谱相应的位置上，显相同颜色的斑点。

【质量评价】

1. 经验鉴别　以个大、质坚实、叶柄残基断面棕绿色者为佳，断面变黑者不能药用。

2. 浸出物　按醇溶性浸出物热浸法测定，稀乙醇浸出物不得少于 25.0%。

【性味功效】性微寒，味苦；有小毒。清热解毒，驱虫。

【知识链接】易混品种如下。①紫萁贯众：为紫萁科植物紫萁 *Osmunda japonica* Thunb. 的干燥根茎和叶柄残基。根茎无鳞片，叶柄残基扁圆柱形，两边具耳状翅，翅易脱落，折断面多中空，可见 1 条 "U" 字形中柱。无细胞间隙腺毛。②狗脊贯众：为乌毛蕨科植物单芽狗脊蕨 *Woodwardia unigemmata*（Makino）Nakai 及狗脊蕨 *W. japonica*（L. f.）Sm. 的干燥根茎和叶柄残基。叶柄基部横断面半圆形，单芽狗脊蕨有分体中柱 5~8 个，狗脊蕨有分体中柱 2~4 个，无细胞间隙腺毛。③荚果蕨贯众：为球子蕨科植物荚果蕨 *Matteuccia struthiopteris*（L.）Todaro 的干燥根茎和叶柄残基。叶柄基部横切面有分体中柱 2 个，呈 "八" 字形排列。无细胞间隙腺毛。

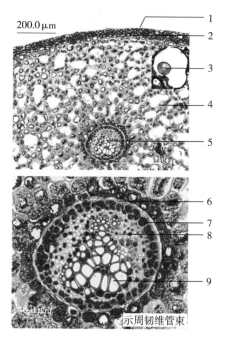

200.0 μm

400 μm　示周韧维管束

图 5-3　绵马贯众（叶柄基部）横切面

1. 表皮　2. 下皮　3. 间隙腺毛　4. 基本组织
5. 周韧维管束　6. 内皮层　7. 中柱鞘
8. 韧皮部　9. 木质部

骨碎补

Gusuibu；Drynariae Rhizoma

为水龙骨科植物槲蕨 *Drynaria fortunei*（Kunze）J. Sm. 的干燥根茎。全年均可采挖，除去泥沙，干燥，或再燎去茸毛（鳞片）。呈扁平长条状，多弯曲，有分枝；表面密被深棕色至暗棕色的小鳞片，柔软如毛，经火燎者呈棕褐色或暗褐色，两侧及上表面均具突起或凹下的圆形叶痕，少数有叶柄残基和须根残留。体轻，质脆，易折断，断面红棕色，维管束呈黄色点状，排列成环。气微，味淡、微涩。含黄酮类化合物，如柚皮苷（naringin）、北美圣草素、木犀草素等，尚含三萜、酚酸及其苷类化合物。性温，味苦。疗伤止痛，补肾强骨；外用消风祛斑。

细辛

Xixin；Asari Radix et Rhizoma

【来源】为马兜铃科植物北细辛 *Asarum heterotropoides* Fr. Schmidt var. *mandshuricum*（Maxim.）Kitag.、汉城细辛 *Asarum sieboldii* Miq. var. *seoulense* Nakai 或华细辛 *Asarum sieboldii* Miq. 的干燥根和根茎。前两种习称 "辽细辛"。

【采收加工】夏季果熟期或初秋采挖，除净地上部分和泥沙，阴干。

【产地】辽细辛主产于吉林、辽宁、黑龙江等地；商品药材主要为北细辛，汉城细辛产量小。华细辛主产于陕西、四川、湖北、江西、安徽等省。一般以东北所产辽细辛为道地药材。

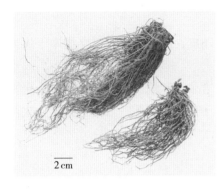

图 5 - 4　细辛药材

【性状鉴别】北细辛：常卷曲成团。根茎横生呈不规则圆柱状，具短分枝，长 1 ~ 10cm，直径0.2 ~ 0.4cm；表面灰棕色，粗糙，有环形的节，节间长 0.2 ~ 0.3cm，分枝顶端有碗状的茎痕。根细长，密生节上，长 10 ~ 20cm，直径 0.1cm；表面灰黄色，平滑或具纵皱纹；有须根和须根痕；质脆，易折断，断面平坦，黄白色或白色。气辛香，味辛辣、麻舌（图 5 - 4）。

汉城细辛：根茎直径 0.1 ~ 0.5cm，节间长 0.1 ~ 1cm。

华细辛：根茎长 5 ~ 20cm，直径 0.1 ~ 0.2cm，节间长 0.2 ~ 1cm。气味较弱。

【显微鉴别】根横切面：表皮细胞 1 列，部分残存。皮层宽，有众多油细胞散在；外皮层细胞 1 列，类长方形，木栓化并微木化；内皮层明显，可见凯氏点。中柱鞘细胞 1 ~ 2 层，初生木质部 2 ~ 4 原型，韧皮部束中央可见 1 ~ 3 个明显较其周围韧皮部细胞大的薄壁细胞，但其长径显著小于最大导管直径，或者韧皮部中无明显的大型薄壁细胞。薄壁细胞含淀粉粒（图 5 - 5）。

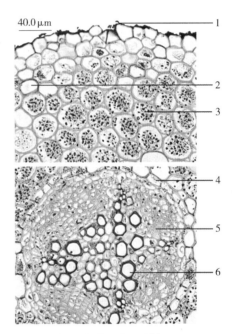

图 5 - 5　细辛（根）横切面
1. 表皮　　2. 油细胞　　3. 皮层
4. 内皮层　5. 韧皮部　6. 木质部

【化学成分】①主含挥发油，如甲基丁香酚、细辛醚、榄香脂素、黄樟醚等。②木脂素及硝基菲类化合物，如细辛脂素（asarinin）、马兜铃酸（aristolochic acid）Ⅰ等。

【理化鉴别】粉末甲醇提取液作供试品溶液，以细辛对照药材及细辛脂素对照品作对照，按薄层色谱法，用硅胶 G 板，以石油醚（60 ~ 90℃）- 乙酸乙酯（3：1）为展开剂展开，喷 1% 香草醛硫酸溶液显色。供试品色谱中，在与对照药材和对照品色谱相应的位置上，显相同颜色的斑点。

【质量评价】

1. 经验鉴别　以根灰黄、干燥、味辛辣而麻舌者为佳。

2. 检查　马兜铃酸Ⅰ限量　按高效液相色谱法测定，含马兜铃酸Ⅰ（$C_{17}H_{11}NO_7$）不得过 0.001%。

3. 浸出物　按醇溶性浸出物热浸法测定，乙醇浸出物不得少于 9.0%。

4. 含量测定　按挥发油测定法测定，含挥发油不得少于 2.0%（ml/g）；按高效液相色谱法测定，含细辛脂素（$C_{20}H_{18}O_6$）不得少于 0.050%。

【性味功效】性温，味辛。解毒散寒，祛风止痛，通窍，温肺化饮。

【知识链接】近年国内外研究证实马兜铃酸具有肾毒性，可引起进行性肾功能衰竭，还有马兜铃酸致突变、致癌的报道。细辛地下部分所含有的马兜铃酸的含量极低，而地上部分马兜铃酸含量明显高于地下部分，最高相差 40 倍。《中国药典》自 2005 年版开始，将细辛的药用部位从全草修订为根及根茎，保障了用药的安全性。

大黄

Dahuang；Rhei Radix et Rhizoma

【来源】为蓼科植物掌叶大黄 *Rheum palmatum* L.、唐古特大黄 *Rheum tanguticum* Maxim. ex Balf. 或药用大黄 *Rheum offcinale* Baill. 的干燥根和根茎。

【采收加工】秋末茎叶枯萎或次春发芽前采挖，除去细根，刮去外皮，切瓣或段，绳穿成串干燥或直接干燥。

【产地】掌叶大黄主产于甘肃、青海、西藏、四川等地，主为栽培品，产量占大黄的大部分。唐古特大黄主产于青海、甘肃、西藏及四川，野生或栽培。药用大黄主产于四川、贵州、云南、湖北、陕西等省，野生或栽培，产量较少，商品中少见。

【性状鉴别】呈类圆柱形、圆锥形、卵圆形或不规则块状，长 3～17cm，直径 3～10cm。除尽外皮者表面黄棕色至红棕色，有的可见类白色网状纹理及星点散在，残留的外皮棕褐色，多具绳孔及粗皱纹。质坚实，有的中心稍松软，断面淡红棕色或黄棕色，显颗粒性；根茎髓部宽广，有星点环列或散在；根木部发达，具放射状纹理，形成层环明显，无星点。气清香，味苦而微涩，嚼之黏牙，有沙粒感（图 5－6）。

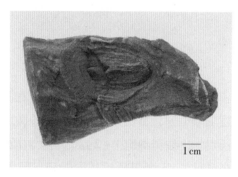

图 5－6 大黄药材

【显微鉴别】根横切面：根木栓层和栓内层大多已除去。韧皮部筛管群明显，薄壁组织发达。形成层成环。木质部射线较密，宽 2～4 列细胞，内含棕色物；导管非木化，常 1 至数个相聚，稀疏排列。薄壁细胞含草酸钙簇晶，并含多数淀粉粒。

根茎横切面：髓部宽广，黏液腔多见，内有红棕色物。异型维管束散在，形成层成环，木质部位于形成层外方，韧皮部位于形成层内方，射线呈星状射出。薄壁细胞含有草酸钙簇晶及多数淀粉粒（图5－7）。

粉末：黄棕色。①草酸钙簇晶大而多。②具缘纹孔导管、网纹导管、螺纹导管及环纹导管非木化。③淀粉粒甚多，单粒类球形或多角形，脐点星状；复粒由 2～8 分粒组成（图 5－8）。

【化学成分】①主含蒽醌类：以结合型为主，游离型占小部分。结合型蒽醌包括番泻苷 A、B、C、D、E、F（sennoside A、B、C、D、E、F）；游离型蒽醌有大黄酸（rhein）、大黄素（emodin）、大黄酚（chrysophanol）、芦荟大黄素（aloe - emodin）、大黄素甲醚（physcion）等。②酚酸类：没食子酸、*d* - 儿茶素等。尚含挥发油、鞣质、脂肪酸、甾醇及多种无机元素。

结合型蒽醌是大黄的主要泻下成分，其中番泻苷作用最强；游离型蒽醌为大黄抗菌的主要成分；鞣质为大黄的收敛成分。

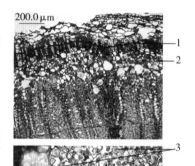

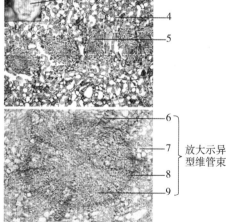

图 5－7 大黄（根茎）横切面图
（示异常构造）

1. 木栓层　2. 皮层　3. 草酸钙簇晶
4. 髓部　5. 异型维管束　6. 射线
7. 木质部　8. 形成层　9. 韧皮部

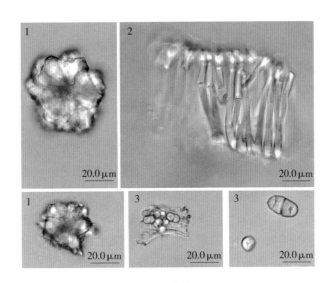

图 5 - 8　大黄粉末

1. 草酸钙簇晶　2. 导管　3. 淀粉粒

【理化鉴别】

1. 取本品粉末少量，进行微量升华，可见黄色菱状针晶或羽状结晶。

2. 粉末甲醇浸提，滤液蒸干，残渣加水溶解，盐酸酸化，乙醚萃取，蒸干，残渣加三氯甲烷溶解作供试品溶液。以大黄对照药材及大黄酸对照品作对照，按薄层色谱法，用硅胶 H 板，以石油醚（30 ~ 60℃）– 甲酸乙酯 – 甲酸（15∶5∶1）上层溶液为展开剂展开，置紫外光灯（365nm）下检视。供试品色谱中，在与对照药材色谱相应的位置上，显相同的五个橙黄色荧光主斑点；在与对照品色谱相应的位置上，显相同的橙黄色荧光斑点，置氨蒸气中熏后，斑点变为红色。

【质量评价】

1. **经验鉴别**　以个大、身干、质坚实、气清香、味苦而微涩者为佳。

2. **检查**　土大黄苷　本品粉末甲醇提取液作供试品溶液，土大黄苷对照品作对照，按薄层色谱法，分别点于同一聚酰胺薄膜上，以甲苯 – 甲酸乙酯 – 丙酮 – 甲醇 – 甲酸（30∶5∶5∶20∶0.1）为展开剂展开，在与对照品色谱相应的位置上，不得显相同的亮蓝色荧光斑点。

3. **浸出物**　按水溶性浸出物热浸法测定，不得少于 25.0%。

4. **含量测定**　按高效液相色谱法测定，含总蒽醌以芦荟大黄素（$C_{15}H_{10}O_5$）、大黄酸（$C_{15}H_8O_6$）、大黄素（$C_{15}H_{10}O_5$）、大黄酚（$C_{15}H_{10}O_4$）和大黄素甲醚（$C_{16}H_{12}O_5$）的总量计，不得少于 1.5%；含游离蒽醌以芦荟大黄素（$C_{15}H_{10}O_5$）、大黄酸（$C_{15}H_8O_6$）、大黄素（$C_{15}H_{10}O_5$）、大黄酚（$C_{15}H_{10}O_4$）和大黄素甲醚（$C_{16}H_{12}O_5$）的总量计，不得少于 0.2%。

【性味功效】性寒，味苦。泻下攻积，清热泻火，凉血解毒，逐瘀通经，利湿退黄。

【知识链接】易混品种：①同属藏边大黄 *Rheum australe* D. Don 的根及根茎，藏医用以治疗胃肠炎症，几乎无泻下作用。②同属河套大黄 *R. hotaoense* C. Y. Cheng et Kao. 的根及根茎，泻下作用差，仅作兽药。③同属华北大黄 *R. franzenbachii* Münt. 的根及根茎，主销国外，作工业染料的原料，国内一般作兽药。④同属天山大黄 *R. wittrockii* Lundstr. 的根及根茎，产于新疆，当地作大黄药用，泻下作用差。以上几种大黄在民间称"山大黄"或"土大黄"。其根茎的横断面除藏边大黄外均无星点。一般均含土大黄苷，新鲜折断面在紫外灯下显亮蓝紫色荧光。

拳参

Quanshen；Bistortae Rhizoma

　　为蓼科植物拳参 *Polygonum bistorta* L. 的干燥根茎。春初发芽时或秋季茎叶将枯萎时采挖，除去泥沙，晒干，去须根。呈扁长条形或扁圆柱形，弯曲，有的对卷弯曲，两端略尖，或一端渐细。表面紫褐色或紫黑色，粗糙，一面隆起，一面稍平坦或略具凹槽，全体密具粗环纹，有残留须根或根痕。质硬，断面浅棕红色或棕红色，维管束呈黄白色点状，排列成环。气微，味苦、涩。主含没食子酸（gallic acid）等酚酸、鞣质等。性微寒，味苦、涩。清热解毒，消肿，止血。

虎杖
Huzhang；Polygoni Cuspidati Rhizoma et Radix

　　为蓼科植物虎杖 *Polygonum cuspidatum* Sieb. et Zucc. 的干燥根茎和根。春、秋两季采挖，除去须根，洗净，趁鲜切短段或厚片，晒干。多为圆柱形短段或不规则厚片，外皮棕褐色，有纵皱纹和须根痕。切面皮部较薄，木部宽广，棕黄色，射线放射状，皮部与木部较易分离。根茎髓中有隔或呈空洞状。质坚硬。气微，味微苦、涩。含蒽醌类化合物，如大黄素、大黄素甲醚、大黄酚等，尚含芪三酚（白藜芦醇）、芪三酚苷（虎杖苷）、鞣质、黄酮等。性微寒，味微苦。利湿退黄，清热解毒，散瘀止痛，止咳化痰。

何首乌
Heshouwu；Polygoni Multiflori Radix

　　【来源】为蓼科植物何首乌 *Polygonum multiflorum* Thunb. 的干燥块根。

　　【采收加工】秋、冬两季叶枯萎时采挖，削去两端，洗净，个大的切成块，干燥。

　　【产地】主产于河南、湖北、广西、广东、贵州、四川、江苏等地。

　　【性状鉴别】呈团块状或不规则纺锤形，长 6～15cm，直径 4～12cm。表面红棕色或红褐色，皱缩不平，有浅沟，并有横长皮孔样突起和细根痕。体重，质坚实，不易折断，断面浅黄棕色或浅红棕色，显粉性，皮部有 4～11 个类圆形异型维管束环列，形成云锦状花纹，中央木部较大，有的呈木心。气微，味微苦而甘涩（图 5-9）。

　　【显微鉴别】根横切面：木栓层为数列细胞，充满棕色物。韧皮部较宽，散有类圆形异型维管束4～11 个，为外韧型，导管稀少。根的中央形成层成环；木质部导管较少，周围有管胞和少数木纤维。薄壁细胞含草酸钙簇晶和淀粉粒（图 5-10）。

　　粉末：黄棕色。①淀粉粒单粒类圆形，脐点人字形、星状或三叉状，复粒由 2～9 分粒组成。②草酸钙簇晶较多，偶见簇晶与较大的方形结晶合生。③棕色细胞类圆形或椭圆形，壁稍厚，胞腔内充满淡黄棕色、棕色或红棕色物质，并含淀粉粒。④主要为具缘纹孔导管。⑤棕色块散在，形状、大小及颜色深浅不一。⑥木栓细胞类多角形，壁薄，内含棕色物（图 5-11）。

　　【化学成分】①含芪类化合物：如2,3,5,4′-四羟基二苯乙烯 -2-O-β-D-葡萄糖苷（2,3,5,4′-tetrahydroxystilbene-2-O-β-D-glucoside）、白藜芦醇等，为延缓衰老，降血脂、免疫调节、保肝作用等的活性成分。②蒽醌类化合物：大黄素、

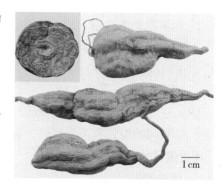

图 5-9　何首乌药材

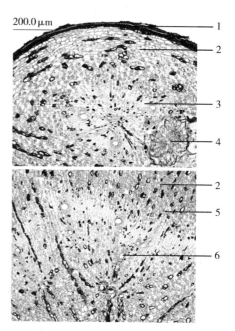

图 5-10　何首乌（块根）横切面
1. 木栓层　2. 韧皮部　3. 异型维管束
4. 草酸钙簇晶　5. 形成层　6. 木质部

大黄酚、大黄素甲醚、大黄酸等。尚含卵磷脂、鞣质、微量元素等。

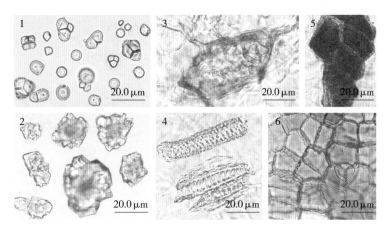

图 5 – 11 何首乌粉末

1. 淀粉粒 2. 草酸钙簇晶 3. 棕色细胞 4. 导管 5. 棕色块 6. 木栓细胞

【理化鉴别】粉末乙醇提取液作供试品溶液，以何首乌对照药材作对照，按薄层色谱法，用硅胶 H 板，以三氯甲烷 – 甲醇（7∶3）为展开剂展至约 3.5cm，再以三氯甲烷 – 甲醇（20∶1）二次展开，置紫外光灯（365nm）下检视。供试品色谱中，在与对照药材色谱相应的位置上，显相同颜色的荧光斑点。

【质量评价】

1. 经验鉴别 以个大、身干、表面红褐色、断面显云锦状花纹、质坚粉性足者为佳。

2. 含量测定 按高效液相色谱法测定，含 2,3,5,4′ – 四羟基二苯乙烯 – 2 – O – β – D – 葡萄糖苷（$C_{20}H_{22}O_9$）不得少于 1.0%；含结合蒽醌以大黄素（$C_{15}H_{10}O_5$）和大黄素甲醚（$C_{16}H_{12}O_5$）的总量计，不得少于 0.10%。

【性味功效】性微温，味苦、甘、涩。解毒，消痈，截疟，润肠通便。

【知识链接】近年来，时有人形何首乌报道，系将人工雕刻的人形空心模型，埋入地下，把何首乌正在膨大生长的块根引入其中，继续栽培，块根在模型内生长，挖出后除去模型，即为人形何首乌。但用何首乌栽培很少，多数以芭蕉科植物芭蕉的根茎模夹而成。

【附】

首乌藤

Polygoni Multiflori Caulis

为何首乌 *Polygonum multiflorum* Thunb. 的干燥藤茎。秋、冬二季采割，除去残叶，捆成把或趁鲜切段，干燥。呈长圆柱形，稍扭曲，具分枝，直径 4 ~ 7mm。表面紫红色或紫褐色，粗糙，具扭曲的纵皱纹，节部略膨大，有侧枝痕，外皮菲薄，可剥离。质脆，易折断，断面皮部紫红色，木部黄白色或淡棕色，导管孔明显，髓部疏松，类白色。气微，味微苦涩。主含二苯乙烯苷及蒽醌类化合物。性平、味甘。养血安神，祛风通络。

牛膝

Niuxi；Achyranthis Bidentatae Radix

【来源】为苋科植物牛膝 *Achyranthes bidentata* Bl. 的干燥根。

【采收加工】冬季茎叶枯萎时采挖，除去须根和泥沙，捆成小把，晒至干皱后，将顶端切齐，晒干。

【产地】主要栽培于河南，河北、山东、江苏、浙江等省亦产。河南产者为道地药材，为"四大怀药"之一。

【性状鉴别】 牛膝呈细长圆柱形，挺直或稍弯曲，长
15～70cm，直径0.4～1cm。表面灰黄色或淡棕色，有微扭
曲的细纵皱纹、排列稀疏的侧根痕和横长皮孔样突起。质
硬脆，易折断，受潮后变软，断面平坦，淡棕色，略呈角
质样而油润，中心维管束木质部较大，黄白色，其外周散
有多数黄白色点状维管束，断续排列成2～4轮。气微，味
微甜而稍苦涩（图5-12）。

牛膝饮片呈圆柱形的段。外表皮灰黄色或淡棕色，有
微细的纵皱纹及横长皮孔。质硬脆，易折断，受潮变软。
切面平坦，淡棕色或棕色，略呈角质样而油润，中心维管
束木部较大，黄白色，其外围散有多数黄白色点状维管束，
断续排列成2～4轮。气微，味微甜而稍苦涩。

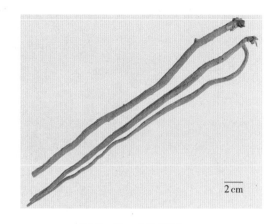

图5-12　牛膝药材

【显微鉴别】

根横切面：木栓层为数列扁平细胞，有的仅1至数个导管，切向延伸。栓内层较窄。异型维管束外
韧型，断续排列成2～4轮，最外轮的维管束较小，束间形成层连接成环；向内维管束较大；木质部主
要由导管及小的木纤维组成，根中心木质部集成2～3群。薄壁细胞含草酸钙砂晶（图5-13）。

粉末：土黄色。①木纤维较长，壁微木化，胞腔大，具斜形单纹孔。②细小草酸钙砂晶散在，或包
含于薄壁细胞中。③导管多为梯网纹，少数为具缘纹孔导管。④木栓细胞类方形，淡黄色。⑤木薄壁细
胞长方形，微木化，有的具单纹孔或网纹增厚（图5-14）。

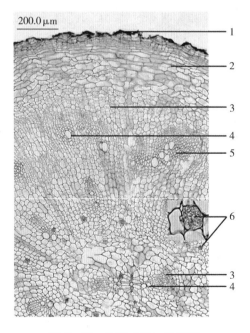

图5-13　牛膝（根）横切面
1. 木栓层　2. 皮层　3. 韧皮部　4. 木质部
5. 异型维管束　6. 草酸钙砂晶

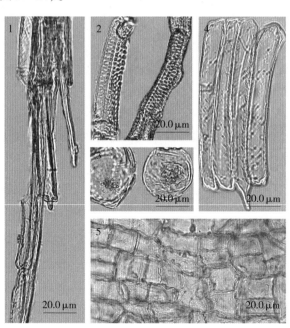

图5-14　牛膝粉末
1. 木纤维　2. 导管　3. 草酸钙砂晶
4. 木薄壁细胞　5. 木栓细胞

【化学成分】 ①昆虫变态甾体激素：如β-蜕皮甾酮（β-ecdysterone）、牛膝甾酮、紫茎牛膝甾酮
等，具有较强的促进蛋白质合成作用。②三萜皂苷，人参皂苷Ro（ginsenoside Ro）苷元为齐墩果酸。
③多糖，如牛膝肽多糖ABAB，有免疫活性，其总多糖有抗肿瘤活性。尚含生物碱、香豆素、微量元
素等。

【理化鉴别】

1. 取本品粉末少量，加 10 倍量水，充分振摇，产生大量泡沫，经久不散。

2. 粉末 80% 甲醇回流提取液，蒸干，残渣加水溶解，上 D101 大孔吸附树脂柱，分别用水、20% 乙醇、80% 乙醇洗脱，收集 80% 乙醇洗脱液，蒸干，残渣加 80% 甲醇溶解作为供试品溶液，以牛膝对照药材及 β - 蜕皮甾酮对照品、人参皂苷 Ro 对照品作对照，按薄层色谱法，用硅胶 G 板，以三氯甲烷 - 甲醇 - 水 - 甲酸（7∶3∶0.5∶0.05）为展开剂展开，喷 5% 香草醛硫酸溶液显色。供试品色谱中，在与对照药材色谱和对照品色谱相应的位置上，显相同颜色的斑点。

【质量评价】

1. **经验鉴别**　以根粗长、肉肥、皮细、黄白色者为佳。

2. **检查**　二氧化硫残留量：按二氧化硫残留量测定法测定，不得过 400mg/kg。

3. **浸出物**　按醇溶性浸出物热浸法测定，水饱和正丁醇浸出物不得少于 6.5%。

4. **含量测定**　按高效液相色谱法测定，含 β - 蜕皮甾酮（$C_{27}H_{44}O_7$），不得少于 0.030%。

【性味功效】性平，味苦、甘、酸。逐瘀通经，补肝肾，强筋骨，利尿通淋，引血下行。

【知识链接】牛膝因茎节膨大如牛膝盖而得名。主产于河南旧怀庆府（今沁阳、焦作等地），故又习称为"怀牛膝"。栽种以种子繁殖，已有 2000 多年的历史，自古至今产区未变，为公认的地道药材。

>>> 知识链接 ○------------------------------------

牛膝的药理作用与其化学成分的种类密切相关，现阶段的临床研究中，牛膝多肽在脑神经领域具有广泛的应用。牛膝中化学成分还能发挥协同作用，提高学习和记忆能力，抗痴呆、抗凝血及抗动脉粥样硬化。2020 年版《中国药典》中，牛膝的含量测定主要以 β - 蜕皮甾酮为对照品，采用高效液相色谱法进行相关实验，但研究表明，紫外分光光度法、液质联用技术、近红外光谱法、原子吸收分光光度法和电感耦合等离子体发射光谱等也可以对牛膝中的化学物质进行定性定量分析。牛膝常见的伪品有麻牛膝、红牛膝、白牛膝，可根据外观性状的不同或苋科植物含有皂苷及甾酮类化合物，利用牛膝及伪品成分中分子结构不同，对荧光反应、显色反应产生的颜色变化不同帮助我们鉴别。取鉴别品的断面置紫外灯（365nm）下观察，加 1% 氢氧化钠（牛膝）或加 1% 的氢氧化铵（伪品）后观察其色泽的变化，正品牛膝呈现淡黄绿色。取鉴别品粉末置白瓷板上，滴加 2 滴冰醋酸及 1~2 滴浓硫酸，观察颜色反应，正品牛膝呈紫红色。

------------------------------------●

川牛膝
Chuanniuxi；Cyathulae Radix

为苋科植物川牛膝 *Cyathula officinalis* Kuan 的干燥根。秋、冬二季采挖，除去芦头、须根及泥沙，烘或晒至半干，堆放回润，再烘干或晒干。呈近圆柱形，微扭曲，向下略细或有少数分枝，表面黄棕色或灰褐色，具纵皱纹、支根痕和多数横长的皮孔样突起。质韧，不易折断，断面浅黄色或棕黄色，维管束点状，排列成数轮同心环。气微，味甜。主含甾酮类化合物如杯苋甾酮（cyasterone）、异杯苋甾酮等。性平，味甘、微苦。逐瘀通经，通利关节，利尿通淋。

商陆
Shanglu；Phytolaccae Radix

【来源】为商陆科植物商陆 *Phytolacca acinosa* Roxb. 或垂序商陆 *Phytolacca americana* L. 的干燥根。秋季至次春采挖，除去须根和泥沙，切成块或片，晒干或阴干。

【产地】主产于河南、湖北、安徽、陕西等省。

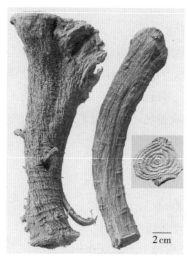

图 5-15 商陆药材

【性状鉴别】为横切或纵切的不规则块片，厚薄不等。外皮灰黄色或灰棕色。横切片弯曲不平，边缘皱缩，直径2~8cm；切面浅黄棕色或黄白色，木部隆起，形成数个突起的同心性环轮，习称"罗盘纹"。纵切片弯曲或卷曲，长5~8cm，宽1~2cm，木部呈平行条状突起。质硬。气微，味稍甜，久嚼麻舌（图5-15）。

【显微鉴别】粉末灰白色。①商陆：草酸钙针晶成束或散在，针晶纤细，尚可见草酸钙方晶或簇晶。木纤维多成束，壁厚或稍厚，有多数十字形纹孔。木栓细胞棕黄色，长方形或多角形，有的含颗粒状物。淀粉粒单粒类圆形或长圆形，脐点短缝状、点状、星状和人字形，层纹不明显；复粒少数，由2~3分粒组成。②垂序商陆：草酸钙针晶束稍长；无方晶和簇晶。

【化学成分】商陆：①含三萜皂苷及其苷元，如商陆皂苷甲（esculentoside A）、商陆皂苷B~N，商陆酸（acinosolic acid），美商陆皂苷E等。商陆皂苷是商陆扶正固本的主要有效成分之一。②多糖，如商陆多糖-Ⅰ（PAP-Ⅰ）和商陆多糖-Ⅱ（PAP-Ⅱ），具有免疫增强活性。③商陆碱。尚含有多种微量元素和氨基酸。

【质量评价】

1. 经验鉴别　以片大、色白、有粉性、"罗盘纹"明显者为佳。

2. 浸出物　按水溶性浸出物冷浸法测定，不得少于10.0%。

3. 含量测定　按高效液相色谱法测定，含商陆皂苷甲（$C_{42}H_{66}O_{16}$），不得少于0.15%。

【性味功效】性寒，味苦；有毒。逐水消肿，通利二便；外用解毒散结。

银柴胡

Yinchaihu；Stellariae Radix

为石竹科植物银柴胡 *Stellaria dichotoma* L. var. *lanceolata* Bge. 的干燥根。春、夏间植株萌发或秋后茎叶枯萎时采挖；栽培品于种植后第三年9月中旬或第四年4月中旬采挖，除去残茎、须根及泥沙，晒干。呈类圆柱形，偶有分枝。表面浅棕黄色至浅棕色，有扭曲的纵皱纹和支根痕，多具孔穴状或盘状凹陷，习称"砂眼"，从砂眼处折断可见棕色裂隙中有细砂散出。根头部略膨大，有密集的呈疣状突起的芽苞、茎或根茎的残基，习称"珍珠盘"。质硬而脆，易折断，断面不平坦，较疏松，有裂隙，皮部甚薄，木部有黄、白色相间的放射状纹理。气微，味甘。栽培品有分枝，下部多扭曲。表面浅棕黄色或浅黄棕色，纵皱纹细腻明显，细支根痕多呈点状凹陷。几无"砂眼"。根头部有多数疣状突起。折断面质地较紧密，几无裂隙，略显粉性，木部放射状纹理不甚明显。味微甜。含甾醇、黄酮、环肽及挥发油等，如银柴胡环肽、汉黄芩素等。性微寒，味甘。清虚热，除疳热。

太子参

Taizishen；Pseudostellariae Radix

为石竹科植物孩儿参 *Pseudostellaria heterophylla*（Miq.）Pax ex Pax et Hoffm. 的干燥块根。夏季茎叶大部分枯萎时采挖，洗净，除去须根，置沸水中略烫后晒干或直接晒干。呈细长纺锤形或细长条形，稍弯曲，表面灰黄色至黄棕色，较光滑，微有纵皱纹，凹陷处有须根痕；顶端有茎痕。质硬而脆，断面平坦，周边淡黄棕色，中心淡黄白色，淡黄白色，角质样；气微，味微甘。含皂苷类，如太子参皂苷A（pseudostellarinoside A）；环肽类，如太子参环肽A，B（heterophyllin A，B）；尚多种氨基酸、微量元素及挥发油等。性平，味甘、微苦。益气健脾，生津润肺。

威灵仙

Weilingxian；Clematidis Radix et Rhizoma

【来源】为毛茛科植物威灵仙 *Clematis chinensis* Osbeck、棉团铁线莲 *Clematis hexapetala* Pall. 或东北铁线莲 *C. manshurica* Rupr. 的干燥根和根茎。秋季采挖，除去泥沙，晒干。

【产地】威灵仙主产于江苏、浙江、江西、湖南等省。棉团铁线莲主产于东北地区及山东省。东北铁线莲主产于东北地区。

【性状鉴别】威灵仙：根茎呈柱状，长 1.5 ～ 10cm，直径 0.3 ～ 1.5cm；表面淡棕黄色；顶端残留茎基；质较坚韧，断面纤维性；下侧着生多数细根。根呈细长圆柱形，稍弯曲，长 7 ～ 15cm，直径 0.1 ～ 0.3cm；表面黑褐色，有细纵纹，有的皮部脱落，露出黄白色木部；质硬脆，易折断，断面皮部较广，木部淡黄色，略呈方形，皮部与木部间常有裂隙。气微，味淡（图 5 - 16）。

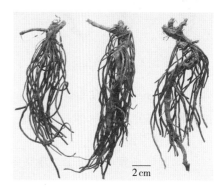

图 5 - 16　威灵仙药材

棉团铁线莲：根茎呈短柱状，长 1 ～ 4cm，直径 0.5 ～ 1cm。根长 4 ～ 20cm，直径 0.1 ～ 0.2cm；表面棕褐色至棕黑色；断面木部圆形。味咸。

东北铁线莲：根茎呈柱状，长 1 ～ 11cm，直径 0.5 ～ 2.5cm。根较密集，长 5 ～ 23cm，直径 0.1 ～ 0.4cm；表面棕黑色；断面木部近圆形。味辛辣。

【显微鉴别】根横切面。威灵仙：表皮细胞外壁增厚，棕黑色。皮层宽，均为薄壁细胞，外皮层细胞切向延长，内皮层明显。韧皮部外侧常有纤维束和石细胞。形成层明显。木质部全部木化。薄壁细胞含淀粉粒。

棉团铁线莲：外皮层细胞多径向延长，紧接外皮层的 1 ～ 2 列细胞壁稍增厚。韧皮部外侧无纤维束和石细胞。

东北铁线莲：外皮层细胞径向延长，老根略切向延长。韧皮部外侧偶有纤维和石细胞。

【化学成分】①含三萜皂苷，其皂苷元为齐墩果酸（oleanolic acid）和常春藤皂苷元，如威灵仙次皂苷 CP_1、CP_2、CP_{2b}、CP_3、CP_{3b}、CP_4、CP_5、CP_6、CP_7、CP_{7a}、CP_8、CP_{8a}、CP_9、CP_{9a}、CP_{10}、CP_{10a} 等。②挥发油，是威灵仙镇痛抗炎的主要有效成分。③原白头翁素和白头翁素。④有机酸，如香草酸、阿魏酸等。尚含黄酮及多元酚。

【质量评价】

1. 经验鉴别　以根长、皮黑肉白、质坚实、无地上残基者为佳。

2. 浸出物　按醇溶性浸出物热浸法测定，乙醇浸出物不得少于 15.0%。

3. 含量测定　按高效液相色谱法测定，含齐墩果酸（$C_{30}H_{48}O_3$）不得少于 0.30%。

【性味功效】性温，味辛、咸。祛风湿，通经络。

川乌

Chuanwu；Aconiti Radix

【来源】为毛茛科植物乌头 *Aconitum carmichaelii* Debx. 的干燥母根。6 月下旬至 8 月上旬采挖，除去子根、须根及泥沙，晒干。

【产地】四川江油、平武、青川、安县等地及陕西省为主要栽培产区，湖北、湖南、云南、河南等省亦有种植。

【性状鉴别】呈不规则的圆锥形，稍弯曲，顶端常有残茎，中部多向一侧膨大。表面棕褐色或灰棕

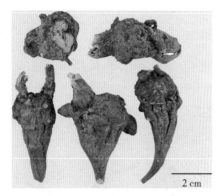

图 5 – 17　川乌药材

色，皱缩，有小瘤状侧根及子根脱离后的痕迹。质坚实，断面类白色或浅灰黄色，形成层环纹呈多角形。气微，味辛辣、麻舌（图 5 – 17）。

【显微鉴别】粉末：灰黄色。①淀粉粒单粒球形、长圆形或肾形；复粒由 2 ~ 15 分粒组成。②石细胞近无色或淡黄绿色，呈类长方形、类方形、多角形或一边斜尖，壁厚者层纹明显，纹孔较稀疏。③后生皮层细胞棕色，有的壁呈瘤状增厚突入细胞腔。④导管淡黄色，主为具缘纹孔，末端平截或短尖，穿孔位于端壁或侧壁，有的导管分子粗短拐曲或纵横连接。

【化学成分】含生物碱，主要为双酯型二萜类生物碱，如乌头碱（aconitine）、新乌头碱（mesaconitine）、次乌头碱（hypaconitine）等，呈现强烈的毒性，为乌头中的主要毒性成分。

【质量评价】

1. 经验鉴别　以饱满、质坚实、断面色白有粉性者为佳。

2. 含量测定　按高效液相色谱法测定，乌头碱（$C_{34}H_{47}NO_{11}$）、次乌头碱（$C_{33}H_{45}NO_{10}$）和新乌头碱（$C_{33}H_{45}NO_{11}$）的总量应为 0.050% ~ 0.17%。

【性味功效】性热，味辛、苦；有大毒。祛风除湿，温经止痛。

草乌
Caowu；Aconiti kusnezoffii Radix

为毛茛科植物北乌头 *Aconitum kusnezoffii* Reichb. 的干燥块根，为野生品。秋季茎叶枯萎时采挖，除去须根和泥沙，干燥。呈不规则长圆锥形，略弯曲。顶端常有残茎和少数不定根残基，有的顶端一侧有一枯萎的芽，一侧有一圆形或扁圆形不定根残基。表面灰褐色或黑棕褐色，皱缩，有纵皱纹、点状须根痕及数个瘤状侧根，习称"钉角"。质硬，断面灰白色或暗灰色，有裂隙，形成层环纹多角形或类圆形，髓部较大或中空。气微，味辛辣、麻舌。含剧毒的双酯型二萜类生物碱，如乌头碱、新乌头碱、次乌头碱、杰斯乌头碱、异乌头碱、北乌头碱等。性热，味辛、苦；有大毒。祛风除湿，温经止痛。

附子
Fuzi；Aconiti Lateralis Radix Praeparata

【来源】为毛茛科植物乌头 *Aconitum carmichaelii* Debx. 子根的加工品。

【采收加工】6 月下旬至 8 月上旬采挖，除去母根、须根及泥沙，习称"泥附子"，加工成下列规格。

（1）盐附子　选择个大、均匀的泥附子，洗净，浸入食用胆巴的水溶液中过夜，再加食盐，继续浸泡，每日取出晒晾，并逐渐延长晒晾时间，直至附子表面出现大量结晶盐粒（盐霜）、体质变硬为止，习称"盐附子"。

（2）黑顺片　取泥附子，按大小分别洗净，浸入食用胆巴的水溶液中数日，连同浸液煮至透心，捞出，水漂，纵切成厚约 0.5cm 的片，再用水浸漂，用调色液使附片染成浓茶色，取出，蒸至出现油面、光泽后，烘至半干，再晒干或继续烘干，习称"黑顺片"。

（3）白附片　选择大小均匀的泥附子，洗净，浸入食用胆巴的水溶液中数日，连同浸液煮至透心，捞出，剥去外皮，纵切成厚约 0.3cm 的片，用水浸漂，取出，蒸透，晒干，习称"白附片"。

【产地】四川省江油市为主要栽培产区。此外，四川省凉山州、布托县，陕西、云南等省也有栽培。

【性状鉴别】盐附子：呈圆锥形，长 4～7cm，直径 3～5cm。表面灰黑色，被盐霜，顶端有凹陷的芽痕，周围有瘤状突起的支根或支根痕。体重，横切面灰褐色，可见充满盐霜的小空隙和多角形形成层环纹，环纹内侧导管束排列不整齐。气微，味咸而麻，刺舌。

黑顺片：为纵切片，上宽下窄，长 1.7～5cm，宽 0.9～3cm，厚 0.2～0.5cm。外皮黑褐色，切面暗黄色，油润具光泽，半透明状，并有纵向导管束。质硬而脆，断面角质样。气微，味淡。

白附片：无外皮，黄白色，半透明，厚约 0.3cm（图 5－18）。

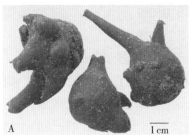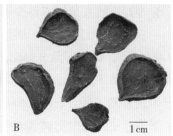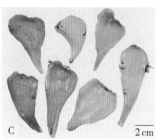

图 5－18　附子药材
A. 盐附子　B. 黑顺片　C. 白附片

【显微鉴别】根横切面：后生皮层为棕色木栓化细胞；皮层薄壁组织偶见石细胞，单个散在或数个成群，类长方形、方形或长椭圆形，胞腔较大；内皮层不甚明显。韧皮部宽广，散有筛管群；内侧偶见纤维束。形成层类多角形。木质部于形成层角隅处发达，导管多单列或略呈"V"形排列。髓部明显。薄壁细胞充满淀粉粒（图 5－19）。

【化学成分】①剧毒的双酯型生物碱，如乌头碱（aconitine）、新乌头碱（mesaconitine）、次乌头碱（hypaconitine）等。②单酯型生物碱，如苯甲酰新乌头原碱（benzoylmesaconine）、苯甲酰乌头原碱（benzoylaconine）、苯甲酰次乌头原碱（benzoylhypaconine）等，系附子在加工炮制过程中双酯型生物碱水解，失去一分子乙酸，生成的毒性较小的单酯型生物碱。③醇胺型生物碱，如乌头原碱（aconine）、新乌头原碱（mesaconine）、次乌头原碱（hypaconine）等，几无毒性，系单酯型生物碱继续水解，又失去一分子苯甲酸而得。④其他生物碱，如去甲乌药碱、氯化棍掌碱及去甲猪毛菜碱等。

乌头类生物碱有镇痛、抗炎与局麻作用，新乌头碱为镇痛的主要活性成分。去甲乌药碱、氯化棍掌碱及去甲猪毛菜碱有强心作用。

【理化鉴别】粉末加氨液湿润，加乙醚超声处理，滤液挥干，残渣加二氯甲烷溶解作供试品溶液。以苯甲酰新乌头原碱、苯甲酰乌头原碱、苯甲酰次乌头原碱、新乌头碱、次乌头碱、乌头碱对照品作对照，按薄层色谱法，用硅胶 G 板，以正己烷－乙酸乙酯－甲醇（6.4：3.6：1）为展开剂展开，喷稀碘化铋钾试液显色。供试品色谱中，盐附子在与新乌头碱、次乌头碱和乌头碱对照品色谱相应的位置上，显相同颜色的斑点；黑顺片或白附片在与苯甲酰新乌头原碱、苯甲酰乌头原碱、苯甲酰次乌头原碱对照品色谱相应的位置上，显相同颜色的斑点。

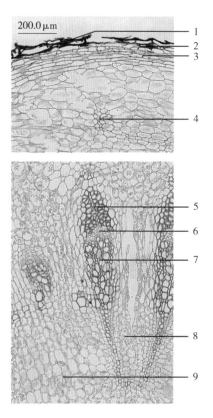

图 5－19　附子（子根）横切面
1. 后生皮层　2. 石细胞　3. 皮层
4. 筛管群　5. 纤维束　6. 韧皮部
7. 木质部　8. 淀粉粒　9. 髓部

【质量评价】

1. 经验鉴别　盐附子以个大、坚实、灰黑色、表面起盐霜者为佳。黑顺片以片大、厚薄均匀、表面油润光泽者为佳。白附片以片大、色白、半透明者为佳。

2. 检查　双酯型生物碱　按高效液相色谱法测定，含双酯型生物碱以新乌头碱（$C_{33}H_{45}NO_{11}$）、次乌头碱（$C_{33}H_{45}NO_{10}$）和乌头碱（$C_{34}H_{47}NO_{11}$）的总量计，不得过 0.020%。

3. 含量测定　按高效液相色谱法测定，含苯甲酰新乌头原碱（$C_{31}H_{43}NO_{10}$）、苯甲酰乌头原碱（$C_{32}H_{45}NO_{10}$）和苯甲酰次乌头原碱（$C_{31}H_{43}NO_9$）的总量，不得少于 0.010%。

【性味功效】性大热，味辛、甘；有毒。回阳救逆，补火助阳，散寒止痛。

【知识链接】本品始载于《神农本草经》，列为下品。《本草纲目》记述了附子之名由来："初种为乌头，象乌之头也，附乌头而生者为附子，如子附母也，乌头如芋魁，附子如芋子，盖同一物也"。四川江油地区在唐代已开始乌头（附子）的种植，距今已有 1300 多年，是公认的道地产区。附子主要传统炮制工艺是经胆巴水浸制、煮、水漂等，使有毒生物碱大量流失和被水解为毒性较低的生物碱成分，从而降低有毒生物碱含量。经炮制之后，附子中剧毒生物碱成分含量为生品的 1/2 ～ 1/10，保证了临床用药的安全有效。

>>> 知识链接 ○- -

生附子是毒性中药品种，需按医疗用毒性药品进行特殊管理。附子中毒典型症状为恶心、呕吐、低血压、心律失常等，而死于附子中毒的患者基本上是因为心脏功能的缺陷。附子作为效毒双向作用中药，但从古至今在临床中的大量应用，体现了附子对于治疗疑准杂症的特殊功效。2020 年版《中国药典》记录附子的使用剂量是 3 ～ 15g，但临床中存在着大剂量使用附子的现象，主要应用在肾阳虚衰、阴寒水肿、湿寒痹痛等重症，其他病症皆不可应用大剂量附子治疗。用药时也应遵循炮制减毒如久泡、先煎、久煎，或配伍减毒如与人参、桂枝、茯苓、甘草等进行配伍。科学用药，保证医疗安全，附子才能够在临床中被更加熟练地使用。

- ●

白头翁

Baitouweng；Pulsatillae Radix

【来源】为毛茛科植物白头翁 *Pulsatilla chinensis*（Bge.）Regel 的干燥根。春、秋两季采挖，除去泥沙，干燥。

【产地】主产于东北、华北、华东等地区。

【性状鉴别】根呈类圆柱形或圆锥形，稍扭曲，长 6 ～ 20cm，直径 0.5 ～ 2cm。表面黄棕色或棕褐色，具不规则纵皱纹或纵沟，皮部易脱落，露出黄色木部，有的有网状裂纹或裂隙，近根头处常有朽状凹洞。根头部稍膨大，有白色绒毛，有的可见鞘状叶柄残基。质硬而脆，断面皮部黄白色或淡黄棕色，木部淡黄色。气微，味微苦涩（图 5 - 20）。

【显微鉴别】粉末：灰棕色。①韧皮纤维梭形或纺锤形，壁木化。②非腺毛单细胞，基部稍膨大，壁大多木化，有的可见螺状或双螺状纹理。③具缘纹孔导管、网纹导管及螺纹导管。

【化学成分】①含多种三萜皂苷，主要为白头翁皂苷（pulsatoside）A、B、C、B_4 等。②另含原白头翁素、聚合白头翁素、白头翁

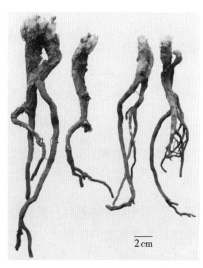

图 5 - 20　白头翁药材

内酯等。

【质量评价】

1. 经验鉴别　以条粗长，质坚实者为佳。

2. 浸出物　按醇溶性浸出物冷浸法测定，水饱和的正丁醇浸出物不得少于17.0%。

3. 含量测定　按高效液相色谱法测定，含白头翁皂苷 B_4（$C_{59}H_{96}O_{26}$）的量不得少于4.6%。

【性味功效】性寒，味苦。清热解毒，凉血止痢。

<h2 style="text-align:center">白芍</h2>

Baishao；Paeoniae Radix Alba

【来源】为毛茛科植物芍药 *Paeonia lactiflora* Pall. 的干燥根。

【采收加工】夏、秋两季采挖，洗净，除去头尾及细根，置沸水中煮后除去外皮或去皮后再煮，晒干。

【产地】白芍主产于浙江、安徽、四川等省，商品上分别习称"杭白芍""亳白芍"和"川白芍"，均为栽培品，以浙江产者量大，质优。

【性状鉴别】呈圆柱形，平直或稍弯曲，两端平截，长5~18cm，直径1~2.5cm。表面类白色或淡红棕色，光洁或有纵皱纹及细根痕，偶有残存的棕褐色外皮。质坚实，不易折断，断面较平坦，类白色或微带棕红色，形成层环明显，射线放射状。气微，味微苦、酸（图5-21）。

白芍饮片为类圆形的薄片。表面淡棕红色或类白色。切面类白色或微带棕红色，形成层环明显，可见稍隆起的筋脉纹呈放射状排列。气微，味微苦、酸。

【显微鉴别】根横切面：木栓层细胞偶有残存。残存的皮层细胞切向延长。韧皮部主要由薄壁细胞构成。形成层环微波状弯曲。木质部束窄，导管群放射状排列，导管旁有少数木纤维，木射线宽，十至数十列细胞。薄壁细胞含草酸钙簇晶，并含糊化淀粉粒团块（图5-22）。

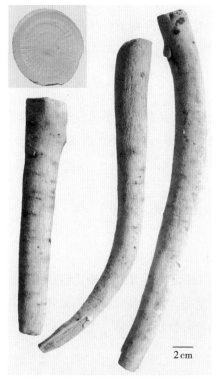

图5-21　白芍药材

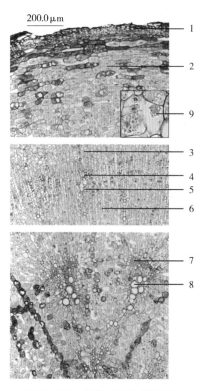

图5-22　白芍（根）横切面
1. 木栓层　2. 皮层　3. 韧皮部　4. 形成层
5. 木质部　6. 射线　7. 木纤维　8. 导管　9. 草酸钙簇晶

粉末：黄白色。①糊化淀粉团块甚多。②草酸钙簇晶存在于薄壁细胞中，常排列成行，或一个细胞中含数个簇晶。③具缘纹孔及网纹导管。④木纤维长梭形，壁厚，微木化，具大的圆形纹孔（图5 – 23）。

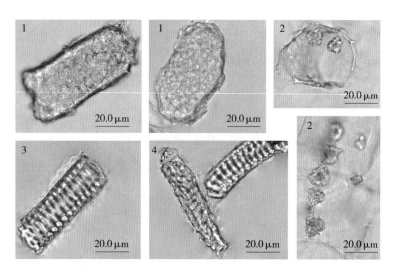

图 5 – 23　白芍粉末

1. 含糊化淀粉粒的薄壁细胞　2. 草酸钙簇晶　3. 导管　4. 木纤维

【化学成分】①含多种单萜苷类化合物，主要有芍药苷（paeoniflorin）、芍药内酯苷（albiflorin）、羟基芍药苷（oxypaeoniflorin）、苯甲酰芍药苷（benzoylpaeoniflorin）。②含微量多元酚类化合物丹皮酚原苷（paeonolide）、丹皮酚（paeonol）及苯甲酸、胡萝卜苷、鞣质类等。芍药苷具有镇静、镇痛、扩张血管、解痉、提高识别和记忆能力等作用。

【理化鉴别】粉末乙醇提取液作供试品溶液，以芍药苷对照品作对照，按薄层色谱法，以三氯甲烷 – 乙酸乙酯 – 甲醇 – 甲酸（40：5：10：0.2）为展开剂展开，喷5%香草醛硫酸溶液显色。供试品色谱中，在与对照品色谱相应的位置上，显相同的蓝紫色斑点。

【质量评价】

1. 经验鉴别　以根粗、坚实、无白心或裂隙者为佳。

2. 检查　重金属及有害元素检测：用原子吸收分光光度法或电感耦合等离子体质谱法测定，含铅不得过 5mg/kg；镉不得过 1mg/kg；砷不得过 2mg/kg；汞不得过 0.2mg/kg；铜不得过 20mg/kg。

二氧化硫残留量：按二氧化硫残留量测定法测定，不得过 400mg/kg。

3. 浸出物　按水溶性浸出物热浸法测定，不得少于 22.0%。

4. 含量测定　按高效液相色谱法测定，药材含芍药苷（$C_{23}H_{28}O_{11}$）不得少于 1.6%，饮片含芍药苷不得少于 1.2%。

【性味功效】性微寒，味苦、酸。养血调经，敛阴止汗，柔肝止痛，平抑肝阳。

【知识链接】白芍加工过程中去皮、水煮、干燥等环节会使芍药苷含量有所下降，但这不是影响药材质量的主要原因。目前市场上流通的白芍药材及饮片有硫黄熏制品，白芍经硫黄熏制处理后，可使芍药苷等多种单萜苷类成分发生化学转化，导致白芍中芍药苷等成分含量显著降低，因此，必须严格控制硫黄熏制在白芍加工中的应用。

>>> 知识链接 •- -

白芍作为我国传统中药，药用历史悠久，具有广泛药理活性和广阔的开发利用前景。现代临床也用此药治疗原发性痛经、肝脏损伤以及神经病理性疼痛等。白芍化学成分复杂多样，其主要化学物质在发挥药效、治疗疾病上有所差异。除了现行版《中国药典》中芍药苷的含量限度要求，还发现一些新的白芍质量评价方法，如中药质量标志物（Q‑marker）、一测多评法、化学计量学等，有利于建立白芍更加全面的全程质量控制及质量溯源体系。

赤芍

Chishao；Paeoniae Radix Rubra

为毛茛科植物芍药 *Paeonia lactiflora* Pall. 或川赤芍 *Paeonia veitchii* Lynch 的干燥根。春、秋两季采挖，除去根茎、须根及泥沙，晒干。呈圆柱形，稍弯曲。表面棕褐色，粗糙，有纵沟及皱纹，并有须根痕及横长皮孔样突起，有的外皮易脱落。质硬而脆，易折断，断面粉白色或粉红色，皮部窄，木部放射状纹理明显，有的有裂隙。气微香，味微苦、酸涩。主含芍药苷（paeoniflorin）3.5%~8%，以及微量芍药内酯苷、羟基芍药苷及苯甲酰芍药苷、赤芍精（*d*‑儿茶精）、赤芍甲素、赤芍乙素、苯甲酸、鞣质等。性微寒，味苦。清热凉血，散瘀止痛。

黄连

Huanglian；Coptidis Rhizoma

【来源】为毛茛科植物黄连 *Coptis chinensis* Franch. 、三角叶黄连 *Coptis deltoidea* C. Y. Cheng et Hsiao 或云连 *Coptis teeta* Wall. 的干燥根茎，以上三种分别习称"味连""雅连""云连"。

【采收加工】秋季采挖，除去须根及泥沙，干燥，用撞笼撞去残留须根。

【产地】味连主产于重庆石柱县，主要为栽培品，为道地药材，系商品主流。雅连主产于四川洪雅、峨眉等地，为栽培品，少量野生。云连主产于云南德钦、碧江及西藏等地，原系野生，现有栽培。

【性状鉴别】味连：多集聚成簇，常弯曲，形如鸡爪，单枝根茎长 3~6cm，直径 0.3~0.8cm。表面灰黄色或黄褐色，粗糙，有不规则结节状隆起、须根及须根残基；有的节间表面平滑如茎秆，习称"过桥"。上部多残留褐色鳞叶，顶端常留有残余的茎或叶柄。质硬，断面不整齐，皮部橙红色或暗棕色，木部鲜黄色或橙黄色，呈放射状排列，髓部有的中空。气微，味极苦。

雅连：多为单枝，略呈圆柱形，微弯曲，长 4~8cm，直径 0.5~1cm。"过桥"较长。顶端有少许残茎。

云连：多为单枝，弯曲呈钩状，较细小。长 2~5cm，直径 0.2~0.4cm，"过桥"较短。

黄连饮片为不规则薄片。外皮灰黄色或黄褐色，粗糙，有细小的须根。切面或碎断面鲜黄色或红黄色，具放射状纹理。气微，味极苦（图 5-24）。

【显微鉴别】味连根茎横切面：木栓层为数列细胞，其外有表皮，常脱落。皮层较宽，石细胞单个或成群散在。中柱鞘纤维成束，或伴有少数石细胞，均显黄色。维管束外韧型，环列；木质部黄色均木化；木纤维较发达。髓部均为薄壁组织，无石细胞（图 5-25A）。

雅连：髓部有石细胞（图 5-25B）。

云连：皮层、中柱鞘及髓部均无石细胞（图 5-25C）。

味连：粉末黄棕色或黄色。①石细胞类方形、类圆形或近多角形，黄色，壁厚，壁孔明显。②中柱鞘纤维黄色，纺锤形或梭形，壁厚。③木纤维较细长，壁较薄，有稀疏点状纹孔。④木薄壁细胞类长方形或不规则形，壁稍厚，有纹孔。⑤鳞叶表皮细胞绿黄色或黄棕色，细胞长方形或长多角形，壁微波状弯曲，或连珠状增厚。⑥网纹或孔纹导管。⑦淀粉粒多单粒（图 5-26）。

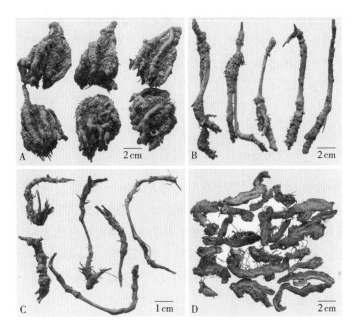

图 5-24 黄连药材及饮片
A. 味连 B. 雅连 C. 云连 D. 饮片

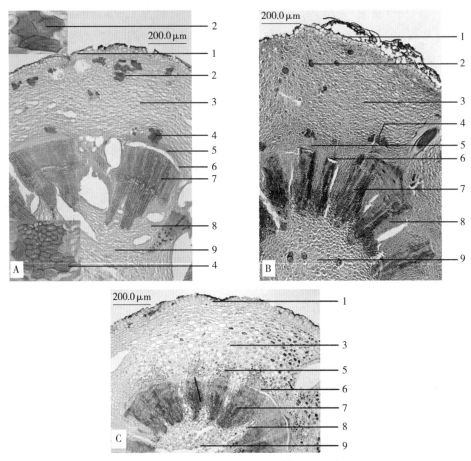

图 5-25 黄连（根茎）横切面
A. 味连 B. 雅连 C. 云连
1. 木栓层 2. 石细胞 3. 皮层 4. 中柱鞘纤维 5. 韧皮部
6. 形成层 7. 木质部 8. 木射线 9. 髓部

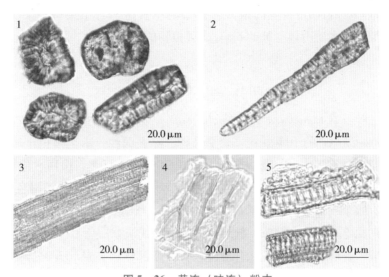

图 5 - 26　黄连（味连）粉末
1. 石细胞　2. 中柱鞘纤维　3. 木纤维　4. 鳞叶表皮细胞　5. 导管

雅连：石细胞较多。

云连：无石细胞。

【化学成分】①均含多种异喹啉类生物碱，主要为小檗碱（berberine），呈盐酸盐存在；其次为黄连碱（coptisine）、甲基黄连碱（worenine）、表小檗碱（epiberberine）、巴马汀（palmatine）、药根碱等。②含酚性成分如阿魏酸、绿原酸、3,4 - 二羟基苯乙醇葡萄糖苷、3 - 羧基 - 4 - 羟基苯氧葡萄糖苷、2,3,4 - 三羟基苯丙酸等。小檗碱具有抗菌、抗病毒、抗炎、抗溃疡、降血压、抗心律失常、降血糖等作用。

【理化鉴别】

1. 根茎横断面在紫外光灯（365nm）下可见木质部显金黄色荧光。

2. 取粉末或薄切片置载玻片上，加95%乙醇1~2滴及30%硝酸1滴，加盖玻片放置片刻，镜检，有黄色针状或针簇状结晶析出。

3. 粉末甲醇提取液作供试品溶液，以黄连对照药材及盐酸小檗碱对照品作对照，按薄层色谱法，用硅胶G板，以环己烷 - 乙酸乙酯 - 异丙醇 - 甲醇 - 水 - 三乙胺（3：3.5：1：1.5：0.5：1）为展开剂，置氨蒸气饱和的展开缸内展开，置紫外光灯(365nm)下检视。供试品色谱中，在与对照药材色谱相应的位置上，显4个以上相同颜色的荧光斑点；在与对照品色谱相应的位置上，显相同颜色的荧光斑点。

【质量评价】

1. **经验鉴别**　均以粗壮、坚实、断面皮部橙红色，木部鲜黄色或橙黄色者为佳。

2. **含量测定**　按高效液相色谱法测定，以盐酸小檗碱计，味连药材含小檗碱（$C_{20}H_{17}NO_4$）不得少于5.5%、表小檗碱（$C_{20}H_{17}NO_4$）不得少于0.8%、黄连碱（$C_{19}H_{13}NO_4$）不得少于1.6%、巴马汀（$C_{21}H_{21}NO_4$）不得少于1.5%；雅连含小檗碱不得少于4.5%；云连含小檗碱不得少于7.0%；味连饮片含小檗碱（$C_{20}H_{17}NO_4$）不得少于5.0%，含表小檗碱（$C_{20}H_{17}NO_4$）、黄连碱（$C_{19}H_{13}NO_4$）和巴马汀（$C_{21}H_{21}NO_4$）的总量不得少于3.3%。

【性味功效】　性寒，味苦。清热燥湿，泻火解毒。

【知识链接】①除上述三种外，还曾有多种同属植物的根茎作黄连用，主要有峨眉野连 *Coptis omeiensis*（Chen）C. Y. Cheng，野生于四川、云南地区，根茎结节密集，无"过桥"，鳞叶较多，常带有部分叶柄；短萼黄连 *C. chinensis* Franch. var. *brevissepala* W. T. Wang et Hsiao，野生于广东、广西、福建等地，别名土黄连，根茎略呈连珠状圆柱形，多弯曲，无"过桥"。②含小檗碱成分的植物，还有毛茛科唐松草属（Thalictrum）多种植物带根茎的根（习称"马尾黄连"）、小檗科小檗属（Berberis）多种植物的根或根皮以及小檗科十大功劳属（Mahonia）多种植物的根或茎。

升麻
Shengma；Cimicifugae Rhizoma

为毛茛科植物大三叶升麻 *Cimicifuga heracleifolia* Kom.、兴安升麻 *Cimicifuga dahurica*（Turcz.）Maxim. 或升麻 *Cimicifuga foetida* L. 的干燥根茎。秋季采挖，除去泥沙，晒至须根干时，燎去或除去须根，晒干。大三叶升麻主产于辽宁、吉林和黑龙江；兴安升麻主产于河北、山西、内蒙古；升麻主产于四川、青海、陕西。呈不规则的长形块状，多分枝，呈结节状。表面黑褐色或棕褐色，粗糙不平，有坚硬的细须根残留，上面有数个圆形空洞的茎基痕，洞内壁显网状沟纹；下面凹凸不平，具须根痕。体轻，质坚硬，不易折断，断面不平坦，有裂隙，纤维性，黄绿色或淡黄白色。气微，味微苦而涩。主含多种甾萜类成分，如升麻醇、升麻醇木糖苷、北升麻醇、异北升麻醇、去羟北升麻醇等。另含微量阿魏酸、异阿魏酸、咖啡酸等。性微寒，味辛、微甘。发表透疹，清热解毒，升举阳气。

防己
Fangji；Stephaniae Tetrandrae Radix

【来源】为防己科植物粉防己 *Stephania tetrandra* S. Moore 的干燥根。秋季采挖，洗净，刮去粗皮，晒至半干，切段，个大者再纵切，干燥。

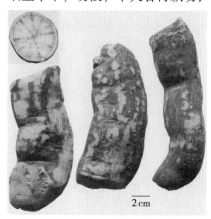

图 5 – 27　防己药材

【产地】主产于浙江、安徽、湖北、湖南等省。

【性状鉴别】呈不规则圆柱形、半圆柱形或块状，多弯曲，长 5～10cm，直径 1～5cm。表面淡灰黄色，在弯曲处常有深陷横沟而呈结节状瘤块样，形似猪大肠。体重，质坚实，断面平坦，灰白色，富粉性，有排列稀疏的放射状纹理，习称"车轮纹"。气微，味苦（图 5 – 27）。

【显微鉴别】根横切面：木栓层有时残存。栓内层散有石细胞群，常切向排列。韧皮部较宽。形成层成环。木质部占大部分，射线较宽；导管稀少，呈放射状排列；导管旁有木纤维。薄壁细胞充满淀粉粒，并可见细小杆状草酸钙结晶。

【化学成分】含多种异喹啉类生物碱，主要为粉防己碱（汉防己甲素，tetrandrine）、防己诺林碱（汉防己素，fangchinoline）、去甲基粉防己碱（汉防己乙素，demethyl – tetrandrine）、轮环藤酚碱（cyclanoline）。

【质量评价】

1. 经验鉴别　以质坚实、粉性足、去净外皮者为佳。

2. 浸出物　按醇溶性浸出物热浸法测定，甲醇浸出物不得少于 5.0%。

3. 含量测定　按高效液相色谱法测定，药材含粉防己碱（$C_{38}H_{42}N_2O_6$）和防己诺林碱（$C_{37}H_{40}N_2O_6$）的总量不得少于 1.6%。饮片不得少于 1.4%。

【性味功效】性寒，味苦。祛风止痛、利水消肿。

【知识链接】商品中有"防己"之名的药材很多。如"汉中防己"为马兜铃科植物异叶马兜铃 *Aristolochia heterophylla* Hemsl. 的根；"广防己"为马兜铃科植物广防己 *A. fangchi* Y. C. Wu ex Chow et Hwang 的根。需要特别注意的是，马兜铃科植物往往含马兜铃酸，马兜铃酸具有致癌性和肾脏毒性，《中国药典》自 2005 年版起已取消了广防己的药用标准，一定要注意区别。

北豆根

Beidougen；Menispermi Rhizoma

　　为防己科植物蝙蝠葛 *Menispermum dauricum* DC. 的干燥根茎。春、秋两季采挖，除去须根及泥沙，干燥。呈细长圆柱形，弯曲，有分枝。表面黄棕色至暗棕色，多有弯曲的细根，并可见突起的根痕及纵皱纹，外皮易剥落。质韧，不易折断，断面不整齐，纤维细，木部淡黄色，呈放射状排列，中心有髓。气微，味苦。含多种生物碱，如北豆根碱（dauricine）。性寒，味苦；有小毒。清热解毒，祛风止痛。

延胡索

Yanhusuo；Corydalis Rhizoma

　　【来源】　为罂粟科植物延胡索 *Corydalis yanhusuo* W. T. Wang 的干燥块茎。夏初茎叶枯萎时采挖，除去须根，洗净，置沸水中煮至恰无白心时，取出晒干。

　　【产地】　主产于浙江东阳、磐安。湖北、湖南、江苏等省生产，多为栽培。

　　【性状鉴别】　呈不规则扁球形，直径 0.5～1.5cm。表面黄色或黄褐色，有不规则网状皱纹。顶端有略凹陷的茎痕，底部常有疙瘩状凸起。质硬而脆，断面黄色，角质样，有蜡样光泽。气微，味苦（图 5-28）。

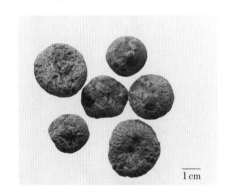

图 5-28　延胡索药材

　　【显微鉴别】　粉末：绿黄色。①石细胞淡黄色，类圆形或长圆形，或长多角形，壁微厚，纹孔细密。②下皮厚壁细胞绿黄色，细胞多角形、类方形或长条形，壁稍弯曲，木化，有的呈连珠状增厚，纹孔细密。③多螺纹导管，网纹导管少见。④薄壁细胞中充满糊化淀粉粒团块，淡黄色或近无色。

　　【化学成分】　含多种生物碱，主要为 *d* - 紫堇碱（延胡索甲素，*d* - corydaline）、*dl* - 四氢巴马亭（延胡索乙素，*dl* - tetrahydropalmatine）、原鸦片碱（延胡索丙素，protopine）、及延胡索丁素等。延胡索乙素为主要镇痛、镇静成分。

　　【质量评价】

　　1. 经验鉴别　以个大、饱满、质坚实、断面色黄者为佳。

　　2. 浸出物　按醇溶性浸出物热浸法测定，稀乙醇浸出物不得少于 13.0%。

　　3. 含量测定　按高效液相色谱法测定，药材含延胡索乙素（$C_{21}H_{25}NO_4$）不得少于 0.050%。饮片不得少于 0.040%。

　　【性味功效】　性温，味辛、苦。活血，行气，止痛。

　　【知识链接】　延胡索别名元胡，同属植物的块茎在部分地区也作元胡或土元胡药用。如：①齿瓣延胡索 *Corydalis turtschaninovii* Bess.，主产于东北及河北北部，块茎呈不规则球形，表面黄棕色，皱缩。②全叶延胡索 *C. repens* Mandl. et Mühldorf.，主产于东北及河北、河南、山东、江苏等地，块茎呈圆球形、长圆形或圆锥形，表明灰棕色，皱缩。③东北延胡索 *C. ambigua* Cham. et Schltd. var. *amurensis* Maxim. 块茎呈球形，内部白色，含多种生物碱，但不含延胡索乙素。以上均非正品。

板蓝根

Banlangen；Isatidis Radix

　　【来源】　为十字花科植物菘蓝 *Isatis indigotica* Fort. 的干燥根。

　　【采收加工】　秋季采挖，除去泥沙，晒干。

　　【产地】　主产于河北、江苏。河南、安徽、陕西等地均有栽培。

【性状鉴别】呈圆柱形，稍扭曲，长 10～20cm，直径 0.5～1cm。表面淡灰黄色或淡棕黄色，有纵皱纹、横长皮孔样突起及支根痕。根头略膨大，可见暗绿色或暗棕色轮状排列的叶柄残基和密集的疣状突起。体实，质略软，断面皮部黄白色，木部黄色。气微，味微甜而后苦涩（图 5－29）。

板蓝根饮片为圆形厚片。外皮淡灰黄色至淡棕黄色，有纵皱纹。切面皮部黄白色，木部黄色。气微，味微甜后苦涩。

【显微鉴别】根横切面：木栓层为数列细胞。栓内层狭窄。韧皮部宽广，射线明显。形成层成环。木质部导管黄色，类圆形，导管周围有木纤维束。薄壁细胞中含淀粉粒（图 5－30）。

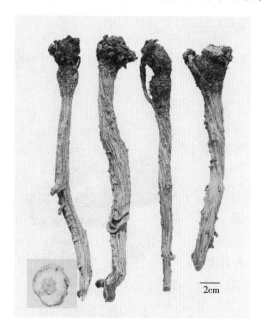

图 5－29　板蓝根药材

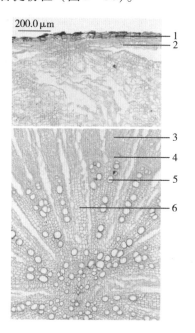

图 5－30　板蓝根（根）横切面
1. 木栓层　2. 栓内层　3. 韧皮部
4. 形成层　5. 木质部　6. 木射线

【化学成分】①主含生物碱类化合物，如靛苷、靛玉红、靛蓝。②含苯丙素化合物，如（＋）异落叶松脂醇。③含硫化物，如表告依春（epigoitrin）、告依春及多种氨基酸类化合物等。

【理化鉴别】

1. 粉末乙醇提取液作供试品溶液，以板蓝根对照药材及精氨酸对照品作对照，按薄层色谱法，用硅胶 G 板，以正丁醇－冰醋酸－水（19：5：5）为展开剂展开，喷茚三酮试液显色，置紫外光灯（254nm）下检视。供试品色谱中，在与对照药材色谱和对照品色谱相应的位置上，显相同颜色的斑点。

2. 粉末甲醇提取液作供试品溶液，以板蓝根对照药材及（R，S）－告依春对照品作对照，按薄层色谱法，用硅胶 GF_{254} 板，以石油醚（60～90℃）－乙酸乙酯（1：1）为展开剂展开，置紫外光灯（254nm）下检视。供试品色谱中，在与对照药材色谱和对照品色谱相应的位置上，显相同颜色的斑点。

【质量评价】

1. 经验鉴别　以条长、粗大、体实者为佳。

2. 浸出物　按醇溶性浸出物热浸法测定，45% 乙醇浸出物不得少于 25.0%。

3. 含量测定　按高效液相色谱法测定，含（R，S）－告依春（C_5H_7NOS）不得少于 0.020%；饮片不得少于 0.030%。

【性味功效】性寒，味苦。清热解毒，凉血利咽。

【知识链接】商品中另有南板蓝根，为爵床科植物马蓝 *Baphicacanthus cusia*（Nees）Bremek. 的根茎及根。根茎呈类圆形，多弯曲，有分枝，长 10 ~ 30cm，直径 0.1 ~ 1cm。表面灰棕色；节膨大，节上长有细根或茎残基；外皮易剥落，呈蓝灰色。质硬而脆，易折断，断面皮部蓝灰色，木部灰蓝色至淡黄褐色，中央有髓。根粗细不一，弯曲有分枝，细根细长而柔韧。气微，味淡。本品性寒，味苦。清热解毒，凉血消斑。

地榆
Diyu；Sanguisorbae Radix

【来源】为蔷薇科植物地榆 *Sanguisorba offtcinalis* L. 或长叶地榆 *Sanguisorba offtcinalis* L. var. *longifolia*（Bert.）Yü et Li 的干燥根，后者习称"绵地榆"。春季将发芽时或秋季植株枯萎后采挖，除去须根，洗净，干燥，或趁鲜切片，干燥。

【产地】地榆主产于东北及内蒙古、山西、陕西等省区；长叶地榆主产于安徽、浙江、江苏、江西等省。

【性状鉴别】地榆　呈不规则纺锤形或圆柱形，稍弯曲，长 5 ~ 25cm，直径 0.5 ~ 2cm。表面灰褐色至暗棕色，粗糙，有纵向皱纹。质硬，断面较平坦，粉红色或淡黄色，木部略呈放射状排列。气微，味微苦涩。

绵地榆　呈长圆柱形，稍弯曲，着生于短粗的根茎上；表面红棕色或棕紫色，有细纵纹。质坚韧，断面黄棕色或红棕色，皮部有多数黄白色或黄棕色绵状纤维。气微，味微苦涩（图 5 – 31）。

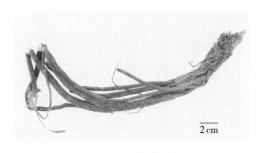

图 5 – 31　地榆药材

【显微鉴别】地榆粉末：灰黄色至土黄色。①草酸钙簇晶众多，棱角较钝。②导管多为网状和具缘纹状孔导管，导管分子较长。③木栓细胞黄棕色，表面观呈长方形，有的胞腔内充满黄棕色内含物或油粒状物。④淀粉粒众多。

绵地榆粉末：红棕色。主要区别为韧皮纤维众多，单个散在或成束，壁厚，较长，非木化。

【化学成分】①主含鞣质，如地榆素（sanguiin）H_1 ~ H_6、没食子酸（gallic acid）。②含三萜皂苷类成分，如地榆苷（ziyuglycoside）Ⅰ、Ⅱ及地榆皂苷（sanguisorbin）A、B、E 等。

【质量评价】

1. 经验鉴别　以条粗、质坚、断面粉色者为佳。

2. 浸出物　按醇溶性浸出物热浸法测定，稀乙醇浸出物不得少于 23.0%。

3. 含量测定　按鞣质含量测定法测定，鞣质不得少于 8.0%；按高效液相色谱法测定，没食子酸（$C_7H_6O_5$）不得少于 1.0%。

【性味功效】性微寒，味苦、酸、涩。凉血止血，解毒敛疮。

苦参
Kushen；Sophorae Flavescentis Radix

【来源】为豆科植物苦参 *Sophora flavescens* Ait. 的干燥根。春、秋两季采挖，除去根头和小枝根，洗净，干燥；或趁鲜切片，干燥。

【产地】主产于山西、河南、河北等省。

【性状鉴别】呈长圆柱形，下部常有分枝，长 10 ~ 30cm，直径 1 ~ 6.5cm。表面灰棕色或棕黄色，有

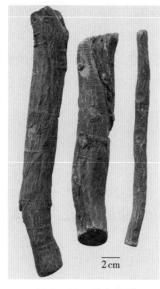

图 5 – 32 苦参药材

明显的纵皱纹及横长皮孔样突起，栓皮多破裂后反卷，易剥落，剥落处显黄色，光滑。质硬，不易折断，断面纤维性，黄白色，具放射状纹理及裂隙，有的具异型维管束呈同心性环列或不规则散在。气微，味极苦（图 5 – 32）。

【显微鉴别】粉末：淡黄色。①纤维众多，平直或稍弯曲，壁厚，胞腔线形，初生壁多少分离；纤维束周围的细胞中含草酸钙方晶，形成晶鞘纤维。②草酸钙方晶呈类双锥形、菱形或多面形，含晶细胞壁不均匀增厚。③导管多为具缘纹孔导管，纹孔排列紧密。④木栓细胞横断面观呈扁长方形，壁微弯曲；表面观呈类多角形，平周壁表面有不规则细裂纹，垂周壁有纹孔呈断续状。

【化学成分】①含 20 余种生物碱，主要为苦参碱（matrine）及氧化苦参碱（oxymatrine）。②含多种黄酮类成分如苦参酮，去甲苦参酮等。

【质量评价】

1. 经验鉴别　以条匀、断面色黄白、无须根、味苦者为佳。

2. 浸出物　按水溶性浸出物冷浸法测定，浸出物不得少于 20.0%。

3. 含量测定　按高效液相色谱法测定，药材含苦参碱（$C_{15}H_{24}N_2O$）和氧化苦参碱（$C_{15}H_{24}N_2O_2$）的总量不得少于 1.2%。饮片不得少于 1.0%。

【性味功效】性寒，味苦。清热燥湿，杀虫，利尿。

山豆根

Shandougen；Sophorae Tonkinensis Radix et Rhizoma

为豆科植物越南槐 *Sophora tonkinensis* Gagnep. 的干燥根及根茎。主产于广东、广西，习称"广豆根"。秋季采挖，除去杂质，洗净，干燥。根茎呈不规则结节状，顶端常残存茎基，其下着生根数条。根呈长圆柱形，常有分枝，长短不等。表面棕色至棕褐色，有不规则的纵皱纹及横长皮孔样突起。质坚硬，难折断，断面皮部浅棕色，木部淡黄色。有豆腥气，味极苦。含多种生物碱，主要为苦参碱及氧化苦参碱。性寒，味苦；有毒。清热解毒，消肿利咽。

葛根

Gegen；Puerariae Lobatae Radix

【来源】为豆科植物野葛 *Pueraria lobata*（Willd.）Ohwi 的干燥根。习称"野葛"。秋、冬两季采挖，趁鲜切成厚片或小块；干燥。

【产地】主产于湖南、河南、广东、浙江等省。

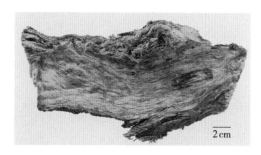

图 5 – 33　葛根药材

【性状鉴别】呈纵切的长方形厚片或小方块。长 5 ~ 35cm，厚 0.5 ~ 1cm。外皮淡棕色，有纵皱纹，粗糙。切面黄白色至淡黄棕色，有的纹理明显。质韧，纤维性强。气微，味微甜（图 5 – 33）。

【显微鉴别】粉末：淡棕色。①淀粉粒单粒球形，脐点点状、裂缝状或星状；复粒由 2 ~ 10 分粒组成。②纤维多成束，壁厚，木化，周围细胞大多含草酸钙方晶，形成晶鞘纤维，含晶细胞壁木化增厚。③石细胞少见，类圆形或多角形。④具缘纹孔导管较大，具缘纹孔六角形或椭圆形，排列极为紧密。

横切面：皮部已除去，若有残留，皮层有后细胞。木质部导管群与木纤维束相间排列，导管直径可达 300μm 纤维束周围的薄壁细胞含草酸钙方晶。射线细胞 3～8 列。薄壁细胞含少量淀粉粒。

【化学成分】①主含异黄酮，如葛根素（puerarin）、大豆苷元、大豆苷。②另含利尿素、6,7－二甲氧基香豆素、氨基酸等。

【质量评价】

1. 经验鉴别　以块大、质坚实、色白、粉性足、纤维少为佳。

2. 浸出物　按醇溶性浸出物热浸法测定，稀乙醇浸出物不得少于 24.0%。

3. 含量测定　按高效液相色谱法测定，含葛根素（$C_{21}H_{20}O_9$）不得少于 2.4%。

【性味功效】性凉，味甘、辛。解肌退热，生津止渴，透疹，升阳止泻，通经活络，解酒毒。

【附】

粉葛

Puerariae Thomsonii Radix

为豆科植物甘葛藤 *Pueraria thomsonii* Benth. 的干燥根。秋、冬两季采挖，除去外皮，稍干，截断或再纵切成两半或斜切成厚片，干燥。主产于广西、广东，多为栽培。呈圆柱形、类纺锤形或半圆柱形，长 12～15cm，直径 4～8cm；有的为纵切或斜切的厚片，大小不一。表面黄白色或淡棕色，未去外皮的呈灰棕色。体重，质硬，富粉性，横切面可见由纤维形成的浅棕色同心性环纹，纵切面可见由纤维形成的数条纵纹。气微，味微甜。含总黄酮量较野葛低。功效同"葛根"。

甘草

Gancao；Glycyrrhizae Radix et Rhizoma

【来源】为豆科植物甘草 *Glycyrrhiza uralensis* Fisch.、胀果甘草 *Glycyrrhiza inflata* Bat. 或光果甘草 *Glycyrrhiza glabra* L. 的干燥根及根茎。

【采收加工】春、秋两季采挖，以秋季采收为佳。切去茎基、幼芽、支根及须根，晒干；亦有将外面红棕色栓皮刮去者，称"粉甘草"。

【产地】甘草主产于内蒙古、甘肃、新疆等省区，以内蒙古鄂尔多斯市的杭锦旗一带、巴盟的磴口县及阿拉善盟的阿拉善左旗和阿拉善右旗一带所产品质最优；胀果甘草和光果甘草主产于新疆、甘肃等省区，胀果甘草已有人工栽培。

【性状鉴别】甘草：根呈圆柱形，长 25～100cm，直径 0.6～3.5cm。外皮松紧不等，红棕色或灰棕色，有明显的皱纹、沟纹及稀疏的细根痕，皮孔横长。质坚实而重，断面略显纤维性，黄白色，粉性，具明显的形成层环纹及放射状纹理，有的有裂隙。根茎呈圆柱形，表面有芽痕，断面中央有髓。气微，味甜而特殊（图 5－34）。

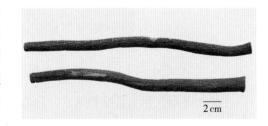

图 5－34　甘草药材

胀果甘草：根及根茎木质粗壮，有的有分枝，外皮粗糙，多灰棕色或灰褐色。质坚硬，木质纤维多，粉性小。根茎不定芽多而粗大。

光果甘草：根及根茎质地比较坚实，有的分枝，外皮不粗糙，多灰棕色，皮孔细而不明显。

甘草饮片：为类圆形或椭圆形厚片，周边红棕色或灰棕色，切面黄白色或黄色，形成层环明显，射

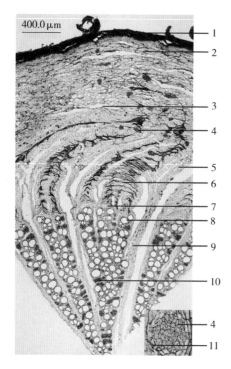

图 5-35 甘草(根)横切面

1. 木栓层　2. 皮层　3. 裂隙　4. 韧皮纤维束
5. 韧皮射线　6. 韧皮部　7. 形成层　8. 导管
9. 木射线　10. 木纤维束　11. 草酸钙方晶

线放射状,有裂隙,显"菊花心"。气微,味甜而特殊。

【显微鉴别】根横切面:木栓层为数列棕色细胞。皮层较窄。韧皮部射线宽广,多弯曲,常现裂隙;纤维多成束,周围薄壁细胞中常含草酸钙方晶,形成晶鞘纤维;筛管群常因压缩而变形。束间形成层明显。木质部射线宽3~5列细胞,导管较多;木纤维成束,亦形成晶鞘纤维。薄壁细胞含淀粉粒,少数细胞含棕色块状物(图5-35)。

粉末:淡棕黄色。①纤维成束,壁厚,微木化,周围薄壁细胞含草酸钙方晶,形成晶鞘纤维。②具缘纹孔导管较大,稀有网纹导管。③草酸钙方晶多见。④木栓细胞多角形,红棕色,微木化(图5-36)。

【化学成分】①主含三萜皂苷类成分:主要有甘草甜素(glycyrrhizin),系甘草酸(glycyrrhizic acid)的钾、钙盐,为甘草的甜味成分。甘草酸水解后产生18β-甘草次酸。②含黄酮类成分:甘草苷(liquiritin)、甘草素(liquiritigenin)、甘草苷元、异甘草苷、异甘草苷元等。刺芒柄花素等异黄酮类成分。③另含香豆素、生物碱及多糖等。

甘草甜素具有解毒、抗炎、抗癌、抑制艾滋病病毒复制等作用。甘草次酸具有抗炎、镇咳、抗癌作用。黄酮类化合物是甘草解痉、抗溃疡作用的主要成分。

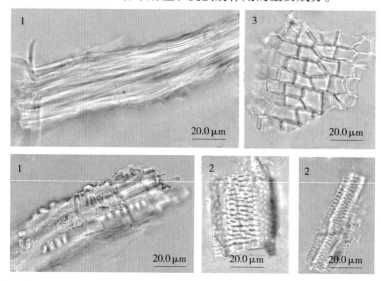

图 5-36 甘草粉末
1. 纤维及晶鞘纤维　2. 导管　3. 木栓细胞

【理化鉴别】粉末乙醚提取后,药渣用甲醇加热回流提取,滤液蒸干,加水溶解,用正丁醇萃取,合并正丁醇液,水洗后蒸干,残渣加甲醇溶解,作供试品溶液。以甘草对照药材及甘草酸单铵盐对照品作对照,按薄层色谱法,用1%氢氧化钠溶液制备的硅胶G板,以乙酸乙酯-甲酸-冰醋酸-水(15:1:1:2)为展开剂展开,喷10%硫酸乙醇溶液在105℃显色,置紫外光灯(365nm)下检视。供试品色谱中,在与对照药材色谱相应的位置上,显相同颜色的荧光斑点;在与对照品色谱相应的位置上,显相同的橙黄色荧光斑点。

【质量评价】

1. 经验鉴别　以外皮细紧、色红棕、质坚实、断面黄白色、粉性足、味甜者为佳。

2. 检查　重金属及有害元素检测：用原子吸收分光光度法或电感耦合等离子体质谱法测定，含铅不得过 5mg/kg；镉不得过 1mg/kg；砷不得过 2mg/kg；汞不得过 0.2mg/kg；铜不得过 20mg/kg。

有机氯农药残留量检测：按农药残留量测定法测定，五氧硝基苯（PCNB）不得过 0.1mg/kg。

3. 含量测定　按高效液相色谱法测定，含甘草苷（$C_{21}H_{22}O_9$）不得少于 0.50%，含甘草酸（$C_{42}H_{62}O_{16}$）不得少于 2.0%；饮片含甘草苷（$C_{21}H_{22}O_9$）不得少于 0.45%，含甘草酸（$C_{42}H_{62}O_{16}$）不得少于 1.8%。

【性味功效】性平，味甘。补脾益气，清热解毒，祛痰止咳，缓急止痛，调和诸药。

黄芪
Huangqi；Astragali Radix

【来源】为豆科植物蒙古黄芪 *Astragalus membranaceus*（Fisch.）Bge. var. *mongholicus*（Bge.）Hsiao 或膜荚黄芪 *Astragalus membranaceus*（Fisch.）Bge. 的干燥根。

【采收加工】春、秋两季采挖，除去须根及根头，晒干。

【产地】黄芪主产于山西、内蒙古、黑龙江、甘肃等地。产于山西绵山者，习称"绵芪"或"西黄芪"；产于黑龙江、内蒙古者，习称"北黄芪"。以栽培的蒙古黄芪质量为佳。

【性状鉴别】根呈圆柱形，少有分枝，上端较粗，长 30~90cm，直径 1~3.5cm。表面灰黄色或淡棕褐色，有明显纵皱纹及横向皮孔。质硬而韧，不易折断，断面纤维性，并显粉性，皮部黄白色，木部淡黄色，有放射状纹理及裂隙，习称"菊花心"。气微，味微甜，嚼之微有豆腥味（图 5-37）。

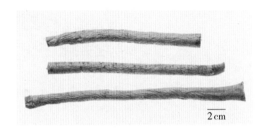

图 5-37　黄芪药材

黄芪饮片为类圆形或椭圆形的厚片，外皮黄白色至淡棕褐色，可见纵皱纹。切面皮部黄白色，木部淡黄色，有放射状纹理及裂隙，有的中心偶有枯朽状，黑褐色或呈空洞。气微，味微甜，嚼之有豆腥味。

【显微鉴别】根横切面：木栓层细胞数列，栓内层为 3~5 列厚角细胞，切向延长。韧皮部纤维束与筛管群交替排列；近栓内层处有的可见石细胞及管状木栓组织；韧皮射线外侧弯曲，有裂隙。形成层成环。木质部导管单个散在或 2~3 个相聚，导管间木纤维成束，木射线明显，射线有时可见单个或 2~4 个成群的石细胞。薄壁细胞含淀粉粒（图 5-38）。

粉末：黄白色。①纤维成束或散离，壁厚，表面有纵裂纹，初生壁常与次生壁分离，两端常断裂成须状。②具缘纹孔导管分子短，具缘纹孔排列紧密。③木栓细胞多角形，垂周壁薄，有的细波状弯曲。④石细胞少见，长方形、

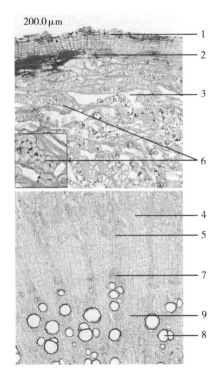

图 5-38　黄芪（根）横切面

1. 木栓层　2. 栓内层　3. 裂隙　4. 韧皮射线
5. 韧皮部　6. 纤维束　7. 形成层
8. 木质部　9. 木射线

类圆形或不规则状，壁较厚（图5-39）。

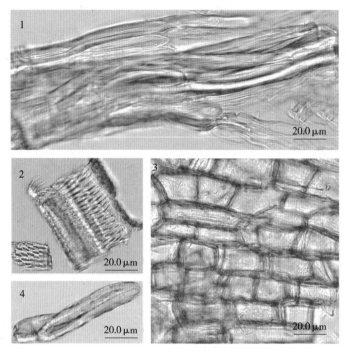

图5-39 黄芪粉末
1. 纤维 2. 导管 3. 木栓细胞 4. 石细胞

【化学成分】①主含三萜皂苷类成分：黄芪皂苷（astragaloside）Ⅰ~Ⅶ，其中黄芪皂苷Ⅳ（即黄芪甲苷）为主要成分；②黄酮类：芒柄花黄素、毛蕊异黄酮（calycosin）及其葡萄糖苷、7,3′-二羟基-4′,5′-二甲氧基异黄烷等。③多糖类：黄芪多糖Ⅰ、Ⅱ、Ⅲ。④尚含γ-氨基丁酸、硒等。

【理化鉴定】粉末甲醇提取，滤液加于中性氧化铝柱，40%甲醇洗脱，洗脱液蒸干后加水溶解，水饱和的正丁醇液萃取，正丁醇液蒸干，残渣加甲醇溶解，作供试品溶液。以黄芪对照药材及黄芪甲苷对照品作对照，按薄层色谱法，用硅胶 G 板，以三氯甲烷-甲醇-水(13:7:2)的下层溶液为展开剂，喷10%硫酸乙醇溶液显色，分别置日光及紫外光灯（365nm）下检视。供试品色谱中，在与对照品色谱相应的位置上，日光下显相同的棕褐色斑点；紫外光灯（365nm）下显相同的橙黄色荧光斑点。

【质量评价】

1. 经验鉴别 以条粗长、断面色黄白、有粉性者为佳。

2. 检查 重金属及有害元素检测：按原子吸收分光光度法或电感耦合等离子体质谱法测定，含铅不得过 5mg/kg；镉不得过 1mg/kg；砷不得过 2mg/kg；汞不得过 0.2mg/kg；铜不得过 20mg/kg。

有机氯农药残留量检测：按农药残留量测定法测定，五氯硝基苯（PCNB）不得过 0.1mg/kg。

3. 浸出物 按水溶液浸出物冷浸法测定，不得少于 17.0%。

4. 含量测定 按高效液相色谱法测定，含黄芪甲苷（$C_{41}H_{68}O_{14}$）不得少于 0.080%；含毛蕊异黄酮葡萄糖苷（$C_{22}H_{22}O_{10}$）不得少于 0.020%。

【性味功效】性微温，味甘。补气升阳，固表止汗，利水消肿，生津养血，行滞通痹，托毒排脓，敛疮生肌。

【知识链接】黄芪伪品常见的有：①豆科植物锦鸡儿 Caragana sinica (Buc hoz) Rehd. 的根。根圆柱形，表面有棕色的残存皮孔。断面皮部淡黄色，木部淡黄棕色。质脆，断面纤维状。气微，味淡。②锦葵科植物圆叶锦葵 Malva rotundifolia L.、欧蜀葵 Althaea officinalis L.、蜀葵 A. rosea Cav. 的根，个别地区作黄芪使用，应注意鉴别。如圆叶锦葵的根呈圆柱形，表面土黄色或棕黄色，韧皮部淡黄色。气微，味淡，嚼之有黏滑感，可与正品区别。

<h1 style="text-align:center">远志</h1>

Yuanzhi；Polygalae Radix

【来源】为远志科植物远志 *Polygala tenuifolia* Willd. 或卵叶远志 *Polygala sibirica* L. 的干燥根。春、秋两季采挖，除去须根和泥沙，晒干；或除去木心（木质部）后晒干，称"远志肉"。

【产地】主产于山西、陕西、吉林、河南等省。

【性状鉴别】呈圆柱形，略弯曲，长 2～30cm，直径 0.2～1cm。表面灰黄色至灰棕色，有较密并深陷的横皱纹、纵皱纹及裂纹，老根的横皱纹较密更深陷，略呈结节状。质硬而脆，易折断，断面皮部棕黄色，木部黄白色，皮部易与木部剥离，抽取木心者中空。气微，味苦、微辛，嚼之有刺喉感（图 5-40）。

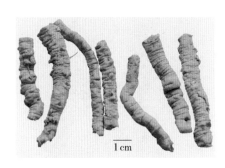

图 5-40　远志药材

【显微鉴别】根横切面：木栓细胞 10 余列。栓内层为 20 余列薄壁细胞，有切向裂隙。韧皮部较宽广，常现径向裂隙。形成层成环。木质部发达，均木化，射线宽 1～3 列细胞。薄壁细胞大多含脂肪油滴，有的含草酸钙簇晶和方晶。

【化学成分】①含多种三萜类皂苷，主要为远志皂苷（onjisaponin）A～G、细叶远志皂苷（tenuifolin）。②含𠮟酮类主要为远志𠮟酮（polygalaxanthone）Ⅰ、Ⅱ、Ⅲ。③寡糖酯类主要为 3,6′-二芥子酰基蔗糖（3,6′-disinapoylsucrose）等。

【质量评价】

1. 经验鉴别　以条粗、皮细、肉厚、去净木心者为佳。

2. 浸出物　按醇溶性浸出物热浸法测定，70% 乙醇浸出物不得少于 30.0%。

3. 含量测定　按高效液相色谱法测定，含细叶远志皂苷（$C_{36}H_{56}O_{12}$）不得少于 2.0%，含远志𠮟酮 Ⅲ（$C_{25}H_{28}O_{15}$）不得少于 0.15%，含 3,6′-二芥子酰基蔗糖（$C_{36}H_{46}O_{17}$）不得少于 0.50%。

【性味功效】性温，味苦、辛。安神益智，交通心肾，祛痰，消肿。

<h1 style="text-align:center">人参</h1>

Renshen；Ginseng Radix et Rhizoma

PPT

【来源】为五加科植物人参 *Panax ginseng* C. A. Mey. 的干燥根和根茎。

【采收加工】秋季采挖，洗净，晒干或烘干。栽培的俗称"园参"；播种在山林野生状态下自然生长的称"林下山参"，习称"籽海"。

【产地】主产于吉林、辽宁、黑龙江等省。

【性状鉴别】主根呈纺锤形或圆柱形，长 3～15cm，直径 1～2cm。表面灰黄色，上部或全体有疏浅断续的粗横纹及明显的纵皱，下部有支根 2～3 条，并着生多数细长的须根，须根上常有不明显的细小疣状突出（珍珠疙瘩）。根茎（芦头）长 1～4cm，直径 0.3～1.5cm，多拘挛而弯曲，具不定根（芋）和稀疏的凹窝状茎痕（芦碗）。质较硬，断面淡黄白色，显粉性，形成层环纹棕黄色，皮部有黄棕色的点状树脂道及放射状裂隙。香气特异，味微苦、甘（图 5-41）。

人参饮片为圆形、类圆形或为斜薄片。外表皮灰黄色，具明显纵皱纹、纵沟纹，有的可见突起的横长皮孔或断续的横环纹。切面淡黄白色或类白色，形成层环纹棕黄色，皮部有黄棕色的点状树脂道及放射状裂隙，质脆。香气特异，味微苦、甘。

【显微鉴别】根横切面：木栓层为数列细胞，栓内层窄。韧皮部外侧有裂隙，内侧薄壁细胞排列较紧密，有树脂道散在，内含黄色分泌物。形成层成环。木质部射线宽广，导管单个散在或数个相聚，断续排列成放射状，导管旁偶有非木化的纤维。薄壁细胞含草酸钙簇晶（图5－42）。

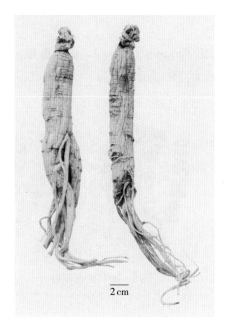

图5－41　人参药材

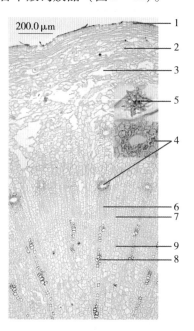

图5－42　人参（根）横切面

1. 木栓层　2. 皮层　3. 裂隙　4. 树脂道　5. 草酸钙簇晶
6. 韧皮部　7. 形成层　8. 木质部　9. 射线

粉末：淡黄白色。①树脂道碎片易见，含黄色块状分泌物。②草酸钙簇晶棱角锐尖。③多为网纹导管或梯纹导管。④木栓细胞表面观类方形或多角形，壁细波状弯曲。⑤淀粉粒甚多，单粒类球形、半圆形或不规则多角形，脐点点状或裂缝状；复粒由2~6分粒组成（图5－43）。

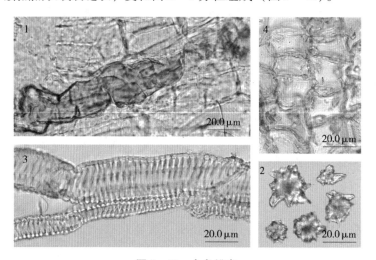

图5－43　人参粉末
1. 树脂道　2. 草酸钙簇晶　3. 导管　4. 木栓细胞

【化学成分】①含三萜皂苷类成分：主要有人参皂苷（ginsenoside）多数为达玛烷型四环三萜皂苷，如人参皂苷 Ra_1、Ra_2、Ra_3、Rb_1、Rb_2、Rb_3、Rc、Rd、Re、Rf、Rg_1、Rg_2、Rg_3、Rh_1、Rh_2及20-gluco-Rf等；由于苷元不同，达玛烷型皂苷又分为20（S）-原人参二醇（protopanaxadiol）型皂苷（A型）和20（S）-原人参三醇（protopanaxatriol）型皂苷（B型），以前者为多。少数为齐墩果烷型（C

型）五环三萜皂苷，如人参皂苷 Ro。②挥发油：主要有 β – 榄香烯、人参炔醇及人参环氧炔醇等。③人参多糖：有人参淀粉和人参果胶。

人参总皂苷具有增强免疫、抗休克、抗心肌缺血、调节血压、延缓衰老、抗肿瘤等作用。人参皂苷 Rb 类有中枢镇静作用，Rb$_1$ 有降血压作用；人参皂苷 Rg 类有中枢兴奋作用。

【理化鉴别】粉末先用三氯甲烷回流提取脱脂后，再用水饱和的正丁醇提取，在提取液中加氨试液碱化，取正丁醇液蒸干，残渣加甲醇溶解作供试品溶液。以人参对照药材、人参皂苷 Rb$_1$、人参皂苷 Re、人参皂苷 Rf 及人参皂苷 Rg$_1$ 对照品作对照，按薄层色谱法，用硅胶 G 板，以三氯甲烷 – 乙酸乙酯 – 甲醇 – 水（15：40：22：10）的下层溶液为展开剂，10% 硫酸乙醇溶液显色，分别置日光和紫外光灯（365nm）下检视。供试品色谱中，在与对照药材色谱和对照品色谱相应位置上，分别显相同颜色的斑点或荧光斑点。

【质量评价】

1. 经验鉴别 以条粗、质硬、完整者为佳。

2. 检查 重金属及有害元素检测：用原子吸收分光光度法或电感耦和等离子体质普法测定，含铅不得过 5mg/kg；镉不得过 1mg/kg；砷不得过 2mg/k；汞不得过 0.2mg/kg；铜不得过 20mg/kg。

农药残留量：用气相色谱测定，含五氯硝基苯不得过 0.1mg/kg，六氯苯不得过 0.1mg/kg；七氯（七氯、环氧七氯之和）不得过 0.05mg/kg；氯丹（顺式氯丹、反式氯、丹氧化氯丹之和）不得过 0.1mg/kg。

3. 含量测定 按高效液相色谱法测定，含人参皂苷 Rg$_1$（$C_{42}H_{72}O_{14}$）和人参皂苷 Re（$C_{48}H_{82}O_{18}$）的总量不得少于 0.30%，人参皂苷 Rb$_1$（$C_{54}H_{92}O_{23}$）不得少于 0.20%。饮片含人参皂苷 Rg$_1$（$C_{42}H_{72}O_{14}$）和人参皂苷 Re（$C_{48}H_{82}O_{18}$）的总量不得少于 0.27%，人参皂苷 Rb$_1$（$C_{54}H_{92}O_{23}$）不得少于 0.18%。

【性味功效】性微温，味甘、微苦。大补元气，复脉固脱，补脾益肺，生津养血，安神益智。

【附】

红参

Hongshen；Ginseng Radix et Rhizoma Rubra

为五加科植物人参 *Panax ginseng* C. A. Mey. 的栽培品经蒸制后的干燥根和根茎。秋季采挖，洗净，蒸制后，干燥。主根呈纺锤形、圆柱形或扁方柱形，长 3～10cm，直径 1～2cm。表面半透明，红棕色，偶有不透明的暗黄褐色斑块（习称"黄马褂"），具纵沟、皱纹及细根痕；上部有时具断续的不明显环纹；下部有 2～3 条扭曲交叉的支根，并带弯曲的须根或仅具须根残迹。根茎（芦头）长 1～2cm，上有数个凹窝状茎痕（芦碗），有的带有 1～2 条完整或折断的不定根（芋）。质硬而脆，断面平坦，角质样。气微香而特异，味甘、微苦。本品主要显微特征与人参相同，区别是本品淀粉粒已糊化，轮廓模糊。化学成分与人参相似，在加工过程中成分略有变化。主要有 20（*R*）– 人参皂苷 Rg$_2$、20（*S*）– 人参皂苷 Rg$_3$、20（*S*）– 人参皂苷 Rh$_1$、人参皂苷 Rh$_2$、人参皂苷 Rs$_1$、人参皂苷 Rs$_2$ 等。用高效液相色谱法测定，本品含人参皂苷 Rg$_1$（$C_{42}H_{72}O_{14}$）和人参皂苷 Re（$C_{48}H_{82}O_{18}$）的总量不得少于 0.25%，人参皂苷 Rb$_1$（$C_{54}H_{92}O_{23}$）不得少于 0.20%。饮片含人参皂苷 Rg$_1$（$C_{42}H_{72}O_{14}$）和人参皂苷 Re（$C_{48}H_{82}O_{18}$）的总量不得少于 0.25%，人参皂苷 Rb$_1$（$C_{54}H_{92}O_{23}$）不得少于 0.20%。性温，味甘、微苦。大补元气，复脉固脱，益气摄血。

>>> 知识链接 ◦--

人参主产于我国东北，目前已向南扩展，西南地区四川已有少量引种栽培，人参皂苷的含量与东北产的人参相近。栽培人参称"园参"；野生人参称"山参"；将幼小人参移栽到适宜山林中，经10余年生长后采挖，称"移山参"；播种在山林中野生状态下自然生长的人参，称"林下参"。人参根具有芦头、芦碗、芋、珍珠疙瘩等专业术语及真伪鉴定特征。生长年限越长，芦头越长，芦碗和芋越多。红参是人参的加工药材，人参经过蒸透、高温后，淀粉粒糊化，颜色变红呈红棕色，化学成分有所变化，产生特有的人参皂苷 Rg₂、Rg₃、Rh 等成分。

--●

西洋参
Xiyangshen；Panacis Quinquefolii Radix

【来源】 为五加科植物西洋参 *Panax quinquefolium* L. 的干燥根。均系栽培品，秋季采挖，洗净，晒干或低温干燥。

【产地】 原产加拿大和美国。我国东北、华北、西北等地引种栽培成功。

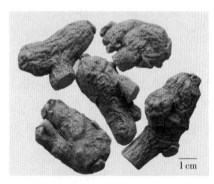

图 5 - 44　西洋参药材

【性状鉴别】 呈纺锤形、圆柱形或圆锥形。表面浅黄褐色或黄白色，可见横向环纹和线形皮孔状突起，并有细密浅纵皱纹和须根痕。主根中下部有一至数条侧根，多已折断。有的上端有根茎（芦头），环节明显，茎痕（芦碗）圆形或半圆形，具不定根（芋）或已折断。体重，质坚实，不易折断，断面平坦，浅黄白色，略显粉性，皮部可见黄棕色点状树脂道，形成层环纹棕黄色，木部略呈放射状纹理。气微而特异，味微苦、甘（图 5 - 44）。

西洋参饮片呈长圆形或类圆形薄片。外表皮浅黄褐色，切面淡黄白至黄白色，形成层环棕黄色，皮部有黄棕色点状树脂道，近形成层环处较多而明显，木部略呈放射状纹理。气微而特异，味微苦、甘。

【显微鉴别】 根横切面：木栓层由 4～6 列木栓细胞构成。皮层细胞排列疏松，皮层外部有树脂道6～14 个呈环状排列，树脂道扁平形。韧皮部占根半径 1/3～1/2，射线宽 2～3 列细胞，树脂道在韧皮部呈数层环状排列。形成层明显。次生木质部发达，初生木质部五原型。

【化学成分】 含三萜皂苷类成分，已分离出人参皂苷 Ro、Rb₁、Rb₂、Rb₃、Rc、Rc、Rd、RA₀、Re、Rf、Rg₁、Rg₂、Rg₃、Rh₁、Rh₂、F₃及西洋参皂苷 L₁、西洋参皂苷 R₁和拟人参皂苷 F₁₁等。

【质量评价】

1. 经验鉴别　以体轻质硬、表面横纹紧密、气清香、味浓者为佳。

2. 检查　检查重金属及有害元素：用原子吸收分光光度法或电感耦合等离子体质谱法测定，含铅不得过 5mg/kg；镉不得过 1.0mg/kg；砷不得过 2mg/kg；汞不得过 0.2mg/kg；铜不得过 20mg/kg。

农药残留量：用气相色谱法测定，含五氯硝基苯不得过 0.1mg/kg，六氯苯不得过 0.1mg/kg，七氯（七氯、环氧七氯之和）不得过 0.05mg/kg，氯丹（顺式氯丹、反式氯丹、氯化氯丹之和）不得过0.1mg/kg。

3. 浸出物　按醇溶性浸出物热浸法测定，70% 乙醇浸出物不得少于30.0%；饮片不得少于25%。

4. 含量测定　按高效液相色谱法测定，含人参皂苷 Rg₁（$C_{42}H_{72}O_{14}$）、人参皂苷 Re（$C_{48}H_{82}O_{18}$）和人参皂苷 Rb₁（$C_{54}H_{92}O_{23}$）的总量不得少于 2.0%。

【性味功效】 性凉，味甘、微苦。补气养阴，清热生津。

【知识链接】近年来，以生晒参伪充西洋参的现象时有发生，两者的鉴别可采用薄层色谱法，人参可检测到人参皂苷 Rf；西洋参可检测到拟人参皂苷 F_{11}。

三七
Sanqi；Notoginseng Radix et Rhizoma

【来源】为五加科植物三七 *Panax notoginseng*（Burk.）F. H. Chen 的干燥根和根茎。

【采收加工】秋季开花前采挖，洗净，分开主根、支根及根茎，干燥。支根习称"筋条"；根茎习称"剪口"；须根习称"绒根"。

【产地】三七主产于广西田阳、靖西、百色及云南文山等地。多系栽培。

【性状鉴别】主根呈类圆锥形或圆柱形，长 1~6cm，直径 1~4cm。表面灰褐色或灰黄色，有断续的纵皱纹和支根痕。顶端有茎痕，周围有瘤状突起。体重，质坚实，断面灰绿色、黄绿色或灰白色，木部微呈放射状排列。气微，味苦回甜（图 5-45）。

筋条呈圆柱形或圆锥形，长 2~6cm，上端直径约 0.8cm，下端直径约 0.3cm。

剪口呈不规则的皱缩块状或条状，表面有数个明显的茎痕及环纹，断面中心灰绿色或白色，边缘深绿色或灰色。

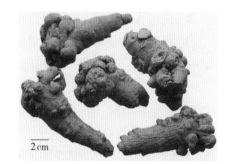

图 5-45 三七药材

【显微鉴别】根横切面：木栓层为数列细胞，栓内层不明显。韧皮部有树脂道散在。形成层成环。木质部导管 1~2 列径向排列。射线宽广。薄壁细胞含淀粉粒，草酸钙簇晶稀少。

粉末：灰黄色。①淀粉粒甚多，单粒圆形、半圆形或圆多角形；复粒由 2~10 余分粒组成。②树脂道碎片含黄色分泌物。③梯纹导管、网纹导管及螺纹导管。④草酸钙簇晶少见（图 5-46）。

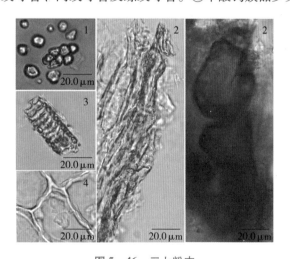

图 5-46 三七粉末
1. 淀粉粒 2. 树脂道碎片 3. 导管 4. 草酸钙簇晶

【化学成分】①三萜皂苷类成分：主要有人参皂苷 Rb_1、Rg_1、Rg_2，并含少量人参皂苷 Ra、Rb_2、Rc、Rd、Re、Rh_1 等及三七皂苷 R_1、R_2、R_3、R_4、R_6、Fa、K。②三七素：又名田七氨酸（dencichine），为一种特殊氨基酸，其结构为 $\beta-N-$草酰基$-L-\alpha$，$\beta-$二氨基丙酸（$\beta-N-oxalo-L-\alpha$，$\beta-diamino-propionic\ acid$）。田七氨酸是三七的止血活性成分。③含三七黄酮、三七黄酮苷、槲皮素、多糖、挥发油及氨基酸。

三七皂苷具有抗血栓形成、抗脑缺血、抗心肌损伤、改善学习记忆、抗疲劳、延缓衰老、调节免疫等作用。

【理化鉴别】粉末加水饱和的正丁醇振摇提取；上清液加3倍量正丁醇饱和的水，振摇、放置分层，取正丁醇层蒸干；残渣加甲醇溶解作供试品溶液。以三七对照药材、人参皂苷 Rb_1、人参皂苷 Re、人参皂苷 Rg_1 对照品及三七皂苷 R_1 对照品作对照，按薄层色谱法，用硅胶 G 板，以三氯甲烷 – 乙酸乙酯 – 甲醇 – 水（15：40：22：10）10℃以下放置的下层溶液为展开剂展开，喷以10%硫酸乙醇溶液显色。供试品色谱中，在与对照品色谱相应的位置上，显相同颜色的斑点；置紫外光灯（365nm）下检视，显相同的荧光斑点。

【质量评价】

1. 经验鉴别 以个大、体重、质坚实、表面光滑、断面色灰绿或黄绿者为佳。

2. 浸出物 按醇溶性浸出物热浸法测定，甲醇浸出物不少于16.0%。

3. 检查 重金属及有害元素检测：用原子吸收分光光度法或电感耦合等离子体质普法测定，含铅不得过5mg/kg；镉不得过1mg/kg；砷不得过2mg/kg；汞不得过0.2kg/kg；铜不得过20mg/kg。

4. 含量测定 按高效液相色谱法测定，含人参皂苷 Rg_1（$C_{42}H_{72}O_{14}$）、人参皂苷 Rb_1（$C_{54}H_{92}O_{23}$）及三七皂苷 R_1（$C_{47}H_{80}O_{18}$）的总量不得少于5.0%。

【性味功效】性温，味甘、微苦。散瘀止血，消肿定痛。

【知识链接】三七一般种植3~4年采收，8~9月开花前收获的称"春七"，根饱满，质佳；11月种子成熟后收获的称"冬七"，根较松泡，质较次。三七往往根据每斤能称多少个数，可称多少"头"，并以此划分商品规格。

菊科植物菊三七 *Gynura segetum*（Lour.）Merr. 的根茎，景天科植物景天三七 *Sedum aizoon* L. 或费菜 *Sedum kamtschaticum* Fisch. 的根茎、根或全草在民间称"土三七"，均不宜作三七用。

>>> 知识链接 ○---

三七的加工方法

香港市场上的三七与内地三七的加工方法和颜色不同。内地三七是采挖后，洗净泥土、干燥，呈灰褐色或灰黄色。香港三七是用乌烟着色后，再用虫白蜡摸光，呈黑色。

---●

白芷
Baizhi; Angelicae Dahuricae Radix

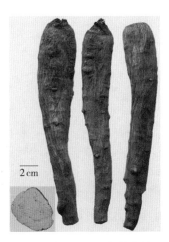

图 5 –47　白芷药材

【来源】为伞形科植物白芷 *Angelica dahurica*（Fisch. ex Hoffm.）Benth. et Hook. f. 或杭白芷 *Angelica dahurica*（Fisch. ex Hoffm.）Benth. et Hook. f. var. *formosana*（Boiss.）Shan et Yuan 的干燥根。夏、秋两季叶黄时采挖，除去地上部分、须根及泥土，晒干或低温干燥。

【产地】白芷产于河南长葛、禹县者习称"禹白芷"；产于河北安国者习称"祁白芷"。杭白芷产于浙江、福建、四川等地，习称"杭白芷"和"川白芷"。

【性状鉴别】白芷　长圆锥形，长10~25cm，直径1.5~2.5cm。表面灰棕色或黄棕色，根头部钝四棱形或近圆形，具纵皱纹、支根痕及皮孔样的横向突起，习称"疙瘩丁"，顶端有凹陷的茎痕。质坚实，断面白色或灰白色，粉性，形成层环棕色，近方形或近圆形，皮部散有多数棕色油点，木质部约占断面的1/3。气芳香，味辛、微苦（图5–47）。

杭白芷横向皮孔样突起多四纵行排列，使全根呈类圆锥形而具四纵棱；形成层环略呈方形，木质部约占断面的1/2。

白芷饮片呈类圆形厚片。外表皮灰棕色或黄棕色。切面白色或灰白色，具粉性，形成层环棕色，近方形或近圆形，皮部散有多数棕色油点。气芳香，味辛、微苦。

【显微鉴别】粉末：黄白色。①淀粉粒甚多，单粒圆球形、多角形、椭圆形或盔帽形，脐点点状、裂缝状、十字状、三叉状、星状或人字状；复粒多由2~12分粒组成。②网纹导管、螺纹导管。③木栓细胞多角形或类长方形，淡黄棕色。④油管多已破碎，含淡黄棕色分泌物。

【化学成分】主含香豆素类成分，有欧前胡素（imperatorin）、异欧前胡素、佛手柑内酯、珊瑚菜素、氧化前胡素等。

【质量评价】

1. 经验鉴别　以条粗壮、体重、粉性足、香气浓郁者为佳。

2. 浸出物　按醇溶性浸出物热浸法测定，稀乙醇浸出物不得少于15.0%。

3. 含量测定　按高效液相色谱法测定，含欧前胡素（$C_{16}H_{14}O_4$）不得少于0.080%。

【性味功效】性温，味辛。解表散寒，祛风止痛，宣通鼻窍，燥湿止带，消肿排脓。

当归
Danggui；Angelicae Sinensis Radix

【来源】为伞形科植物当归 *Angelica sinensis*（Oliv.）Diels. 的干燥根。

【采收加工】秋末采挖，除去须根和泥沙，待水分稍蒸发后，捆成小把，上棚，用烟火慢慢熏干。

【产地】当归主产于甘肃，云南、四川、湖北等地亦产，均为栽培。其中甘肃岷县和宕昌产量多，质量佳。销全国，并出口。

【性状鉴别】略呈圆柱形，下部有支根3~5条或更多，长15~25cm。表面黄棕色至棕褐色，具纵皱纹和横长皮孔样突起。根头（归头）直径1.5~4cm，具环纹，上端圆钝，或具数个明显突出的根茎痕，有紫色或黄绿色的茎和叶鞘的残基；主根（归身）表面凹凸不平；支根（归尾）直径0.3~1cm，上粗下细，多扭曲，有少数须根痕。质柔韧，断面黄白色或淡黄棕色，皮部厚，有裂隙和多数棕色点状分泌腔，木部色较淡，形成层环黄棕色。有浓郁的香气，味甘、辛、微苦（图5-48）。

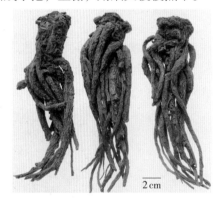

图5-48　当归药材

当归饮片为类圆形、椭圆形或不规则薄片，外表皮黄棕色至棕色。切面黄白色或淡棕黄色，平坦，有裂隙，中间有浅棕色的形成层环，并有多数棕色的油点。香气浓郁，味甘、辛、微苦。

【显微鉴别】根横切面：木栓层为数列细胞，栓内层窄，有少数油室。韧皮部宽广，多裂隙，油室和油管类圆形，外侧较大，向内渐小，周围分泌细胞6~9个。形成层成环。木质部射线宽3~5列细胞。导管单个散在或2~3个相聚，呈放射状排列。薄壁细胞含淀粉粒（图5-49）。

粉末：淡黄棕色。①韧皮薄壁细胞纺锤形，壁略厚，表面有极微细的斜向交错纹理，有时可见菲薄的横隔。②梯纹导管和网纹导管多见。③有时可见油室碎片（图5-50）。

【化学成分】①挥发油：主要有藁本内酯（ligustilide）、正丁烯基酞内酯（n-butylidene-phthalide）、欧当归内酯A等苯酞类成分。②水溶性成分：阿魏酸（ferulic acid）、丁二酸、尿嘧啶、腺嘌呤、伞形花内酯等。③多种氨基酸和微量元素。

挥发油成分藁本内酯、正丁烯基酞内酯为当归解痉主要活性成分。阿魏酸具有抑制血小板聚集的作用。

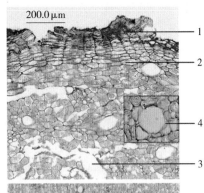
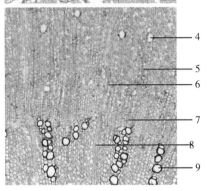

图 5 – 49 当归（根）横切面
1. 木栓层　2. 皮层　　3. 裂隙
4. 油室　5. 韧皮部　6. 韧皮射线
7. 形成层　8. 木射线　9. 木质部

【理化鉴别】

1. 粉末乙醚超声提取，滤液蒸干，残渣加乙醇溶解作供试品溶液。以当归对照药材作对照，按薄层色谱法，用硅胶 G 板，以正己烷 – 乙酸乙酯（4∶1）为展开剂，置紫外光灯（365nm）下检视。供试品色谱中，在与对照药材色谱相应的位置上，显相同颜色的荧光斑点。

2. 粉末 1% 碳酸氢钠溶液超声处理，离心，上清液用盐酸调 pH 至 2～3，用乙醚萃取，将乙醚液挥干，残渣加甲醇溶解作供试品溶液。以阿魏酸对照品、藁本内酯对照品作对照，按薄层色谱法，用硅胶 G 板，以环己烷 – 二氯甲烷 – 乙酸乙酯 – 甲酸（4∶1∶1∶0.1）为展开剂，置紫外光灯（365nm）下检视。在与对照品色谱相应的位置上，显相同颜色的荧光斑点。

【质量评价】

1. 经验鉴别　以主根粗长、油润、外皮色黄棕、断面色黄白、气味浓郁者为佳。柴性大、干枯无油或断面呈绿褐色者不可供药用。

2. 检查　重金属及有害元素检测：用原子吸收分光光度法或电感耦和等离子体质普法测定，本品含铅不得过 5mg/kg；镉不得过 1mg/kg；砷不得过 2mg/kg；汞不得过 0.2mg/kg；铜不得过 20mg/kg。

3. 浸出物　按醇溶性浸出物热浸法测定，70% 乙醇浸出物不得少于 45.0%。

4. 含量测定　按挥发油测定法测定，含挥发油不得少于 0.4%（ml/g）；按高效液相色谱法测定，含阿魏酸（$C_{10}H_{10}O_4$）不得少于 0.050%。

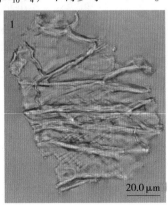
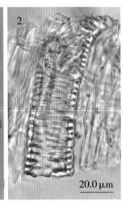
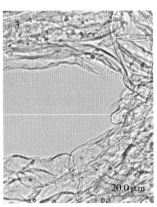

图 5 – 50　当归粉末
1. 韧皮薄壁细胞　2. 导管　3. 油室碎片

【性味功效】性温，味甘、辛。补血活血，调经止痛，润肠通便。

【知识链接】①同属植物东当归 Angelica acutiloba (Sieb. et Zucc.) Kitag.，吉林延边地区有栽培。东北地区曾以其根做当归入药。主根粗短，有多数支根，主要成分有正丁烯基酞内酯、藁本内酯等，功效与当归类似；为日本药用当归的主要来源，在四川等地也有少量栽培，根大，侧根多，香气弱。②同科植物欧当归 Levisticum officinalis Koch.，20 世纪 60 年代由于当归供不应求，而从东欧保加利亚引入，在华北地区引种栽培。主根粗长，顶端常有数个根茎痕。根外表浅黄棕色或灰棕色，干枯无油润感。气香而浊，味初微甘，继则辛辣而麻舌。含有藁本内酯等当归中的相同成分，但含量低。不能作当归使用。

独活
Duhuo；Angelicae pubescentis Radix

【来源】 为伞形科植物重齿毛当归 *Angelica pubescens* Maxim. f. *biserrata* Shan et Yuan 的干燥根。春初苗刚发芽或秋末茎叶枯萎时采挖，除去须根和泥沙，烘至半干，堆置 2 ~ 3 天，发软后再烘至全干。

【产地】 主产于湖北、四川等地。

【性状鉴别】 呈圆柱形，下部 2 ~ 3 分枝或更多。根头部膨大，圆锥状，多横皱纹，顶端有茎、叶的残基或凹陷。表面灰褐色或棕褐色，具纵皱纹，有横长皮孔样突起及稍突起的细根痕。质较硬，受潮则变软，断面皮部灰白色，有多数散在的棕色油室，木部灰黄色至黄棕色，形成层环棕色。有特异香气，味苦、辛、微麻舌（图 5 - 51）。

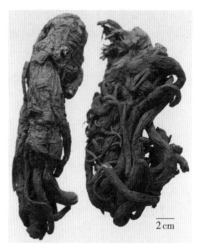

2 cm

图 5 - 51 独活药材

【显微鉴别】 根横切面：木栓细胞数列，栓内层窄，有少数油室。韧皮部宽广，约占根的 1/2；油室较多，排成数轮，周围分泌细胞 6 ~ 10 个。形成层成环。木质部射线宽 1 ~ 2 列细胞；导管稀少，常单个径向排列。薄壁细胞含淀粉粒。

【化学成分】 主要含香豆素类成分，有蛇床子素（osthol）、二氢欧山芹醇当归酸酯（columbianadin）、二氢山芹醇、异欧前胡内酯、香柑内酯、花椒毒素、二氢山芹醇葡萄糖苷、毛当归醇、当归醇等。

【质量评价】

1. 经验鉴别 以根条粗壮、油润、香气浓者为佳。

2. 含量测定 按高效液相色谱法测定，含蛇床子素（$C_{15}H_{16}O_3$）不得少于 0.50%，含二氢欧山芹醇当归酸酯（$C_{19}H_{20}O_5$）不得少于 0.080%。

【性味功效】 性微温，味辛、苦。祛风除湿，通痹止痛。

羌活
Qianghuo；Notopterygii Rhizoma et Radix

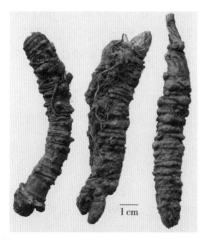

1 cm

图 5 - 52 羌活药材

【来源】 为伞形科植物羌活 *Notopterygium incisum* Ting ex H. T. Chang 或宽叶羌活 *Notopterygii franchetii* H. de Boiss. 的干燥根茎和根。春、秋两季采挖，除去须根及泥沙，晒干。

【产地】 主产于青海、四川、云南、甘肃等地。

【性状鉴别】 羌活：为圆柱状略弯曲的根茎，顶端具茎痕。表面棕褐色至黑褐色，外皮脱落处呈黄色。节间缩短，呈紧密隆起的环状，形似蚕，习称"蚕羌"；节间延长，形如竹节状，习称"竹节羌"。节上有多数点状或瘤状突起的根痕及棕色破碎鳞片。体轻，质脆，易折断，断面不平整，有多数裂隙，皮部黄棕色至暗棕色，油润，有棕色油点，木部黄白色，射线明显，髓部黄色至黄棕色。气香，味微苦而辛（图5 - 52）。

宽叶羌活：为根茎和根。根茎类圆柱形，顶端具茎和叶鞘残基，根类圆锥形，有纵皱纹和皮孔；表面棕褐色，近根茎处有较密的环纹，习称"条羌"。有的根茎粗大，不规则结节状，顶部具数个茎基，根较细，习称"大头羌"。质松脆，易折断，断面略平坦，皮部浅棕色，木部黄白色。气味较淡。

羌活饮片呈类圆形、不规则形横切或斜切片，表皮棕褐色至黑褐色，切面外侧棕褐色，木部黄白色，有的可见放射状纹理。体轻，质脆。气香，味微苦而辛。

【显微鉴别】根茎横切面：木栓层为10余列细胞。皮层菲薄、韧皮部多裂隙。形成层成环。木质部导管较多。韧皮部、髓和射线中均有多数分泌道，圆形或不规则长圆形，内含黄棕色油状物。

【化学成分】①含多种香豆素类化合物，主要为羌活醇（notopterol）、异欧前胡素（isoimperatorin）、8-甲氧基异欧前胡内酯、香柑内酯等；②酚性化合物，如对-羟基苯乙基茴香酸酯、阿魏酸等。

【质量评价】

1. 经验鉴别　以条粗壮、有隆起曲折环纹、断面质紧密、朱砂点多、香气浓郁者为佳。

2. 浸出物　按醇溶性浸出物热浸法测定，乙醇浸出物不得少于15.0%。

3. 含量测定　按挥发油测定法测定，含挥发油不得少于1.4%（ml/g）；按高效液相色谱法测定，含羌活醇（$C_{21}H_{22}O_5$）和异欧前胡素（$C_{16}H_{14}O_4$）的总量不得少于0.40%。

【性味功效】性温，味辛、苦。解表散寒，祛风除湿，止痛。

前胡
Qianhu；Peucedani Radix

为伞形科植物白花前胡 *Peucedanum praeruptorum* Dunn. 的干燥根。冬季至次春茎叶枯萎或未抽花茎时采挖，除去须根，洗净，晒干或低温干燥。呈不规则的圆柱形、圆锥形或纺锤形，稍扭曲，下部常有分枝。表面黑褐色或灰黄色，根头部多有茎痕和纤维状叶鞘残基，上端有密集的细环纹，下部有纵沟、纵皱纹及横向皮孔样突起。质较柔软，干者质硬，可折断，断面不整齐，淡黄白色，皮部散有多数棕黄色油点，形成层环纹棕色，射线放射状。含白花前胡素甲素、乙素、丙素、丁素、北美芹素、白花前胡香豆素、前胡香豆素等。气芳香，性微寒，味苦、辛。降气化痰，散风清热。

川芎
Chuanxiong；Chuanxiong Rhizoma

【来源】为伞形科植物川芎 *Ligusticum chuanxiong* Hort. 的干燥根茎。

【采收加工】夏季当茎上的节盘显著突出，并略带紫色时采挖。除去泥沙，晒后烘干，再去须根。

【产地】主产于四川、江西、湖北、陕西等省区。多为栽培。

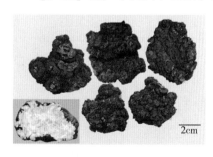

图5-53　川芎药材

【性状鉴别】呈不规则结节状拳形团块，直径2~7cm。表面灰褐色或褐色，粗糙皱缩，有多数平行隆起的轮节，顶端有凹陷的类圆形茎痕，下侧及轮节上有多数小瘤状根痕。质坚实，不易折断，断面黄白色或灰黄色，散有黄棕色的油室，形成层环呈波状。气浓香，味苦、辛，稍有麻舌感，微回甜（图5-53）。

川芎饮片为不规则厚片，外表皮灰褐色或褐色，有皱缩纹。切面黄白色或灰黄色，具有明显波状环纹或多角形纹理，散生黄棕色油点。质坚实。气浓香，味苦、辛，微甜。

【显微鉴别】根横切面：木栓层为数列棕色细胞，皮层较窄，散有根迹维管束。韧皮部宽广。形成层环波状或不规则多角形。木质部导管多角形或类圆形，大多单列或排成"V"形，偶有木纤维束。髓部较大。薄壁组织中散有多数油室，类圆形、椭圆形或形状不规则，淡黄棕色，靠近形成层的油室小，向外渐大。薄壁细胞中富含淀粉粒，有的薄壁细胞中含草酸钙晶体，呈类圆形团块或类簇晶状

（图 5 - 54）。

粉末：淡黄棕色或灰棕色。①淀粉粒较多，单粒椭圆形、长圆形、类圆形、卵圆形或肾形，脐点点状、长缝状或人字状；偶见复粒，由 2~4 分粒组成。②草酸钙晶体存在于薄壁细胞中，呈类圆形团块或类簇晶状。③木栓细胞深黄棕色，表面观呈多角形，微波状弯曲。④油室多已破碎，偶可见油室碎片，分泌细胞壁薄，含有较多的油滴。⑤导管主为螺纹导管，亦有网纹导管及梯纹导管。

【化学成分】①主要含挥发油，以苯酞及其二聚体类成分为主，如藁本内酯、洋川芎内酯 A（senkyunolide A）、欧当归内酯 A（levistilide A）。②酚酸类成分，如阿魏酸、阿魏酸松柏酯（coniferyl ferulate）、香草酸等。③多糖及微量碱性化合物，如川芎嗪、黑麦碱、腺嘌呤等。

藁本内酯具有抗血小板聚集、抗凝血、松弛子宫和气管平滑肌、抑制中枢神经系统等作用。阿魏酸具有抗血小板聚集、抗凝血、升高红细胞等作用。欧当归内酯 A 具有抗血栓、改善动脉粥样硬化、抗肿瘤等药理作用。

【理化鉴别】粉末乙醚回流提取，滤液挥干，残渣加乙酸乙酯溶解作供试品溶液。以川芎对照药材及欧当归内酯 A 对照品作对照，按薄层色谱法，用硅胶 GF$_{254}$ 板，以正己烷 - 乙酸乙酯（3：1）为展开剂，置紫外光灯（254nm）下检视。供试品色谱中，在与对照药材色谱和对照品色谱相应的位置上，显相同颜色的斑点。

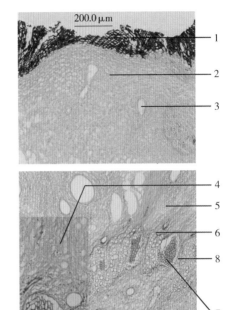
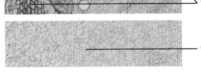

图 5 - 54　川芎（根茎）横切面
1. 木栓层　2. 皮层　3. 油室
4. 筛管群　5. 韧皮部　6. 形成层
7. 木质部　8. 射线　9. 髓

【质量评价】

1. 经验鉴别　以个大、质坚实、断面黄白、油性大、香气浓者为佳。

2. 浸出物　按醇溶性浸出物热浸法测定，醇浸出物不得少于 12%。

3. 含量测定　按高效液相色谱法测定，含阿魏酸（$C_{10}H_{10}O_4$）不得少于 0.10%。

【性味功效】性温，味辛。活血行气，祛风止痛。

【知识链接】江西产的茶芎（扶芎）*Ligusticum chuanxiong* Hort. cv. Fuxiong 主要栽培于九江地区的武宁、瑞昌、德安一带。江西民间用之和茶叶一起泡开水饮用，故名"茶芎"，可治疗感冒头痛。药材为扁圆形结节状团块，顶端有乳头状突起的茎痕，在根茎上略排列成一行。香气浓，味辛辣、微苦，麻舌。

东北少数地方曾应用吉林延边地区栽培的东川芎 *Cnidium officinale* Makino 作川芎入药。药材呈团块状，表面灰黄褐色，皱缩，有明显的茎痕及疣状突起的根痕。表面有少数须根残留，清香气较淡。其根茎含挥发油 1%~2%，另含川芎内酯、新川芎内酯及尖叶女贞内酯，本品在日本作川芎入药。据报道功效同川芎。

>>> 知识链接 ○- -

川芎嗪的含量

由于早期的众多文献报道川芎含生物碱，主要为川芎嗪（四甲基吡嗪）、黑麦碱、三甲胺、腺嘌呤、腺苷、胆碱、尿嘧啶等小分子化合物；川芎嗪的药理作用与川芎活血化瘀的功效相关。在早期出版的书籍中，将川芎嗪作为川芎的主要药效成分。现代研究结果表明，少数川芎药材中检出川芎嗪，含量甚微，低于十万分之一；药理作用研究用的川芎嗪为人工合成品，不是从川芎药材中提取、分离而得。因此，川芎嗪不是川芎的主要化学成分，也不是川芎的主要药效成分。

藁本

Gaoben；Ligustici Rhizoma et Radix

为伞形科植物藁本 *Ligusticum sinense* Oliv. 或辽藁本 *Ligusticum jeholense* Nakai et Kitag. 的干燥根茎和根。秋季茎叶枯萎或次年春季出苗时采挖，除去泥沙，晒干或烘干。藁本根茎呈不规则结节状圆柱形，稍扭曲，有分枝；表面棕褐色或暗棕色，粗糙，有纵皱纹，上侧残留数个凹陷的圆形茎基，下侧有多数点状突起的根痕和残根。体轻，质较硬，易折断，断面黄色或黄白色，纤维状；气浓香，味辛、苦、微麻。辽藁本较小，根茎呈不规则的团块状或柱状，有多数细长弯曲的根。含酚酸类、内酯类及挥发油等，如阿魏酸、新蛇床内酯、蛇床内酯、$\alpha-$及$\beta-$蒎烯、香桧烯、樟烯等。性温，味辛。祛风，散寒，除湿，止痛。

防风

Fangfeng；Saposhnikoviae Radix

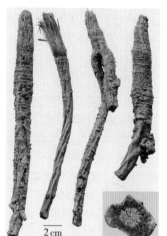

【来源】 为伞形科植物防风 *Saposhnikovia divaricata*（Turcz.）Schischk. 的干燥根。

【采收加工】 春、秋两季采挖未抽花茎植株的根，除去须根和泥沙，晒干。

【产地】 防风主产于东北及内蒙古东部。现有栽培。

【性状鉴别】 呈长圆锥形或长圆柱形，下部渐细，有的略弯曲，长15～30cm，直径0.5～2cm。表面灰棕色或棕褐色，粗糙，有纵皱纹，多数横长皮孔样突起及点状的细根痕。根头部有明显密集的环纹，有的环纹上残存棕褐色毛状叶基。体轻，质松，易折断，断面不平坦，皮部棕黄色至棕色，有裂隙，木部黄色。气特异，味微甘（图5-55）。

防风饮片为圆形或椭圆形的厚片。外表皮灰棕色或棕褐色，有纵皱纹，有

图5-55 防风药材

的可见横长皮孔样突起、密集的环纹或残存的毛状叶基。切面皮部棕黄色至棕色，有裂隙；木部黄色，具放射状纹理。气特异，味微甘。

【显微鉴别】 根横切面：木栓层为5～30列细胞。栓内层窄，有较大的椭圆形油管。韧皮部较宽，有多数类圆形油管，周围分泌细胞4～8个，管内可见金黄色分泌物；射线多弯曲，外侧常成裂隙。形成层明显。木质部导管甚多，呈放射状排列。根头处有髓，薄壁组织中偶见石细胞（图5-56）。

粉末：淡棕色。①油管充满金黄色分泌物。②叶基维管束常伴有纤维束。③多为网纹导管。④木栓细胞表面观呈现多角形或类方形；断面观呈长方形，微波状弯曲，有的呈知条状增厚。⑤石细胞少见，黄绿色，长圆形或类长方形，壁较厚（图5-57）。

【化学成分】 ①色酮类成分：主要有防风色酮醇，亥茅酚苷，5-*O*-甲基维斯阿米醇苷（5-*O*-methylvisanrminol），升麻素（cimifugin），升麻素苷（prim-*O*-glucosylcimifugin）。②香豆素类成分：香柑内酯，补骨脂素，欧前胡内酯，珊瑚菜素等。③辛醛、$\beta-$甜没药烯、甘露醇、香草酸等。

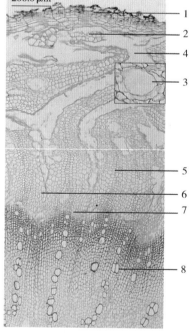

图5-56 防风（根）横切面

1. 木栓层　2. 皮层　3. 油管
4. 裂隙　5. 韧皮部　6. 韧皮射线
7. 形成层　8. 木质部

升麻素苷具解热、镇痛、抗炎、保肝等作用。5 - O - 甲基维斯阿米醇苷具有降血压、抗血小板聚集等作用。

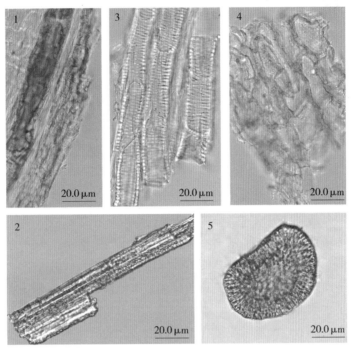

图 5 - 57　防风粉末

1. 油管　2. 纤维　3. 导管　4. 木栓细胞　5. 石细胞

【理化鉴别】粉末丙酮超声处理，滤过蒸干，残渣加乙醇溶解作供试品溶液。以防风对照药材及升麻素苷对照品、5 - O - 甲基维斯阿米醇苷对照品作对照，按薄层色谱法，用硅胶 GF$_{254}$ 板，以三氯甲烷 - 甲醇（4∶1）为展开剂，置紫外光灯（254nm）下检视。供试品色谱中，在与对照药材色谱和对照品色谱相应的位置上，显相同颜色的斑点。

【质量评价】

1. 经验鉴别　以条粗壮，断面皮部色浅棕，木部浅黄色者为佳。

2. 浸出物　按醇溶性浸出物热浸法测定，乙醇浸出物不得少于13.0%。

3. 含量测定　按高效液相色谱法测定，升麻素苷（C$_{22}$H$_{28}$O$_{11}$）和 5 - O - 甲基维斯阿米醇苷（C$_{22}$H$_{28}$O$_{10}$）的总量不得少于0.24%

【性味功效】性微温，味辛、甘。祛风解表，胜湿止痛，止痉。

柴胡

Chaihu；Bupleuri Radix

【来源】为伞形科植物柴胡 *Bupleurum chinense* DC. 或狭叶柴胡 *Bupleurum scorzonerifolium* Willd. 的干燥根。

【采收加工】春、秋两季采挖，除去茎叶和泥沙，干燥。按性状不同，分别习称"北柴胡"和"南柴胡"。

【产地】北柴胡主产于河北、河南、辽宁、湖北等省。南柴胡主产于湖北、四川、安徽、黑龙江等省。

【性状鉴别】北柴胡：呈圆柱形或长圆锥形，长 6 ~ 15cm，直径 0.3 ~ 0.8cm。根头膨大，顶端残留 3 ~ 15 个茎基或短纤维状叶基，下部分枝。表面黑褐色或浅棕色，具纵皱纹、支根痕及皮孔。质硬而

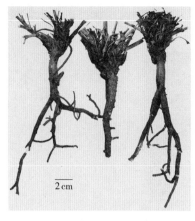

图 5 - 58　柴胡药材

韧，不易折断，断面显纤维性，皮部浅棕色，木部黄白色。气微香，味微苦（图 5 - 58）。

南柴胡：根较细，圆锥形，顶端有多数细毛状枯叶纤维，下部多不分枝或稍分枝。表面红棕色或黑棕色，靠近根头处多具细密环纹。质稍软，易折断，断面略平坦，不显纤维性。具败油气。

北柴胡饮片：呈不规则厚片。外表皮黑褐色或浅棕色，具纵皱纹和支根痕。切面淡黄白色，纤维性。质硬。气微香，味微苦。

南柴胡饮片：呈类圆形或不规则片。外表皮红棕色或黑褐色。有时可见根头处具细密环纹或有细毛状枯叶纤维。切面黄白色，平坦。具败油气。

【显微鉴别】北柴胡根横切面：木栓层为数列细胞。皮层狭窄，散有油管和裂隙。韧皮部有油管，射线宽，筛管不明显。形成层环状。木质部占大部分，大的导管切向排列；木纤维发达，与木薄壁细胞排成了多个环状。纤维多角形，壁厚，木化（图 5 - 59）。

南柴胡根横切面：木栓层由 6 ~ 10 列左右的木栓细胞排列成整齐的帽顶状。皮层油管多而大。木质部导管多径向排列，木质部纤维群较少，散在，多位于木质部外侧。

北柴胡粉末：灰棕色。①木纤维成束或散在，常梭形。②油管多碎断，管道中含黄棕色或黄绿色条状分泌物。③导管多为网纹、双螺纹。④木栓细胞黄棕色，表面观多角形，壁稍厚。

【化学成分】①含皂苷类成分：主要有柴胡皂苷（saikosaponin）a、c、d、S_1、b_2、b_3、f、t、v 等；②挥发油：柠檬烯、月桂烯、右旋香荆芥酮、反式香苇醇、胡薄荷酮、桃金娘醇。此外，尚含黄酮类、多糖等成分。

柴胡皂苷具解热、镇静、镇痛、镇咳、抗炎、抗肝损伤、抗肿瘤等作用。

【理化鉴别】粉末甲醇提取液作供试品溶液。以对照药材及柴胡皂苷 a 对照品、柴胡皂苷 d 对照品作对照，按薄层色谱法，用硅胶 G 板，以乙酸乙酯 - 乙醇 - 水（8 : 2 : 1）为展开剂，2% 对二甲氨基苯甲醛的 40% 硫酸溶液显色，置紫外光灯（365nm）下检视。供试品色谱中，在与对照药材色谱和对照品色谱相应的位置上，显相同颜色的斑点或荧光斑点。

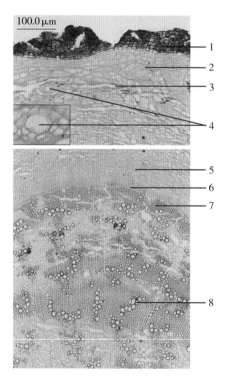

图 5 - 59　柴胡（北柴胡根）横切面
1. 木栓层　2. 皮层　　3. 裂隙　　4. 油管
5. 韧皮部　6. 形成层　7. 木纤维　8. 导管

【质量评价】

1. 经验鉴别　以条粗长、须根少者为佳。

2. 浸出物　按醇溶性浸出物热浸法测定，乙醇浸出物不得少于 11.0%。

3. 含量测定　按高效液相色谱法测定，北柴胡含柴胡皂苷 a（$C_{42}H_{68}O_{13}$）和柴胡皂苷 d（$C_{42}H_{68}O_{13}$）的总量不得少于 0.30%。南柴胡尚未明确含量测定的指标成分。

【性味功效】性微寒，味辛，苦。疏散退热，疏肝解郁，升举阳气。

【知识链接】①柴胡属植物在我国约有 30 多个种。如东北和华北地区用兴安柴胡 *Bupleurum sibiricum* Vest，西南地区用竹叶柴胡 *B. marginatuns* Wall. ex DC.，陕西、甘肃、宁夏、内蒙古等省区用银州柴胡 *B. yinchowense* Shan et Y. Li，考证认为，古代本草记载的品质最佳的银州柴胡即为此种。②大叶柴

胡 *B. longiradiatum* Turcz.，分布于东北地区和河南、陕西、甘肃、安徽、江西、湖南等省。根茎表面密生环节，有毒，不可当柴胡使用。

北沙参
Beishashen；Glehniae Radix

为伞形科植物珊瑚菜 *Glehnia littoralis* Fr. Schmidt ex Miq. 的干燥根。夏、秋两季采挖，除去须根，洗净，稍晾，置沸水中烫后，去外皮，晒干或烘干；或洗净直接干燥。呈细长圆柱形，偶有分枝。表面淡黄白色，略粗糙，偶有残存外皮，不去外皮的表面黄棕色。全体有细纵皱纹及纵沟，并有棕黄色点状细根痕。顶端常留有黄棕色根茎残基；上端稍细，中部略粗，下部渐细。质脆，易折断，断面皮部浅黄白色，木部黄色。气特异，味微甘。含香豆素、生物碱及微量挥发油等，如补骨脂素、佛手柑内酯、欧前胡素等。性微寒，味甘、微苦。养阴清肺；益胃生津。

龙胆
Longdan；Gentianae Radix et Rhizoma

【来源】为龙胆科植物条叶龙胆 *Gentiana manshurica* Kitag.、龙胆 *Gentiana scabra* Bge.、三花龙胆 *Gentiana triflora* Pall. 或坚龙胆 *Gentiana rigescens* Franch. 的干燥根和根茎。前三种习称"龙胆"。

【采收加工】春、秋两季采挖，出去地上残茎，洗净泥土，晒干。以秋季采者质量较好。

【产地】条叶龙胆和龙胆主产于东北地区。三花龙胆主产于东北及内蒙古等省区。坚龙胆主产于云南。

【性状鉴别】龙胆：根茎呈不规则的块状，长 1～3cm，直径 0.3～1cm；表面暗灰棕色或深棕色，上端有茎痕或残留茎基，周围和下端着生多数细长的根。根圆柱形，略扭曲，长 10～20cm，直径 0.2～0.5cm；表面淡黄色或黄棕色，上部多有显著的横皱纹，下部较细，有纵皱纹及支根痕。质脆，易折断，断面略平坦，皮部黄白色或淡黄棕色，木部色较浅，5～8 个木质部束呈点状环列，习称"筋脉点"。气微，味甚苦。

坚龙胆：表面无横皱纹，外皮膜质，易脱落，木部黄白色，易与皮部分离（图 5-60）。

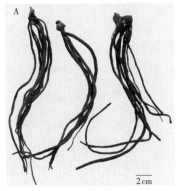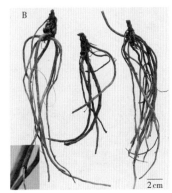

图 5-60　龙胆药材
A. 龙胆　B. 坚龙胆

龙胆饮片：呈不规则形的段。根茎呈不规则块片，表面暗灰棕色或深棕色。根圆柱形，表面淡黄色至黄棕色，有的有横皱纹，具纵皱纹。切面皮部黄白色至棕黄色，木部色较浅。气微，味甚苦。

坚龙胆饮片：呈不规则形的段。根表面无横皱纹，膜质外皮已脱落，表面黄棕色至深棕色。切面皮部黄棕色，木部色较浅。

【显微鉴别】根横切面。龙胆：表皮细胞有时残存，外壁较厚。皮层窄；外皮层细胞类方形，壁稍厚，木栓化；内皮层细胞切向延长，每一细胞由纵向壁分隔成数个类方形小细胞。韧皮部宽广，有裂隙。形成层不甚明显。木质部导管3～10个群束。髓部明显。薄壁细胞含细小草酸钙针晶（图5-61）。

坚龙胆：内皮层以外组织多已脱落，木质部导管发达，均匀密布；无髓部。

粉末：淡黄棕色。龙胆：①外皮层细胞表面观类纺锤形，每一细胞由横壁分隔成数个扁方形的小细胞。②内皮层细胞表面观类长方形，甚大，平周壁显纤细的横向纹理，每一细胞由纵隔壁分隔成数个栅状小细胞，纵隔壁大多连珠状增厚。③薄壁细胞含细小草酸钙针晶。④网纹导管及梯纹导管常见（图5-62）。

坚龙胆：无外皮层细胞；内皮层细胞类方形或类长方形，平周壁的横向纹理较粗而密，每一细胞分隔成多数栅状小细胞，隔壁稍增厚或呈连珠状。

【化学成分】含裂环烯醚萜苷类苦味成分，主要有龙胆苦苷（gentiopicrin）、当药苦苷、当药苷，龙胆中还含有苦龙胆酯苷、苦当药酯苷等。此外，尚含生物碱类成分，龙胆碱即秦艽碱甲，龙胆黄碱等。

龙胆苦苷具有抗炎、保肝作用：对多种原因所致小鼠、大鼠的急性肝损伤均有明显的保护作用；对二甲苯所致小鼠耳肿胀、HAC所致小鼠腹腔毛细血管通透性增高，以及角叉菜胶、酵母多糖A等所致大鼠足肿胀等均有显著抑制作用。

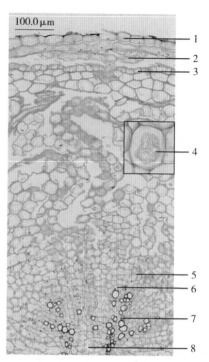

图5-61　龙胆（根）横切面
1. 外皮层　　2. 皮层　　3. 内皮层
4. 草酸钙针晶　5. 韧皮部　6. 形成层
7. 木质部　　8. 髓部

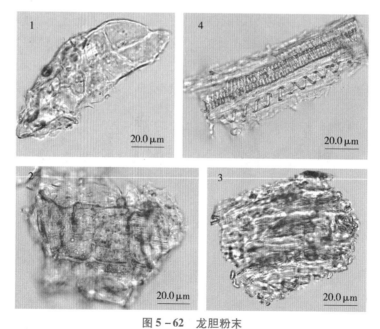

图5-62　龙胆粉末
1. 外皮层细胞　2. 内皮层细胞　3. 草酸钙针晶　4. 导管

【理化鉴别】粉末甲醇提取液作供试品溶液。以龙胆苦苷对照品作对照，按薄层色谱法，用硅胶GF$_{254}$板，以乙酸乙酯-甲醇-水（10∶2∶1）为展开剂，置紫外光灯（254nm）下检视。供试品色谱中，在与对照品色谱相应的位置上，显相同颜色的斑点。

【质量评价】

1. 经验鉴别　以条粗长、色黄或黄棕者为佳。

2. 浸出物 按水溶性浸出物热浸法，不得少于 36.0%。

3. 含量测定 按高效液相色谱法测定，龙胆含龙胆苦苷（$C_{16}H_{20}O_9$）不得少于 3.0%；坚龙胆含龙胆苦苷（$C_{16}H_{20}O_9$）不得少于 1.5%。饮片龙胆含龙胆苦苷（$C_{16}H_{20}O_9$）不得少于 2.0%；饮片坚龙胆含龙胆苦苷（$C_{16}H_{20}O_9$）不得少于 1.0%

【性味功效】 性寒，味苦。清热燥湿，泻肝胆火。

秦艽
Qinjiao；Gentianae Macrophyllae Radix

【来源】 为龙胆科植物秦艽 *Gentiana macrophylla* Pall.、麻花秦艽 *Gentianae straminea* Maxim.、粗茎秦艽 *Gentianae crasicaulis* Duthie ex Burk. 或小秦艽 *Gentianae dahurica* Fisch. 的干燥根。前三种按性状不同分别习称"秦艽"和"麻花艽"，后一种习称"小秦艽"。春、秋两季采挖，除去泥沙；秦艽和麻花艽晒软，堆置"发汗"至表面呈红黄色或灰黄色时，摊开晒干，或不经"发汗"直接晒干；小秦艽趁鲜时搓去黑皮，晒干。

【产地】 秦艽主产于甘肃、陕西、山西。以甘肃产量最大，质量最好。粗茎秦艽主要产于西南地区。麻花秦艽主产于四川、甘肃、青海、西藏等地。小秦艽主产于河北、内蒙古及陕西等省区。

【性状鉴别】 秦艽：呈类圆柱形，上粗下细，扭曲不直，长10～30cm，直径 1～3cm。表面黄棕色或灰黄色，有纵向或扭曲的纵皱纹，顶端有残存茎基及纤维状叶鞘。质硬而脆，易折断，断面略显油性，皮部黄色或棕黄色，木部黄色。气特异，味苦、微涩（图5－63）。

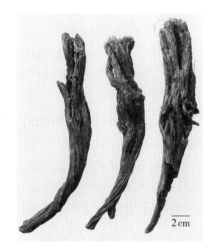

图 5－63 秦艽药材

麻花艽：呈类圆锥形，多由数个小根纠聚而膨大，直径可达7cm。表面棕褐色，粗糙，有裂隙呈网状孔纹。质松脆，易折断，断面多呈枯朽状。

小秦艽：呈类圆锥形或类圆柱形，长 8～15cm，直径 0.2～1cm。表面棕黄色。主根通常1个，残存的茎基有纤维状叶鞘，下部多分枝。断面黄白色。

秦艽饮片：呈类圆形的厚片。外表皮黄棕色、灰黄色或棕褐色，粗糙，有扭曲纵纹或网状孔纹。切面皮部黄色或棕黄色，木部黄色，有的中心呈枯朽状。气特异，味苦、微涩。

【化学成分】 ①含多种生物碱，主要为龙胆苦苷（gentiopicrin）、秦艽甲素（龙胆碱）、秦艽乙素（龙胆次碱）、秦艽丙素。②含马钱苷酸（loganic acid）、栎瘿酸。

【质量评价】

1. 经验鉴别 以质实、色棕黄、气味浓厚者为佳。

2. 浸出物 按醇溶性浸出物热浸法测定，乙醇浸出物不得少于 24.0%；饮片不得少于 20.0%。

3. 含量测定 按高效液相色谱法测定，含龙胆苦苷（$C_{16}H_{20}O_9$）和马钱苷酸（$C_{16}H_{24}O_{10}$）的总量不得少于 2.5%。

【性味功效】 性平，味辛、苦。祛风湿，清湿热，止痹痛，退虚热。

白前
Baiqian；Cynanchi Stauntonii Rhizoma et Radix

为萝藦科植物柳叶白前 *Cynanchum stauntonii*（Decne.）Schltr. ex Lévl. 或芫花叶白前 *Cynanchum glaucescens*（Decne.）Hand. － Mazz. 的干燥根茎和根。秋季采挖，洗净，晒干。柳叶白前根茎呈细长圆

柱形,有分枝,稍弯曲;表面黄白色或黄棕色,节明显,顶端有残茎。质脆,断面中空;节处簇生纤细弯曲的根,有多次分枝呈毛须状,常盘曲成团。气微,味微甜。芫花叶白前根茎较短小或略呈块状;表面灰绿色或灰黄色,质较硬;根稍弯曲,分枝少。柳叶白前根茎中含有 β-谷甾醇、高级脂肪酸和华北白前醇;芫花叶白前根中含有白前皂苷 A、B、C、D、E 等。性微温,味辛、苦。降气,消痰,止咳。

白薇

Baiwei;Cynanchi Atrati Radix et Rhizoma

为萝藦科植物白薇 *Cynanchum atratum* Bge. 或蔓生白薇 *Cynanchum versicolor* Bge. 的干燥根和根茎。春、秋两季采挖,洗净,干燥。根茎粗短,有结节,多弯曲。上面有圆形的茎痕,下面及两侧簇生多数细长的根。表面棕黄色。质脆,易折断,断面皮部黄白色,木部黄色。气微,味微苦。白薇含白前苷 C、H,白前苷元 A 和直立白薇新苷 A、B、C、D。蔓生白薇含有蔓生白薇苷 A、B、C、D、E,蔓生白薇新苷和白前苷 H 等。性寒,味苦、咸。清热凉血,利尿通淋,解毒疗疮。

紫草

Zicao;Arnebiae Radix

为紫草科植物新疆紫草 *Arnebia euchroma*(Royle)Johnst. 或内蒙紫草 *Arnebia guttata* Bunge 的干燥根。春、秋两季采挖,除去泥沙,干燥。新疆紫草(软紫草)呈不规则的长圆柱形,多扭曲。表面紫红色或紫褐色,皮部疏松,呈条形片状,常 10 余层重叠,易剥落。顶端有的可见分歧的茎残基。体轻,质松软,易折断,断面不整齐,木部较小,黄白色或黄色。气特异,味微苦、涩。内蒙紫草呈圆锥形或圆柱形,扭曲。根头部略粗大,顶端有残茎 1 或多个,被短硬毛。表面紫红色或暗紫色,皮部略薄,常数层相叠,易剥离。质硬而脆,易折断,断面较整齐,皮部紫红色,木部较小,黄白色。气特异,味涩。含萘醌类色素,如紫草素(紫草醌)、乙酰紫草素、去氧紫草素、β,β'-二甲基丙烯酰阿卡宁;还含多糖和脂肪酸等。性寒,味甘、咸。清热凉血,活血解毒,透疹消斑。

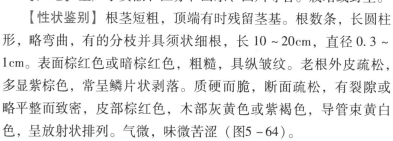

PPT

丹参

Danshen;Salviae Miltiorrhizae Radix et Rhizoma

【来源】为唇形科植物丹参 *Salvia miltiorrhiza* Bge. 的干燥根和根茎。

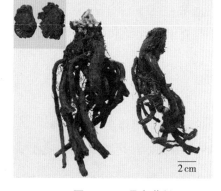

图5-64 丹参药材

【采收加工】春、秋两季采挖,除去泥沙,晒干。

【产地】主产于安徽、江苏、山东、四川等省。栽培或野生。

【性状鉴别】根茎短粗,顶端有时残留茎基。根数条,长圆柱形,略弯曲,有的分枝并具须状细根,长 10~20cm,直径 0.3~1cm。表面棕红色或暗棕红色,粗糙,具纵皱纹。老根外皮疏松,多显紫棕色,常呈鳞片状剥落。质硬而脆,断面疏松,有裂隙或略平整而致密,皮部棕红色,木部灰黄色或紫褐色,导管束黄白色,呈放射状排列。气微,味微苦涩(图5-64)。

栽培品较粗壮。表面红棕色,具纵皱纹,外皮紧贴不易剥落。质坚实,断面较平整,略呈角质样。

丹参饮片类圆形或椭圆形的厚片。切面有的呈角质样。余同药材。

【显微鉴别】根横切面:木栓层为 4~6 列细胞,有时可见落皮层组织存在。皮层宽广。韧皮部狭窄,呈半月形。形成层明显成环。木质部 8~10 束,呈放射状。木质部射线宽,纤维常成束存在于中央的初生木质部(图5-65)。

粉末：红棕色。①石细胞类圆形、类三角形、类长方形或不规则形，边缘不平整，孔沟明显，有的胞腔内含黄棕色物。②木纤维多为纤维管胞，长梭形，末端斜尖或钝圆，具缘纹孔点状，纹孔斜裂缝状或十字形，孔沟稀疏。③导管为网纹导管和具缘纹孔导管。④木栓细胞类方形或多角形，壁稍厚（图5-66）。

【化学成分】①含脂溶性结晶性菲醌类化合物：丹参酮（tanshinone）Ⅰ、ⅡA、ⅡB、Ⅴ、Ⅵ，隐丹参酮，异丹参酮Ⅰ、Ⅱ、ⅡB，异隐丹参醌，羟基丹参酮ⅡA等，隐丹参酮是抗菌的主要有效成分；②水溶性的酚酸化合物：丹酚酸（salvianolic acid）A、B、C、D、E、G，迷迭香酸，迷迭香酸甲酯等。③含黄芩苷、异欧前胡内酯、熊果酸、β-谷甾醇等。

丹参酮具有抗凝血、抗炎作用；丹酚酸类成分具有抗血小板聚集、抗血栓形成作用；隐丹参酮具有抗菌作用。

【理化鉴别】粉末乙醇超声提取液作供试品溶液。以丹参酮ⅡA、丹酚酸B对照品作对照，按薄层色谱法，用硅胶G板，以甲苯-三氯甲烷-乙酸乙酯-甲醇-甲酸（4:6:8:1:4）为展开剂，展开约至4cm，取出，晾干，再以石油醚（60~90℃）-乙酸乙酯（4:1）为展开剂，展开约至8cm，置紫外光灯（365nm）下检视。供试品色谱中，在与对照品色谱相应的位置上，显相同颜色的斑点或荧光斑点。

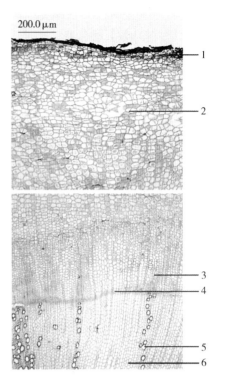

图5-65　丹参（根）横切面
1. 木栓层　2. 皮层　3. 韧皮部
4. 形成层　5. 木质部　6. 射线

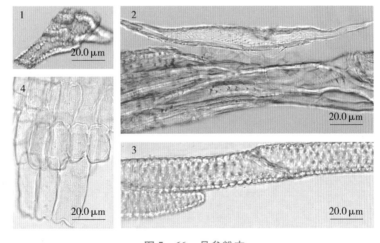

图5-66　丹参粉末
1. 石细胞　2. 木纤维　3. 导管　4. 木栓细胞

【质量评价】

1. 经验鉴别　以条粗壮、紫红者为佳。

2. 检查　重金属及有害元素检测：用原子吸收分光光度法或电感耦合等离子体质谱法测定，含铅不得过5mg/kg；镉不得过1mg/kg；砷不得过2mg/kg；汞不得过0.2mg/kg；铜不得过20mg/kg。

3. 浸出物　按水溶性浸出物冷浸法测定水浸出物不得少于35.0%；按醇溶性浸出物热浸法测定，醇浸出物不得少于15.0%。

4. 含量测定　按高效液相色谱法测定，含丹参酮ⅡA（$C_{19}H_{18}O_3$）、隐丹参酮（$C_{19}H_{20}O_3$）和丹参酮Ⅰ

（$C_{18}H_{12}O_3$）的总量不得少于0.25%，含丹酚酸B（$C_{36}H_{30}O_{16}$）不得少于3.0%。

【性味功效】性微寒，味苦。活血祛瘀，通经止痛，清心除烦，凉血消痈。

【知识链接】同属植物中下列品种在少数地区亦作丹参用：①南丹参 *Salvia bowleyana* Dunn，产于湖南、江西、浙江、福建等省。根呈圆柱形，常微卷曲，灰红色或橘红色。质坚硬，易折断，断面不平坦，角质状。②甘西鼠尾 *S. przewalskii* Maxim.，分布于甘肃、青海、四川、云南等省，药材名甘肃丹参。根圆锥形，上粗下细，直径1~4cm。表面暗棕红色，根头部常由1至数个根茎丛生，根部呈辫状或扭曲状，外皮常有部分脱落而显红褐色。质松而脆。气微弱，味微苦。根横切面：维管束稍偏于一侧，木质部导管3~4行切向排列，木纤维位于导管周围。本品总丹参酮、隐丹参酮含量较高，为优质资源。③褐毛甘西鼠尾 *S. przewalskii* Maxim. var. *mandarinorum*（Diels）Stib.，分布于四川、云南等地。从云南产的褐毛甘西鼠尾根中，分离出新的二萜醌类化合物，紫丹参甲、乙、丙、丁、戊素等，抗动物肿瘤活性和抑菌作用比隐丹参酮强。其性状同上种，多与上种混用。④三叶鼠尾 *S. trijuga* Diels，分布于云南、四川、西藏。根茎短，下生数条圆形的根，砖红色。⑤白花丹参 *S. miltiorrhiza* Bunge f. *alba* C. Y. Wu，分布于山东。根茎短，下生数根。其外表、纹理、颜色、断面、气味同丹参。三叶鼠尾、白花丹参含有效成分亦较高，也是优质资源。以上均非正品。

黄芩
Huangqin；Scutellariae Radix

【来源】为唇形科植物黄芩 *Scutellaria baicalensis* Georgi 的干燥根。

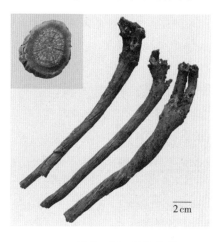

图5-67　黄芩药材

【采收加工】春、秋两季采挖，除去地上部分、须根及泥沙，晒至半干，撞去外皮，晒干。

【产地】主产于河北、山西、内蒙古、辽宁等省区。以山西产量较大，河北承德质量较好。

【性状鉴别】呈圆锥形，扭曲，长8~25cm，直径1~3cm。表面棕黄色或深黄色，有稀疏的疣状细根痕，顶端有茎痕或残留的茎基，上部较粗糙，有扭曲的纵皱或不规则的网纹，下部有顺纹和细皱。质硬而脆，易折断，断面黄色，中间红棕色。老根中间呈暗棕色或棕黑色，枯朽状或已成空洞者称为"枯芩"。新根称"子芩"或"条芩"。气微，味苦（图5-67）。

黄芩饮片为类圆形或不规则形薄片，外表皮黄棕色或棕褐色，切面黄棕色或黄绿色，具放射状纹理，中间红棕色，有的枯朽状或空洞状。气弱，味苦。

【显微鉴别】根横切面：木栓层外部多破裂，木栓细胞中有石细胞散在。皮层与韧皮部界限不明显，有多数石细胞与韧皮纤维，单个或成群散在，石细胞多分布于外侧，韧皮纤维多分布于内侧。形成层成环。木质部在老根中央，有栓化细胞环形成，栓化细胞有单环的，有成数个同心环的。薄壁细胞中含有淀粉粒（图5-68）。

粉末：黄色。①韧皮纤维梭形，单个散在或数个成束，壁厚，孔沟细。②石细胞类圆形，类方形或长方形，壁较厚或甚厚。③木栓细胞棕黄色，多角形。④网纹导管多见。⑤木纤维多碎断，有稀疏斜纹孔。⑥淀粉粒甚多，单粒类球形，脐点明显，复粒由2~3分粒组成（图5-69）。

【化学成分】含多种黄酮类衍生物，主要有黄芩苷（baicalin）、汉黄芩苷、千层纸素A葡萄糖醛酸苷、黄芩素（baicalein）、汉黄芩素（wogonin）、黄芩新素Ⅰ、Ⅱ（黄芩黄酮Ⅰ、Ⅱ）、千层纸素A、白杨黄素、2′,5,8-三羟基-7-甲氧基黄酮、2′,5,8-三羟基-6,7-二甲氧基黄酮、可加黄芩素等约

30 种黄酮类化合物。

黄芩苷具有降血压、镇静、抗病原微生物、抗炎、抗病毒等作用。

【理化鉴别】粉末经乙酸乙酯－甲醇（3：1）混合溶液加热回流提取后，滤液蒸干，残渣加甲醇溶解，取上清液作供试品溶液。以黄芩对照药材及黄芩苷、黄芩素和汉黄芩素对照品作对照，按薄层色谱法，用聚酰胺薄膜，以甲苯－乙酸乙酯－甲醇－甲酸（10：3：1：2）为展开剂，置紫外光灯（365nm）下检视。供试品色谱中，在与对照药材色谱相应的位置上，显相同颜色的斑点；在与对照品色谱相应的位置上，显三个相同的暗色斑点。

【质量评价】

1. 经验鉴别　以条长、质坚实、色黄者为佳。

2. 浸出物　按醇溶性浸出物热浸法测定，稀乙醇浸出物作不得少于 40.0%。

3. 含量测定　按高效液相色谱法测定，药材含黄芩苷（$C_{21}H_{18}O_{11}$）不得少于 9.0%，饮片含黄芩苷（$C_{21}H_{18}O_{11}$）不得少于 8.0%。

【性味功效】性寒，味苦。清热燥湿，泻火解毒，止血，安胎。

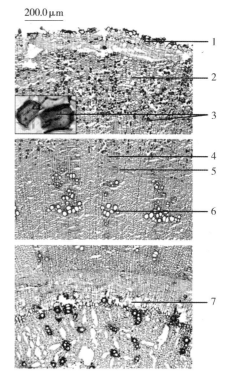

图 5 - 68　黄芩（根）横切面

1. 木栓层　2. 皮层　3. 石细胞　4. 韧皮部
5. 形成层　6. 木质部　7. 木栓化细胞环

【知识链接】①栽培黄芩总黄酮含量因栽培年限不同而不同，如栽培三年的含量 7.92%，栽培两年的 5.24%，野生黄芩 8.95%。黄芩栽培三年以上采收为宜。②同属其他植物的根在少数地区作黄芩用：西南黄芩 *Scutellaria amoena* C. H. Wright 的根，云南、贵州、四川等省使用，药材称"滇黄芩"；粘毛黄芩 *S. viscidula* Bge. 的根，主产于河北、山西、内蒙古、山东等省区；甘肃黄芩 *S. rehderiana* Diels 的根，分布于山西、甘肃、陕西等省。以上均非正品。

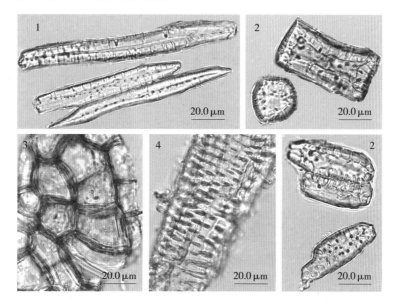

图 5 - 69　黄芩粉末

1. 韧皮纤维　2. 石细胞　3. 木栓细胞　4. 导管

玄参

Xuanshen；Scrophulariae Radix

【来源】 为玄参科植物玄参 *Scrophularia ningpoensis* Hemsl. 的干燥根。

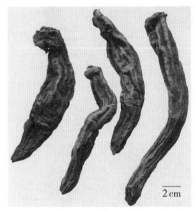

图 5 – 70 玄参药材

【采收加工】 冬季茎叶枯萎时采挖，除去根茎、须根、子芽及泥沙，晒至半干，堆放发汗至内部变黑色，再晒干或烘干。

【产地】 主产于浙江、湖北、江苏、江西等省。主为栽培品；野生品纤维性强，商品中少见。

【性状鉴别】 呈类圆柱形，中部略粗，或上粗下细，有的微弯似羊角状。表面灰黄色或棕褐色，有不规则明显的纵沟、横向皮孔和稀疏的横裂纹和须根痕。质坚硬，不易折断，断面略平坦，乌黑色，微有光泽。气特异似焦糖，味甘、微苦。以水浸泡，水呈墨黑色（图5 – 70）。

饮片为类圆形或椭圆形的薄片。余同药材。

【显微鉴别】 根横切面：后生皮层细胞棕黄色，微木栓化。皮层较宽，石细胞单个散在，或2～5 成群，多角形、类圆形或类方形，壁较厚，层纹明显。韧皮射线多裂隙。形成层成环。木质部射线宽广，亦有裂隙，导管少数，类多角形，伴有木纤维。薄壁细胞含核状物（图 5 –71）。

粉末：灰棕色。①石细胞散在或2～5 成群，多角形、类圆形或类方形，壁较厚，胞腔较大，层纹明显。②薄壁细胞含棕色核状物。③木纤维细长，壁微木化。④网纹与孔纹导管均可见（图 5 – 72）。

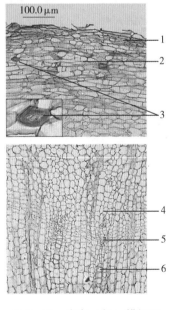

图 5 –71 玄参（根）横切面
1. 后生皮层 2. 皮层 3. 石细胞
4. 韧皮部 5. 形成层 6. 木质部

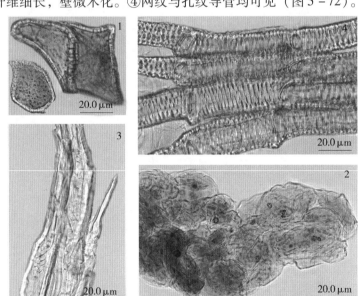

图 5 –72 玄参粉末
1. 石细胞 2. 薄壁细胞 3. 木纤维 4. 导管

【化学成分】 ①主含环烯醚萜苷类成分哈巴苷（harpagide）、哈巴俄苷（harpagoside）和8 –（邻甲基 – 对 – 香豆酰）– 哈巴俄苷。环烯醚萜苷类成分是使药材加工后内部能变乌黑色的成分。②含微量挥发油、氨基酸、油酸、亚麻酸、硬脂酸、L – 天冬酰胺、生物碱、甾醇、糖类、脂肪油等。

哈巴苷和哈巴俄苷等环烯醚萜苷类成分具有抗炎、抗菌、抗病毒、增强免疫、镇痛、解痉等作用；苯丙素苷类成分具有抗凝、抗氧化等作用。

【理化鉴别】粉末甲醇超声提取液蒸干后，经水溶解、正丁醇萃取、蒸干，甲醇溶解液作供试品溶液。以玄参对照药材及哈巴俄苷对照品为对照，按薄层色谱法，用硅胶 G 板，以三氯甲烷－甲醇－水（12：4：1）的下层溶液为展开剂展开，喷5%香草醛硫酸溶液显色。供试品色谱中，在与对照药材色谱和对照品色谱相应的位置上，显相同颜色的斑点。

【质量评价】

1. 经验鉴别 以条粗壮、坚实，断面乌黑色者为佳。

2. 浸出物 按水溶性浸出物中热浸法测定，不得少于60.0%。

3. 含量测定 按高效液相色谱法测定，含哈巴苷（$C_{15}H_{24}O_{10}$）和哈巴俄苷（$C_{24}H_{30}O_{11}$）的总量不得少于0.45%。

【性味功效】性微寒，味甘、苦、咸。清热凉血，滋阴降火，解毒散结。

地黄
Dihuang；Rehmanniae Radix

【来源】为玄参科植物地黄 *Rehmannia glutinosa* Libosch. 的新鲜或干燥块根。

【采收加工】秋季采挖，除去芦头及须根，洗净，鲜用者习称"鲜地黄"。将鲜生地徐徐烘焙，至内部变黑，约八成干，捏成团块，习称"生地黄"。

【产地】主产于河南省温县、博爱、武陟、孟州市等地，产量大，质量佳。

【性状鉴别】鲜地黄：呈纺锤形或条状。外皮薄，表面浅红黄色，具弯曲的皱纹、芽痕、横长皮孔以及不规则瘢痕。肉质，易断，皮部断面淡黄白色，可见橘红色油点，导管呈放射状排列。气微，味微甜、微苦。

生地黄：多呈不规则的团块或长圆形，中间膨大，两端稍细，有的细小，长条形，稍扁而扭曲。表面棕黑色或棕灰色，极皱缩，具不规则横曲纹。体重，质较软而韧，不易折断，断面棕黑色或乌黑色，有光泽，具黏性。气微，味微甜（图5-73）。

生地黄饮片：呈类圆形或不规则的厚片。余同药材。

【显微鉴别】块根横切面：木栓细胞数列。栓内层薄壁细胞排列疏松；散有多数分泌细胞，含橙黄色油滴；偶有石细胞。韧皮部较宽，有少数分泌细胞。形成层成环。木质部射线较宽，导管稀疏，排列成放射状（图5-74）。

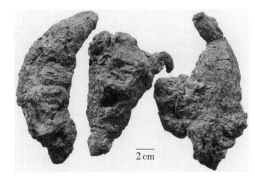

图5-73 生地黄药材

粉末：深棕色。①薄壁细胞类圆形，含有类圆形细胞核。②分泌细胞与一般薄壁细胞相似，内含橙黄色或橙红色油滴状物。③有网纹及具缘纹孔导管。④木栓细胞淡棕色，断面观类长方形。⑤草酸钙方晶细小，在薄壁细胞中有时可见。

【化学成分】①主含环烯醚萜苷类成分，主要有：梓醇（catalpol）、二氢梓醇、乙酰梓醇、桃叶珊瑚苷、密力特苷、去羟栀子苷及地黄苷 A、B、C、D 等。环烯醚萜苷类成分为主要活性成分，也是使地黄变黑的成分；②含多种糖类，如水苏糖，含量高达32.1%～48.3%，以及棉子糖、葡萄糖、蔗糖、果糖、甘露三糖、毛蕊花糖苷（verbascoside）、半乳糖及地黄多糖 RPS－b 等。RPS－b 是地黄中兼具免疫与抑瘤活性的有效成分。③含20余种氨基酸，多种无机离子及微量元素，卵磷脂及维生素 A 类。

梓醇具有神经保护、抗炎、抗衰老、降血糖等作用。地黄苷 D 具有降血糖、调节免疫等作用。

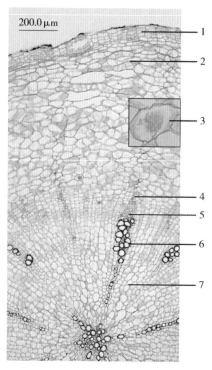

图 5 - 74　地黄（根）横切面
1. 木栓层　2. 皮层　3. 分泌细胞　4. 韧皮部
5. 形成层　6. 木质部　7. 木射线

【理化鉴别】

1. 粉末甲醇回流提取液作供试品溶液。以梓醇为对照品作对照，按薄层色谱法，用硅胶 G 板，以三氯甲烷 - 甲醇 - 水（14∶6∶1）为展开剂，喷茴香醛试液在 105℃ 加热至斑点显色。供试品色谱中在与对照品色谱相应的位置上，显相同颜色的斑点。

2. 粉末 80% 甲醇超声提取液作供试品溶液。以毛蕊花糖苷为对照品，按薄层色谱法，用硅胶 G 板，以乙酸乙酯 - 甲醇 - 甲酸（16∶0.5∶2）为展开剂，用 0.1% 的 2,2 - 二苯基 - 1 - 苦肼基无水乙醇溶液浸板，晾干。供试品色谱中，在与对照品色谱相应的位置上，显相同颜色的斑点。

【质量评价】

1. 经验鉴别　鲜地黄以粗壮、色红黄者为佳；生地黄以块大、体重、断面乌黑色者为佳。

2. 浸出物　按水溶性浸出物中冷浸法测定，不得少于 65.0%。

3. 含量测定　按高效液相色谱法测定，生地黄含梓醇（$C_{15}H_{22}O_{10}$）不得少于 0.20%；含地黄苷 D（$C_{27}H_{42}O_{20}$）不得少于 0.10%。

【性味功效】性寒，味甘。鲜地黄：清热生津，凉血止血。生地黄：清热凉血，养阴生津。

【附】

熟地黄
Shudihuang；Rehmanniae Radix Praeparata

为生地黄的炮制加工品。呈不规则的块片、碎块，大小、厚薄不一。表面乌黑色，有光泽，黏性大。质柔软而带韧性，不易折断，断面乌黑色，有光泽。气微，味甜。性微温，味甘。滋阴补血，益精填髓。

胡黄连
Huhuanglian；Picrorhizae Rhizoma

为玄参科植物胡黄连 *Picrorhiza scrophulariiflora* Pennell 的干燥根茎。秋季地上部分枯萎时采挖，除去地上部分及泥土，洗净，晒干。呈圆柱形，略弯曲，有的有分枝。表面灰棕色至暗棕色，粗糙，环节较密，具稍隆起的芽痕及根痕，顶端常有密集成鳞片状的叶柄残基。体轻，质硬而脆，易折断，断面略平坦，淡棕色至暗棕色，木部有 4 ~ 10 个类白色点状维管束排列成环，中央髓部灰黑色。气微，味极苦。含环烯醚萜苷类成分，胡黄连苷（picroside）Ⅰ、Ⅱ、Ⅲ。尚含游离的香荚酸、阿魏酸、桂皮酸等。性寒，味苦。清湿热，退虚热，消疳热。

巴戟天
Bajitian；Morindae Officinalis Radix

【来源】为茜草科植物巴戟天 *Morinda officinalis* How 的干燥根。
【采收加工】全年均可采挖，去净泥土，除去须根，晒至六七成干，轻轻捶扁，晒干。

【产地】主产于广东、广西、福建等省区。

【性状鉴别】呈扁圆柱形，略弯曲，长短不等，直径0.5～2cm。表面灰黄色或暗灰色，粗糙，具纵纹和横裂纹，有的皮部横向断离露出木部，形似连珠。质韧，断面皮部厚，紫色或淡紫色，易与木部剥离，木部坚硬，黄棕色或黄白色。气微，味甘、微涩（图5-75）。

巴戟天饮片呈扁圆柱形短段或不规则块。余同药材。

【显微鉴别】根横切面：木栓层细胞数列。栓内层外侧石细胞单个或数个成群，断续排列成环，石细胞多呈类方形；薄壁细胞含有草酸钙针晶束，切向排列。韧皮部宽广，近形成层处草酸钙针晶束较多，轴向排列。形成层环明显。木质部导管单个散在或2～3个相聚，呈放射状排列；木纤维（纤维管胞）发达；木射线宽1～3列细胞（图5-76）。

粉末：淡紫色或紫褐色。①石细胞淡黄色，类圆形、类方形、类长方形、长条形或不规则形，有的一端尖，壁厚，层纹明显，纹孔及孔沟明显，有的石细胞形大，壁稍厚。②草酸钙针晶多成束存在于薄壁细胞中。③具缘纹孔导管淡黄色，具缘纹孔细密。④纤维管胞长梭形，具缘纹孔较大，纹孔口斜缝状或相交成人字形、十字形。⑤木栓细胞淡棕色，表面观呈类方形或多角形，壁较薄（图5-77）。

【化学成分】①含蒽醌类化合物：甲基异茜草素、甲基异茜草素-1-甲醚、大黄素甲醚、2-羟基-3-羟甲基蒽醌、2-甲基蒽醌等。②环烯醚萜苷类成分：水晶兰苷和四乙酰车叶草苷。③含寡糖（如耐斯糖 nystose）、树脂、多种氨基酸等。

巴戟天寡糖具有性激素样作用，促进精子生成；还具有提高免疫、抗抑郁等作用。

【理化鉴别】粉末乙醇回流提取液作供试品溶液。以巴戟天对照药材为对照，按薄层色谱法，用硅胶 GF_{254} 板，以甲苯-乙酸乙酯-甲酸（8：2：0.1）为展开剂，置紫外光灯（254nm）下检视。供试品色谱中，在与对照药材色谱相应的位置上，显相同颜色的斑点。

【质量评价】

1. 经验鉴别　以粗壮、断面色紫红者为佳。

2. 浸出物　按水溶性浸出物中冷浸法测定，不得少于50.0%。

3. 含量测定　按高效液相色谱法测定，含耐斯糖（$C_{24}H_{42}O_{21}$）不得少于2.0%。

【性味功效】性微温，味甘、辛。补肾阳，强筋骨，祛风湿。

【知识链接】巴戟天常见的混淆品有：①羊角藤 Morinda umbellata L. 的根，在广东、福建和江西称"建巴戟"。根木质心大，肉少。断面皮部薄，木部占60%～70%。②假巴戟（副巴戟）M. shuanghuaensis C. Y. Chen et M. S. Huang 的根。根不呈念珠状，根皮菲薄，松脆，揉之易落。木心粗，约占根直径的80%以上。③铁箍散 Schisandra propinqua (Wall.) Baill. var. sinensis Oliv. 的根及茎藤，药材称"香

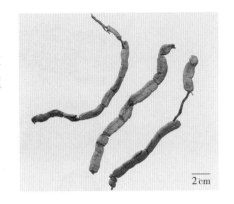

图5-75　巴戟天药材

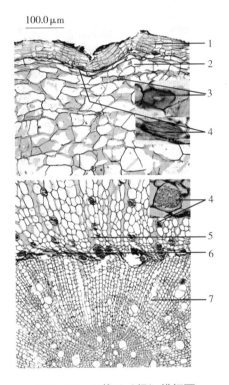

图5-76　巴戟天（根）横切面
1. 木栓层　2. 皮层　3. 石细胞
4. 草酸钙针晶束　5. 韧皮部
6. 形成层　7. 木质部

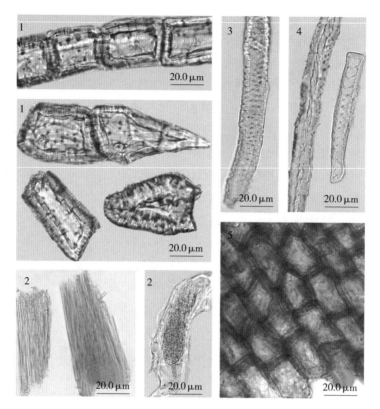

图 5-77 巴戟天粉末

1. 石细胞　2. 草酸钙针晶　3. 导管　4. 纤维管胞　5. 木栓细胞

巴戟"，在四川、贵州少数地区误作巴戟天用。④四川虎刺 *Damnacanthus officinarum* Huang 的根，湖北恩施地区以其作巴戟天入药，有时销入外地，称"恩施巴戟"。

茜草

Qiancao；Rubiae Radix et Rhizoma

为茜草科植物茜草 *Rubia cordifolia* L. 的干燥根及根茎。春、秋季采挖，以 8 月中旬至 9 月中旬采者质优，除去茎苗，去净泥土，晒干。根茎呈结节状，下部着生数条根。根呈圆柱形，常弯曲或扭曲。表面红棕色或暗棕色，具细纵皱纹及少数细根痕；皮部易剥落，露出黄红色木部。质脆，易折断，断面平坦，皮部狭窄，紫红色，木部宽广，浅黄红色，可见多数导管小孔。气微，味微苦，久嚼刺舌。含蒽醌及萘醌类成分羟基茜草素、异茜草素、茜草素、茜草酸和伪羟基茜草素等。性寒，味苦。凉血止血，活血祛瘀，通经。

续断

Xuduan；Dipsaci Radix

为川续断科植物川续断 *Dipsacus asper* Wall. ex Henry 的干燥根。秋季采挖，除去根头、须根，用微火烘至半干，堆放"发汗"至内部变绿色，再烘干。不宜日晒，否则变硬。呈圆柱形，略扁，有的微弯曲。外表面灰褐色或黄褐色，有稍扭曲或明显扭曲的纵皱及沟纹，可见横列的皮孔样斑痕及少数须根痕。质软，久置干燥后变硬，易折断，断面不平坦，皮部墨绿色或棕色，外缘褐色或淡褐色，木部黄褐色，导管束呈放射状排列。气微香，味苦、微甜而后涩。含三萜皂苷及生物碱，如川续断皂苷Ⅵ、龙胆碱等。性微温，味苦、辛。补肝肾，强筋骨，续折伤，止崩漏。

天花粉

Tianhuafen；Trichosanthis Radix

【来源】 为葫芦科植物栝楼 *Trichosanthes kirilowii* Maxim. 或双边栝楼 *Trichosanthes rosthornii* Harms 的干燥根。秋、冬两季采挖，洗净，除去外皮，切段或纵剖成瓣，干燥。

【产地】 栝楼主产于河南、山东、江苏、安徽等省，双边栝楼主产于四川省。

【性状鉴别】 呈不规则圆柱形、纺锤形或瓣块状，长 8～16cm，直径 1.5～5.5cm。表面黄白色或淡棕黄色，有纵皱纹、细根痕及略凹陷的横长皮孔，有的有黄棕色外皮残留。质坚实，断面白色或淡黄色，富粉性，横切面可见黄色小孔（导管）略呈放射状排列，纵切面可见黄色条纹。气微，味微苦（图 5 -78）。

天花粉饮片呈类圆形、半圆形或不规则形的厚片。余同药材。

【显微鉴别】 粉末：类白色。①石细胞黄绿色，长方形、椭圆形、类方形、多角形或纺锤形，壁较厚，纹孔细密。②具缘纹孔导管大，多破碎，有的具缘纹孔呈六角形或方形，排列紧密。③淀粉粒甚多，单粒类球形、半圆形或盔帽形，脐点点状、短缝状或人字状，层纹隐约可见；复粒由 2～14 分粒组成，常由一个大的分粒与几个小分粒复合。④木纤维多为纤维管胞，较粗，具缘纹孔较稀疏，纹孔口斜裂缝状。

【化学成分】 含皂苷（约 1%），天花粉蛋白，多种氨基酸如 L - 瓜氨酸、精氨酸、谷氨酸、丙氨酸、γ - 氨基丁酸等，还含栝楼酸，胆碱以及甾醇类成分。新鲜天花粉根中的蛋白质制成针剂，用于中期妊娠引产，对于恶性葡萄胎和绒癌有效。

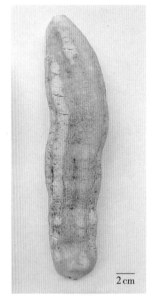

2 cm

图 5 -78　天花粉药材

【质量评价】

1. 经验鉴别　以色白、质坚实、粉性足者为佳。

2. 浸出物　按水溶性浸出物冷浸法测定，不得少于 15.0%。

【性味功效】 性微寒，味甘、微苦。清热泻火，生津止渴，排脓消肿。

桔梗

Jiegeng；Platycodonis Radix

【来源】 为桔梗科植物桔梗 *Platycodon grandiflorum*（Jacq.） A. DC. 的干燥根。

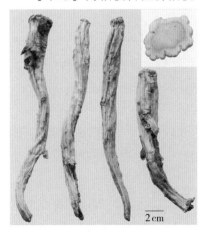

2 cm

图 5 -79　桔梗药材

【采收加工】 春、秋两季采挖，洗净，除去须根，趁鲜刮去外皮或不去外皮，晒干。

【产地】 全国大部分地区均产，以东北、华北产量较大，华东地区质量较好。

【性状鉴别】 圆柱形或略呈纺锤形，下部渐细，有的有分枝，略扭曲，长 7～20cm，直径 0.7～2cm。表面淡黄白色至黄色，不去外皮者表面黄棕色至灰棕色，具有不规则扭曲纵向皱沟，并有横向皮孔样的斑痕及支根痕，上部有横纹。顶端有较短的根茎（"芦头"），其上有数个半月形的茎痕。质脆，易折断，断面不平坦，可见放射状裂隙，皮部类白色，形成层环棕色，木部淡黄色。气微，味微甜后苦（图 5 -79）。

桔梗饮片呈椭圆形或不规则厚片。外皮多已除去或偶有残留。切面皮部黄白色，较窄；形成层环纹明显，棕色；木部宽，有较多裂隙。气微，味微甜后苦。

【显微鉴别】根横切面　残留木栓细胞多列，黄棕色。皮层窄，常见裂隙。韧皮部宽广，乳管群散在，内含微细颗粒状黄棕色物。形成层成环。木质部导管单个散在或数个相聚，呈放射状排列。薄壁细胞含菊糖，呈扇形或类圆形的结晶（图5-80）。

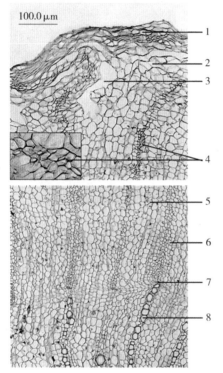

图5-80　桔梗（根）横切面
1. 木栓层　2. 皮层　3. 裂隙　4. 乳管群
5. 韧皮射线　6. 韧皮部　7. 形成层　8. 木质部

粉末：黄白色。①乳管常互相连接，管中含黄色油滴样颗粒状物。②具梯纹、网纹导管，少有具缘纹孔导管。③菊糖众多，呈扇形或类圆形的结晶。

【化学成分】①主要含多种皂苷，如桔梗皂苷（platycodin）A、C、D₁、D₂，具有镇咳、祛痰、抗炎、抗溃疡等作用。②含α-菠菜甾醇、α-菠菜甾醇-β-D-葡萄糖苷等植物甾醇类。③含有菊糖，多糖，多种氨基酸和微量元素。

【理化鉴别】粉末加7%硫酸乙醇-水（1:3）混合液回流提取，提取液冷却后，用三氯甲烷振摇提取，提取液水洗涤后，用无水硫酸钠脱水，过滤、蒸干，残渣加甲醇溶解作供试品溶液。以桔梗对照药材作对照，按薄层色谱法，用硅胶G板，以三氯甲烷-乙醚（2:1）为展开剂，喷10%硫酸乙醇溶液显色。供试品色谱中，在与对照药材色谱相应的位置上，显相同颜色的斑点。

【质量评价】

1. 经验鉴别　以根肥大、色白、质坚实、味苦者为佳。

2. 浸出物　按醇溶性浸出物热浸法测定，乙醇浸出物不得少于17.0%。

3. 含量测定　按高效液相色谱法测定，含桔梗皂苷D（$C_{57}H_{92}O_{28}$）不得少于0.10%。

【性味功效】性平，味苦、辛。宣肺，利咽，祛痰，排脓。

党参

Dangshen；Codonopsis Radix

【来源】为桔梗科植物党参 *Codonopsis pilosula*（Franch.）Nannf.、素花党参 *Codonopsis pilosula* Nannf. var. *modesta*（Nannf.）L. T. Shen 或川党参 *Codonopsis tangshen* Oliv. 的干燥根。

【采收加工】秋季采挖，除去地上部分及须根，洗净泥土，晒至半干，反复搓揉3~4次，晒至七、八成干时，捆成小把，晒干。

【产地】党参主产于山西、陕西、甘肃、四川等省及东北各地。潞党（栽培品）产于山西平顺、长治、壶关等地。素花党参又称西党参，主产甘肃文县，四川南坪、松潘等地。川党参主产于四川、湖北及与陕西接壤地区。

【性状鉴别】党参：呈长圆柱形，稍弯曲，长10~35cm，直径0.4~2cm。表面灰黄色、黄棕色至灰棕色，根头部有多数疣状突起的茎痕及芽，每个茎痕的顶端呈凹下圆点状，习称"狮子盘头"；根头下有致密的环状横纹，向下渐稀疏，有的达全长的一半，栽培品环状横纹少或无；全体有纵皱纹及散在的横长皮孔样突起，支根断落处常有黑褐色胶状物。质稍柔软或稍硬而略带韧性，断面稍平坦，有裂隙或放射状纹理，皮部淡棕黄色至黄棕色，木质部淡黄色至黄色，呈"菊花心"状。有特殊香气，味微甜（图5-81）。

素花党参：长10~35cm，直径0.5~2.5cm。表面黄白色至灰白色，根头下致密的环状横纹常达全长的一半以上。断面裂隙较多，皮部灰白色至淡棕色。

川党参：长10~45cm，直径0.5~2cm。表面灰黄色至黄棕色，有明显不规则的纵沟。顶端有较稀的横纹，大条者亦有"狮子盘头"但茎痕较少；小条者根头部较小，称"泥鳅头"。质较软而结实，断面裂隙较少。皮部黄白色。

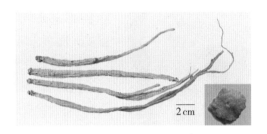

图5-81　党参药材

党参饮片：呈类圆形的厚片。外表皮灰黄色、黄棕色至灰棕色，有时可见根头部有多数疣状突起的茎痕和芽。切面皮部淡棕色至黄棕色，木部淡黄色至黄色，有裂隙或放射状纹理。有特殊香气，味微甜。

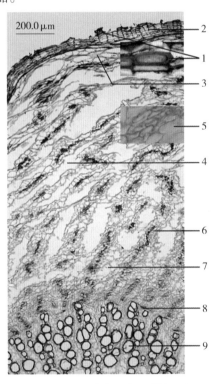

图5-82　党参（根）横切面
1. 石细胞　2. 木栓层　3. 皮层
4. 裂隙　5. 韧皮部乳管群　6. 韧皮部
7. 射线　8. 形成层　9. 木质部

【显微鉴别】根横切面：木栓细胞数列至10数列，外侧有石细胞，单个或成群。栓内层窄。韧皮部宽广，外侧常现裂隙，散有淡黄色乳管群，并常与筛管交互排列。形成层成环。木质部导管单个散在或数个相聚，呈放射状排列。薄壁细胞含菊糖（图5-82）。

【化学成分】①含三萜类化合物：蒲公英萜醇、蒲公英萜醇乙酸酯、木栓酮、齐墩果酸等；②植物甾醇类：α-菠菜甾醇、Δ^7-豆甾烯醇、豆甾醇及其-β-D-葡萄糖苷；③多糖类物质：杂多糖C_p-1、C_p-2、C_p-3、C_p-4及其他多糖；④苷类物质：党参炔苷、丁香苷、党参苷I等；⑤含挥发油、多种氨基酸及无机元素。

【理化鉴别】粉末加甲醇超声提取液，蒸干；残渣加水溶解，上D101大孔吸附树脂柱，依次用水、50%乙醇洗脱，收集50%乙醇洗脱液，蒸干；残渣加甲醇溶解作供试品溶液。以党参炔苷对照品作对照，按薄层色谱法，用硅胶G板，以正丁醇-冰醋酸-水（7：1：0.5）为展开剂，喷10%硫酸乙醇溶液显色，分别置日光和紫外光灯（365nm）下检视。供试品色谱中，在与对照品色谱相应的位置上，显相同颜色的斑点或荧光斑点。

【质量评价】

1. 经验鉴别　以条粗壮、质柔润、气味浓、嚼之无渣者为佳。

2. 浸出物　按醇溶性浸出物热浸法测定，45%乙醇浸出物不得少于55.0%。

【性味功效】性平，味甘。健脾益肺，养血生津。

【知识链接】管花党参 *Codonopsis tubulosa* Kom. 产于云南、贵州、四川等省。商品称为白党或叙党。性状与党参类似。根不分枝或中部以下略有分枝，根头部也呈"狮子盘头"状，珠状横纹有或无，全体有多数不规则的纵沟和纵棱，以及横长或点状突起的皮孔。气微香，味微甜，嚼之有渣。

南沙参
Nanshashen；Adenophorae Radix

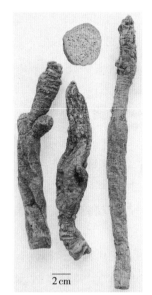

图5-83 南沙参药材

【来源】为桔梗科植物轮叶沙参 *Adenophora tetraphylla*（Thunb.）Fisch. 或沙参 *Adenophora stricta* Miq. 的干燥根。春、秋两季采挖，洗净泥土，趁鲜刮去粗皮，洗净，晒干。

【产地】主产于安徽、江苏、浙江、贵州等省。

【性状鉴别】呈圆锥形或圆柱形，略弯曲；顶端具1个或2个根茎（芦头）。除去栓皮后表面黄白色或淡棕黄色，凹陷处常有残留粗皮，上部多有深陷横纹，呈断续的环状，下部有纵纹及纵沟。体轻，质松泡，易折断，断面不平坦，具黄白色交错的纹理，多裂隙。气微，味微甘（图5-83）。

南沙参饮片呈圆形、类圆形成不规则形厚片。外表皮黄白色或淡棕黄色，有的有深陷横纹，断面具黄白色交错的纹理，多裂隙。气微，味微甘。

【显微鉴别】粉末：灰黄色。木栓石细胞类长方形、长条形、类椭圆形、类多边形，长18～155μm，宽18～61μm，有的垂周壁连珠状增厚。有节乳管常连接成网状。菊糖结晶扇形、类圆形或不规则形。

【化学成分】主要含三萜皂苷类成分南沙参皂苷，还含胡萝卜苷、蒲公英萜酮等。

【质量评价】

1. 经验鉴别 以色黄白、根粗细均匀、肥壮、味甘淡者为佳。

2. 浸出物 按醇溶性浸出物热浸法测定，稀乙醇浸出物不得少于30.0%。

【性味功效】性微寒，味甘。养阴清肺，益胃生津，化痰，益气。

PPT

木香
Muxiang；Aucklandiae Radix

【来源】为菊科植物木香 *Aucklandia lappa* Decne. 的干燥根。

【采收加工】秋、冬两季采挖2～3年生的根，除去茎叶、须根及泥土，切段或纵剖为瓣，晒干或风干，撞去粗皮。

【产地】主产于云南省，又称云木香；四川、西藏亦产。为栽培品。

【性状鉴别】呈圆柱形或半圆柱形，形如枯骨，长5～10cm，直径0.5～5cm。表面黄棕色至灰褐色，栓皮多已除去，有显著的皱纹、纵沟及侧根痕。质坚实，体重，不易折断，断面略平坦，灰褐色至暗褐色，形成层环棕色，有放射状纹理及散在的褐色点状油室。老根中心常呈朽木状。气香特异，味微苦（图5-84）。

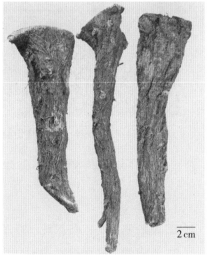

图5-84 木香药材

木香饮片呈类圆形或不规则的厚片。外表皮黄棕色至灰褐色，有纵皱纹。切面棕黄色至棕褐色，中部有明显菊花心状的放射纹理，形成层环棕色，褐色油点（油室）散在。气香特异，味微苦。

【显微鉴别】根横切面：木栓层由多列木栓细胞组成；皮层狭窄。韧皮部宽广，射线明显，纤维束散在。形成层成环。木质部由导管、木纤维及木薄壁细胞组成；导管单行径向排列。根的中心为四原型初生木质部。薄壁组织中有大型油室散在，油室常含有黄色分泌物。薄壁细胞中含有菊糖。

粉末：黄绿色。①菊糖多见，表面现放射状纹理。②木纤维黄色，长梭状，多成束，纹孔口横裂缝状、十字状或人字状。③导管以网纹较多，亦有具缘纹孔导管。④油室多破碎，内含黄色或棕色分泌物。⑤木栓细胞淡黄棕色，表面观呈类多角形，排列不甚整齐，垂周壁有的波状弯曲。⑥薄壁细胞含有小型草酸钙方晶（图 5 – 85）。

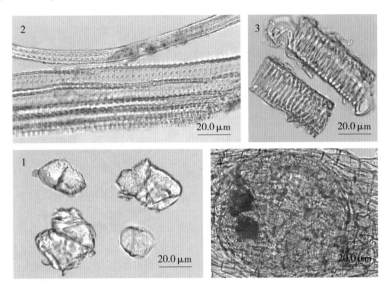

图 5 – 85　木香粉末
1. 菊糖　2. 木纤维　3. 导管　4. 油室

【化学成分】①含挥发油，油中主成分为倍半萜及其内酯，如木香内酯、去氢木香内酯（dehydro-costuslactone）、木香烃内酯（costunolide）、二氢木香内酯、α – 木香酸、α – 木香醇等。②含氨基酸约20 种，以及木香碱、菊糖等。

木香烃内酯和去氢木香内酯具有较强的利胆作用。

【理化鉴别】粉末甲醇超声提取液作供试品溶液。以去氢木香内酯、木香烃内酯对照品为对照，按薄层色谱法，用硅胶 G 板，以环己烷 – 甲酸乙酯 – 甲酸（15：5：1）的上层溶液为展开剂，喷 1% 香草醛硫酸溶液显色。供试品色谱中，在与对照品色谱相应的位置上，显相同颜色的斑点。

【质量评价】

1. 经验鉴别　以质坚实、香气浓、油性大者为佳。

2. 含量测定　按高效液相色谱法测定，木香药材含木香烃内酯（$C_{15}H_{20}O_2$）和去氢木香内酯（$C_{15}H_{18}O_2$）的总量不得少于 1.80%。木香饮片中木香烃内酯（$C_{15}H_{20}O_2$）和去氢木香内酯（$C_{15}H_{18}O_2$）的总量不得少于 1.50%。

【性味功效】性温，味辛、苦，行气止痛，健脾消食。

【附】

土木香
Tumuxiang；Inulae Radix

为菊科植物土木香 *Inula helenium* L. 的干燥根。商品又称"祁木香"，主产于河北、新疆、甘肃、四川等省区。药材呈圆锥形，略弯曲，长 5~20cm。表面黄棕色或暗棕色，有纵皱纹及须根痕，根头粗大，顶端有凹陷的茎痕及叶鞘残基，周围有圆柱形支根，质坚硬，断面黄白色至浅灰黄，有凹点状油室，气微香，味苦、辛。主要含有挥发油 1%~2%，油中主成分为土木香内酯、异土木香内酯、土木香醇、土木香酸、二氢土木香内酯、二氢异土木香内酯、达玛二烯醇乙酸酯等。性温，味辛、苦。健脾和胃，行气止痛，安胎。

川木香
Chuanmuxiang；Vladimiriae Radix

为菊科植物川木香 *Vladimiria souliei*（Franch.）Ling 或灰毛川木香 *Vadimiria souliei*（Franch.）Ling var. *cinerea* Ling 的干燥根。川木香主产于四川省及西藏自治区，灰毛川木香产于四川省。呈圆柱形（习称铁杆木香）或有纵槽的半圆柱形（习称槽子木香），稍弯曲。表面黄褐色或棕褐色，具纵皱纹，外皮脱落处可见丝瓜络状细筋脉；根头偶有黑色发黏的胶状物，习称"油头"。体较轻，质硬脆，易折断，断面黄白色或黄色，有深黄色稀疏油点及裂隙，木质部宽广，有放射状纹理；有的中心呈枯朽状。气微香，味苦，嚼之黏牙。主要含有挥发油，挥发油中含川木香内酯、土木香内酯。性温，味苦、辛。行气止痛。

白术
Baizhu；Atractylodis Macrocephalae Rhizoma

【来源】为菊科植物白术 *Atractylodes macrocephala* Koidz. 的干燥根茎。

【采收加工】冬季茎下部叶枯黄、上部叶变脆时，挖取 2~3 年生的根茎，除去茎叶、细根及泥沙，烘干，称烘术；晒干，称生晒术。

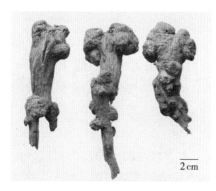

图 5-86 白术药材

【产地】主产于浙江、安徽、湖北、湖南等省。多为栽培。

【性状鉴别】呈不规则肥厚团块，长 3~13cm，直径 1.5~7cm。表面灰黄色或灰棕色，有瘤状突起和断续的纵皱和沟纹，并有须根痕，顶端有残留茎基和芽痕。质坚硬，不易折断，断面不平坦，生晒术断面淡黄白色至淡棕色，略有菊花纹及分散的棕黄色油点；烘术断面，角质样，色较深，有裂隙。气清香，味甘、微辛，嚼之略带黏性（图 5-86）。

白术饮片呈不规则的厚片。外表皮灰黄色或灰棕色。晒干者切面黄白色至淡棕色，散生棕黄色的点状油室，木部具放射状纹理；烘干者切面角质样，色较深或有裂隙。气、味同药材。

【显微鉴别】根茎横切面：木栓层为数列扁平细胞，其内侧常有断续的石细胞环。皮层、韧皮部及木射线中有大型油室散在，油室圆形至长圆形。形成层环明显。木质部呈放射状排列，中部和内侧的木质部束的附近有较多的纤维束，以初生木质部附近的纤维束最发达。中央有髓部。薄壁细胞中含菊糖及草酸钙针晶（图 5-87）。

粉末：淡黄棕色。①草酸钙针晶细小，不规则地聚集于薄壁细胞。②纤维黄色，大多成束，长梭形，壁甚厚，木化，孔沟明显。③石细胞淡黄色，类圆形、多角形、长方形或少数纺锤形，胞腔明显，有不规则孔沟。④导管分子较短小，为网纹及具缘纹孔。⑤薄壁细胞含菊糖（图 5-88）。

【化学成分】含挥发油 1.4% 左右，油中主要成分为苍术酮（atractylon）、苍术醇、白术内酯 A、B、3-β-乙酰氧基苍术酮等多种成分。白术中尚分离到甘露聚糖 Am-3。

白术醇提物具有提高免疫、抑制止宫平滑肌收缩等作用。

【理化鉴别】粉末正己烷超声提取液作供试品溶液。以白术对照药材作对照，按薄层色谱法，用硅胶 G 板，以石油醚（60~90℃）-乙酸乙酯（50:1）为展开剂，喷 5% 香草醛硫酸溶液显色。供试品色谱中在与对照品色谱相应的位置上，显相同颜色的斑点，并应显一桃红色主斑点（苍术酮）。

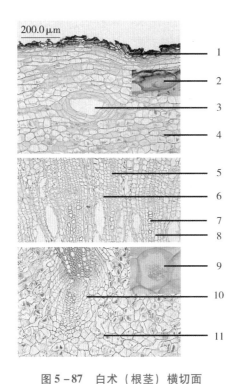

图 5 - 87 白术（根茎）横切面

1. 木栓层 2. 石细胞 3. 油室 4. 皮层
5. 韧皮部 6. 形成层 7. 木质部 8. 木射线
9. 草酸钙针晶 10. 木纤维 11. 髓

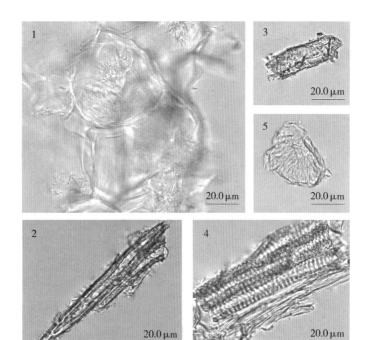

图 5 - 88 白术粉末

1. 草酸钙针晶 2. 纤维 3. 石细胞 4. 导管 5. 菊糖

【质量评价】

1. 经验鉴别 以个大、质坚实、断面色黄白、香气浓者为佳。

2. 浸出物 按醇溶性浸出物热浸法测定，60% 乙醇浸出物不得少于 35.0%。

【性味功效】性温，味甘、苦。健脾益气，燥湿利水，止汗，安胎。

苍术

Cangzhu；Atractylodis Rhizoma

【来源】为菊科植物茅苍术 *Atractylodes lancea*（Thunb.）DC. 或北苍术 *Aractylodes chinensis*（DC.）Koidz. 的干燥根茎。

【采收加工】春、秋两季挖取根茎，除去泥沙，晒干，撞去须根。

【产地】茅苍术主产于江苏、湖北、河南等省。北苍术主产于河北、山西、陕西、内蒙古等地。

【性状鉴别】茅苍术：呈不规则连珠状或结节状圆柱形，略弯曲，偶有分枝，长 3～10cm，直径 1～2cm。表面灰棕色，有皱纹、横曲纹及残留的须根，顶端具茎痕及残留的茎基。质坚实，断面黄白色或灰白色，散有多数橙黄色或棕红色油室，习称"朱砂点"；暴露稍久，常可析出白色细针状结晶，习称"起霜"。气香特异，味微甘、辛、苦（图 5-89）。

北苍术：呈疙瘩块状或结节状圆柱形，长 4～9cm，直径 1～4cm。表面黑棕色，除去外皮者黄棕色。质较疏松，断面散有黄棕色油室，无白色细针状结晶析出。香气较淡，味辛、苦。

苍术饮片：呈不规则类圆形或条形厚片。外表皮灰棕色至黄棕色，有皱纹，有时可见根痕。余同药材。

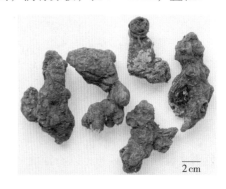

图 5 - 89 苍术药材

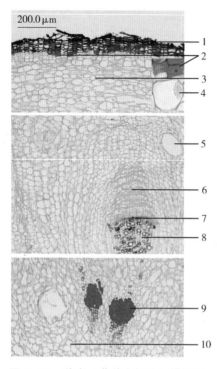

图 5－90　苍术（茅苍术根茎）横切面

1. 木栓层　　　2. 石细胞环带　　3. 皮层
4. 草酸钙针晶　5. 油室　　　　　6. 韧皮部
7. 形成层　　　8. 木质部　　　　9. 木纤维束
10. 髓

【显微鉴别】根茎横切面。茅苍术：木栓层内夹有石细胞带3～8条不等，每一石细胞带由2～3层类长方形的石细胞集成。皮层宽广，其间散有大型油室。韧皮部狭小。形成层成环。木质部有纤维束，与导管群相间排列。射线较宽，中央为髓部，射线和髓部均散有油室。薄壁细胞含有菊糖和细小的草酸钙针晶（图5－90）。

北苍术：皮层有纤维束，木质部纤维束较大，与导管群相间排列。

粉末：棕色。①草酸钙针晶细小，不规则的充塞于薄壁细胞中。②纤维大多成束，长梭形，壁甚厚，木化。③石细胞甚多，有时与木栓细胞连结，多角形、类圆形或类长方形，壁极厚。④菊糖多见，表面呈放射状纹理。⑤油室碎片可见。⑥导管主要为网纹，亦有具缘纹孔（图5－91）。

【化学成分】茅苍术根茎含挥发油5%～9%，油中主要成分为苍术素（atractylodin）、茅术醇、β-桉叶醇、榄香醇、苍术醇、苍术酮等，以及β-芹子烯、3-β-羟基苍术酮、3-β-乙酰氧基苍术酮、苍术素醇（苍术定醇）、乙酰苍术素醇、3-β羟基苍术醇、3-β-醋酸基苍术醇等。尚含少量糠醛、色氨酸及倍半萜糖苷苍术苷A～I。

北苍术根茎含挥发油3%～5%，油中主要成分为苍术素、茅术醇、β-桉叶醇、苍术醇及苍术酮，以及α-没药醇、苍术定醇、乙酰苍术定醇等，还有阿拉伯糖、半乳糖、葡萄糖、蔗糖、棉子糖等多种糖类。

苍术素具有利胆作用；β-桉叶醇具有抗炎、抗菌、抗病毒、镇痛等作用。

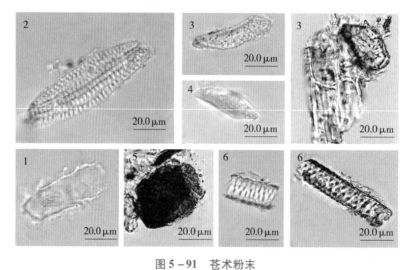

图5－91　苍术粉末

1. 草酸钙针晶　2. 纤维　3. 石细胞　4. 菊糖　5. 油室　6. 导管

【理化鉴别】苍术甲醇超声提取液作供试品溶液。以苍术对照药材及苍术素对照品作对照，按薄层色谱法，用硅胶 G 板，以石油醚（60～90℃）-丙酮（9∶2）为展开剂，喷10%硫酸乙醇溶液显色。供试品色谱中，在与对照药材色谱相应位置上，显相同颜色的斑点；并应显有一相同的污绿色主要斑点（苍术素）。

【质量评价】

1. 经验鉴别　以个大，质坚实，断面朱砂点多，香气浓者为佳。

2. 含量测定　按高效液相色谱法测定，药材含苍术素（$C_{13}H_{10}O$）不得少于 0.30%；饮片含苍术素（$C_{13}H_{10}O$）不得少于 0.20%。

【性味功效】　性温，味辛、苦。燥湿健脾，祛风散寒，明目。

【知识链接】　同属植物关苍术 *Atractylodes japonica* Koidz. ex Kitam. 的根茎在东北地区曾作苍术入药，日本药局方作白术使用。主产于东北地区。根茎呈结节状圆柱形，长 4~12cm，直径 1~2.5cm。表面深棕色。质较轻，折断面不平坦，纤维性强。气特异，味辛、微苦。

紫菀
Ziwan；Asteris Radix et Rhizoma

为菊科植物紫菀 *Aster tataricus* L. f. 的干燥根及根茎。春、秋两季采挖，除去有节的根茎（习称"母根"）和泥土，将细根编成辫状晒干，或直接晒干。根茎呈不规则块状，大小不一，顶端有茎及叶的残基。细根多数，簇生于根茎上，多编成辫状；表面紫红色或灰红色，有纵皱纹；质较柔韧；断面灰白色，有紫边。气微香，味甜、微苦。含齐墩果烷型三萜皂苷紫菀皂苷、紫菀酮、无羁萜、表无羁萜醇等。紫菀皂苷水解生成紫菀次皂苷，再水解可生成等分子的常青藤皂苷元和葡萄糖。性温，味辛、苦。润肺下气，祛痰止咳。

三棱
Sanleng；Sparganii Rhizoma

【来源】　为黑三棱科植物黑三棱 *Sparganium stoloniferum* Buch - Ham. 的干燥块茎。药材商品称"荆三棱"。冬季至次年春季采挖，洗净，削去外皮，晒干。

【产地】　主产于江苏、河南、浙江、山东、江西、安徽等省。

【性状鉴别】　呈圆锥形，略扁；表面黄白色或灰黄色，有刀削痕；须根痕小点状，略呈横向环状排列。体重，质坚实，断面黄白色。气微，味淡，嚼之有麻辣感（图 5-92）。

三棱饮片呈类圆形的薄片。外表皮灰棕色。切面灰白色或黄白色，粗糙，有多数明显的细筋脉点。其余同药材。

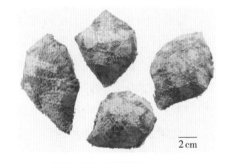

图 5-92　三棱药材

【显微鉴别】　粉末：黄白色。①淀粉粒甚多，单粒类圆形、类多角形或椭圆形，较大粒隐约可见点状或裂缝状脐点。②分泌细胞内含红棕色分泌物。③纤维多成束，壁较厚，微木化或木化，有稀疏单斜纹孔。④木化薄壁细胞呈类长方形、长椭圆形或不规则形，壁呈连珠状，微木化。

【化学成分】　①含挥发油，主要为芳香族化合物的含氧衍生物和呋喃化合物的含氧衍生物，如 3,5,6,7,8,8a - 六氢 - 4,8a - 二甲基 - 6 - (11 - methylethyenyl) - 2(1*H*) 萘酮、十氢 - 4a - 甲基 - 1 - 萘，3*H* - 3a - 7 - 甲撑苷菊环烃、5 - 甲基糠醛、2 - 甲基丁醛等。②黄酮类化合物，有芒柄花素、芦丁、山柰酚等。③苯丙素类，包括游离阿魏酸和结合型阿魏酸，如 1,3 - *O* - 二阿魏酰基甘油、β - D - (1 - *O* - 乙酰基 - 3,6 - *O* - 二阿魏酰基) 呋喃果糖基 - α - D - 2',6' - *O* - 二乙酰基吡喃葡萄糖。④含甾体类、生物碱、有机酸和多糖等。

【质量评价】

1. 经验鉴别　以体重、质坚、去净外皮、表面黄白色者为佳。

2. 浸出物　按醇溶性浸出物热浸法测定，稀乙醇浸出物不得少于 7.5%。

【性味功效】 性平，味苦、辛。破血行气，消积止痛。

【知识链接】 商品中用作三棱的有小黑三棱 *Sparganium simplex* Hudson 的块茎，主产于东北地区；细叶黑三棱 *S. stenophyllum* Maxim. 的块茎，主产于东北地区和河北地区。莎草科植物荆三棱 *Scirpus yagara* Ohwi 的块茎，商品称为"黑三棱"，主产于吉林、安徽、江苏等地。

泽泻

Zexie；Alismatis Rhizoma

【来源】 为泽泻科植物东方泽泻 *Alisma orientalis* (Sam.) Juzep. 或泽泻 *Alisma plantago - aquatica* Linn. 的干燥块茎。

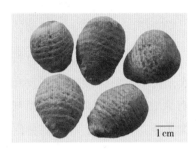

图 5 - 93　泽泻药材

【采收加工】 冬季茎叶开始枯萎时采挖，洗净，干燥，除去须根及粗皮。

【产地】 主产于福建浦城、建阳，四川、江西等地，多系栽培。

【性状鉴别】 呈类球形、椭圆形或卵圆形，长 2 ~ 7cm，直径 2 ~ 6cm，表面黄白色或淡黄棕色，未去尽粗皮者显淡棕色，有不规则横向环状浅沟纹及多数细小突起的须根痕，于块茎底部尤密，底部有的有瘤状芽痕。质坚实，断面黄白色，粉性，有多数细孔。气微，味微苦（图 5 - 93）。

泽泻饮片呈圆形或椭圆形厚片。外表皮淡黄色或淡黄棕色，可见细小突起的须根痕。切面黄白色至淡黄色，粉性，有多数细孔。气微，味微苦。

【显微鉴别】 块茎横切面：外皮多除去，有残留的皮层通气组织，细胞间隙甚大，内侧可见 1 列内皮层细胞，壁增厚，木化，有纹孔。中柱通气组织中散有周木型维管束和淡黄色的油室。薄壁细胞中充满淀粉粒(图 5 - 94)。

粉末：淡黄棕色。①淀粉粒较多，单粒长卵形、类球形或椭圆形，脐点人字形、裂缝状、十字形或三叉状，位于中央或较宽端；复粒由 2 ~ 3 分粒组成。②薄壁细胞类圆形，可见由多数椭圆形纹孔相集成的纹孔群，侧壁具细小连珠状增厚；有的具明显三角形细胞间隙。③内皮层细胞形大，表面观垂周壁波状弯曲，木化，有稀疏细孔沟。④油室大多破碎，完整者类圆形，分泌细胞中可见油滴。⑤导管有螺纹、梯纹、网纹、单纹孔及具缘纹孔。⑥纤维偶见，壁较厚，木化（图 5 - 95）。

【化学成分】 ①含多种四环三萜醇类衍生物，包括泽泻醇（alisol）A、B、C 及其乙酸酯、表泽泻醇 A、24 - 乙酰泽泻醇 A、23 - 乙酰泽泻醇 B、C（23 - acetyl aisol B、C）。②含倍半萜、挥发油、多糖等。

23 - 乙酰泽泻醇 B、C 具有利尿、溶解尿结石、降血糖、降血脂等作用。

【理化鉴别】 粉末的 70% 乙醇提取液，通过 HP_{20} 型大孔吸附树脂柱，先用 30% 乙醇洗脱，弃去洗脱液，再用 70% 乙醇洗脱，洗脱液蒸干，残渣加甲醇溶解，作为供试品溶液。以 23 - 乙酰泽泻醇 B 和 C 对照品作对照，按薄层色谱法，用胶 GF_{254} 板，以二氯甲烷 - 甲醇（15∶1）为展开剂，喷以 2% 香草醛硫酸溶液 - 乙醇（1∶9）混合溶液，在 105℃ 加热至斑点显色清晰，供试品色谱中，在与对照品色谱相应的位置上，显相同颜色的斑点。

【质量评价】

1. 经验鉴别　以个大、色黄白、光滑、粉性足者为佳。

2. 浸出物　按醇溶性浸出物热浸法测定，药材或饮片的乙醇浸出物不得少于 10.0%。

3. 含量测定　按高效液相色谱法测定，药材或饮片含 23-乙酰泽泻醇 B（$C_{32}H_{50}O_5$）和 23-乙酰泽泻醇 C（$C_{32}H_{48}O_6$）的总量不得少于 0.10%。

【性味功效】 性寒，味甘、淡。利水渗湿，泄热，化浊降脂。

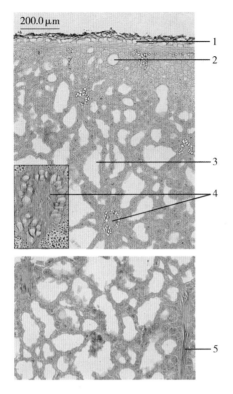

图 5 - 94　泽泻（块茎）横切面
1. 内皮层　2. 油室　3. 通气组织
4. 维管束（周木型）
5. 不规则斜向维管束

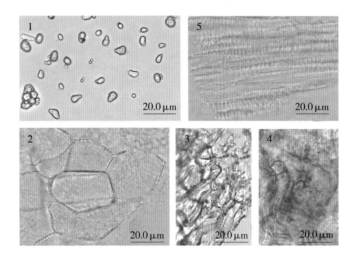

图 5 - 95　泽泻粉末
1. 淀粉粒　2. 薄壁细胞　3. 内皮层细胞　4. 油室碎片　5. 导管

香附
Xiangfu；Cyperi Rhizoma

为莎草科植物莎草 *Cyperus rotundus* L. 的干燥根茎。秋季采挖，燎去毛须，置沸水中略煮或蒸透后晒干，或燎后直接晒干。多呈纺锤形，或稍略弯曲。表面棕褐色或黑褐色，有纵皱纹，并有 6～10 个略隆起的环节，"毛香附"在节上常有棕色的毛须及须根痕；"光香附"较光滑，环节不明显。质硬，蒸煮者断面黄棕色或红棕色，角质样；生晒者断面色白显粉性，内皮层环纹明显，点状维管束散在。气香，味微苦。主要含有挥发油，油中主成分为香附烯、香附醇、β-芹子烯、α-及β-香附酮、广藿香酮（patchoulenone）。性平，味微苦、微甘、辛。疏肝解郁，理气宽中，调经止痛。

天南星
Tiannanxing；Arisaematis Rhizoma

【来源】为天南星科植物天南星 *Arisaema erubescens*（Wall.）Schott、异叶天南星 *Arisaema heterophyllum* Bl. 或东北天南星 *Arisaema amurense* Maxim. 的干燥块茎。秋、冬两季茎叶枯萎时采挖，除去须根及外皮、干燥。

【产地】天南星与异叶天南星产于全国大部分地区；东北天南星主产于东北、内蒙、河北等地区。

【性状鉴别】呈扁球形，表面类白色或淡棕色，较光滑，有的皱缩，顶端有凹陷的茎痕，周围有麻点状根痕，有的块茎周边具小扁球状侧芽。质坚硬，不易破碎，断面不平坦，色白，粉性。气微辛，味麻辣（图 5 - 96）。

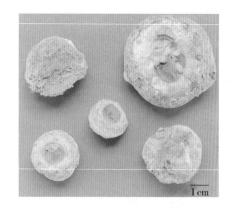

图 5-96 天南星药材

【显微鉴别】粉末：类白色。①淀粉粒极多，单粒为主，圆球形、类圆形或长圆形，脐点点状、裂缝状或人字形，大粒淀粉的层纹隐约可见；复粒少数，由 2~12 分粒组成。②草酸钙针晶单个散在，或成束存在于椭圆形的黏液细胞中。③草酸钙方晶多见于导管旁的薄壁细胞。④导管为螺纹及环纹。⑤棕色块呈棕色、红棕色或金黄色，略呈长圆形或圆形。

【化学成分】含黄酮类，如芹菜素（pigenin）。还含三萜皂苷、原儿茶醛、安息香酸及多种氨基酸等。

【质量评价】

1. 经验鉴别 以个大、色白、粉性足者为佳。

2. 含量测定 按紫外-可见分光光度法测定，含总黄酮以芹菜素（$C_{15}H_{10}O_5$）计，不得少于 0.050%。

【性味功效】性温，味苦、辛。有毒。散结消肿。

半夏

Banxia；Pinelliae Rhizoma

【来源】为天南星科植物半夏 *Pinellia ternatat*（Thunb.）Breit. 的干燥块茎。

【采收加工】夏、秋两季采挖。挖取块茎，筛去泥土，按大、中、小分开，放筐内，于流水下用棍棒捣脱皮，也可用半夏脱皮机去皮，洗净，晒干或烘干。

【产地】主产于四川、湖北、河南、贵州等地。

【性状鉴别】呈类球形，有的稍偏斜，直径 0.7~1.6cm。表面白色或浅黄色，顶端有凹陷的茎痕，周围密布麻点状根痕；下面钝圆，较光滑。质坚实，断面洁白，富粉性。气微，味辛辣、麻舌而刺喉（图5-97）。

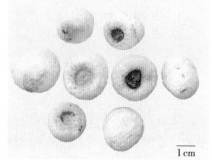

图 5-97 半夏药材

半夏饮片为类圆形或椭圆形厚片，周边红棕色或灰棕色，切面黄白色或黄色，气微，味辛辣、麻舌而刺喉。

【显微鉴别】块茎横切面：①表皮偶有残存，其内侧为 10 余层木栓细胞。②粘液细胞随处可见，内含草酸钙针晶束。③基本薄壁组织中散布有外韧型或内韧型维管束。④薄层细胞中富含淀粉粒。（图 5-98）。

粉末：类白色。①淀粉粒单粒类圆形或圆多角形，脐点裂缝状、人字状或星状，大粒淀粉的层纹隐约可见；复粒由 2~6 分粒组成。②草酸钙针晶随处散在，或成束存在于椭圆形黏液细胞。③导管为螺纹及环纹导管（图 5-99）。

【化学成分】①挥发油类：主要有 3-乙酰氨基-5-甲基异唑、丁基乙烯基醚、3-甲基二十烷、十六碳烯二酸，还有 2-氯丙烯酸甲酯、茴香脑、苯甲醛等60多种成分。②氨基酸类：天冬氨酸、精氨酸、丙氨酸、缬氨酸、亮氨酸等。③有机酸类：主要有琥珀酸（butanedioic acid）此外，尚含多糖、蛋白质及生物碱等。

半夏的水提物具有镇咳、镇吐、降血脂等作用。

【理化鉴别】

（1）粉末甲醇回流提取液作供试品溶液。以精氨酸对照品、丙氨酸对照品、缬氨酸对照品、亮氨酸对照品作对照，按薄层色谱法，用硅胶 G 板，以正丁醇-冰醋酸-水（8∶3∶1）为展开剂，喷茚三酮试液显色。供试品色谱中，在与对照品色谱相应的位置上，显相同颜色的斑点。

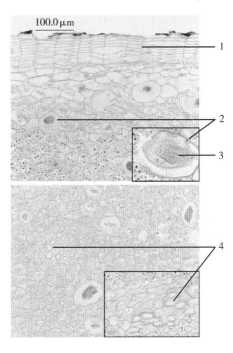

图 5 - 98 半夏（块茎）横切面

1. 木栓组织　　2. 黏液细胞
3. 草酸钙针晶束　4. 维管束

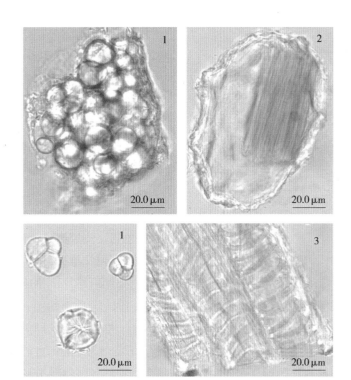

图 5 - 99 半夏粉末

1. 淀粉粒　2. 草酸钙针晶　3. 导管

（2）粉末乙醇回流提取液作供试品溶液。以半夏对照药材作对照，按薄层色谱法，用硅胶 G 板，以石油醚（60～90℃）-乙酸乙酯-丙酮-甲酸（30：6：4：0.5）为展开剂，喷 10% 硫酸乙醇溶液显色。供试品色谱中，在与对照药材色谱相应的位置上，显相同颜色的斑点。

【质量评价】

1. 经验鉴别　以外皮色白、上端圆平、中心凹陷、质坚实、断面洁白或白色、粉质细腻、气微，味辛辣、麻舌而刺喉者为佳。

2. 浸出物　按水溶性浸出物冷浸法测定，不得少于 7.5%。

【性味功效】性温，味辛；有毒。燥湿化痰，降逆止呕，消痞散结。

【知识链接】①商品中有用水半夏充半夏使用的情况。水半夏为同科植物鞭檐犁头尖 *Typhonium flagelliforme*（Lodd.）Blume 的块茎。主产于广西贵县、横县。块茎呈椭圆形、圆锥形或半圆形，高 0.8～3cm，直径 0.5～1.5cm。表面类白色或淡黄色，不平滑，有多数隐约可见的点状根痕。上端类圆形，有凸起的芽痕，下端略尖。质坚实，断面白色，粉性。气微，味辛辣，麻舌而刺喉。本品与半夏不同，不可代半夏使用。②河北、河南、山西、江苏、四川等省个别地区用掌叶半夏 *Pinellia pedatisecta* Schott 的小型块茎作半夏入药。③半夏的炮制品有清半夏、法半夏、姜半夏。因生半夏有毒，半夏入药一般以炮制品入药。

石菖蒲

Shichangpu；Acori Tatarinowii Rhizoma

【来源】为天南星科植物石菖蒲 *Acorus tatarinowii* Schott 的干燥根茎。

【采收加工】栽后 3～4 年收获。秋、冬两季采挖，除去须根和泥沙，晒干。

【产地】主产于四川、浙江、江西等地。

【性状鉴别】根茎呈扁圆柱形，多弯曲，常有分枝，长 3～20cm，直径 0.3～1cm。表面棕褐色或灰

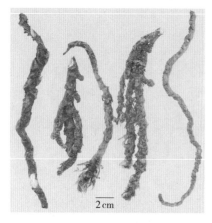

图 5 – 100 石菖蒲药材

棕色，粗糙，有疏密不匀的环节，节间长 0.2～0.8cm，具细纵纹，一面残留须根或圆点状根痕；叶痕呈三角形，左右交互排列，有的其上有毛鳞状的叶基残余。质硬，断面纤维性，类白色或微红色，内皮层环明显，可见多数维管束小点及棕色油细胞。气芳香，味苦、微辛（图 5 – 100）。

石菖蒲饮片为扁圆形或长条形的厚片。外表皮棕褐色或灰棕色，有的可见环节及根痕。切面纤维性，类白色或微红色，有明显环纹及油点。气芳香，味苦、微辛。

【显微鉴别】根茎横切面：表皮细胞外壁增厚，棕色，有的含红棕色物。皮层宽广，散有纤维束和叶迹维管束；叶迹维管束外韧型，维管束鞘纤维成环，木化；内皮层明显。中柱维管束周木型及外韧型，维管束鞘纤维较少。纤维束和维管束鞘纤维周围细胞中含草酸钙方晶，形成晶纤维。薄壁组织中散有类圆形油细胞；并含淀粉粒（图 5 – 101）。

粉末：灰棕色。①淀粉粒单粒球形、椭圆形或长卵形；复粒由 2～20（或更多）分粒组成。②纤维束周围细胞中含草酸钙方晶，形成晶纤维。③草酸钙方晶呈多面形、类多角形、双锥形。④分泌细胞呈类圆形或长圆形，胞腔内充满黄绿色、橙红色或红色分泌物。⑤表皮细胞有的呈淡灰棕色或樱红色（图 5 – 102）。

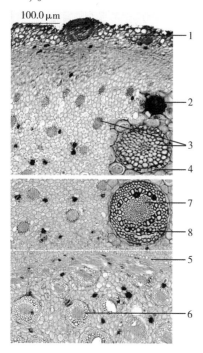

图 5 – 101　石菖蒲（根茎）横切面
1. 表皮　2. 油细胞　3. 纤维束
4. 草酸钙方晶　5. 内皮层　6. 维管束
7. 韧皮部　8. 木质部

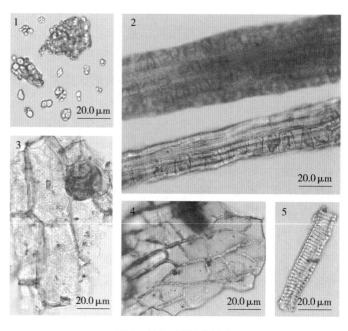

图 5 – 102　石菖蒲粉末
1. 淀粉粒　2. 晶纤维　3. 分泌细胞　4. 表皮细胞　5. 导管

【化学成分】①主含挥发油类：主要有 α –、β – 及 γ – 细辛醚、顺式甲基异丁香油酚、橄榄脂素、细辛醛、石竹烯等。②含糖类、有机酸、氨基酸等。

石菖蒲的挥发油具有镇静、抗惊厥、改善学习记忆、抗脑损伤、镇咳、祛痰、平喘等作用。

【理化鉴别】粉末石油醚回流提取液作供试品溶液，以石菖蒲对照药材作对照，按薄层色谱法，用硅胶 G 板，以石油醚（60～90℃）– 乙酸乙酯（4∶1）为展开剂，置紫外光灯（365nm）下检视。供试品色谱中，在与对照药材色谱相应的位置上，显相同颜色的荧光斑点；再以碘蒸气熏至斑点显色清晰，供试品色谱中，在与对照药材色谱相应的位置上，显相同颜色的斑点。

【质量评价】

1. 经验鉴别　以条粗，断面色类白、香气浓郁者为佳。

2. 浸出物　按醇溶性浸出物冷浸法测定，药材稀乙醇浸出物不得少于12.0%。饮片稀乙醇浸出物不得少于10.0%

3. 含量测定　按挥发油测定法测定，药材含挥发油不得少于1.0%（ml/g）。饮片含挥发油不得少于0.7%（ml/g）。

【性味功效】性温，味辛、苦。开窍豁痰，醒神益智，化湿开胃。

【知识链接】①毛茛科植物阿尔泰银莲花 *Anemone altaica* Fisch. ex C. A. Mey. 的干燥根茎，药材习称九节菖蒲或节菖蒲。根茎呈细长纺锤形，表面棕黄色，具多数半环状突起的节，断面白色，气微，味微酸而稍麻舌。其成分与石菖蒲不同，不可代用。②天南星科植物菖蒲 *Acorus calamus* L. 的干燥根茎，药材名水菖蒲。呈扁圆柱形，少有分枝，长5~15cm，直径1~1.5cm，表面黄棕色，具环节，节间距1~3cm，上方有大型三角形叶痕，左右交互排列，下方具多数凹陷的圆点状根痕。质硬，断面海绵样，类白色或深棕色，内皮层环明显，有多数小空洞及维管束小点，气较浓而特异，味辛。性温，味辛，芳香开窍，和中辟浊。

百部
Baibu；Stemonae Radix

【来源】为百部科植物直立百部 *Stemona sessilifolia*（Miq.）Miq. 、蔓生百部 *Stemona japonica*（Bl.）Miq. 或对叶百部 *Stemona tuberosa* Lour. 的干燥块根。春、秋两季采挖，除去须根，洗净，置沸水中略烫或蒸至无白心，取出，晒干。

【产地】直立百部主产于安徽、江苏、湖北等省。蔓生百部主产于浙江、安徽、江苏等省。对叶百部主产于湖北、广东、广西等地。

【性状鉴别】直立百部：呈纺锤形，上端较细长，皱缩弯曲，长5~12cm，直径0.5~1cm。表面黄白色或淡棕黄色，有不规则深纵沟，间或有横皱纹。质脆，易折断，断面平坦，角质样，淡黄棕色或黄白色，皮部较宽，中柱扁缩。气微，味甘、苦。

蔓生百部：两端稍狭细，表面多不规则皱褶和横皱纹。

对叶百部：呈长纺锤形或长条形，长8~24cm，直径0.8~2cm。表面浅黄棕色至灰棕色，具浅纵皱纹或不规则纵槽。质坚实，断面黄白色至暗棕色，中柱较大，髓部类白色（图5-103）。

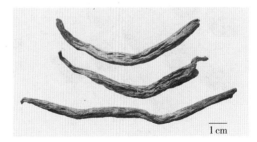

图5-103　百部药材

百部饮片：呈不规则厚片，或不规则条形斜片。表面灰白色、棕黄色，有深纵皱纹。质脆，易折断，断面平坦，角质样，灰白色、淡黄棕色或黄白色，皮部较宽，中柱扁缩。气微，味甘、苦。

【显微鉴别】块根横切面。直立百部：根被为3~4列细胞，壁木栓化及木化，具致密的细条纹。皮层较宽。中柱韧皮部束与木质部束各19~27个，间隔排列，韧皮部束内侧有少数非木化纤维；木质部束导管2~5个，并有木纤维和管胞，导管类多角形，偶有导管深入至髓部。髓部散有少数细小纤维。

蔓生百部：根被为3~6列细胞；韧皮部纤维木化；导管通常深入至髓部，与外侧导管束作2~3轮排列。

对叶百部：根被为3列细胞，细胞壁无细条纹，其最内层细胞的内壁特厚。皮层外侧散有纤维，类方形，壁微木化。中柱韧皮部束与木质部束各 32～40 个。木质部束导管圆多角形，其内侧与木纤维和微木化的薄壁细胞连接成环层。

【化学成分】含多种生物碱，主要为百部碱、原百部碱、对叶百部碱、蔓生百部碱。

【质量评价】

1. 经验鉴别 以质脆、断面平坦、角质样、皮部较宽者为佳。

2. 浸出物 按水溶性浸出物热浸法测定，不得少于 50.0%。

【性味功效】性微温，味甘、苦。润肺下气止咳，杀虫灭虱。

PPT

川贝母
Chuanbeimu；Fritillariae Cirrhosae Bulbus

【来源】为百合科植物川贝母 *Fritillaria cirrhosa* D. Don、暗紫贝母 *Fritillaria unibracteata* Hsiao et K. C. Hsia、甘肃贝母 *Fritillaria przewalskii* Maxim.、梭砂贝母 *Fritillaria delavayi* Franch.、太白贝母 *Fritillaria taipaiensis* P. Y. Li 或瓦布贝母 *Fritillaria unibracteata* Hsiao et K. C. Hsiavar. *wabuensis*（S. Y. Tang et S. C. Yue）Z. D. Liu，S. Wang et S. C. Chen 的干燥鳞茎。

【采收加工】夏、秋两季或积雪融化后采挖，除去须根、粗皮及泥沙，晒干或低温干燥。

【产地】川贝母主产于四川、西藏、云南等省区；暗紫贝母主产于四川阿坝州；甘肃贝母主产于甘肃、青海、四川等省区；梭砂贝母主产于云南、四川、青海等省区；太白贝母主产于陕西、甘肃、四川等省区；瓦布贝母主产于四川省阿坝州、甘孜州及相邻的青海等省区。川贝母已有人工栽培。

【性状鉴别】药材按性状不同分别习称"松贝""青贝""炉贝"及"栽培品"。

松贝：呈类圆锥形或近球形，高 0.3～0.8cm，直径 0.3～0.9cm。表面类白色。外层鳞叶 2 瓣，大小悬殊，大瓣紧抱小瓣，未抱部分呈新月形，习称"怀中抱月"；顶部闭合，内有类圆柱形、顶端稍尖的心芽和小鳞叶 1～2 枚；先端钝圆或稍尖，底部平，微凹入，中心有 1 灰褐色的鳞茎盘，偶有残存须根。质硬而脆，断面白色，富粉性。气微，味微苦。

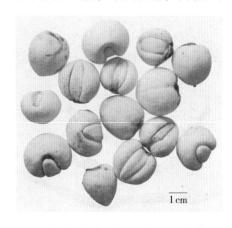

图 5-104 川贝母（松贝）药材

青贝：呈类扁球形，高 0.4～1.4cm，直径 0.4～1.6cm。外层鳞叶 2 瓣，大小相近，相对抱合，习称"观音合掌"；顶部开裂，内有心芽和小鳞叶 2～3 枚及细圆柱形的残茎。

炉贝：呈长圆锥形，高 0.7～2.5cm，直径 0.5～2.5cm。表面类白色或浅棕黄色，有的具棕色斑点，习称"虎皮斑"。外层鳞叶 2 瓣，大小相近，顶部开裂而略尖，习称"马牙嘴"；基部稍尖或较钝（图 5-104）。

栽培品：鳞茎呈类扁球形或短圆柱形，高 0.5～2cm，直径 1～2.5cm。表面类白色或浅棕黄色，稍粗糙，有的具浅黄色斑点。外层鳞叶 2 瓣，大小相近，顶部多开裂而较平。

【显微鉴别】粉末：类白色或浅黄色。松贝、青贝及栽培品①淀粉粒甚多，广卵形、长圆形或不规则圆形，有的边缘不平整或略作分枝状，脐点短缝状、点状、人字状或马蹄状，层纹隐约可见。②表皮细胞类长方形，垂周壁微波状弯曲，偶见不定式气孔，圆形或扁圆形。③主要为螺纹导管（图 5-105）。

炉贝：①淀粉粒广卵形、贝壳形、肾形或椭圆形，脐点人字状、星状或点状，层纹明显。②螺纹导管和网纹导管。

【化学成分】①主要含生物碱类成分：西贝母碱（sipeimine）、贝母素甲（peimine）、贝母素乙（peiminine）、川贝碱（fritimine）；②甾醇类。③含糖类及香豆素类等。

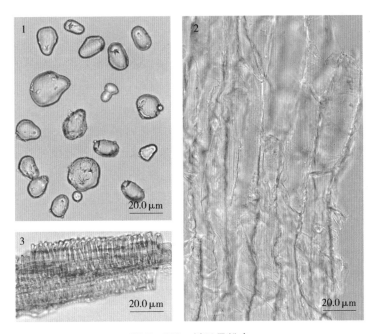

图 5－105　川贝母粉末
1. 淀粉粒　2. 表皮细胞　3. 导管

川贝母生物碱具有镇咳、祛痰、平喘、降血压等作用。

【理化鉴别】粉末先加浓氨试液浸泡，再加二氯甲烷超声提取，提取液蒸干，提取残渣加甲醇溶解作供试品溶液。以贝母素乙对照品作对照，按薄层色谱法，用硅胶 G 板，以乙酸乙酯－甲醇－浓氨试液－水（18∶2∶1∶0.1）为展开剂，依次喷稀碘化铋钾试液和亚硝酸钠乙醇试液显色。供试品色谱中，在与对照品色谱相应的位置上，显相同颜色的斑点。

【质量评价】

1. 经验鉴别　以质坚实、粉性足、色白者为佳。

2. 浸出物　按醇溶性浸出物热浸法测定，稀乙醇浸出物不得少于 9.0%。

3. 含量测定　紫外－可见分光光度法测定，含总生物碱以西贝母碱（$C_{27}H_{43}NO_3$）计，不得少于 0.050%。

【性味功效】性微寒，味苦、甘。清热润肺，化痰止咳，散结消痈。

【知识链接】川贝母是一种名贵的中草药，据报道约有 38 种贝母属植物的鳞茎作贝母用。云南、四川一带有一种"土贝母"，又称"草贝母"，来源于百合科植物益辟坚（丽江山慈菇）*Iphigenia indica* Kunth. et Benth. 的球茎。呈短圆锥形，高 1～1.5cm，直径 0.7～2cm，顶端渐尖，基部常呈脐状凹入或平截。表面黄白色或黄棕色，光滑。一侧有自基部伸至顶端的纵沟。质坚硬，断面角质或略带粉质，类白色或黄白色。味苦而微麻。球茎中含有秋水仙碱（colchicine），可用作提取秋水仙碱的原料，此品误当贝母服用，容易造成中毒死亡。

>>> 知识链接 ○- -

川贝母 DNA 鉴定

DNA 分子标记技术是指反映生物个体或种群间基因组中某种差异特征的 DNA 片段；可用于中药鉴定和种质资源评价。《中国药典》用聚合酶链式反应－限制性内切酶长度多态性方法鉴定川贝母。其方法是：①模板 DNA 提取：取本品依次用 75% 乙醇、灭菌超纯水清洗，吸干表面水分，置乳钵中研磨成极细粉；用新型广谱植物基因组 DNA 快速提取试剂盒提取 DNA，取洗脱液，作为供试品溶液。另取川贝母对照药材制成对照药材模板 DNA 溶液。②PCR - RFLP 反应：鉴别引物为 5′ - CGTAACAAGGTTTC-CGTAGGTGAA - 3′和 5′ - GCTACGTTCTTCATCGAT - 3′；PCR 反应体系包括 10 × PCR 缓冲液、二氯化镁、dNTP、鉴别引物、高保真 Taq DAN 聚合酶、模板、无菌超纯水。PCR 反应参数：95℃预变性 4 分钟，循环反应 30 次（95℃30 秒，55 ~ 58℃30 秒，72℃30 秒），72℃延伸 5 分钟。取 PCR 反应液，进行酶切反应，反应体系包括 10 × 酶切缓冲液、PCR 反应液、Sma、无菌超纯水。另取无菌超纯水，同法 PCR - RFLP 反应操作，作为空白对照。③电泳检测：按琼脂糖凝胶电泳法电泳。电泳结束后，取凝胶片在凝胶成像仪上或紫外透射仪上检视。供试品凝胶电泳图谱中，在与对照药材凝胶电泳图谱相应的位置上，在 100 ~ 250bp 应有两条 DNA 条带，空白对照无条带。

浙贝母
Zhebeimu；Fritillariae Thunbergii Bulbus

【来源】为百合科植物浙贝母 *Fritillaria thunbergii* Miq. 的干燥鳞茎。

【采收加工】初夏植株枯萎时采挖，洗净。大小分开，大者除去芯芽，习称"大贝"；小者不去芯芽，习称"珠贝"。分别撞擦，除去外皮，拌以煅过的贝壳粉，吸去擦出的浆汁，干燥；或取鳞茎，大小分开，洗净，除去芯芽，趁鲜切成厚片，洗净，干燥，习称"浙贝片"。

【产地】浙江北部、江苏南部和湖南等省。

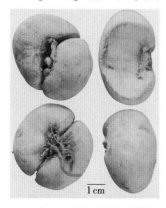

图 5 - 106　浙贝母药材

【性状鉴别】大贝：为鳞茎外层的单瓣鳞叶，略呈新月形，高 1 ~ 2cm，直径 2 ~ 3.5cm。外表面类白色至淡黄色，内表面白色或淡棕色，被有白色粉末。质硬而脆，易折断，断面白色至黄白色，富粉性。气微，味微苦。

珠贝：为完整的鳞茎，呈扁圆形，高 1 ~ 1.5cm，直径 1 ~ 2.5cm。表面类白色，外层鳞叶 2 瓣，肥厚，略似肾形，互相抱合，内有小鳞叶 2 ~ 3 枚和干缩的残茎（图 5 - 106）。

浙贝片：为鳞茎外层的单瓣鳞叶切成的片。椭圆形或类圆形，大小不一，长 1.5 ~ 3.5cm，宽 1 ~ 2cm，厚 0.2 ~ 0.4cm。外皮黄褐色或灰褐色，略皱缩；或淡黄色，较光滑。切面微鼓起，灰白色；或平坦，粉白色。质脆，易折断，断面粉白色，富粉性。

【显微鉴别】粉末：淡黄白色。①淀粉粒甚多，单粒卵形、广卵形或椭圆形，层纹明显。②表皮细胞类多角形或长方形，垂周壁连珠状增厚；气孔少见，副卫细胞 4 ~ 5 个。③草酸钙结晶少见，细小，多呈颗粒状，有的呈梭形、方形或细杆状。④导管多为螺纹（图 5 - 107）。

【化学成分】①主要含生物碱类成分：浙贝母碱、去氢浙贝母碱、浙贝宁、浙贝丙素、贝母素甲（peimine）、贝母素乙（peimin）等。②甾醇类：贝母醇、β - 谷甾醇、胡萝卜素。③含糖类及二萜类等。

【理化鉴别】粉末浓氨试液与三氯甲烷提取液作供试品溶液。以贝母素甲、贝母素乙对照品作对照，按薄层色谱法，用硅胶 G 板，以乙酸乙酯 - 甲醇 - 浓氨试液（17：2：1）为展开剂，喷稀碘化铋钾试液显色。供试品色谱中，在与对照品色谱相应的位置上，显相同颜色的斑点。

【质量评价】

1. 经验鉴别　以鳞叶肥厚、质坚实、粉性足、断面色白者为佳。

2. 浸出物　按醇溶性浸出物热浸法测定，稀乙醇浸出物不得少于 8.0%。

3. 含量测定　按高效液相色谱法测定，含贝母素甲（$C_{27}H_{45}NO_3$）和贝母素乙（$C_{27}H_{43}NO_3$）的总量，不得少于 0.080%。

【性味功效】性寒，味苦。清热化痰止咳，解毒散结消痈。

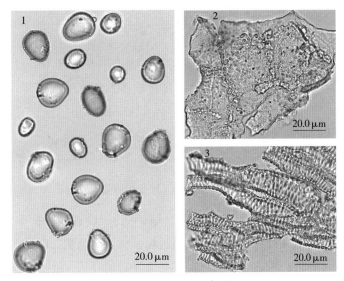

图 5 – 107　浙贝母粉末

1. 淀粉粒　2. 表皮细胞　3. 导管

黄精

Huangjing；Polygonati Rhizoma

【来源】为百合科植物滇黄精 *Polygonatum kingianum* Coll. et Hemsl.、黄精 *Polygonatum sibiricum* Red. 或多花黄精 *Polygonatum cyrtonema* Hua 的干燥根茎。按形状不同，习称"大黄精""鸡头黄精"及"姜形黄精"。春、秋两季采挖，除去须根，洗净，置沸水中略烫或蒸至透心，干燥。

【产地】黄精主产于河北、内蒙古、陕西等省区。多花黄精主产于贵州、湖南、云南等省。滇黄精主产于贵州、广西、云南等省区。

【性状鉴别】大黄精：呈肥厚肉质的结节块状，结节长可达10cm以上，宽3~6cm，厚2~3cm。表面淡黄色至黄棕色，具环节，有皱纹及须根痕，结节上侧茎痕呈圆盘状，圆周凹入，中部突出。质硬而韧，不易折断，断面角质，淡黄色至黄棕色。气微，味甜，嚼之有黏性。

鸡头黄精：呈结节状弯柱形，长3~10cm，直径0.5~1.5cm。结节长2~4cm，略呈圆锥形，常有分枝。表面黄白色或灰黄色，半透明，有纵皱纹，茎痕圆形，直径5~8mm。

姜形黄精：呈长条结节块状，长短不等，常数个块状结节相连。表面灰黄色或黄褐色，粗糙，结节上侧有突出的圆盘状茎痕，直径0.8~1.5cm。

味苦者不可药用（图5–108）。

黄精饮片：呈不规则的厚片，外表皮淡黄色至黄棕色。切面略呈角质样，淡黄色至黄棕色，可见多数淡黄色筋脉小点。质稍硬而韧。气微，味甜，嚼之有黏性。

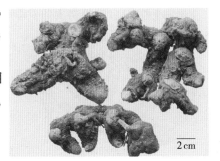

图 5 – 108　黄精药材

【显微鉴别】根茎横切面。大黄精：表皮细胞外壁较厚。薄壁组织间散有多数大的黏液细胞，内含草酸钙针晶束。维管束散列，大多为周木型。

鸡头黄精、姜形黄精：维管束多为外韧型。

【化学成分】含多糖，主要为黄精多糖（polysaccharide）甲、乙、丙（均由葡萄糖、甘露糖、半乳糖醛酸结合而成），黄精低聚糖甲、乙、丙（均由葡萄糖和果糖结合而成）。此外，还有氨基酸、醌类、黏液质等。

【质量评价】

1. 经验鉴别　以外形肥大、质硬而韧、切面略呈角质样、淡黄色至黄棕色、嚼之有黏性者为佳。

2. 浸出物　按醇溶性浸出物热浸法测定，稀乙醇浸出物不得少于45.0%。

3. 含量测定　按紫外 – 可见分光光度法测定，含黄精多糖以无水葡萄糖（$C_6H_{12}O_6$）计，不得少于7.0%。

【性味功效】　性平，味甘。补气养阴，健脾，润肺，益肾。

玉竹

Yuzhu；Polygonati Odorati Rhizoma

为百合科植物玉竹 *Polygonatum odoratum*（Mill.）Druce 的干燥根茎。秋季采挖，除去须根，洗净，晒至柔软后，反复揉搓、晾晒至无硬心，晒干；或蒸透后，揉至半透明，晒干。呈长圆柱形，略扁，少有分枝；表面黄白色或淡黄棕色，半透明，具纵皱纹和微隆起的环节，有白色圆点状的须根痕和圆盘状茎痕。质硬而脆或稍软，易折断，断面角质样或显颗粒性。气微，味甘，嚼之发黏。含多糖、皂苷及黏液质等。性寒，味甘。养阴润燥，生津止渴。

天冬

Tiandong；Asparagi Radix

为百合科植物天冬 *Asparagus cochinchinensis*（Lour.）Merr. 的干燥块根。秋、冬二季采挖，洗净，除去茎基和须根，置沸水中煮或蒸至透心，趁热除去外皮，洗净，干燥。呈长纺锤形，略弯曲。表面黄白色至淡黄棕色，半透明，光滑或具深浅不等的纵皱纹，偶有残存的灰棕色外皮。质硬或柔润，有黏性，断面角质样，中柱黄白色。气微，味甜、微苦。含甾体皂苷、异黄酮、黏液质等。性寒，味甘、苦。养阴润燥，清肺生津。

麦冬

Maidong；Ophiopogonis Radix

【来源】　为百合科植物麦冬 *Ophiopogon japonicus*（L. f）Ker – Gawl. 的干燥块根。

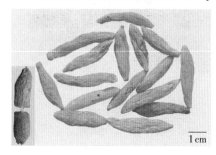

图 5 – 109　麦冬药材

【采收加工】　夏季采挖，洗净，反复暴晒、堆置，至七八成干，除去须根，干燥。

【产地】　主产于浙江余姚、杭州、慈溪、萧山及江苏者称"杭麦冬"，主产于四川绵阳地区者称"川麦冬"。

【性状鉴别】　呈纺锤形，两端略尖，长1.5~3cm，直径0.3~0.6cm。表面灰黄色或淡黄色，有细纵纹。质柔韧，断面黄白色，半透明，中柱细小。气微香，味甘、微苦（图5 – 109）。

【显微鉴别】　块根膨大部分横切面：表皮细胞1列或脱落，根被为3~5列木化细胞。皮层宽广，散有含草酸钙针晶束的黏液细胞；内皮层细胞壁均匀增厚，木化，有通道细胞；外侧为1列石细胞，其内壁及侧壁增厚，纹孔细密。中柱较小，韧皮部束16~22个，各位于木质部束的星角间；木质部由导管、管胞、木纤维以及内侧的木化细胞连接成环层。髓小，薄壁细胞类圆形（图5 – 110）。

粉末：白色或黄白色。①草酸钙针晶散在或成束存在于黏液细胞中。②石细胞类方形或类多角形，壁厚，有的一边甚薄，纹孔密，孔沟明显。③内皮层细胞呈长方形或长条形，木化，纹孔点状，较稀疏，孔沟明显。④木纤维细长，末端倾斜，壁微木化，纹孔斜裂隙状，多相交成十字形或人字形。⑤管胞为孔纹及网纹管胞，亦有少数具缘纹孔导管（图5-111）。

【化学成分】①主要有甾体皂苷：如麦冬皂苷 A、B、B′、C、C′、D、D′。其中以皂苷 A 的含量最高，皂苷 B 的含量次之，皂苷 C 及 D 含量均较低。麦冬皂苷 A、B、C、D 的苷元均为鲁斯可皂苷元（ruscogenin）；麦冬皂苷 B′、C′、D′的苷元均为薯蓣皂苷元；②高异黄酮类化合物：如麦冬黄烷酮（ophiopogonone）A、B，甲基麦冬黄烷酮 A、B 等；糖类及氨基酸类成分；③含挥发油及钾、钠、钙、镁、铁、铜、钴、锰、铬、钒、锌等 28 种无机元素。

麦冬总皂苷具有增强心功能，保护心肌缺血，抗心律失常等作用。

【理化鉴别】粉末经三氯甲烷-甲醇（7∶3）混合溶液超声提取，提取液蒸干，残渣加三氯甲烷溶解作供试品溶液。以麦冬对照药材作对照，按薄层色谱法，用硅胶 GF$_{254}$ 板，以甲苯-甲醇-冰醋酸（80∶5∶0.1）为展开剂，置紫外光灯（254nm）下检视。供试品色谱中，在与对照药材色谱相应的位置上，显相同颜色的斑点。

【质量评价】

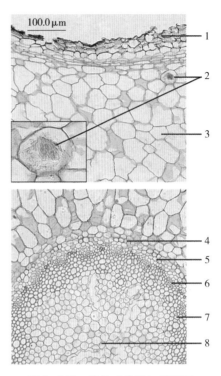

图 5-110 麦冬（块根）横切面
1. 根被 2. 草酸钙针晶束 3. 皮层 4. 石细胞
5. 内皮层 6. 韧皮部 7. 木质部 8. 髓

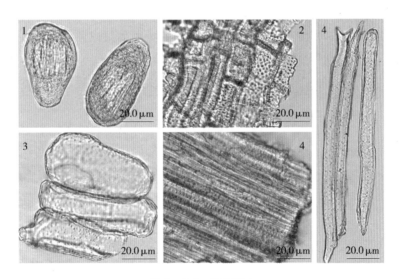

图 5-111 麦冬粉末
1. 草酸钙针晶 2. 石细胞 3. 内皮层细胞 4. 木纤维

1. 经验鉴别 以个肥大、身干、色黄白、半透明、质柔韧、味甜、嚼之发黏为佳。

2. 浸出物 按水溶性浸出物冷浸法测定，水溶性浸出物不得少于60.0%。

3. 含量测定 按紫外-可见分光光度法测定，含麦冬总皂苷以鲁斯可皂苷元（C$_{27}$H$_{42}$O$_4$）计，不得少于0.12%。

【性味功效】性微寒，味甘、微苦。养阴生津，润肺清心。

【附】

山麦冬
Shanmaidong；Liriopes Radix

为百合科植物湖北麦冬 *Liriope spicata*（Thunb.）Lour. var. *prolifera* Y. T. Ma 或短葶山麦冬 *Liriope muscari*（Decne.）Baily 的干燥块根。湖北麦冬块根呈纺锤形，两端略尖，长 1.2～3cm，直径 0.4～0.7cm，表面淡黄色至棕黄色，具不规则纵皱纹。质柔韧，干后质硬脆，易折断，断面淡黄色至棕黄色，角质样，中柱细小。气微，味甜，嚼之发黏。横切面韧皮部束 7～15 个，内皮层细胞壁木化，有通道细胞，外侧为 1～2 列石细胞。短葶山麦冬块根稍扁，长 2～5cm，直径 0.3～0.8cm，具粗纵纹，味甘，微苦。横切面根被为 3～6 列木化细胞，韧皮部束 16～20 个，内皮层外侧为 1 列石细胞。性微寒、味甘、微苦。具有养阴生津，润肺清心的功效。

知母
Zhimu；Anemarrhenae Rhizoma

【来源】 为百合科植物知母 *Anemarrhena asphodeloides* Bge. 的干燥根茎。春、秋两季采挖，除去须根及泥沙，晒干者，习称"毛知母"；鲜时除去外皮，晒干者，习称"知母肉"。

【产地】 主产于河北省。山西、内蒙古、陕西及东北的西部亦产。

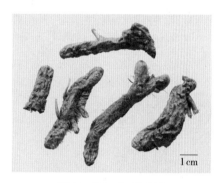

图 5-112　知母药材

【性状鉴别】 呈长条状，微弯曲，略扁，偶有分枝。一端有浅黄色的茎叶残痕。表面黄棕色至棕色，上面有一凹沟，具紧密排列的环状节，节上密生黄棕色的残存叶基，由两侧向根茎上方生长；下面隆起而略皱缩，并有凹陷或突起的点状根痕。质硬，易折断，断面黄白色。气微，味微甜、略苦，嚼之带黏性（图 5-112）。

饮片呈不规则类圆形的厚片。外表皮黄棕色或棕色，可见少量残存的黄棕色叶基纤维和凹陷或突起的点状根痕。切面黄白色至黄色。气微，味微甜、略苦，嚼之带黏性。

【显微鉴别】 粉末：黄白色。①黏液细胞类圆形、椭圆形或梭形，含有草酸钙针晶束。②草酸钙针晶成束或散在。③纤维细长，壁稍厚，淡黄色，木化，有稀疏细小纹孔。④木化厚壁细胞（鳞叶组织中）呈类方形、类多角形或延长成短纤维状。⑤木栓化细胞壁薄，常多层上下重叠。⑥导管为具缘纹孔、网纹及螺纹。

【化学成分】 ①含甾体皂苷类，如知母皂苷（timosaponin）A I、A II、A III、A IV、B I、B II，其皂苷元有菝葜皂苷元、新吉托皂苷元、马尔可皂苷元等；②黄酮类，如芒果苷（mangiferin）、异芒果苷等；③含知母多、有机酸、胆碱等。

知母皂苷具有解热、抗菌、改善记忆等作用。知母多糖具有降血糖的作用。

【质量评价】

1. 经验鉴别 以条肥大、质硬、断面黄白色为佳。

2. 含量测定 按高效液相色谱法测定，含芒果苷（$C_{19}H_{18}O_{11}$）不得少于 0.70%，含知母皂苷 B II（$C_{45}H_{76}O_{19}$）不得少于 3.0%。

【性味功效】 性寒，味苦、甘。清热泻火，滋阴润燥。

山药

Shanyao；Dioscoreae Rhizoma

【来源】为薯蓣科植物薯蓣 *Dioscorea opposita* Thunb. 的干燥根茎。冬季茎叶枯萎后采挖，切去根头，洗净，除去外皮及须根，干燥，习称"毛山药"；或除去外皮，趁鲜切厚片，干燥，称为"山药片"；选择肥大顺直的干燥山药，置清水中，浸至无干心，闷透，切齐两端，用木板搓成圆柱状，晒干，打光，习称"光山药"。

【产地】主产于河南省焦作市温县、武陟、博爱、沁阳等县，湖南、江西等地亦产。

【性状鉴别】毛山药：略呈圆柱形，弯曲而稍扁，长 15 ~ 30cm，直径 1.5 ~ 6cm。表面黄白色或淡黄色，有纵沟、纵皱纹及须根痕，偶有浅棕色外皮残留。体重，质坚实，不易折断，断面白色，粉性。气微，味淡、微酸，嚼之发黏。

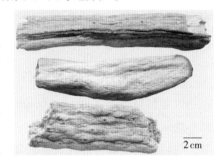

图 5 – 113　山药药材

光山药：呈圆柱形，两端平齐，长 9 ~ 18cm，直径 1.5 ~ 3cm。表面光滑，白色或黄白色(图 5 – 113)。

山药片：为不规则的厚片，皱缩不平，切面白色或黄白色，质坚脆，粉性。气微，味淡、微酸。

饮片：山药片为不规则的厚片，皱缩不平，切面白色或黄白色，质坚脆，粉性。气微，味淡、微酸。

麸炒山药：形如毛山药片或光山药片，切面黄白或微黄色，偶有焦斑，略有焦香气。

【显微鉴别】粉末：类白色。①淀粉粒单粒扁卵形、三角状卵形、类圆形或矩圆形，脐点点状、人字状、十字状或短缝状，可见层纹；复粒稀少，由 2 ~ 3 分粒组成。②草酸钙针晶束存在于黏液细胞中。③可见具缘纹孔导管、网纹导管、螺纹导管及环纹导管。

【化学成分】含山药多糖、山药素、薯蓣皂苷元、黏液质、糖蛋白、尿囊素、胆碱、多巴胺、氨基酸、淀粉酶、多种微量元素等。

【质量评价】

1. 经验鉴别　以条粗、质坚实、粉性足、色白者为佳。

2. 浸出物　按水溶性浸出物冷浸法测定，毛山药和光山药不得少于 7.0%；山药片不得少于 10.0%；饮片不得少于 4.0%。

【性味功效】性平，味甘。补脾养胃，生津益肺，补肾涩精。

【知识链接】同属植物参薯 *D. alata* L. 的根茎，在广东、广西、云南等地作山药用。药材呈不规则圆柱形。表面黄白色或淡棕黄色，常有未除尽的栓皮痕迹。质坚实，断面光滑平坦，黄白色，富粉性，很少散有浅棕色点状物。气微，味淡，嚼之发黏。横切面的中柱鞘部位有石细胞组成的环带。

个别地区民间有将同属植物日本薯蓣 *D. japonica* Thunb. 的根茎作山药用，但其质量差，未形成商品。药材呈长圆柱形。表面浅黄色，粗糙而有须根痕。质坚实，断面类白色，粉性，有时中心有裂隙。

有人将大戟科植物木薯 *Manihot esculenta* Crantz 的块根伪充山药，本品多切成段或片，外皮多已除去，表面类白色，残留外皮呈棕褐色或黑褐色。断面类白色，靠外侧有一明显黄白色或淡黄棕色的形成层环纹。向内可见淡黄色筋脉点成放射状疏散在，中央有一细小黄色木心，有的具裂隙，气微，味淡，嚼之粉性。横切面，近木栓层处有石细胞群，薄壁细胞中含草酸钙簇晶。有毒，不能作山药用。

射干

Shegan；Belamcandae Rhizoma

为鸢尾科植物射干 *Belamcanda chinensis*（L.）DC. 的干燥根茎。秋末茎叶枯萎或春初刚发芽时采挖，除去须根和泥沙，干燥。呈不规则结节状。表面黄褐色、棕褐色或黑褐色，皱缩，有较密的环纹。上面有数个圆盘状凹陷的茎痕，偶有茎基残存；下面有残留细根及根痕。质硬，断面黄色，颗粒性。气微，味苦、微辛。含有异黄酮类成分，如野鸢尾苷及其苷元、野鸢尾黄素、次野鸢尾黄素、鸢尾苷及其苷元鸢尾黄素、鸢尾黄酮苷、射干异黄酮等；尚含二环三萜及其脂肪酸酯、二苯乙烯类化合物等。性寒，味苦。清热解毒，消痰，利咽。

干姜

Ganjiang；Zingiberis Rhizoma

为姜科植物姜 *Zingiber offcinale* Rosc. 的干燥根茎。趁鲜切片晒干或低温干燥者称为"干姜片"。呈扁平块状，具指状分枝，长 3~7cm，厚 1~2cm。表面灰黄色或浅灰棕色，粗糙，具纵皱纹和明显的环节。分枝处常有鳞叶残存，分枝顶端有茎痕或芽。质坚实，断面黄白色或灰白色，粉性或颗粒性，内皮层环纹明显，维管束及黄色油点散在。气香、特异，味辛辣。含挥发油 1.2%~2.8%；另含小分子酚类成分，也是辣味成分，有姜辣素类及其分解产物姜烯酚类、姜酮类、姜二酮类、姜二醇类等不同类型，其中以 6-姜辣素（6-gingerol）含量高。性热，味辛。温中散寒，回阳通脉，温肺化饮。

莪术

Ezhu；Curcumae Rhizoma

【来源】为姜科植物蓬莪术 *Curcuma phaeocaulis* Val.、广西莪术 *Curcuma kwangsiensis* S. G. Lee et C. F. Liang 或温郁金 *Curcuma wenyujin* Y. H. Chen et C. Ling 的干燥根茎。后者习称"温莪术"。冬季茎叶枯萎后采挖，洗净，蒸或煮至透心，晒干或低温干燥后除去须根和杂质。

【产地】蓬莪术主产于四川、福建、广东等地。广西莪术主产于广西。温莪术主产于浙江、四川、台湾、江西等地。

【性状鉴别】蓬莪术：呈卵圆形、长卵形、圆锥形或长纺锤形，顶端多钝尖，基部钝圆。表面灰黄色至灰棕色，上部环节突起，有圆形微凹的须根痕或残留的须根，有的两侧各有 1 列下陷的芽痕和类圆形的侧生根茎痕，有的可见刀削痕。体重，质坚实，断面灰褐色至蓝褐色，蜡样，常附有灰棕色粉末；皮层与中柱易分离，内皮层环纹棕褐色。气微香，味微苦而辛。

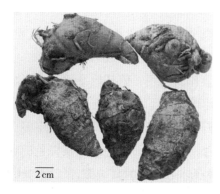

图 5-114　莪术药材

广西莪术：环节稍突起，断面黄棕色至棕色，常附有淡黄色粉末，内皮层环纹黄白色。

温莪术：断面黄棕色至棕褐色，常附有淡黄色至黄棕色粉末。气香或微香（图 5-114）。

【显微鉴别】粉末：黄色或棕黄色。①油细胞多破碎，内含黄色油状分泌物。②导管多为螺纹导管、梯纹导管。③纤维孔沟明显。④淀粉粒大多糊化。

【化学成分】主要含挥发油，油的组成为多种倍半萜衍生物，如吉马酮（即牻牛儿酮）、莪术醇、莪术二酮等。温莪术和广西莪术挥发油中还含有 β-榄香烯等。

【质量评价】

1. 经验鉴别　以个大、质坚实、气香者为佳。

2. 浸出物　按醇溶性浸出物热浸法测定，稀乙醇浸出物不得少于7.0%。

3. 检查　吸光度　按紫外－可见分光光度法测定，30mg粉末加10ml三氯甲烷提取，提取液在242nm波长处有最大吸收，吸光度不得低于0.45。

4. 含量测定　按挥发油测定法测定，药材含挥发油不得少于1.5%（ml/g）。

【性味功效】性温，味辛、苦。行气破血，消积止痛。

姜黄
Jianghuang；Curcumae Longae Rhizoma

【来源】　为姜科植物姜黄 *Curcuma longa* L. 的干燥根茎。

【采收加工】　冬季茎叶枯萎时采挖，洗净，煮或蒸至透心，晒干，除去须根。

【产地】　主产于四川、福建等地。广东、江西、广西、湖北等地亦产。

【性状鉴别】　呈不规则卵圆形、圆柱形或纺锤形，常弯曲，有的具短叉状分枝，长2~5cm，直径1~3cm。表面深黄色，粗糙，有皱缩纹理和明显环节，并有圆形分枝痕及须根痕。质坚实，不易折断，断面棕黄色至金黄色，角质样，有蜡样光泽，内皮层环纹明显，维管束呈点状散在。气香特异，味苦、辛（图5-115）。

【显微鉴别】　根茎横切面：表皮细胞扁平，壁薄。皮层宽广，有叶迹维管束；外侧近表皮处有6~8列木栓细胞，扁平；内皮层细胞凯氏点明显。中柱鞘为1~2列薄壁细胞；维管束外韧型，散列，近中柱鞘处较多，向内渐减少。薄壁细胞含油滴、淀粉粒及红棕色色素（图5-116）。

【化学成分】　①主要含挥发油，油中主要成分是姜黄酮、芳姜黄酮、姜烯、姜黄烯、莪术酮、莪术醇、莪术二酮等；②酚类成分，如姜黄素（curcumin）、脱甲氧基姜黄素等。

姜黄素对肝损伤具有保护作用，促进胆汁分泌和排泄等。

【理化鉴别】　粉末的无水乙醇提取液作为供试品溶液。以姜黄对照药材和姜黄素为对照，按薄层色谱法，用硅胶G板，以三氯甲烷－甲醇－甲酸（96：4：0.7）为展开剂展开，分别置日光和紫外光灯（365nm）下检视。供试品色谱中，在与对照药材和对照品色谱相应的位置上，显相同颜色的斑点或荧光斑点。

【质量评价】

1. 经验鉴别　以质坚实、断面金黄、香气浓厚者为佳。

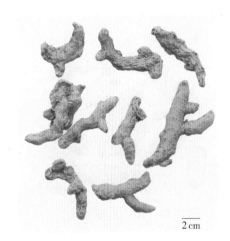

图5-115　姜黄药材

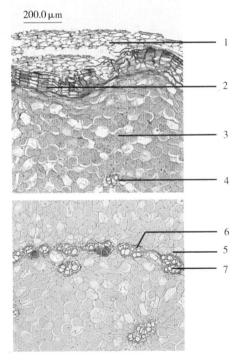

图5-116　姜黄（根茎）横切面

1. 表皮　2. 木栓层　3. 皮层　4. 叶迹维管束
5. 内皮层　6. 韧皮部　7. 木质部

2. 浸出物 按醇溶性浸出物热浸法测定，稀乙醇浸出物不得少于12.0%。

3. 含量测定 按挥发油测定法测定，药材中含挥发油不得少于7.0%（ml/g）。按高效液相色谱法测定，药材中含姜黄素（$C_{21}H_{20}O_6$）不得少于1.0%。

【**性味功效**】性温，味辛、苦。破血行气，通经止痛。

郁金

Yujin；Curcumae Radix

【**来源**】为姜科植物温郁金 *Curcuma wenyujin* Y. H. Chen et C. Ling、姜黄 *Curcuma longa* L. 、广西莪术 *Curcuma kwangsiensis* S. G. Lee et C. F. Liang 或蓬莪术 *Curcuma phaeocaulis* Val. 的干燥块根。前两者分别习称"温郁金"和"黄丝郁金"。其余按其性状不同，习称"桂郁金"或"绿丝郁金"。

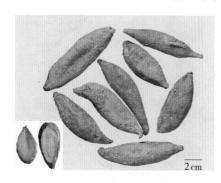

图5-117 郁金药材

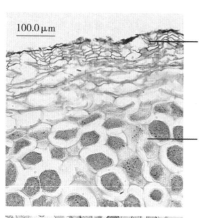

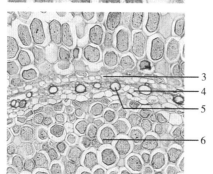

图5-118 郁金（块根）横切面
1. 根被　2. 皮层　3. 内皮层
4. 韧皮部　5. 木质部　6. 髓

【**采收加工**】冬季茎叶枯萎后采挖，除去泥沙及细根，蒸或煮至透心，干燥。

【**产地**】主产于四川、福建、广西、广东等地。浙江、江西、台湾等地亦产。

【**性状鉴别**】温郁金：呈长圆形或卵圆形，稍扁，有的微弯曲，两端渐尖，长3.5~7cm，直径1.2~2.5cm。表面灰褐色或灰棕色，具不规则的纵皱纹，纵纹隆起处色较浅。质坚实，断面灰棕色，角质样；内皮层环明显。气微香，味微苦（图5-117）。

黄丝郁金：呈纺锤形，有的一端细长，长2.5~4.5cm，直径1~1.5cm。表面棕灰色或灰黄色，具细皱纹。断面橙黄色，外周棕黄色至棕红色。气芳香，味辛辣。

桂郁金：呈长圆锥形或长圆形，长2~6.5cm，直径1~1.8cm。表面具疏浅纵纹或较粗糙网状皱纹。气微，味微辛苦。

绿丝郁金：呈长椭圆形，较粗壮，长1.5~3.5cm，直径1~1.2cm。气微，味淡。

饮片：呈椭圆形或长条形薄片。外表皮灰黄色、灰褐色至灰棕色，具不规则的纵皱纹。切面灰棕色、橙黄色至灰黑色。角质样，内皮层环明显。

【**显微鉴别**】块根横切面。温郁金：表皮细胞有时残存，外壁稍厚。根被狭窄，为4~8列细胞，壁薄，略呈波状，排列整齐。皮层宽约为根直径的1/2，油细胞难察见，内皮层明显。中柱韧皮部束与木质部束各40~55个，间隔排列；木质部束导管2~4个，并有微木化的木纤维，导管多角形，壁薄。薄壁细胞中可见糊化淀粉粒（图5-118）。

黄丝郁金：根被最内层细胞壁增厚。中柱韧皮部束与木质部束各22~29个，间隔排列；有的木质部导管与纤维连接成环。油细胞众多。薄壁组织中随处散有色素细胞。

桂郁金：根被细胞偶有增厚，根被内方有1~2列厚壁细胞，成环，层纹明显。中柱韧皮部束与木质部束各 42 ~ 48 个，间隔排列；导管类圆形，直径可达 160μm。

绿丝郁金：根被细胞无增厚。中柱外侧的皮层处常有色素细胞。韧皮部皱缩，木质部束 64 ~ 72 个，导管扁圆形。

【化学成分】黄丝郁金含挥发油 1.2% ~ 1.5%，其余各种郁金的挥发油含量为 0.4% ~ 0.7%。油中主要成分为姜黄烯、姜黄酮等。另含姜黄素、去甲基姜黄素等。

【理化鉴别】粉末无水乙醇超声提取液作供试品溶液。以郁金对照药材作对照，按薄层色谱法，用硅胶 G 板，以正己烷 - 乙酸乙酯（17：3）为展开剂，预饱和 30 分钟，展开，喷 10% 硫酸乙醇溶液显色。置日光和紫外光灯（365nm）下检视。供试品色谱中，在与对照药材色谱相应的位置上，显相同颜色的主要斑点或荧光斑点。

【质量评价】经验鉴别　以质坚实、外皮皱纹细、断面色黄者为佳。习惯认为黄丝郁金质量最佳。

【性味功效】性寒，味苦、辛。活血止痛，行气解郁，清心凉血，利胆退黄。

高良姜
Gaoliangjiang；Alpiniae Officinarum Rhizoma

为姜科植物高良姜 *Alpinia officinarum* Hance 的干燥根茎。夏末秋初采挖，除去须根和残留的鳞片，洗净，切段，晒干。呈圆柱形，多弯曲，有分枝。表面棕红色至暗褐色，有细密的纵皱纹和灰棕色的波状环节，节间长 0.2 ~ 1cm，一面有圆形的根痕。质坚韧，不易折断，断面灰棕色或红棕色，纤维性，中柱约占 1/3。气香，味辛辣。主要含黄酮类成分，如高良姜素、山奈素、槲皮素等。另含挥发油 0.5% ~ 1.5%，油中主要含桉油精、荜澄茄烯等。性热，味辛。温胃止呕，散寒止痛。

天麻
Tianma；Gastrodiae Rhizoma

【来源】为兰科植物天麻 *Gastrodiae elata* Bl. 的干燥块茎。

【采收加工】立冬后至次年清明前采挖，立即洗净，蒸透，敞开低温干燥。

【产地】主产于四川、云南、贵州等地。东北及华北各地亦产。

【性状鉴别】呈椭圆形或长条形，略扁，皱缩而稍弯曲，长 3 ~ 15cm，宽 1.5 ~ 6cm，厚 0.5 ~ 2cm。表面黄白色至黄棕色，有纵皱纹及由潜伏芽排列而成的多轮横环纹，有时可见棕褐色菌索。顶端有红棕色至深棕色鹦嘴状的芽，习称"鹦哥嘴"或"红小辫"，或残留茎基；另端有自母麻脱落后的圆脐形瘢痕。质坚硬，不易折断。断面较平坦，黄白色至淡棕色，角质样。气微，味甘。

饮片呈不规则的薄片。外表皮淡黄色至淡黄棕色，有时可见点状排成的横环纹。切面黄白色至淡棕色。角质样，半透明。气微，味甘（图 5 - 119）。

【显微鉴别】块茎横切面：表皮有残留，下皮由 2 ~ 3 列切向延长的栓化细胞组成。皮层为 10 数列多角形细胞，有的含草酸钙针晶束。较老块茎皮层与下皮相接处有 2 ~ 3 列椭圆形厚壁细胞，木化，纹孔明显。中柱占绝大部分，有小型周韧维管束散在；薄壁细胞亦含草酸钙针晶束（图 5 - 120）。

粉末：黄白色至黄棕色。①厚壁细胞椭圆形或类多角形，木化，纹孔明显。②草酸钙针晶成束或散在。③用甘油醋酸试液装片观察含糊化多糖类物的薄壁细胞无色，有的细胞可见长卵形、长椭圆形或类圆形颗粒，遇碘液显棕色或淡棕紫色。④见螺纹导管、网纹导管及环纹导管（图 5 - 121）。

【化学成分】①含天麻素（天麻苷，gastrodin）及苷元对羟基苯甲醇，对羟基苯甲醛等酚类化合物；②含甾醇、有机酸、多糖及其他化合物。

天麻素具有抗癫痫作用，还可促进外周神经损伤的修复；天麻素和对羟基苯甲醇对强迫游泳致抑郁大鼠模型具有改善作用，对手术或某些药物诱导的学习记忆障碍具有改善作用。

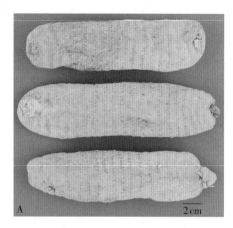
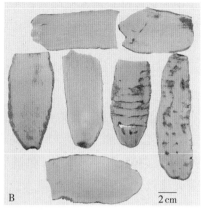

图 5 - 119　天麻药材及饮片
A. 药材　B. 饮片

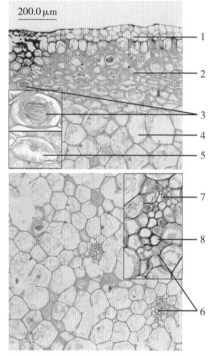

图 5 - 120　天麻（块茎）横切面
1. 下皮　2. 皮层　3. 草酸钙针晶束
4. 中柱基本组织　5. 多糖类团块状物
6. 维管束　7. 韧皮部　8. 木质部

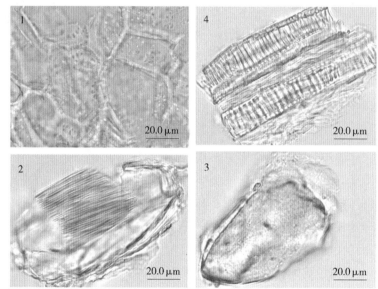

图 5 - 121　天麻粉末
1. 厚壁细胞　2. 草酸钙针晶　3. 含糊化多糖类物薄壁细胞　4. 导管

【理化鉴别】

1. 取粉末 1g，加水 10ml，浸渍 4 小时，随时振摇，滤过。滤液加碘试液 2~4 滴，显紫红色至酒红色。

2. 取粉末 1g，加 45% 乙醇 10ml，浸泡 4 小时，随时振摇，滤过。滤液加硝酸汞试液 0.5ml，加热，溶液显玫瑰红色，并发生黄色沉淀。

3. 粉末甲醇超声提取液作供试品溶液。以天麻对照药品、天麻素对照品作对照，按薄层色谱法，用硅胶 G 板，以二氯甲烷 - 乙酸乙酯 - 甲醇 - 水（2∶4∶2.5∶1）为展开剂，喷对羟基苯甲醛溶液显色。供试品色谱中，在与对照色谱相应的位置上，显相同颜色的斑点。

4. 特征图谱：按高效液相色谱法测定，粉末 50% 甲醇超声提取液为供试品溶液，以十八烷基硅烷键合硅胶为填充剂，以乙腈 –0.1% 磷酸溶液为流动相，在 220nm 检测。在供试品色谱中呈现 6 个特征峰，峰 1 为天麻素，峰 2 为对羟基苯甲醇，峰 3 为巴利森苷 E，峰 4 为巴利森苷 B，峰 5 为巴利森苷 C，峰 6 为巴利森苷。

【质量评价】

1. 经验鉴别 以质地坚实沉重、有鹦哥嘴、断面明亮、无空心者（冬麻）质佳；质地轻泡、有残留茎基、断面色晦暗、空心者（春麻）质次。

2. 浸出物 按醇溶性浸出物热浸法测定，稀乙醇浸出物不得少于 15.0%。

3. 含量测定 按高效液相色谱法测定，含天麻素（$C_{13}H_{18}O_7$）和对羟基苯甲醇（$C_7H_8O_2$）的总量不得少于 0.25%。

【性味功效】性平，味甘。息风止痉，平抑肝阳，祛风通络。

【知识链接】天麻过去全为野生，现野生变家种，开始大面积栽培供药用。以前天麻较为常见的伪品有较为常见的伪品有：①茄科植物马铃薯 *Solanum tuberosum* L. 的干燥茎块。呈椭圆形，多已压扁。表面有不规则纵皱纹及浅沟，无须根痕或有仿制的环纹。嚼之有马铃薯味。②菊科植物大丽菊 *Dahlia pinnata* Cav. 的干燥块根。呈纺锤形，微弯曲。表面灰白色或黄白色，有明显的不规则纵纹。两端均呈明显的纤维样。嚼之黏牙。③紫茉莉科植物紫茉莉 *Mirabilis jalapa* L. 的干燥根。呈长圆锥形，有的略扁，平直或稍弯曲。表面淡黄色或灰白色，有纵皱纹和须根痕。断面有同心环状纹理。嚼时有刺喉感。④菊科植物双舌蟹甲草 *Cacalia davidii*（F.）Hand – Mazz 的干燥根茎（"羊角天麻"）。呈长椭圆形，有的已压扁。表面灰棕色，未去皮的呈棕黄色，环节明显，有不规则的纵沟和皱纹以及须根痕。顶端有茎基残留。⑤美人蕉科芭蕉芋 *Canna edulis* Ker – Gawl. 的根茎。呈圆锥形，顶端具包有叶鞘的残留茎基。表面黄色有粉霜，未去皮的可见轮状环节。断面带粉性。有焦糖气，味甘。

白及

Baiji；Bletillae Rhizoma

为兰科植物白及 *Bletilla striata*（Thunb.）Reichb. f. 的干燥块茎。夏、秋两季采挖，除去须根，洗净，置沸水中煮或蒸至无白心，晒至半干，除去外皮，晒干。呈不规则扁圆形，多有 2~3 个爪状分枝。表面灰白色或黄白色，以茎痕为中心有数圈同心环节，节上有棕色点状须根痕，上面有突起的茎痕，下面有连接另一块茎的痕迹。质坚硬，不易折断，断面类白色，半透明，角质样。气微，味苦，嚼之有黏性。含白及甘露聚糖，并含抗菌活性化合物 4,7 – 二羟基 –1 – 对羟苄基 –2 – 甲氧基 –9,10 – 二氢菲等。性微寒，味苦、甘、涩。收敛止血，消肿生肌。

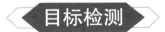

答案解析

一、单选题

1. 双子叶植物根类中药的一般特点是（　　）

A. 最外层有周皮，断面有放射状纹理，有髓

B. 最外层无周皮，断面有放射状纹理，有髓

C. 最外层无周皮，断面有放射状纹理，无髓

D. 最外层有周皮，断面有放射状纹理，无髓

E. 外表有较薄的栓化组织，断面有环纹，有髓。

2. 龙胆根最外层的组织是（　　）

    A. 周皮　　　　　　　　　B. 表皮　　　　　　　　　C. 鳞叶表皮

    D. 后生表皮　　　　　　　E. 后生皮层

3. 绵马贯众的药用部位是（　　）

    A. 根　　　　　　　　　　B. 根及根茎　　　　　　　C. 叶柄残基

    D. 根茎及根　　　　　　　E. 根茎及叶柄残基

4. 大黄的主要产地是（　　）

    A. 广东、广西、福建　　　B. 甘肃、青海、西藏　　　C. 辽宁、吉林、黑龙江

    D. 江苏、浙江、上海　　　E. 宁夏、陕西、山西

5. 加工过程中需煮制恰无白心为度的药材是（　　）

    A. 白芍　　　　　　　　　B. 郁金　　　　　　　　　C. 延胡索

    D. 天麻　　　　　　　　　E. 半夏

6. 具有"车轮纹"的药材是（　　）

    A. 大黄　　　　　　　　　B. 甘草　　　　　　　　　C. 商陆

    D. 防己　　　　　　　　　E. 牛膝

7. 横切面可见多角形形成层环纹的药材是（　　）

    A. 赤芍　　　　　　　　　B. 板蓝根　　　　　　　　C. 柴胡

    D. 当归　　　　　　　　　E. 附子

8. 粉末显微特征可见壁呈微波状弯曲或连珠状增厚的鳞叶表皮细胞的药材是（　　）

    A. 大黄　　　　　　　　　B. 黄连　　　　　　　　　C. 人参

    D. 茅苍术　　　　　　　　E. 川贝母

9. 横切面显微特征可见周木型及外韧型维管束的药材是（　　）

    A. 泽泻　　　　　　　　　B. 半夏　　　　　　　　　C. 石菖蒲

    D. 百部　　　　　　　　　E. 黄精

10. 附子中有剧毒的成分是（　　）

    A. 苯甲酰乌头原碱　　　　B. 次乌头原碱　　　　　　C. 新乌头原碱

    D. 乌头原碱　　　　　　　E. 乌头碱

11. 横断面在紫外光灯（365nm）下可见木质部显金黄色荧光的药材是（　　）

    A. 黄连　　　　　　　　　B. 何首乌　　　　　　　　C. 人参

    D. 三七　　　　　　　　　E. 丹参

12. 质量以个大、体重、质坚、断面色灰绿或黄绿者为佳的药材是（　　）

    A. 川芎　　　　　　　　　B. 人参　　　　　　　　　C. 三七

    D. 西洋参　　　　　　　　E. 藁本

二、多选题

13. 双子叶植物根横切面通常可见（　　）

    A. 形成层环　　　　　　　B. 内皮层环　　　　　　　C. 无限外韧型维管束

    D. 有限外韧型维管束　　　E. 髓部

14. 天麻药材曾出现过的混伪品有（　　）

    A. 马铃薯　　　　　　　　B. 商陆　　　　　　　　　C. 紫茉莉

    D. 大丽菊　　　　　　　　E. 山药

15. 现行版《中国药典》质量控制中需检查重金属及有害元素的药材有 （　　）

   A. 山药　　　　　　　　B. 天麻　　　　　　　　C. 何首乌

   D. 人参　　　　　　　　E. 甘草

16. 现行版《中国药典》质量控制中部分中药材需检查的重金属及有害元素有 （　）

   A. 铅　　　　　　　　　B. 镉　　　　　　　　　C. 汞

   D. 砷　　　　　　　　　E. 铜

17. 现行版《中国药典》鉴别中采用特征图谱方法的药材有 （　　）

   A. 天麻　　　　　　　　B. 川贝母　　　　　　　C. 金银花

   D. 羌活　　　　　　　　E. 白术

书网融合……

思政导航　　　　　本章小结　　　　　微课1　　　　　微课2

微课3　　　　　微课4　　　　　题库1　　　　　题库2

第六章 茎木类中药

PPT

◉ 学习目标

知识目标

1. 掌握 茎木类中药的形状、颜色、表面特征、气、味；以大血藤、鸡血藤为代表的茎类中药组织构造特征；常用茎木类中药来源、性状鉴别特征。

2. 熟悉 草质茎与木质茎的区别；以沉香为代表的木类中药显微特征；茎木类中药主要活性成分。

3. 了解 常用茎木类中药质量评价的主要内容、性味功效、市场混淆品与伪品鉴别特征。

能力目标 通过本章的学习，能够掌握茎木类中药的一般鉴定方法和大血藤、鸡血藤、沉香、钩藤等重点药材的鉴别特征，具备运用所学知识对茎木类药材进行真伪优劣鉴别的能力。

第一节 概 述

茎木类中药是茎（caulis）类中药和木（lignum）类中药的总称。

茎类中药：主要指木本植物的茎，以及少数草本植物的茎。药用部位包括木本植物的茎藤（caulis），如川木通、大血藤、鸡血藤等；茎枝（ramulus），如桂枝、桑枝等；茎刺（spina），如皂角刺等；茎髓（medulla），如通草、灯心草等；茎的翅状附属物，如鬼箭羽等；草本植物的茎藤，如天仙藤等。

木类中药：主要指木本植物茎形成层以内的部分，通称木材。木材又分为边材和心材。心材形成较早，位于木质部内方，蓄积了较多的物质，如树脂、挥发油、鞣质、树胶等，颜色较深，质地较致密。边材形成较晚，含水分较多，颜色稍浅，又称液材。木类中药多用心材，如苏木、降香等；亦有少数用木材，如沉香等。

一、性状鉴别

一般应注意观察其形状、大小、粗细、颜色、表面特征、质地、折断面、气、味等。

木质藤茎和茎枝多呈圆柱形或扁圆柱形，如木通；有的扭曲不直，粗细大小不一。表面多呈黄棕色，少数具特殊颜色，如钩藤表面呈红棕色至紫红色。外表粗糙，可见裂纹及皮孔，节膨大，具叶痕及枝痕。质地坚实。断面纤维性或裂片状，木部占大部分，放射状的木质部与射线相间排列；有的小孔明显，如川木通、青风藤等；有的可见特殊环纹，如鸡血藤。气味常有助于鉴别，如海风藤味苦，有辛辣感；青风藤苦而无辛辣感。草质藤茎较细长，多呈圆柱形，有的可见数条纵向的隆起棱线，也有呈类方柱形者。表面多呈浅黄绿色，也有的呈紫红褐色，如首乌藤；节和节间、叶痕均较明显；质脆，易折断，断面中央大多有髓部，有的呈空洞状。

木类中药多呈不规则的块状、厚片状或长条状。表面颜色不一，有的可见黑褐色树脂与木部黄白色相间的斑纹，如沉香；有的可见年轮，如苏木。此外，质地、气味均有助于鉴别，如进口沉香（来源于沉香）体重，具香气；沉香（来源于白木香）体轻，香气较淡；檀香有特殊香味。

二、显微鉴别

1. 茎类中药的组织构造　一般制成横切片、纵切片、解离组织片及粉末制片等，观察其显微鉴别特征。

（1）**周皮或表皮**　应注意木栓细胞的形状、层数、增厚情况，落皮层有无等。幼嫩茎的周皮不发达，常可见表皮组织。木本植物茎的最外方多为周皮，木栓层为多列细胞，含棕红色物，如大血藤。草质茎最外方多为表皮，角质层的厚薄、毛茸的有无可作为主要鉴别特征。

（2）**皮层**　注意其存在与否及其在横切面所占比例。木栓形成层如发生在皮层以内，则初生皮层就不存在，而由栓内层（次生皮层）所代替；木栓形成层如发生在皮层，则初生皮层部分存在，其外方常分化为厚角组织或厚壁组织。注意观察细胞的形态及内含物等。有的皮层外缘有石细胞，排成不连续的环带，如络石藤；有的皮层散有石细胞群，细胞内充满棕红色物，如鸡血藤。

（3）**维管柱**　占茎的大部分，包括成环状排列的维管束、髓射线和髓等。

1）维管束：通常为无限外韧型。韧皮部所占比例较小。有的外方有纤维束和石细胞，如海风藤、鸡血藤；有的韧皮部有分泌细胞，如大血藤、鸡血藤；有的韧皮纤维旁边的薄壁细胞中含有草酸钙方晶，形成晶纤维，如鸡血藤。形成层一般呈环形，束中形成层较明显。应注意木质部的导管、管胞、木纤维、木薄壁细胞及木射线细胞等的形态和排列情况。

2）髓射线：注意射线细胞宽度，有无内含物、结晶体，以及厚壁细胞分布等。

3）髓部：大多为薄壁细胞，多具明显的细胞间隙；有的细胞可见圆形单纹孔；有的髓周围具厚壁细胞，散在或形成环髓纤维或环髓石细胞。草质茎的髓部较发达，木质茎的髓部较小。

茎类中药显微鉴别，除注意各类组织的排列，各种细胞的分布，特别是石细胞和纤维外，还应注意草酸钙结晶和淀粉粒的有无及其形状特征。对于存在于不同部位的厚壁组织，如下皮纤维、中柱鞘纤维、韧皮纤维、木纤维和环髓纤维等，可通过解离组织仔细观察厚壁组织的细胞形态，细胞壁的厚度和木化程度，有无壁孔、层纹和分隔。

双子叶植物木质茎藤的维管束常被射线分隔成明显的放射状。少数为异常构造；有的韧皮部和木质部层状排列成数轮，如鸡血藤；有的具髓部维管束，如海风藤；有的具内生韧皮部，如络石藤；有的具内涵韧皮部，如萝藦科植物；有的具多环性同心维管束，如防己科植物。

2. 木类中药的组织构造　一般分别制作三个方向的切片：即横切片、径向纵切片和切向纵切片，以及解离组织片或粉末制片。此外，还应注意少数木类中药为异常构造；有的具木间韧皮部，如沉香。

（1）**横切面**　可见同心环状的年轮，放射状的射线。主要观察导管、管胞、木纤维和木薄壁细胞的形状、直径、壁厚度等。

（2）**径向纵切面**　可见射线呈横向带状，显示了射线的高度；年轮为垂直平行带状。主要观察导管、管胞、木纤维和木薄壁细胞等的长度、宽度、纹孔和细胞两端的形状。

（3）**切向纵切面**　显示了射线的高度和宽度。在切向纵切面上观察到的导管、管胞、木纤维和木薄壁细胞等与径向纵切面相似。

木类药材组织特征观察：木类药材除观察三切面外，亦配以解离组织及粉末观察下列组织特征。

（1）**导管**　导管分子的形状、宽度及长度，导管壁上纹孔类型。导管多为具缘纹孔及网纹导管；导管分子的端壁倾斜或横生，纹孔呈圆形穿孔或斜梯形。此外，还应注意导管中有无侵填体及其形状和颜色。

松柏科植物无导管，只有管胞。管胞两端较狭细，无明显末梢壁（纤维状管胞），即使有斜形末梢壁，无穿孔有纹孔（导管状管胞）。管胞侧壁上的纹孔为具缘纹孔。

（2）木纤维　占木材的大部分，为狭长的厚壁细胞，长度为宽度的 30~50 倍；细胞腔狭小，壁厚，有斜裂隙状的单纹孔。有的纤维腔中具中隔，形成分隔纤维。横切面观呈类三角形，具胞腔。有的形成晶纤维，如苏木、降香等。

（3）木薄壁细胞　为贮藏养料的生活细胞，呈短柱形；壁有的木化增厚或有单纹孔；细胞内含淀粉粒或草酸钙结晶。

（4）木射线　形状与木薄壁细胞相似，由薄壁细胞组成；细胞壁木化，有的可见壁孔；胞腔内常见淀粉粒或草酸钙结晶。

◎ 第二节　常用茎木类中药的鉴定

川木通
Chuanmutong；Clematidis Armandii Caulis

为毛茛科植物小木通 *Clematis armandii* Franch. 或绣球藤 *Clematis Montana* Buch. – Ham. 的干燥藤茎。春、秋两季采收，除去粗皮，晒干，或趁鲜切成薄片，晒干。药材呈长圆柱形，略扭曲。表面黄棕色或黄褐色，有纵向凹沟及棱线；节处多膨大，有叶痕及侧枝痕。残存皮部易撕裂。质坚硬，不易折断。切片呈类圆形，边缘不整齐，残存皮部黄棕色；木部浅黄棕色或浅黄色，有黄白色放射状纹理及裂隙，其间布满导管孔；髓部较小，类白色或黄棕色，偶有空腔。气微，味淡。绣球藤主要含皂苷类成分，苷元为常春藤皂苷元及齐墩果酸皂苷元；小木通主要含黄酮类化合物及木脂素类成分。性寒，味苦。利尿通淋，清心除烦，通经下乳。

木通
Mutong；Akebiae Caulis

【来源】　为木通科植物木通 *Akebia quinata* (Thunb.) Decne.、三叶木通 *Akebia trifoliata* (Thunb.) Koidz. 或白木通 *Akebia trifoliata* (Thunb.) Koidz. var. *australis* (Diels) Rehd. 的干燥藤茎。秋季采收，截取茎部，除去细枝，阴干。

【产地】　木通主产于河南、山东、安徽、江苏等地；三叶木通主产于河北、山西、河南等地；白木通主产于江苏、浙江、江西、广西等地。

【性状鉴别】　呈圆柱形，常稍扭曲，长 30~70cm，直径 0.5~2cm。表面灰棕色至灰褐色；外皮粗糙而有许多不规则的裂纹或纵沟纹，具突起的皮孔。节部膨大或不明显，具侧枝断痕。体轻，质坚实，不易折断，断面不整齐；皮部较厚，黄棕色，可见淡黄色颗粒状小点；木部黄白色，射线呈放射状排列；髓小或有时中空，黄白色或黄棕色。气微，味微苦而涩。

木通饮片呈圆形、椭圆形或不规则形片。外表皮灰棕色或灰褐色。切面射线呈放射状排列；髓小或有时中空。气微，味微苦而涩（图 6-1）。

【显微鉴别】　粉末：浅棕色或棕色。①含晶石细胞方形或长方形，胞腔内含 1 至数个棱晶。②中柱鞘纤维细长梭形，直

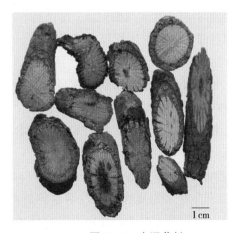

1cm

图 6-1　木通药材

径 10~40μm，胞腔内含密集的小棱晶，周围常可见含晶石细胞。③木纤维长梭形，直径 8~28μm，壁增厚，具裂隙状单纹孔或小的具缘纹孔。④具缘纹孔导管，纹孔椭圆形、卵圆形或六边形。

【化学成分】①主含皂苷类成分：主要有木通皂苷 St_a、St_b、St_c、St_d、St_e、St_f、St_{g1}、St_{g2}、St_j、St_h、St_i、St_k 等，木通苯乙醇苷 B（calceolarioside B）等。②含三萜类成分齐墩果酸、常春藤皂苷元、白桦脂醇等。

木通苯乙醇苷 B 具有抗菌、抗炎、抗病毒、保肝、强心、抗辐射、抗肿瘤、增强记忆、免疫调节等多种药理活性。

【质量评价】

1. 经验鉴别 以条匀、断面色黄者为佳。

2. 含量测定 按高效液相色谱法测定，含木通苯乙醇苷 B（$C_{23}H_{26}O_{11}$）不得少于 0.15%。

【性味功效】性寒，味苦。利尿通淋，清心除烦，通经下乳。

【知识链接】经本草考证，中国历代本草所记载使用的木通来源于木通科植物，而非关木通（马兜铃科植物东北马兜铃 *Aristolochia manshuriensis* Kom. 的干燥藤茎）。关木通为中国东北地区习惯用药，有 100 多年的历史，1963 年版《中国药典》正式收载。考虑到国内外有大量的有关关木通引起肾脏损害等不良反应的报道，2003 年已禁止使用关木通，2005 年版《中国药典》取消了关木通药用标准，以确保用药安全。

大血藤

Daxueteng；Sargentodoxae Caulis

【来源】为木通科植物大血藤 *Sargentodoxa cuneata*（Oliv.）Rehd. et Wils. 的干燥藤茎。

【采收加工】秋、冬两季采收，除去侧枝，截断，干燥。

【产地】主产于湖北、四川、江西、河南、江苏等省。

【性状鉴别】呈圆柱形，略弯曲，长 30~60cm，直径 1~3cm。表面灰棕色，粗糙；外皮常呈鳞片状剥落，剥落处显暗红棕色；有的可见膨大的节和略凹陷的枝痕或叶痕。质硬，断面皮部红棕色，有数处向内嵌入木部；木部黄白色，有多数细孔状导管，射线呈放射状排列。气微，味微涩。

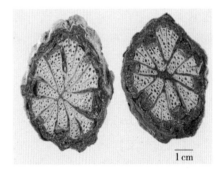
图 6-2 大血藤药材

大血藤饮片为椭圆形的厚片；外表皮灰棕色，粗糙。余同药材（图 6-2）。

【显微鉴别】藤茎横切面：木栓层为多列细胞，含棕红色物。皮层石细胞常数个成群，有的含草酸钙方晶。维管束外韧型。韧皮部分泌细胞常切向排列，与筛管群相间隔；有少数石细胞群散在。束内形成层明显。木质部导管多单个散在，类圆形，周围有木纤维。射线宽广，外侧石细胞较多，有的含数个草酸钙方晶。髓部可见石细胞群。薄壁细胞含棕色或棕红色物（图6-3）。

【化学成分】①含鞣质约 7.7%；②游离蒽醌类化合物，如大黄素、大黄素甲醚等；③苷类化合物，如胡萝卜苷、毛柳苷等；④其他成分，如 β-谷甾醇、硬脂酸等。

【理化鉴别】（1）粗粉甲醇超声提取液作供试品溶液。以大血藤对照药材作对照，按薄层色谱法，用硅胶 G 板，以三氯甲烷-甲醇-丙酮-水（6:3:1:1）的下层溶液为展开剂展开，置碘蒸气中熏至斑点显色清晰。供试品色谱中，在与对照药材色谱相应的位置上，显相同颜色的斑点。

（2）粗粉甲醇超声提取液作供试品溶液。以大血藤对照药材作对照，按薄层色谱法，用硅胶 G 板，

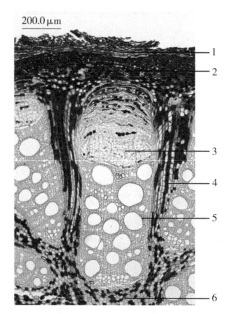

200.0μm

图 6-3　大血藤（藤茎）横切面
1. 木栓层　2. 皮层　3. 韧皮部
4. 射线　5. 木质部　6. 髓

以甲苯-乙酸乙酯-甲酸-冰醋酸-水（0.5∶15∶1∶1∶2）为展开剂展开，置紫外光灯（365nm）下检视。供试品色谱中，在与对照药材色谱相应的位置上，显相同颜色的荧光斑点。

【质量评价】

1. 经验鉴别　以条匀、粗如拇指者为佳。

2. 浸出物　按醇溶性浸出物热浸法测定，乙醇浸出物不得少于8.0%。

3. 含量测定　按高效液相色谱法测定，本品含红景天苷（$C_{14}H_{20}O_7$）不得少于0.040%，含绿原酸（$C_{16}H_{18}O_9$）不得少于0.20%。

【性味功效】性平，味苦。清热解毒，活血，祛风止痛。

【知识链接】因鸡血藤药材性状与大血藤较相似，处方使用中容易造成互相混淆的问题；尤其在华北、东北、中南地区多以大血藤当成鸡血藤使用。《中国药典》1977年版开始将鸡血藤和大血藤作为两种药分别收载。通过本草考证，鸡血藤是以密花豆 *Spatholobus suberectus* Dunn 的干燥藤茎为正品，与大血藤不可混淆。

苏木

Sumu；Sappan Lignum

　　为豆科植物苏木 *Caesalpinia sappan* L. 的干燥心材。多于秋季采伐，除去白色边材，干燥。呈长圆柱形或对剖半圆柱形，长10~100cm，直径3~12cm。表面黄红色至棕红色，具刀削痕，常见纵向裂缝。质坚硬。断面略具光泽，年轮明显，有的可见暗棕色、质松、带亮星的髓部。气微，味微涩。主要含原色素类，如巴西苏木素在空气中易氧化成巴西苏木色素，为苏木的红色色素成分。其次为原苏木素类，如原苏木素 A、B、C 等。性平，味甘、咸。活血祛瘀，消肿止痛。

鸡血藤

Jixueteng；Spatholobi Caulis

【来源】为豆科植物密花豆 *Spatholobus suberectus* Dunn 的干燥藤茎。

【采收加工】秋、冬两季采收，除去枝叶，切片，晒干。

【产地】主产于广东、广西、云南等省区。

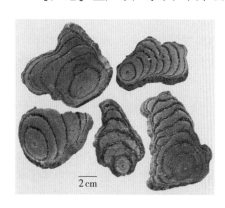

2cm

图 6-4　鸡血藤药材

【性状鉴别】呈椭圆形、长矩圆形或不规则的斜切片，厚0.3~1cm。栓皮灰棕色，有的可见灰白色斑，栓皮脱落处显红棕色。质坚硬。切面木部红棕色或棕色，导管孔多数；韧皮部有树脂状分泌物呈红棕色至黑棕色，与木部相间排列成数个同心性椭圆形环或偏心性半圆形环。髓部偏向一侧。气微，味涩（图6-4）。

【显微鉴别】茎横切面：木栓细胞数列，含棕红色物。皮层较窄，散有石细胞群，胞腔内充满棕红色物；薄壁细胞含草酸钙方晶。维管束异型，由韧皮部与木质部相间排列成数轮。韧皮部最外侧为石细胞群与纤维束组成的厚壁细胞层；射线多被挤压；分泌细胞甚多，充满棕红色物，常数个至10多个切向排列成带状；

纤维束较多，非木化或微木化，周围细胞含草酸钙方晶，形成晶纤维，含晶细胞壁木化增厚；石细胞群散在。木质部射线有的含红棕色物；导管多单个散在，类圆形；木纤维束亦形成晶纤维，木薄壁细胞中少数含棕红色物（图6-5）。

粉末：棕黄色。①棕红色块散在，形状、大小及颜色深浅不一。②以具缘纹孔导管为主，有的含黄棕色物。③石细胞单个散在或2~3个成群，淡黄色，呈长方形、类圆形、类三角形或类方形，层纹明显。④纤维束周围的细胞含草酸钙方晶，形成晶鞘纤维。⑤草酸钙方晶呈类双锥形或不规则形（图6-6）。

【化学成分】①含多种黄酮类成分，有异黄酮，如刺芒柄花素、芒柄花苷、查耳酮、二氢黄酮等。②拟雌内酯类成分。③三萜甾醇类和鞣质类等。

芒柄花素具有抗癌作用，对于预防乳腺癌、前列腺癌、结肠癌，改善骨质疏松和改善妇女更年期症状等有一定的作用。

【理化鉴别】粉末乙醇提取液，过滤蒸干，残渣加水溶解，用乙酸乙酯提取，挥干溶剂，残渣加甲醇溶解作为供试品溶液。以鸡血藤对照药材作对照，按薄层色谱法，用硅胶G板，以二氯甲烷－丙酮－甲醇－甲酸（8∶1.2∶0.3∶0.5）为展开剂，展开，晾干，置紫外光灯（254nm）下检视。供试品色谱中，在与对照药材色谱相应的位置上，显相同颜色的斑点；喷以5%香草醛硫酸溶液，在105℃加热至斑点显色。在与对照药材色谱相应的位置上，显相同颜色的斑点。

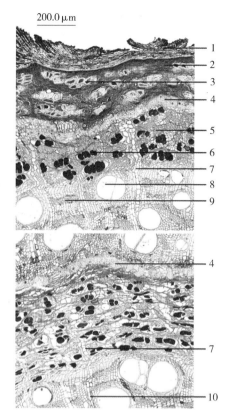

图6-5　鸡血藤（藤茎）横切面
1. 木栓层　　2. 皮层　　3. 石细胞群
4. 厚壁细胞层　5. 韧皮部　6. 分泌细胞
7. 韧皮射线　8. 导管　　9. 木纤维束
10. 木射线

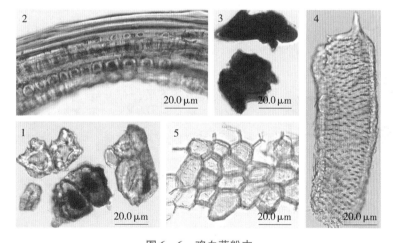

图6-6　鸡血藤粉末
1. 石细胞　2. 晶鞘纤维　3. 棕色块　4. 导管　5. 木栓细胞

【质量评价】

1. 经验鉴别　以树脂状分泌物多者为佳。

2. 浸出物　按醇溶性浸出物热浸法测定，乙醇浸出物不得少于8.0%。

【性味功效】性温，味苦、甘。活血补血，调经止痛，舒筋活络。

【知识链接】商品鸡血藤来源比较复杂，各地区习惯使用的有如下几种：①山鸡血藤（香花崖豆藤 *Millettia dielsiana* Harms ex Diels 的藤茎），主产于中南、西南、华东地区。茎横切面皮部占半径的1/4处有一圈渗出的黑棕色树脂状物。②常绿油麻藤（牛马藤 *Mucuna sempervirens* Hemsl. 的藤茎），在福建亦作为鸡血藤入药。茎横切面可见韧皮部和木质部相间排列呈 4~6 个同心环。③白花油麻藤（白花油麻藤 *Mucuna birdwoodiana* Tutch. 的藤茎），主产于广东。茎横切面韧皮部有树脂分泌物，呈红褐色，与木质部相间排列呈 1~5 个同心环。④丰城崖豆藤（丰城崖豆藤 *Millettia nitida* Benth. var *hirsutissima* Z. Wei 的藤茎），主产于江西、广东。四川省曾将该植物作为鸡血藤入药。茎横切面皮部占半径的 1/4~1/3，外侧黄白色，内侧分泌物红棕色斑点，呈红棕色或黑褐色形成一圈。⑤异型南五味子 [异型南五味子 *Kadsura heteroclita* (Roxb.) Craib 的藤茎]，主产于云南、贵州、广东、广西等地。为云南制鸡血藤膏的主要原料之一。茎横切面皮部窄，红褐色，木部浅棕色，导管孔排列较密。

>>> **知识链接** o- -

商品鸡血藤同名异物的现象复杂，在各个地方标准收载的基原植物不一。目前在真伪方面除了传统的基原鉴别、性状鉴别、显微鉴别和理化鉴别，还有采用指纹图谱技术和 DNA 分子标记技术等新技术对鸡血藤及其混伪品进行鉴定。

- •

降香
Jiangxiang；Dalbergiae Odoriferae Lignum

为豆科植物降香檀 *Dalbergia odorifera* T. Chen 树干和根的干燥心材。全年均可采收，除去边材，阴干。呈类圆柱形或不规则块状。表面紫红色或红褐色，切面有致密的纹理。质硬，有油性。气微香，味微苦。主含挥发油（1.76%~9.70%），并含黄酮类化合物等。性温，味辛。化瘀止血，理气止痛。

沉香
Chenxiang；Aquilariae Lignum Resinatum

【来源】 为瑞香科植物白木香 *Aquilaria sinensis* (Lour.) Gilg 含有树脂的木材。

【采收加工】 全年均可采收，割取含树脂的木材，除去不含树脂的部分，阴干。

【产地】 主产于广东、海南、广西、福建等省区。

【性状鉴别】 呈不规则块、片状或盔帽状，有的为小碎块。表面凹凸不平，有刀痕，偶有孔洞，可见黑褐色树脂与黄白色木部相间的斑纹；孔洞及凹窝表面多呈朽木状。质较坚实，断面刺状。气芳香，味苦。燃烧时有浓烟，并有黑色油状物渗出（图 6-7）。

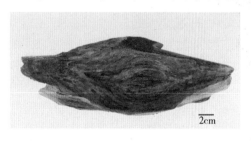

图 6-7 沉香药材

沉香饮片呈不规则片状、长条形或类方形力小碎块状，长 0.3~7.0cm，宽 0.2~5.5cm。余同药材。

【显微鉴别】 木材横切面：木射线宽 1~2 列细胞，充满棕色树脂。导管圆多角形，有的含棕色树脂。木纤维多角形，壁稍厚，木化。木间韧皮部扁长椭圆形或条带状，常与射线相交，细胞壁薄，非木化，内含棕色树脂；其间散有少数纤维，有的薄壁细胞含有草酸钙柱晶。

木材切向纵切面：木射线细胞同型性，宽 1~2 列细胞，高 4~20 个细胞。多为具缘纹孔短节导管，两端平截，具缘纹孔排列紧密，互列，内含黄棕色树脂团块。纤维细长，壁较薄，有单纹孔。木间韧皮部细胞长方形。

木材径向纵切面：木射线排列成横向带状，高 4~20 层细胞，细胞为长方形或略长方形。纤维径向壁上有单纹孔，余同切向纵切面（图 6-8）。

粉末：黑棕色。①纤维管胞长梭形，多成束，壁较薄，有具缘纹孔。②韧型纤维少见，径向壁上有单斜纹孔。③具缘纹孔导管多见，纹孔排列紧密，互列，导管内棕色树脂团块常破碎脱出。④木射线细胞单纹孔较密。⑤木间韧皮薄壁细胞含黄棕色物质，细胞壁非木化，有的可见纵斜交错纹理及菌丝。⑥可见黄棕色树脂团块及草酸钙柱晶。

【化学成分】①挥发油及树脂，挥发油中主要成分为沉香螺萜醇、白木香酸、白木香醛、异白木香醇及苄基丙酮等；②三萜类、黄酮类成分等。

沉香螺萜醇、白木香酸及白木香醛具有镇静作用。

【理化鉴别】粉末乙醚超声提取，滤液蒸干，残渣加三氯甲烷溶解作供试品溶液。以沉香对照药材作对照，按薄层色谱法，用硅胶 G 板，以三氯甲烷 - 乙醚（10：1）为展开剂，置紫外光灯（365nm）下检视。供试品色谱中，在与对照药材色谱相应的位置上，显相同颜色的荧光斑点。

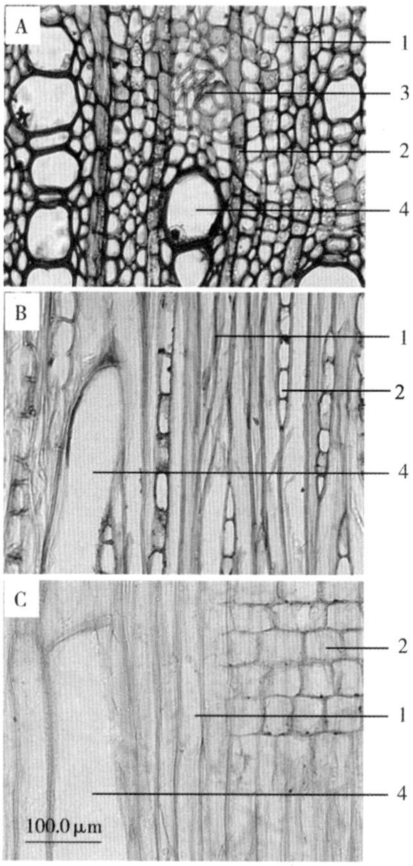

【质量评价】

1. 经验鉴别　以色深、质坚实、油性足、香气浓者为佳。

2. 浸出物　按醇溶性浸出物热浸法测定，乙醇浸出物不得少于 10.0%。

3. 含量测定　按高效液相色谱法测定，含沉香四醇（$C_{17}H_{18}O_6$）不得少于 0.10%。

【性味功效】性微温，味辛、苦。行气止痛，温中止呕，纳气平喘。

【知识链接】进口沉香为瑞香科植物沉香 *Aquilaria agallocha* Roxb. 含树脂的木材。主产于印度尼西亚、马来西亚、柬埔寨及越南等国。药材表面有刀削痕，密布断续的棕黑色细纵纹（含树脂的部分）。质坚硬而重，能沉水或半沉水。气味较浓烈。燃烧有油渗出，有浓烟，香气强烈。

图 6-8　沉香（木材）三切面
A. 横切面　B. 切向纵切面　C. 径向纵切面
1. 木纤维　　　2. 木射线
3. 木间韧皮部　4. 导管

伪劣沉香包括：①沉香 *Aquilaria agallocha* Roxb. 含有树脂的根。表面纵纹扭曲，隆起或凹陷而很难纵向劈开，棕褐色、灰褐色或黑褐色。质坚实，体重，香气弱，味微苦。②白木香 *Aquilaria sinensis* (Lour.) Gilg 不含树脂的边材、废弃料。刀凿痕常占表面积的 1/2 以上。表面不含黑色树脂，质轻，呈朽木状。燃烧时很少有油渗出，无浓烟，烟气不香，呛人。③铁木或红木加工而成或普通木材浸染而成。刀凿痕明显，表面棕黑色或棕褐色，颜色均匀一致，纹理细密。质坚实，沉水或半沉水，气淡无味。浸机油者燃烧时，无浓烟和苦香气，或浓烟滚滚，飞落黑炭烟尘，弥漫机油味。普通木材浸染者，常有污水浸渍痕。

>>> 知识链接 ◇--

沉香在受到外界的伤害后才能产生树脂，有自然伤害和人工干预进行结香，人工干预进行结香的技术方法大致分为 4 大类，即物理伤害结香法（包含打钉法、砍伤法、凿洞法、半断枝法、火烧法），人工接菌结香法，化学伤害结香法以及通体结香法。其中通体结香法是在树干离地 30cm 处凿直达木质部的小孔洞，采用输液技术将配好的菌种结香液输入小孔洞中，利用植物的蒸腾作用，将结香液运输至整个植物体，包括茎干、枝条、根等器官，促使整个植株内部结香，将整株砍下采香。

通草

Tongcao；Tetrapanacis Medulla

为五加科植物通脱木 *Tetrapanax papyrifer*（Hook.）K. Koch 的干燥茎髓。秋季割取茎，截成段，趁鲜取出髓部，理直，晒干。呈圆柱形，表面白色或淡黄色，有浅纵沟纹。体轻，质松软，稍有弹性，易折断，断面平坦，显银白色光泽，中部有空心或半透明的薄膜，纵剖面呈梯状排列，实心者少见。气微，味淡。含醇类，如肌醇。糖类，如多聚戊糖、多聚甲基戊糖，以及阿拉伯糖、果糖、乳糖、果胶及半乳糖醛酸等。性微寒，味甘、淡。清热利尿，通气下乳。

钩藤

Gouteng；Uncariae Ramulus Cum Uncis

【来源】 为茜草科植物钩藤 *Uncaria rhynchophylla*（Miq.）Miq. ex Havil.、大叶钩藤 *Uncaria macrophylla* Wall.、毛钩藤 *Uncaria hirsuta* Havil.、华钩藤 *Uncaria sinensis*（Oliv.）Havil. 或无柄果钩藤 *Uncaria sessilifructus* Roxb. 的干燥带钩茎枝。

【采收加工】 秋、冬两季采收，去叶，切段，晒干。

【产地】 钩藤主产于广西、广东、湖北、湖南等省区；大叶钩藤主产于广西、广东、云南等省区；华钩藤主产于广西、贵州、湖南、湖北等省区；毛钩藤主产于福建、广东、广西、台湾等省区；无柄果钩藤主产于广东、广西、云南等省区。

【性状鉴别】 茎枝呈圆柱形或类方柱形，长 2 ~ 3cm，直径 0.2 ~ 0.5cm。表面红棕色至紫红色者具细纵纹，光滑无毛；黄绿色至灰褐色者有的可见白色点状皮孔，被黄褐色柔毛。多数枝节上对生两个向下弯曲的钩（不育花序梗），或仅一侧有钩，另一侧为突起的瘢痕；钩略扁或稍圆，先端细尖，基部较阔；钩基部的枝上可见叶柄脱落后的窝点状痕迹和环状的托叶痕。质坚韧，断面黄棕色，皮部纤维性，髓部黄白色或中空。气微，味淡（图 6 - 9）。

【显微鉴别】 茎枝横切面。钩藤：表皮细胞 1 列，外侧角质增厚。皮层薄壁细胞内含棕色物。中柱鞘纤维排成断续的环带。韧皮部纤维有厚壁性细胞及薄壁性细胞，常单个或成束；韧皮射线细胞宽 1 列。木质部导管类圆形，多单个散在，偶有 2 ~ 4 个并列。髓部较宽，四周可见环髓厚壁细胞 1 ~ 2 列，具明显的单纹孔。薄壁细胞中含草酸钙砂晶及少数簇晶，并含淀粉粒（图 6 - 10）。

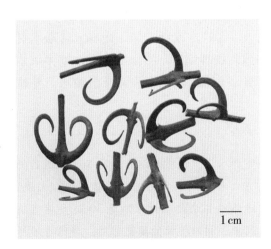

图 6 - 9 钩藤药材

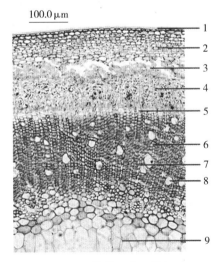

100.0μm

图 6 - 10 钩藤（茎）横切面

1. 表皮 2. 皮层 3. 中柱鞘纤维 4. 韧皮部
5. 形成层 6. 木质部 7. 射线 8. 导管 9. 髓

大叶钩藤：角质层表面观呈条纹状，单细胞或多细胞非腺毛。皮层细胞有的含色素。木质部两侧向内呈弧状突起。薄壁细胞中含砂晶或簇晶。

毛钩藤：角质层表面观呈内凹的方格形。复表皮 2~5 层细胞，单细胞非腺毛钩状弯曲，多细胞非腺毛由 2~15 个细胞组成。薄壁细胞仅含草酸钙砂晶。

华钩藤：角质层表面观呈类长方形突起，薄壁细胞仅含草酸钙砂晶。

无柄果钩藤：角质层呈不规则的波状纹理，表皮细胞外壁向外突起，具多数单细胞短角状毛，表面有疣状突起。皮层细胞不含色素，有断续成环的石细胞层。木质部向内呈弧状突起。薄壁细胞中含草酸钙砂晶或簇晶。

钩藤粉末：淡黄棕色至红棕色。①韧皮薄壁细胞成片，细胞延长，界限不明显，次生壁常与初生壁脱离，呈螺旋状或不规则扭曲状。②纤维成束或单个散在，多断裂。③具缘纹孔导管多破碎，纹孔排列较密。④表皮细胞棕黄色，表面观呈多角形或稍延长。⑤草酸钙砂晶存在于长圆形的薄壁细胞中，密集，有的含砂晶细胞连接成行。

华钩藤粉末：与钩藤相似。

大叶钩藤粉末：单细胞非腺毛多见，多细胞非腺毛 2~15 细胞。

毛钩藤粉末：非腺毛 1~5 细胞。

无柄果钩藤粉末：少见非腺毛，1~7 细胞。可见厚壁细胞，类长方形。

【化学成分】主含吲哚类生物碱：钩藤碱、异钩藤碱（isorhynchophylline）、去氢钩藤碱、去氢异钩藤碱、柯南因等。

钩藤碱、异钩藤碱为降血压的有效成分。

【理化鉴别】粉末经浓氨试液浸泡，加入三氯甲烷回流提取，滤液蒸干，残渣加甲醇溶解作供试品溶液。以异钩藤碱为对照品，按薄层色谱法，用硅胶 G 板，以石油醚（60~90℃）–丙酮（6∶4）为展开剂，喷改良碘化铋钾试液显色。供试品色谱中，在与对照品色谱相应的位置上，显相同颜色的斑点。

【质量评价】

1. 经验鉴别 以双钩、茎细、钩结实、光滑、色紫红、无枯枝者为佳。

2. 浸出物 按醇溶性浸出物热浸法测定，乙醇浸出物不得少于 6.0%。

【性味功效】性凉，味甘。息风定惊，清热平肝。

【知识链接】近年发现有茜草科植物攀茎钩藤 *Uncaria scandens*（Smith）Hutch.、披针叶钩藤 *Uncaria lancifolia* Hutch. 和类钩藤 *Uncaria rhynchophylloides* How. 带钩茎枝等冒充钩藤使用。攀茎钩藤的茎枝呈方柱形，四面微有纵凹陷。钩渐尖，顶端微膨大，基部稍扁平，长 1~2cm。表面棕黄色或棕红色，密被黄棕色或白色长柔毛，尤以钩尖端及茎节处更密。折断面髓部灰白色。披针叶钩藤的茎枝多呈方形，具狭翅，节上常有卵状三角形托叶二裂。钩端稍呈乳头状膨大，钩基部扁平。类钩藤的钩光滑，托叶裂片呈狭三角形。

目标检测

答案解析

一、单选题

1. 断面皮部呈红棕色环状，有数处向内嵌入木部的药材是（ ）。

    A. 川木通   B. 鸡血藤   C. 苏木

D. 大血藤   E. 木通

2. 大血藤来源于（　　）。

     A. 桑寄生科   B. 木通科   C. 豆科

     D. 五加科   E. 茜草科

3. 切面韧皮部有树脂状分泌物呈红棕色至黑棕色，并与木部相间排列成数个同心性椭圆形环或偏心性半圆形环的药材是（　　）。

     A. 大血藤   B. 鸡血藤   C. 商陆

     D. 川牛膝   E. 槟榔

4. 沉香燃烧时产生的现象是（　　）。

     A. 冒黑烟   B. 有爆裂声及闪光   C. 有呛鼻气味

     D. 残留白色灰烬   E. 有浓烟和黑色油状物渗出

二、配伍选择题

     A. 树干和根的心材   B. 带钩茎枝   C. 茎髓

     D. 含有树脂的木材   E. 藤茎

5. 鸡血藤的药用部位是（　　）

6. 沉香的药用部位是（　　）

7. 降香的药用部位是（　　）

8. 钩藤的药用部位是（　　）

9. 通草的药用部位是（　　）

书网融合……

     思政导航   本章小结   微课   题库

第七章　皮类中药

PPT

学习目标

知识目标

1. 掌握　皮类中药的含义；皮类中药的形状、表面特征、折断面、气味特点；以牡丹皮、黄柏、杜仲为代表的皮类中药组织构造特征；常用皮类中药的来源、性状鉴别特征。

2. 熟悉　皮类中药不同药用部位树皮（干皮、枝皮）、根皮的区别；以牡丹皮为代表的根皮，杜仲、黄柏代表的树皮的显微特征；皮类中药的主要活性成分。

3. 了解　常用皮类中药质量评价的主要内容、性味功效、市场混淆品与伪品鉴别特征。

能力目标　通过本章的学习，能够掌握皮类中药的一般鉴定方法和牡丹皮、杜仲、黄柏、厚朴、肉桂等重点药材的鉴别特征，具备运用所学知识对皮类药材进行真伪优劣鉴别的能力。

第一节　概　述

皮（cortex）类中药通常是指来源于被子植物（主要为双子叶植物）和裸子植物的茎干、枝和根的形成层以外部分的药材。由外向内依次为周皮、皮层、初生韧皮部和次生韧皮部。其中，大多为木本植物茎干的皮，少数为根皮或枝皮。

一、性状鉴定

皮类中药因植物来源、部位、采集、加工及干燥的方法不同，其外表形态特征有所不同。应注意仔细观察，根据相关特征进行鉴定。

1. 形状　干皮为粗大老树上剥的皮，大多粗大而厚，呈长条状或板片状；枝皮则呈细条状或卷筒状；根皮多数呈短片状或筒状。常见描述术语如下。

（1）平坦状　皮片呈板片状，较平整，如杜仲、黄柏。

（2）弯曲状　皮片多向内表面弯曲；通常取自枝干或较小茎干的皮，易收缩而成弯曲状。由于弯曲的程度不同，又分为以下几种。

1）槽状或半管状：皮片向内弯曲呈半圆形，如合欢皮、企边桂。

2）管状或筒状：皮片向内弯曲至两侧相接近成管状。这类形状常见于加工时用抽心法抽去木心的皮类中药，如牡丹皮。

3）单卷状：皮片向一面卷曲，以至两侧重叠，如肉桂。

4）双卷筒状：皮片两侧各自向内卷成筒状，如厚朴。

5）复卷筒状：几个单卷或双卷的皮重叠在一起呈筒状，如锡兰桂皮。

6）反曲状：皮片向外表面略弯曲，皮的外层呈凹陷状，如石榴皮。

2. **表面** 外表面多为灰黑色、灰褐色、棕褐色或棕黄色。有的树干皮的外表面常有斑片状的地衣、苔藓等附生，呈现不同颜色。有的外表面常有片状剥离的落皮层和纵横深浅不同的裂纹，有的亦有各种形状的突起物而使树皮表面呈现不同程度的粗糙。多数树皮可见到皮孔；通常是横向的，也有纵向延长的；皮孔的边缘略突起，中央略向下凹。皮孔的形状、颜色、分布的密度常是皮类中药鉴别的特征之一。例如，合欢皮的皮孔呈红棕色，椭圆形；牡丹皮的皮孔呈灰褐色，横长略凹陷状；杜仲的皮孔呈斜方形。少数皮类中药的外表面有刺，如红毛五加皮；或有钉状物，如海桐皮等。有的皮类中药的木栓层已除去或部分除去而较光滑，如桑白皮、黄柏等。

内表面的颜色差别较大，如肉桂呈红棕色，杜仲呈紫褐色，黄柏呈黄色，苦楝皮呈黄白色。有些含油的皮类中药的内表面经刻划，出现油痕；可根据油痕的情况结合气味等，判断该药材的质量，如肉桂、厚朴等。一般较平滑或具粗细不同的纵向皱纹，有的显网状纹理，如椿皮。

3. **折断面** 皮类中药横向折断面的特征与各组织的组成及其排列方式密切相关。因此，折断面是皮类中药的重要鉴别特征。折断面的性状主要如下。

（1）**平坦状** 组织中富有薄壁细胞而无石细胞群或纤维束的皮，折断面较平坦，无显著突起物，如牡丹皮。

（2）**颗粒状** 组织中富有石细胞群的皮，折断面常呈颗粒状突起，如肉桂。

（3）**纤维状** 组织中富含纤维的皮，折断面多呈细纤维状物或刺状物突出，如桑白皮、合欢皮。

（4）**层状** 组织构造中的纤维束和薄壁组织成环带状间隔排列，折断时形成明显的层片状，如苦楝皮、黄柏等。

有些皮的断面外层较平坦或呈颗粒状，内层呈纤维状，说明纤维主要存在于韧皮部，如厚朴。有的皮类中药在折断时有胶质丝状物相连，如杜仲。有的皮折断时有粉尘出现，这些皮的组织较疏松，含有较多的淀粉，如白鲜皮。

4. **气味** 皮类中药所含化学成分是其具有相应气和味的物质基础；特别是挥发性的成分与中药的气有密切关系。闻气与尝味是鉴别中药的重要方法。不同皮类中药的外形有的很相似，但其气、味却完全不同。例如，香加皮和地骨皮，前者有特殊香气，味苦而有刺激感，后者气、味均较微弱；肉桂与桂皮外形亦较相似，但肉桂味甜而微辛，桂皮则味辛辣而凉。

二、显微鉴别

皮类中药的构造多由周皮、皮层、韧皮部三部分组成。鉴定时首先观察横切面各部分组织的界限和宽度（厚度），然后再对各部分组织进行详细观察和描述。各部位在观察时应注意的特征如下。

1. **周皮** 包括木栓层、木栓形成层与栓内层三部分。木栓层细胞多整齐地排列成行，细胞呈扁平形，切向延长，壁薄、栓化或木化，黄棕色或含红棕色物质。有的木栓细胞壁均匀或不均匀地增厚并木化。例如，杜仲木栓细胞内壁特厚；肉桂的最内一列木栓细胞的外壁特别增厚。木栓层发达的程度随植物的种类不同而有较大的区别。木栓形成层细胞常为扁平的薄壁细胞；在一般的皮类药材中不易区别。栓内层位于木栓形成层的内侧，径向排列成行，细胞壁不栓化，亦不含红棕色物质；少数含叶绿体而显绿色，又称绿皮层。栓内层较发达时，其内侧细胞形态多呈不规则形；这种情况不易与皮层细胞区别。

2. **皮层** 大多由薄壁细胞组成，略切向延长，常可见细胞间隙；靠近周皮部分常分化成厚角组织。皮层中常可见纤维、石细胞和各种分泌组织，如油细胞、乳管、黏液细胞等。常见的细胞内含物有淀粉粒和草酸钙结晶。

3. **韧皮部** 包括韧皮部束和射线两部分。在韧皮部束外侧，有的为初生韧皮部，其筛管群常呈颓废状而皱缩；最外侧常有厚壁组织，如纤维束、石细胞群、石细胞群伴纤维形成环带或断续的环带（也称中柱鞘纤维）。次生韧皮部占大部分，除筛管和伴胞外，常有厚壁组织、分泌组织等；应注意其分布位置、分布特点和细胞特征。韧皮射线由薄壁细胞构成，不木化，细胞中常含有淀粉粒和草酸钙结晶。射线的宽度和形状也是中药鉴别的重要特征。有些薄壁细胞内常可见到草酸钙结晶或淀粉粒。

皮类中药的鉴别时常需要观察粉末的显微特征，如各种细胞的形状、长度、宽度，细胞壁的性质、厚度、壁孔和壁沟的情况以及层纹清楚与否。这些都是皮类中药鉴定的重要依据。在皮类中药的粉末中，不应观察到木质部及髓部的组织和细胞。

》第二节　常用皮类中药的鉴定

桑白皮
Sangbaipi；Mori Cortex

【来源】为桑科植物桑 *Morus alba* L. 的干燥根皮。秋末叶落时至次春发芽前采挖根部，除去泥土及须根，刮去黄棕色粗皮，纵向剖开，剥取根皮，晒干。

【产地】主产于河南、安徽、浙江、江苏、湖南、四川。

【性状鉴别】呈扭曲的卷筒状、槽状或板片状，厚 1~4mm。外表面白色或淡黄白色，较平坦；有的残留橙黄色或棕黄色鳞片状粗皮。内表面黄白色或灰黄色，有细纵纹。体轻，质韧，纤维性强，难折断，易纵向撕裂，撕裂时有粉尘飞扬。气微，味微甘（图 7-1）。

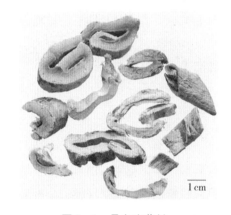

桑白皮饮片呈丝条状，外表面白色或淡黄白色，有的残留橙黄色或棕黄色鳞片状粗皮；内表面黄白色或灰黄色，有细纵纹。体轻，质韧，纤维性强。气微，味微甘。

图 7-1　桑白皮药材

【显微鉴别】横切面：栓皮常脱落；韧皮部射线宽 2~6 列细胞；散有乳管；纤维单个散在或成束，非木化或微木化；薄壁细胞含淀粉粒，有的细胞含草酸钙方晶。较老的根皮中，散在夹有石细胞的厚壁细胞群，胞腔大多含方晶。

粉末：淡灰黄色。①纤维甚多，多碎断，直径 13~26μm，壁厚，非木化至微木化。②草酸钙方晶直径 11~32μm。③石细胞类圆形、类方形或形状不规则，直径 22~52μm，壁较厚或极厚，纹孔和孔沟明显，胞腔内有的含方晶。另有含晶厚壁细胞。④淀粉粒甚多，单粒类圆形，直径 4~16μm；复粒由 2~8 分粒组成。

【化学成分】含四种黄酮类衍生物及桦皮酸。尚含 α-香树精及 β-香树精（amyrin）、挥发油、谷甾醇及桑酮 A、B 和桑根酮 C、D（sanggengonC、D）。另含香豆素类伞形花内酯及东莨菪素。四种黄酮类衍生物为桑皮素（mulberrin）、桑皮色烯素（mulberrochromene）、环桑皮素（cyclomulberrin）、环桑皮色烯素（cyclomulberrochromene）。

【质量评价】经验鉴别：以色白，皮厚、柔韧、粉性足者为佳。

【性味功效】性寒，味甘。泻肺平喘，利水消肿。

【知识链接】混用品有：①同属植物华桑 *Morus cathayana* Hemsl.、鸡桑 *Morus australis* Poir. 的根皮。气微，味淡，含草酸钙棱晶和簇晶。②同科植物构树 *Broussonetia papyrifera*（L.）Vent.、柘树 *Cudrania tricuspidata*（Carr.）Bur. 的根皮。略具豆腥气，味微苦涩，粉末具晶纤维。

【附】

桑枝

Sangzhi；Mori Ramulus

本品为桑科植物桑 *Moncs alba* L. 的干燥嫩枝。春末夏初采收，去叶，晒干，或趁鲜切片，晒干。呈长圆柱形，少有分枝，长短不一，直径 0.5～1.5cm。表面灰黄色或黄褐色，有多数黄褐色点状皮孔及细纵纹，并有灰白色略呈半圆形的叶痕和黄棕色的腋芽。质坚韧，不易折断，断面纤维性。切片厚 0.2～0.5cm，皮部较薄，木部黄白色，射线放射状，髓部白色或黄白色。气微，味淡。含桑皮苷 A、桑皮苷 F、反式氧化白藜芦醇、反式白藜芦醇和桑辛素 M。性平，味微苦。祛风湿，利关节。

桑叶

Sangye；Mori Folium

本品为桑科植物桑 *Moncs alba* L. 的干燥叶。初霜后采收，除去杂质，晒干。多皱缩、破碎。完整者有柄，叶片展平后呈卵形或宽卵形；先端渐尖，基部截形、圆形或心形，边缘有锯齿或钝锯齿，有的不规则分裂。上表面黄绿色或浅黄棕色，有的有小疣状突起；下表面颜色稍浅，叶脉突出，小脉网状，脉上被疏毛，脉基具簇毛。质脆。气微，味淡、微苦涩。含甾体及三萜类化合物、黄酮及其苷类、香豆精及其苷类、挥发油、氨基酸及小肽、生物碱、有机酸及其他化合物。性寒，味甘、苦。疏散风热，清肺润燥，清肝明目。

桑椹

Sangshen；Mori Fructus

本品为桑科植物桑 *Morus alba* L. 的干燥果穗。4～6 月果实变红时采收，晒干，或略蒸后晒干。呈长圆形，为聚花果，由多数小瘦果集合而成，呈长圆形，长 1～2cm，直径 0.5～0.8cm。黄棕色、棕红色或暗紫色，有短果序梗。小瘦果卵圆形，稍扁，长约 2mm，宽约 1mm，外具肉质花被片 4 枚。气微，味微酸而甜。主含芸香苷、花青素苷、胡萝卜素、维生素 B_1、维生素 B_2、维生素 C、烟酸、糖类。尚含脂肪油，油中主要成分为亚油酸。本品性寒，味甘、酸。滋阴补血，生津润燥。

牡丹皮

Mudanpi；Moutan Cortex

【来源】为毛茛科植物牡丹 *Paeonia suffruticosa* Andr. 的干燥根皮。

【采收加工】秋季采挖根部，除去细根和泥沙，剥取根皮，晒干或刮去粗皮，除去木心，晒干。前者习称连丹皮，后者习称刮丹皮。

【产地】主产于安徽、四川、河南、山东等省。全国各地均有栽培。以产于安徽铜陵的"凤丹皮"质量为佳。

【性状鉴别】连丹皮：呈筒状或半筒状，有纵剖开的裂缝，略向内卷曲或张开。外表面灰褐色或黄褐色，有多数横长皮孔样突起及细根痕，栓皮脱落处呈粉红色。内表面淡灰黄色或浅棕色，有明显的细纵纹，常见发亮的结晶。质硬而脆，易折断，断面较平坦，淡粉红色，粉性。气芳香，味微苦而涩。

刮丹皮：外表面有刮刀削痕，红棕色或淡灰黄色，有时可见灰褐色斑点状残存外皮。

牡丹皮饮片：呈圆形或卷曲形的薄片。余同药材。内表面有的可见发亮的结晶。切面淡粉红色，粉性。气芳香，味微苦而涩(图 7-2)。

【显微鉴别】根皮横切面：木栓层为4~8列类长方形或类方形细胞，壁浅红色。皮层靠近木栓层的3~5列细胞壁稍厚。韧皮部宽广，约占横切面径向的4/5，筛管群明显；韧皮射线宽1~3列细胞。薄壁细胞含色素或淀粉粒；有的含草酸钙簇晶（图7-3）。

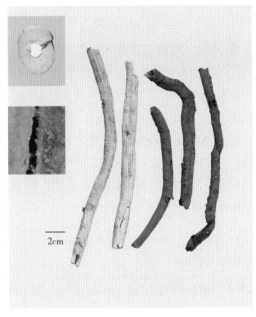

图7-2 牡丹皮药材

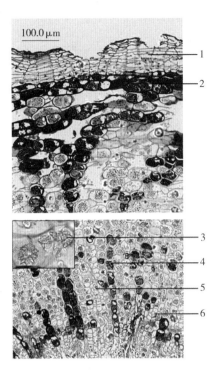

图7-3 牡丹（根皮）横切面
1. 木栓层 2. 皮层 3. 草酸钙簇晶
4. 韧皮射线 5. 韧皮部 6. 筛管群

粉末：淡红棕色。①含草酸钙簇晶薄壁细胞排列成行，有时细胞间隙中含簇晶，或一个细胞含数个簇晶。②淀粉粒甚多，单粒类圆形或多角形，脐点点状、裂缝状或飞鸟状；复粒由2~6分粒组成。③连丹皮可见木栓细胞长方形，壁稍厚，浅红色（图7-4）。

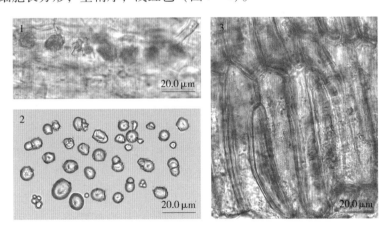

图7-4 牡丹皮粉末
1. 草酸钙簇晶 2. 淀粉粒 3. 木栓细胞

【化学成分】①主要含酚类，如丹皮酚（paeonol）、丹皮酚苷等；②单萜苷类，如芍药苷、羟基芍药苷、苯甲酰芍药苷等；③挥发油等。

丹皮酚具有镇痛、解痉及抑菌作用。

【理化鉴别】 粉末乙醚萃取，滤液挥干，残渣加丙酮溶解作供试品溶液。以丹皮酚为对照品，按薄层色谱法，用硅胶 G 薄层板，以环己烷–乙酸乙酯–冰醋酸（4：1：0.1）为展开剂展开，喷 2% 香草醛硫酸乙醇溶液（1→10），在 105℃ 加热至斑点显色清晰。供试品色谱中，在与对照品色谱相应的位置上，显相同颜色的斑点。

【质量评价】

1. 经验鉴别 以条粗长、皮厚、无木心、断面粉白色、粉性足、结晶多、香气浓者为佳。

2. 浸出物 按醇溶性浸出物热浸法测定，乙醇浸出物不得少于 15.0%。

3. 含量测定 按高效液相色谱法测定，含丹皮酚（$C_9H_{10}O_3$）不得少于 1.2%。

【性味功效】 性微寒，味苦、辛。清热凉血，活血化瘀。

【知识链接】 商品中曾有①川丹皮：以四川牡丹 *Paeonia szechuanica* Fang 的根皮入药。皮细而薄，断面浅黄色。薄壁细胞中草酸钙簇晶较密集，大小相差悬殊。②西昌丹皮：以黄牡丹 *Paeonia delavayi* Franch. var. *lutea*（Franch.）Finet et Gagn. 的根皮入药。药材较粗大，栓皮脱落处为红棕色，内表面浅灰色或浅黄色，气微香。韧皮部外侧可见纤维状石细胞，呈单个或数个相聚。

厚朴

Houpo；Magnoliae Officinalis Cortex

【来源】 为木兰科植物厚朴 *Magnolia officinalis* Rehd. et Wils. 或凹叶厚朴 *Magnolia officinalis* Rehd. et Wils. var. *biloba* Rehd. et Wils. 的干燥干皮、根皮及枝皮。

【采收加工】 4~6 月剥皮。干皮置沸水中微煮后，堆置阴湿处，"发汗"至内表面变紫褐色或棕褐色时，蒸软，取出，卷成筒状，干燥。根皮和枝皮剥下后直接阴干。

【产地】 主产于四川、湖北、浙江、江西等地。陕西、甘肃、贵州、云南等省亦产。多为栽培。

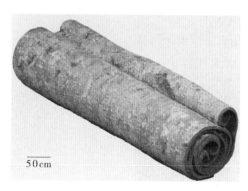

图 7-5 厚朴药材

【性状鉴别】 干皮：呈卷筒状或双卷筒状，习称"筒朴"；近根部的干皮一端展开如喇叭口，习称"靴筒朴"。外表面灰棕色或灰褐色，粗糙，有时呈鳞片状，较易剥落，有明显椭圆形皮孔和纵皱纹，刮去粗皮者显黄棕色。内表面紫棕色或深紫褐色，较平滑，具细密纵纹，划之显油痕。质坚硬，不易折断，断面颗粒性，外层灰棕色，内层紫褐色或棕色，有油性，有时可见多数小亮晶。气香，味辛辣、微苦（图 7-5）。

根皮（根朴）：呈单筒状或不规则块片；有的弯曲似鸡肠，习称"鸡肠朴"。表面灰棕色，有横纹及纵皱纹。质硬，较易折断，断面纤维性。

枝皮（枝朴）：呈单筒状。质脆，易折断，断面纤维性。嚼后残渣亦较多。余同干皮。

厚朴饮片：呈弯曲的丝条状或单、双卷筒状。余同干皮。

【显微鉴别】 干皮横切面：木栓层为 10 余列细胞；有的可见落皮层。皮层外侧有石细胞环带，内侧散有多数油细胞和石细胞群。韧皮部射线宽 1~3 列细胞；纤维多数个成束；亦有油细胞散在（图 7-6）。

粉末：棕色。①纤维甚多，直径 15~32μm，壁甚厚，有的呈波浪形或一边呈锯齿状，木化，孔沟不明显。②石细胞类方形、椭圆形、卵圆形或不规则分枝状，直径 11~65μm，有时可见层纹。③油细胞椭圆形或类圆形，直径 50~85μm，含黄棕色油状物（图 7-7）。

【化学成分】 ①含挥发油，油中含 30 多种成分，主要为 α-桉叶醇和 β-桉叶醇，占挥发油的 94%~98%；②新木脂素类，如厚朴酚（magnolol）、和厚朴酚（honokiol）、三羟基厚朴酚、三羟基厚

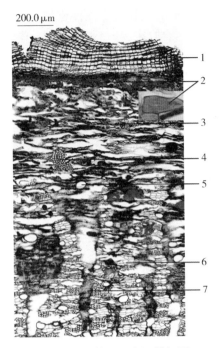

图 7 - 6 厚朴（干皮）横切面
1. 木栓层 2. 石细胞环带 3. 皮层 4. 纤维束
5. 油细胞 6. 韧皮部 7. 韧皮射线

朴醛、去氢三羟基厚朴酚；③生物碱类，如木兰箭毒碱、氧化黄心树宁碱；④鞣质类。

凹叶厚朴树皮含挥发油，油中含β-桉叶醇、厚朴酚、四氢厚朴酚及异厚朴酚。此外，尚含生物碱、皂苷。

厚朴酚有抗菌作用。α-桉叶醇和β-桉叶醇有镇静作用。

【理化鉴别】粉末甲醇提取，滤液作供试品溶液。以厚朴酚为对照品，按薄层色谱法，用硅胶 G 板，以苯-甲醇（17：1）为展开剂，喷 1% 香草醛硫酸溶液，在 100℃ 加热至斑点显色。供试品色谱中，在与对照品色谱相应的位置上，显相同颜色的斑点。

【质量评价】

1. 经验鉴别 以皮厚、肉细、油性足、内表面紫棕色、断面有发亮结晶物、香气浓、味苦辛微甜、嚼之残渣少者为佳。

2. 含量测定 按高效液相色谱法测定，含厚朴酚（$C_{18}H_{18}O_2$）与和厚朴酚（$C_{18}H_{18}O_2$）的总量不得少于 2.0%。

【性味功效】性温。味苦、辛。燥湿消痰，下气除满。

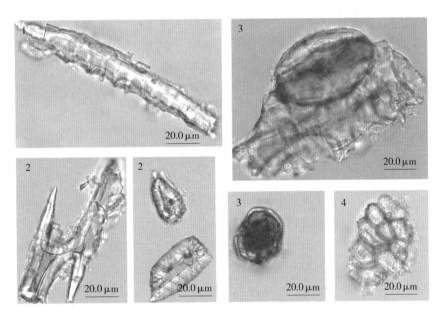

图 7 - 7 厚朴粉末
1. 纤维 2. 石细胞 3. 油细胞 4. 木栓细胞

【附】

厚朴花

Magnoliae Officinalis Flos

为木兰科植物厚朴 *Magnolia officinalis* Rehd. et Wils. 或凹叶厚朴 *Magnolia officinalis* Rehd. et Wils. var. *biloba* Rehd. et Wils. 的干燥花蕾。春末夏初采摘未开放的花蕾，晒干或低温干燥。呈长圆锥形，红棕色至棕褐色。花被多为 12 片，肉质，外层的呈长方倒卵形，内层的呈匙形。雄蕊多数，花药条形，淡黄棕色，花丝宽而短。心皮多数，分离，螺旋状排列于圆锥形的花托上。花梗密被灰黄色绒毛，偶无毛。质脆，易破碎。气香，味淡。花蕾含厚朴酚、和厚朴酚和樟脑。性微温，味苦。芳香化湿，理气宽中。

肉桂
Rougui；Cinnamomi Cortex

【来源】　为樟科植物肉桂 *Cinnamomum cassia* Presl 的干燥树皮。

【采收加工】　选择树龄 10 年以上，春、秋季均可剥皮。4~5 月剥取称"春桂"，品质差；9 月剥取称"秋桂"，品质佳；可加工成桂通（官桂）、板桂、企边桂等。

桂通：剥取栽培 5~6 年生的幼树干皮和粗枝皮，晒 1~2 天后，自然卷曲成筒状，阴干。

板桂：剥取老年树最下部近地面的干皮，夹在木制的桂夹内，晒至九成干时取出，经纵横堆叠，加压约 1 个月至完全干燥，成扁平板状。

企边桂：剥取十年生以上树的干皮，两端削成斜面，突出桂心，夹在木制的凸凹板内，晒干，压成两侧内卷的浅槽状。

桂碎：为肉桂加工过程中的碎块。

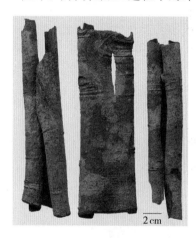

图 7-8　肉桂药材

【产地】　主产于广东、广西等省区，云南、福建等省亦产。多为栽培。

【性状鉴别】　呈槽状或卷筒状，长 30~40cm，宽或直径 3~10cm，厚 0.2~0.8cm。外表面灰棕色，稍粗糙，有不规则的细皱纹和横向突起的皮孔，有的可见灰白色的斑纹；内表面红棕色，略平坦，有细纵纹，划之显油痕。质硬而脆，易折断，断面不平坦，外层棕色而较粗糙，内层红棕色而油润，两层间有 1 条黄棕色的线纹。气香浓烈，味甜、辣（图 7-8）。

【显微鉴别】　干皮横切面：木栓细胞数列，最内层细胞的外壁增厚，木化。皮层散有石细胞及分泌细胞。中柱鞘部位有石细胞群，断续排列成环，外侧伴有纤维束，石细胞通常外壁较薄。韧皮部射线宽 1~2 列细胞，含细小草酸钙针晶；纤维常 2~3 个成束；油细胞随处可见。薄壁细胞含淀粉粒（图 7-9）。

粉末：红棕色。①纤维大多单个散在，长梭形，壁厚，木化，纹孔不明显。②石细胞类方形或类圆形，壁厚，有的一面菲薄。③油细胞类圆形或长圆形。④草酸钙针晶细小，散在于射线细胞中。⑤木栓细胞多角形，含红棕色物（图 7-10）。

【化学成分】　①主要含挥发油 1%~2%，油中主要成分为桂皮醛（cinnamaldehyde，约 85%）及醋酸桂皮酯。②含少量的苯甲醛、肉桂酸、水杨酸、苯甲酸、香兰素、乙酸苯内酯等。③含有鞣质、黏液质、碳水化合物等。

桂皮醛是肉桂镇静、镇痛和解热作用的有效成分。

【理化鉴别】　粉末乙醇冷浸滤液作供试品溶液。以桂皮醛为对照品，按薄层色谱法，用硅胶 G 板，以石油醚（60~90℃）-乙酸乙酯（17：3）为展开剂，喷二硝基苯肼乙醇试液显色。供试品色谱中，在与对照品色谱相应的位置上，显相同颜色的斑点。

【质量评价】

1. 经验鉴别　以不破碎、体重、外皮细、肉厚、断面紫红色、油性大、香气浓、味甜而辛、嚼之渣少者为佳。

2. 含量测定　按挥发油测定法测定，含挥发油不得少于 1.2%（ml/g）；按高效液相色谱法测定，含桂皮醛（C_9H_8O）不得少于 1.5%。

【性味功效】性大热，味辛、甘。补火助阳，引火归元，散寒止痛，温通经脉。

【知识链接】

1. 南玉桂：系大叶清化桂 *Cinnamomum cassia* Presl. var. *macrophyllum* Chu 的树皮。主要栽培于广西和广东。变种与正品主要区别是叶甚大，长 25～35（48）cm，宽 8～11（13）cm。树皮与肉桂相似。皮层石细胞较少，初生韧皮部石细胞带较窄。

2. 桂皮：为同属植物天竺桂 *Cinnamomum japonicun* Sieb、阴香 *Cinnamomum burmanni*（C. G. et Th. Nees）Bl. 细叶香桂 *Cinnamomum chingii* Metcalf 等数种植物的树皮。皮薄，质硬，干燥不油润，折断面淡棕色，石细胞环带不明显，香气浓，味微甜、辛、涩。一般作香料或调味料使用，不供药用。

3. 肉桂油：为肉桂的枝或叶经水蒸气蒸馏得到的挥发油。含桂皮醛（C_9H_8O）不得少于 75.0%，尚含少量的醋酸桂皮醛、芳香酚类、芳香酸及香豆精等。本品为黄色或黄棕色的澄清液体；有肉桂的特异香气，味甜、辛。露置空气中或存放日久，色渐变深，质渐浓稠。在乙醇或冰醋酸中易溶。相对密度应为 1.055～1.070，折光率为 1.602～1.614。冷却至 0℃，加等容的硝酸振摇后，即析出结晶性沉淀。

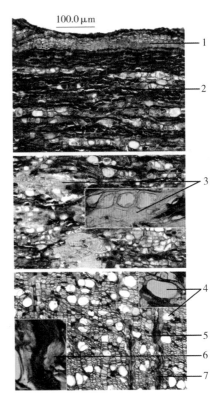

图 7-9　肉桂（树皮）横切面

1. 木栓层　2. 皮层　3. 石细胞群　4. 油细胞
5. 韧皮部　6. 草酸钙针晶束　7. 射线

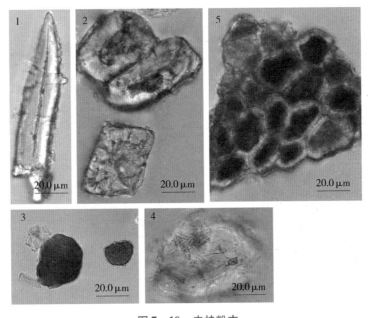

图 7-10　肉桂粉末

1. 纤维　2. 石细胞　3. 油细胞　4. 草酸钙针晶　5. 木栓细胞

【附】

桂枝

Guizhi；Cinnamomi Ramulus

为樟科植物肉桂 *Cinnamomum Cassia* Presl 的干燥嫩枝。呈长圆柱形，多分枝；表面红棕色至棕色，有纵棱线、细皱纹及小疙瘩状的叶痕、枝痕、芽痕，皮孔点状。质硬而脆，易折断。切片厚 2~4mm，断面皮部红棕色，木部黄白色至浅黄棕色，髓部略呈方形。有特异香气，味甜、微辛，皮部味较浓。主含挥发油 0.2% ~0.9%，油中主含桂皮醛 70% ~80%，以 5~6 年生的植株含油量高，油中不含芳樟醇，故亦可作为提取桂皮油的原料。性温，味辛、甘。发汗解肌，温通经脉，助阳化气，平冲降气。

杜仲

Duzhong；Eucommiae Cortex

【来源】为杜仲科植物杜仲 *Eucommia ulmoides* Oliv. 的干燥树皮。

【采收加工】栽培 10~20 年，4~6 月用半环剥法或环剥法剥取树皮，刮去粗皮，堆置"发汗"至内皮呈紫褐色，晒干。

【产地】主产于湖北、四川、贵州、云南等省。多为栽培。

【性状鉴别】呈板片状或两边稍向内卷，大小不一，厚 3~7mm。外表面淡棕色或灰褐色，有明显的皱纹或纵裂槽纹；有的树皮较薄，未去粗皮，可见明显的皮孔；内表面暗紫色，光滑。质脆，易折断，断面有细密、银白色、富弹性的橡胶丝相连。气微，味稍苦（图 7-11）。

杜仲饮片呈小方块或丝状。余同药材。

【显微鉴别】干皮横切面：落皮层残存，内侧有数个木栓组织层带，每层为排列整齐、内壁特别增厚且木化的木栓细胞。两层带间为颓废的皮层组织，细胞壁木化。韧皮部有 5~7 条石细胞环带，每环 3~5 列石细胞并伴有少数纤维。射线 2~3 列细胞，近栓内层时向一方偏斜。白色胶丝团随处可见，以韧皮部为多，存在于乳汁细胞内（图 7-12）。

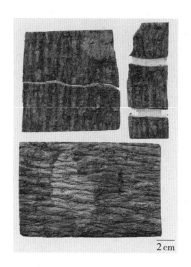

图 7-11 杜仲药材

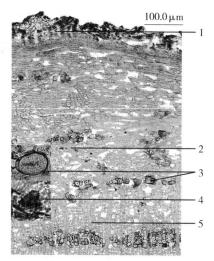

图 7-12 杜仲（干皮）横切面
1. 木栓层 2. 韧皮射线 3. 石细胞环带
4. 橡胶丝 5. 韧皮部

粉末：棕色。①石细胞甚多，大多成群，类长方形、类圆形、长条形或形状不规则，壁厚，有的胞腔内含橡胶团块。②橡胶丝成条或扭曲成团，表面呈颗粒性。③木栓细胞表面观多角形，壁不均匀增厚，木化，有细小纹孔；侧面观长方形，壁三面增厚，一面薄，孔沟明显（图 7-13）。

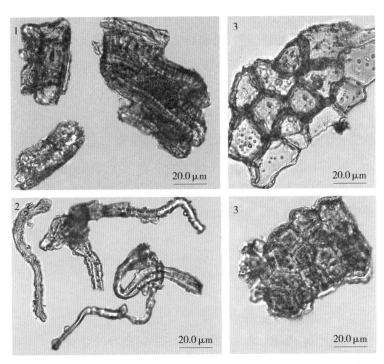

图 7－13 杜仲粉末

1. 石细胞 2. 橡胶丝 3. 木栓细胞

【化学成分】含杜仲胶（gutta－percha），为一种硬质橡胶；杜仲胶含量因树龄和厚薄不同而不同。另含桃叶珊瑚苷、京尼平苷、京尼平苷酸、松酯醇二葡萄糖苷、β－谷甾醇、白桦醇等。此外尚含糅质、还原糖、树脂等。

其中松脂醇二葡萄糖苷是杜仲降压的主要成分。桃叶珊瑚苷、松脂醇二葡萄糖苷、京尼平苷、京尼平苷酸为杜仲治疗骨质疏松的有效成分。

【理化鉴别】取本品粉末 1g，加三氯甲烷 10ml，浸渍 2 小时，滤过。滤液挥干，加乙醇 1ml，产生具弹性的胶膜。

【质量评价】

1. 经验鉴别 以皮厚、块大、去净粗皮、内表面暗紫色、断面银白色橡胶丝多者为佳。

2. 浸出物 按醇溶性浸出物热浸法测定，75% 乙醇浸出物不得少于 11.0%。

3. 含量测定 按高效液相色谱法测定，含松脂醇二葡萄糖苷（$C_{32}H_{42}O_{16}$）不得少于 0.10%。

【性味功效】性温，甘。补肝肾，强筋骨，安胎。

【知识链接】①广东、广西、四川部分地区使用夹竹桃科植物藤杜仲 *Parabarium micranthum*（Wall.）Pierre、毛杜仲 *Parabarium huaitingii* Chun et Tsiang、红杜仲 *Parabarium chunianum* Tsing 的树皮，称"红杜仲"，认为有祛风活络、强筋壮骨的功效。其药材粗细不一，外皮黄褐色，皮薄，内表面黄棕色或红褐色，折断面有少数银白色富弹性的橡胶丝，胶丝稀少。薄壁细胞中可见草酸钙方晶。②浙江、贵州、湖北、云南、四川部分地区以卫矛科丝绵木 *Euonymus bungeanus* Maxim.、云南卫矛 *Euonymus yunnanensis* Franch（称黄皮杜仲）、游藤杜仲 *Euonymus vagars* Wall（称银丝杜仲）的干皮作"土杜仲"入药。其药材外表面灰色、灰褐色或橙黄色，内表面淡黄色，折断面有白色胶丝，易拉断。丝绵木组织中无石细胞而有纤维层数条，薄壁细胞中草酸钙簇晶较多，胶质团较少。上述两类药材均不能作杜仲使用。

杜仲叶（Eucommiae Folium）为杜仲科植物杜仲 *Eucommia ulmoides* Oliv. 的干燥叶。夏、秋两季枝

叶茂盛时采收，晒干或低温烘干。本品多破碎，完整叶片展平后呈椭圆形或卵形，长 7～15cm，宽 3.5～7cm。表面黄绿色或黄褐色，微有光泽，先端渐尖，基部圆形或广楔形，边缘有锯齿，具短叶柄。质脆，搓之易碎，折断面有少量银白色橡胶丝相连。气微，味微苦。性微辛，温。补肝肾，强筋骨。用于肝肾不足，头晕目眩，腰膝酸痛，筋骨痿软。

合欢皮
Hehuanpi；Albiziae Cortex

为豆科植物合欢 *Albizia julibrissin* Durazz. 的干燥树皮。夏、秋两季剥取，晒干。呈卷曲筒状或半筒状。外表面灰棕色至灰褐色，稍有纵皱纹，有的成浅裂纹；密生明显的椭圆形横向皮孔，棕色或棕红色，偶有突起的横棱或较大的圆形枝痕，常附有地衣斑。内表面淡黄棕色或黄白色，平滑，有细密纵纹。质硬而脆，易折断，断面呈纤维性片状，淡黄棕色或黄白色。气微香，味淡、微涩、稍刺舌，而后喉头有不适感。树皮含皂苷、鞣质等。性平，味甘。解郁安神，活血消肿。

黄柏
Huangbo；Phellodendri Chinensis Cortex

【来源】 为芸香科植物黄皮树 *Phellodendron chinense* Schneid. 的干燥树皮，习称"川黄柏"。

【采收加工】 选取定植 15～20 年的树，5 月上旬至 6 月上旬采收，用半环剥或环剥（目前多用）、砍树剥皮等方法剥皮，除去粗皮，晒干。

【产地】 主产于四川、贵州、陕西、湖北、云南等省。以四川、贵州产量大，质量最佳。

【性状鉴别】 呈板片状或浅槽状，长宽不一，厚 1～6mm。外表面黄褐色或黄棕色，平坦或具纵沟纹，有的可见皮孔痕及残存的灰褐色粗皮。内表面暗黄色或淡棕色，具细密的纵棱纹。体轻，质硬，断面纤维性，呈裂片状分层，深黄色。气微，味极苦，嚼之有黏性（图 7-14）。

黄柏饮片呈丝条状。外表面黄褐色或黄棕色。余同药材。

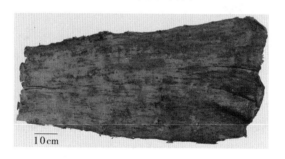

图 7-14 黄柏药材

【显微鉴别】 干皮横切面：未去净外皮者，木栓层由多列长方形细胞组成，内含棕色物质。栓内层细胞中含草酸钙方晶。皮层比较狭窄，散有纤维群及石细胞群，石细胞大多分支状，壁极厚，层纹明显。韧皮部占树皮的绝大部分，外侧有少数石细胞；纤维束切向排列呈断续的层带（又称硬韧带），纤维束周围薄壁细胞中常含草酸钙方晶。射线宽 2～4 列细胞，常弯曲而细长。薄壁细胞中含有细小的淀粉粒和草酸钙方晶，黏液细胞随处可见（图 7-15）。

粉末：鲜黄色。①纤维鲜黄色，直径 16～38μm，常成束，周围细胞含草酸钙方晶，形成晶纤维；②含晶细胞壁木化增厚。石细胞鲜黄色，类圆形或纺锤形，直径 35～128μm，有的呈分枝状，枝端锐尖，壁厚，层纹明显；有的可见大型纤维状的石细胞，长可达 900μm。③草酸钙方晶众多。④黏液细胞多破碎（图 7-16）。

【化学成分】 ①多种生物碱，主要为小檗碱（berberine），少量木兰碱、黄柏碱（phellodendrine）、

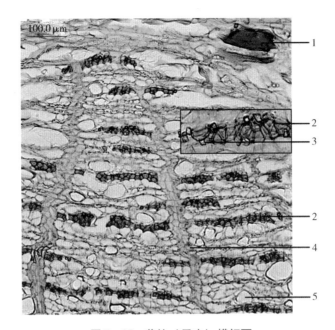

图 7-15　黄柏（干皮）横切面

1. 石细胞　2. 纤维束　3. 草酸钙方晶　4. 韧皮射线　5. 黏液细胞

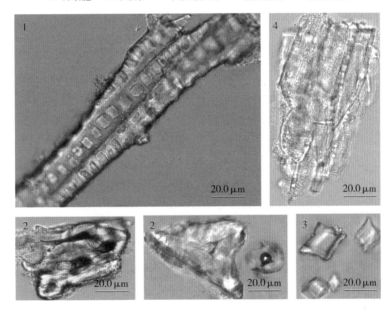

图 7-16　黄柏粉末

1. 晶纤维　2. 石细胞　3. 草酸钙方晶　4. 黏液细胞

掌叶防己碱、棕榈碱、黄藤碱；②苦味质类，如黄柏酮、黄柏内酯（柠檬苦素）；③甾醇类，如 γ - 及 β - 谷甾醇、豆甾醇；④黏液质等。

【理化鉴别】粉末 1% 醋酸甲醇超声提取液作供试品溶液。以黄柏对照药材及盐酸黄柏碱对照品作对照，按薄层色谱法，用硅胶 G 板，以三氯甲烷 - 甲醇 - 水（30∶15∶4）的下层溶液为展开剂，置氨蒸气饱和的展开缸内展开，喷稀碘化铋钾试液显色。供试品色谱中，在与对照药材色谱和对照品色谱相应的位置上，显相同颜色的斑点。

【质量评价】

1. 经验鉴别　以皮厚、断面色黄者为佳。

2. 浸出物　按醇溶性浸出物冷浸法测定，稀乙醇浸出物不得少于 14.0%。

3. 含量测定 按高效液相色谱法测定，含小檗碱以盐酸小檗碱（$C_{20}H_{17}NO_4 \cdot HCl$）计，不得少于 3.0%；含黄柏碱以盐酸黄柏碱（$C_{20}H_{23}NO_4 \cdot HCl$）计，不得少于 0.34%。

【性味功效】性寒，味苦。清热燥湿，泻火除蒸，解毒疗疮。

【附】

关黄柏
Guanhuangbo；Phellodendri Amurensis Cortex

为芸香科植物黄檗 *Phellodendron amurense* Rupr. 的干燥树皮。习称"关黄柏"。主产于吉林、辽宁等省。3~6 月采收，选 10 年左右的树，剥取外皮晒至半干，压平，刮净粗皮至显黄色，不可伤及内皮，刷净晒干。本品呈板片状或浅槽状，长宽不一，厚 2~4mm。外表面黄绿色或淡棕黄色，较平坦，有不规则的纵裂纹，皮孔痕小而少见，偶有灰白色的粗皮残留；内表面黄色或黄棕色。体轻，质较硬，断面纤维性，有的呈裂片状分层，鲜黄色或黄绿色。气微，味极苦，嚼之有黏性。含多种生物碱，主要为小檗碱，并含少量黄柏碱、木兰碱、掌叶防己碱、药根碱、蝙蝠葛碱、白栝楼碱等。另含黄柏酮、黄柏内酯、黄柏酮酸、白鲜交酯、青荧光酸及菜油甾醇、β-谷甾醇、7-脱氧豆甾醇、黏液质等。性寒，味苦。清热燥湿、泻火除蒸、解毒疗疮。与川黄柏相比：①川黄柏皮较厚，断面金黄色；关黄柏皮薄，断面黄绿色。②在横切面组织中，川黄柏的射线较直；关黄柏射线较弯曲；川黄柏的硬韧部比关黄柏发达。③川黄柏中小檗碱含量明显高于关黄柏。故习惯认为川黄柏质量较优。

白鲜皮
Baixianpi；Dictamni Cortex

为芸香科植物白鲜 *Dictamnus dasycarpus* Turcz. 的干燥根皮。春、秋两季采挖根部，除去泥沙及粗皮，剥取根皮，干燥。呈卷筒状；外表面灰白色或淡灰黄色，具细纵皱纹及细根痕，常有突起的颗粒状小点；内表面类白色，有细纵纹。质脆，折断时有粉尘飞扬，断面不平坦，略呈层片状，剥去外层，迎光可见闪烁的小亮点。有羊膻气，味微苦。主含白鲜碱、茵芋碱、崖椒碱、前茵芋碱等。性寒、味苦。清热燥湿，祛风解毒。

五加皮
Wujiapi；Acanthopanacis Cortex

为五加科植物细柱五加 *Acanthopanax gracilistylus* W. W. Smith 的干燥根皮。夏、秋两季采挖根部，洗净，剥取根皮，晒干。呈不规则卷筒状；外表面灰褐色，有稍扭曲的纵皱纹及横长皮孔样斑痕；内表面淡黄色或灰黄色，有细纵纹。体轻，质脆，易折断，断面不整齐，灰白色。气微香，味微辣而苦。主含挥发油、树脂、紫丁香苷等。性温，味辛、苦。祛风除湿，补益肝肾，强筋壮骨，利水消肿。

秦皮
Qinpi；Fraxini Cortex

【来源】为木犀科植物苦枥白蜡树 *Fraxinus rhynchophylla* Hance、白蜡树 *Fraxinus chinensis* Roxb.、尖叶白蜡树 *Fraxinus szaboana* Lingelsh. 或宿柱白蜡树 *Fraxinus stylosa* Lingelsh. 的干燥枝皮或干皮。栽后 5~8 年，树干直径达 15cm 以上时，于春、秋两季剥取树皮，切成 30~60cm 长的节，晒干。

【产地】苦枥白蜡树主产于东北三省。白蜡树主产于四川。尖叶白蜡树、宿柱白蜡树主产于陕西。

【性状鉴别】枝皮呈卷筒状或槽状。外表面灰白色、灰棕色至黑棕色或相间呈斑状，平坦或稍粗糙，密布灰白色圆点状皮孔及细斜皱纹，有的具分枝痕。内表面黄白色或棕色，平滑。质硬而脆，断面纤维性，黄白色。气微，味苦。

干皮为长条状块片。外表面灰棕色，具龟裂状沟纹及红棕色圆形或横长的皮孔。质坚硬，断面纤维性较强。

本品热水浸出液为黄绿色，日光下显碧蓝色荧光。

秦皮饮片为长短不一的丝条状。外表面灰白色、灰棕色至黑棕色。内表面黄白色或棕色，平滑。切面纤维性。质硬。气微，味苦（图7-17）。

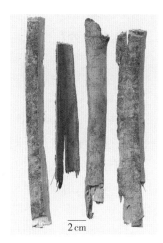

图7-17　秦皮药材

【显微鉴别】枝皮横切面：木栓层为5～10余列细胞，栓内层为数列多角形厚角细胞。皮层较宽，纤维及石细胞单个散在或成群。中柱鞘部位有石细胞及纤维束组成的环带，偶有间断。韧皮部射线宽1～3列细胞；纤维束及少数石细胞成层状排列，中间贯穿射线，形成"井"字形。薄壁细胞含草酸钙砂晶。

【化学成分】香豆素类成分，如秦皮乙素（七叶树素 aesculetin）、秦皮甲素（七叶树苷 aesculin）。还含鞣质、甘露醇、生物碱等。宿柱白蜡树尚含丁香苷、宿破柱白蜡苷。

【质量评价】

1. 经验鉴别　以条长、呈筒状、外皮薄而光滑、身干色灰绿者为佳。

2. 浸出物　按醇溶性浸出物热浸法测定，乙醇浸出物不得少于8.0%。

3. 含量测定　按高效液相色谱法测定，含秦皮甲素（$C_{15}H_{16}O_9$）和秦皮乙素（$C_9H_6O_4$）的总量不得少于1.0%；饮片含秦皮甲素（$C_{15}H_{16}O_9$）和秦皮乙素（$C_9H_6O_4$）的总量不得少于0.80%。

【性味功效】性寒，味苦、涩。清热燥湿，收涩止痢，止带，明目。

【知识链接】有些地区曾用胡桃科植物核桃楸 *Junglans mandshurica* Maxim. 的树皮作秦皮使用。药材卷筒状或扭曲成绳状，厚1～2mm。外表面平滑，灰棕色，皮孔少，有大型叶痕。内表面暗棕色。不易横断，易纵裂。味微苦略涩。薄壁细胞含草酸钙簇晶。水浸液显浅黄棕色，无荧光。不能作秦皮使用。

香加皮

Xiangjiapi；Periplocae Cortex

【来源】为萝藦科植物杠柳 *Periploca sepium* Bge. 的干燥根皮。春、秋两季采挖，剥取根皮，晒干。

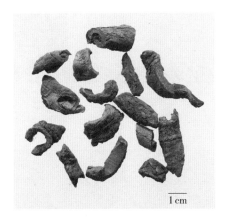

图7-18　香加皮药材

【产地】主产于山西、河南、河北、山东等省。辽宁、吉林、内蒙古等省区亦产。此外，江苏、四川等地有栽培。

【性状鉴别】呈卷筒状或槽状，少数呈不规则的块片状，长3～10cm，直径1～2cm，厚0.2～0.4cm。外表面灰棕色或黄棕色，栓皮松软常呈鳞片状，易剥落。内表面淡黄色或淡黄棕色，较平滑，有细纵纹。体轻，质脆，易折断，断面不整齐，黄白色。有特异香气，味苦（图7-18）。

香加皮饮片呈不规则的厚片。余同药材。

【显微鉴别】粉末：淡棕色。①草酸钙方晶少数。②石细胞长方形或类多角形。③乳管含无色油滴状颗粒。④木栓细胞棕黄色，多角形。⑤淀粉粒甚多，单粒类圆形或长圆形；复粒由2～6分粒组成。

【化学成分】主要含苷类成分，如北五加苷 A、B、C、D、E、F、G、H、I、J、K，其中，苷 G 为杠柳皂苷，属强心苷类；而杠柳皂苷 K、H_1、E 为 C_{21} 甾苷类，是孕甾烯醇酮的还原衍生物。香气成分为 4-甲氧基水杨醛。另含 α，β-香树脂素乙酸酯，β-谷甾醇及其葡萄糖苷等。

【质量评价】

1. 经验鉴别 以条粗、皮厚、呈卷筒状、香气浓、无木心、味苦者为佳。

2. 浸出物 按醇溶性浸出物热浸法测定，稀乙醇浸出物不得少于 20.0%。

3. 含量测定 按高效液相色谱法测定，含 4 - 甲氧基水杨醛（$C_8H_8O_3$）不得少于 0.20%。

【性味功效】性温，味辛、苦，有毒。利水消肿，祛风湿，强筋骨。

地骨皮
Digupi；Lycii Cortex

【来源】为茄科植物枸杞 *Lycium chinense* Mill. 或宁夏枸杞 *Lycium barbarum* L. 的干燥根皮。春初或秋后采挖根部，洗净，剥取根皮，晒干。清明节前采的质量较好，皮厚且易剥取。

【产地】枸杞主产于河北、河南、山西、陕西等省，多为野生，以河南、山西产量较大，江苏、浙江地骨皮质量较好。宁夏枸杞主产于宁夏、甘肃等地区。

【性状鉴别】呈筒状、槽状或不规则卷片；外表面灰黄色至棕黄色，粗糙，有不规则纵裂纹，易成鳞片状剥落。内表面黄白色至灰黄色，较平坦，有细纵纹。体轻，质脆，易折断，断面不平坦，外层黄棕色，内层灰白色。气微，味微甘而后苦（图7-19）。

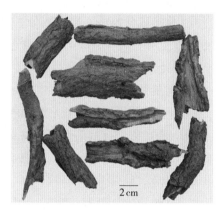

2 cm

图7-19 地骨皮药材

【显微鉴别】根皮横切面：木栓层为 4~10 余列细胞，其外有较厚的落皮层。韧皮部射线大多为 1 列细胞；纤维单个散在或 2 至数个成束。薄壁细胞含草酸钙砂晶，并含多数淀粉粒。

【化学成分】含有机酸类，如亚油酸、亚麻酸、蜂花酸，桂皮酸等；酚类，如柳杉酚等；生物碱类，如甜菜碱，苦可胺 A 等；香豆素类，如东莨菪内酯、东莨菪苷；二肽类，如枸杞酰胺等；蒽醌类，如大黄素、大黄素甲醚等成分。

【质量评价】经验鉴别：以块大、肉厚、无木心者为佳。

【性味功效】性寒，味甘。凉血除蒸，清肺降火。

目标检测

答案解析

一、单选题

1. 下列药材中那味药材来源植物不是桑（　　）

    A. 桑白皮　　　　　　　B. 桑寄生　　　　　　　C. 桑枝　　　　　　　D. 桑椹

2. 下列药材中显微特征中可见草酸钙针晶（　　）

    A. 杜仲　　　　　　　　B. 肉桂　　　　　　　　C. 黄柏　　　　　　　D. 丹皮

3. 下列药材中粉末特征中可见分枝状石细胞（　　）

    A. 杜仲　　　　　　　　B. 肉桂　　　　　　　　C. 黄柏　　　　　　　D. 丹皮

4. 下列哪味药材粉末特征中可见草酸钙簇晶（　　）

    A. 牡丹皮　　　　　　　B. 黄柏　　　　　　　　C. 关黄柏　　　　　　D. 香加皮

5. 药材断面可见延展性好银白色橡胶丝的药材是（　　）

    A. 牡丹皮　　　　　　　B. 杜仲　　　　　　　　C. 秦皮　　　　　　　　D. 厚朴

二、多选题

6. 下列哪些是黄柏药材的显微鉴别特征（　　）

    A. 分枝状石细胞　　　B. 晶鞘纤维　　　　　C. 草酸钙簇晶　　　　　D. 草酸钙方晶

7. 下列药材中显微特征中可见不规则形石细胞（　　）

    A. 黄柏　　　　　　　　B. 肉桂　　　　　　　　C. 厚朴　　　　　　　　D. 关黄柏

8. 下列药材中哪些药材显微特征中可见油细胞（　　）

    A. 黄柏　　　　　　　　B. 肉桂　　　　　　　　C. 厚朴　　　　　　　　D. 牡丹皮

9. 皮类药材显微鉴别中可见（　　）

    A. 周皮　　　　　　　　B. 木质部　　　　　　　C. 韧皮部　　　　　　　D. 皮层

三、判断题

10. 黄柏来源于芸香科植物黄檗的干燥树皮（　　）

11. 桑白皮的药用部位为树皮（　　）

书网融合……

思政导航　　　　　　　本章小结　　　　　　　微课　　　　　　　题库

PPT

第八章　叶类中药

第一节　概　述

叶（folium）类中药是以药用植物的叶入药的药材。大多来源于双子叶植物的叶，包括完整而且成熟的叶，如枇杷叶、大青叶、罗布麻叶、桉叶等；嫩叶，如苦竹叶；带叶嫩枝，如侧柏叶；带叶的枝梢，如颠茄叶。多以单叶入药；少为复叶的小叶，如番泻叶。

一、性状鉴别

叶类中药的鉴定首先应观察大量叶片的颜色和状态。在鉴定时应选择具有代表性的样品来观察。多数叶类药材的质地较薄。经过采制、干燥、包装和运输等过程，一般均皱缩或破碎；观察时常需将样品浸泡在水中，使其湿润、展开。必要时借助解剖镜或放大镜仔细观察。一般应注意以下几个方面。①组成：单叶还是复叶的小叶片。②形状：包括叶形、叶缘、叶尖、叶基、叶脉、叶柄的有无、长短及叶鞘的情况等。③大小：选择大、中、小叶片，分别测量其长度及宽度。④表面特征：包括叶片上下表面的颜色、光泽、质地、光滑程度、毛茸情况、腺点或其他特点。有时需对光观察，看有无油点（透明点）或灰色斑点（草酸钙结晶）等。⑤气味：可揉搓或热水浸泡后闻尝。

二、显微鉴别

1. 组织构造　主要观察叶的表皮、叶肉及叶中脉三个部分的构造特征。除做叶中脉部分的横切片外，通常还应做叶片的上、下表面制片或粉末制片。

叶横切面主要观察上、下表皮细胞特征及附属物，如角质层、蜡被、结晶体、毛茸的种类和形态，细胞内含物等；叶肉主要观察栅栏组织的特点，根据栅栏组织的分布位置和分化程度判断为等面叶或异面叶；中脉是叶片的维管束，其类型、数目等均是鉴别叶类中药的依据。

（1）表皮　分为上、下表皮；多为1层细胞，呈扁平的长方形或方形，排列紧密，外壁稍厚；上表皮外平周壁常具角质层，常显不同的纹理，有的呈波状、放射状、点状、条状等；垂周壁顶面观可呈波状弯曲或平直或念珠状增厚。有的为多层细胞，称为复表皮（multiple epidermis），如夹竹桃叶。单子叶禾本科植物的叶上表皮细胞中有较大的"运动细胞",如淡竹叶等;桑科植物,如桑叶的表皮细胞较大,内含葡萄状钟乳体;穿心莲叶的表皮细胞内含螺旋状钟乳体;薄荷叶的表皮细胞内含簇状橙皮苷结晶体;番泻叶表皮细胞内则含黏液质。均有一定的鉴定意义。

表皮上可见腺毛、非腺毛和气孔等。腺毛和非腺毛的形态、细胞组成、排列情况、表面状况、壁是否木化、分布密度及气孔类型、分布状况等亦是叶类中药的鉴定特征之一。气孔有各种类型,它与植物的科、属、种之间有一定的关系;有的植物的叶片亦可能有不止一种轴式的气孔。气孔的数目在植物不同种间差别很大;同一植物的上、下表皮气孔数目亦不同,通常以下表皮较多。气孔数(stomatal number)是指每平方毫米叶表皮面积上的气孔平均数。气孔指数(stomatal index)是指单位面积表皮内气孔数所占表皮细胞数(包括气孔)的百分比[$I = S / (E + S)$,I 为气孔指数,S 为单位面积上的气孔数,E 为单位面积上的表皮细胞数]。同一种植物叶的单位面积上气孔数与表皮细胞数的比例有一定的范围且较为恒定。气孔指数常可用来区别不同种的植物和中药。

(2)叶肉 分化为栅栏组织(palisade tissue)和海绵组织(spongy tissue)。仅上表皮下方有栅栏组织的叶称为异面叶(dorsi – ventral leaf)或两面叶(bifacial leaf),如枇杷叶、薄荷叶等。上、下表皮细胞内方均有栅栏组织,或栅栏组织与海绵组织分化不明显的叶称为等面叶(isobilateral leaf),如罗布麻叶、桉叶、番泻叶等。

1)栅栏组织:通常由1列至数列长柱形细胞组成;细胞的长轴与表皮垂直,如大青叶、枇杷叶的栅栏组织为3~4列;罗布麻叶上表面处的栅栏组织多为2列,下面多为1列。栅栏组织一般不通过主脉,通过主脉的如番泻叶、穿心莲叶等。栅栏细胞与表皮细胞之间有一定的关系。1个表皮细胞下栅栏细胞的平均数目称为"栅表比"(palisade ratio)。同种植物叶的栅表比相对恒定。

2)海绵组织:占叶肉组织的大部分。应注意观察是否含有钟乳体、草酸钙结晶、橙皮苷结晶、色素;有无分泌细胞或分泌组织,如油细胞、黏液细胞、油室、间隙腺毛(广藿香)、乳汁管;有无异形细胞、厚壁细胞(石细胞)存在。

3)中脉:是叶片中的维管束存在的部位。一般叶的中脉上、下表皮内侧大多有数层厚角组织;但亦有少数叶的中脉上方有栅栏组织通过,如番泻叶。中脉维管束通常为外韧型,木质部位于上方,韧皮部位于木质部的下方。应注意观察维管束的类型,有的为双韧维管束,如罗布麻叶;中柱鞘厚壁组织的有无及其分布、形状,如蓼大青叶、臭梧桐叶维管束外围有纤维等厚壁组织包围;中脉上、下表皮内方有无厚角组织分布;栅栏组织是否通过主脉等。

叶类中药还可通过测定脉岛数(vein – islet number)、细脉末端数(veinlet termination number)的方法来帮助鉴定。脉岛数是指每平方毫米面积中脉岛(最微细叶脉所包围的叶肉单位)的数目。细脉末端数是指每平方毫米面积内最细小叶脉末端(最终游离的尖端)的数目。同种植物叶的脉岛数、细脉末端数是固定的,并且不受植物生长的年龄和叶片的大小而变化。

2. 粉末特征 叶类药材粉末鉴别特征主要观察表皮细胞、气孔、毛茸和晶体。

(1)表皮细胞 主要观察表面观及断面观。尤其注意断面观的形状、颜色、垂周壁特征、细胞壁增厚情况、角质层的形态等。

(2)气孔 注意气孔类型及副卫细胞数目。

(3)毛茸 注意腺毛和非腺毛的有无。重点观察腺头的细胞数目、大小、分泌物的颜色及腺柄的细胞数目、大小等,如薄荷叶等唇形科植物叶的腺毛形成腺鳞,头部由8个细胞组成。还要观察非腺毛形状、大小、细胞数目、表面有无纹理、疣点等。如番泻叶的非腺毛为单细胞,壁厚,具疣状突起。

(4)晶体 注意观察其类型、大小及存在方式。有的叶类药材有2种以上晶体形态,如番泻叶,既有草酸钙方晶,也有草酸钙簇晶。

此外,还应注意导管的类型、厚壁组织的有无等。

◈ 第二节　常用叶类中药的鉴定

石韦
Shiwei；Pyrrosiae Folium

【来源】为水龙骨科植物庐山石韦 *Pyrrosia sheareri*（Bak.）Ching、石韦 *Pyrrosia lingua*（Thunb.）Farwell 或有柄石韦 *Pyrrosia petiolosa*（Christ）Ching 的干燥叶。全年均可采收，除去根茎和根，晒干或阴干。

【产地】庐山石韦主产于江西、湖南、贵州、四川、安徽、浙江等地；石韦主产于长江以南各地；有柄石韦主产于东北、华东、华中等地。

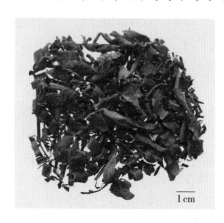

图 8-1　石韦药材

【性状鉴别】庐山石韦：叶片略皱缩，展平后呈披针形，先端渐尖，基部耳状偏斜，全缘，边缘常向内卷曲；上表面黄绿色或灰绿色，散布黑色圆形小凹点；下表面密生红棕色星状毛，有的侧脉间布满棕色圆点状的孢子囊群。叶柄具四棱，长 10～20cm，直径 1.5～3mm，略扭曲，有纵槽。叶片革质。气微，味微涩苦。

石韦：叶片披针形或长圆披针形，基部楔形，对称。孢子囊群在侧脉间，排列紧密而整齐（图 8-1）。

有柄石韦：叶片多卷曲呈筒状，展平后呈长圆形或卵状长圆形。基部楔形，对称；下表面侧脉不明显，布满孢子囊群。

石韦饮片：呈丝条状，上表面黄绿色或灰褐色，下表面密生红棕色星状毛。孢子囊群着生侧脉间或下表面布满孢子囊群。叶全缘，革质。气微，味微涩苦。

【显微鉴别】粉末：黄棕色。①星状毛体部 7～12 个细胞，辐射状排列呈上、下两轮，每个细胞呈披针形，顶端急尖；有的表面有纵向或不规则网状纹理；柄部有 1～9 个细胞。②孢子囊环带细胞，表面观扁长方形。③孢子极面观椭圆形，赤道面观肾形，外壁具疣状突起。④叶下表皮细胞多角形，垂周壁连珠状增厚，气孔类圆形。⑤纤维长梭形，胞腔内充满红棕色或棕色块状物。

【化学成分】含三萜类化合物，如里白烯等。有机酸，如绿原酸（chlorogenic acid）、香草酸等。黄酮类，如芒果苷、异芒果苷、槲皮素、异槲皮素等。

【质量评价】

1. 经验鉴别　以叶厚、完整者为佳。

2. 浸出物　按醇溶性浸出物热浸法测定，稀乙醇浸出物不得少于 18.0%。

3. 含量测定　按高效液相色谱法测定，含绿原酸（$C_{16}H_{18}O_9$）不得少于 0.20%。

【性味功效】性微寒，味甘、苦。利尿通淋，清肺止咳，凉血止血。

侧柏叶
Cebaiye；Platycladi Cacumen

【来源】为柏科植物侧柏 *Platycladus orientalis*（L.）Franco 的干燥枝梢和叶。多在夏、秋两季采收，阴干。

【产地】我国特产，除新疆、青海外，几乎遍布全国。多为栽培。主产于江苏、广东、河北、山东。

【性状鉴别】多分枝，小枝扁平。叶细小鳞片状，交互对生，贴伏于枝上，深绿色或黄绿色。质脆，易折断。气清香，味苦涩、微辛（图 8 - 2）。

【显微鉴别】粉末：黄绿色。①叶上表皮细胞长方形，壁略厚。②叶下表皮细胞类方形；气孔甚多，凹陷型，保卫细胞较大，侧面观呈哑铃状。③薄壁细胞含油滴，纤维细长。④树脂道多破碎。⑤有的可见具缘纹孔管胞。

【化学成分】主要含挥发油、黄酮类化合物及蜡质。挥发油 0.75% ~1%，油中主成分为 β - 侧柏酚、γ - 侧柏酚、α - 侧柏酮等。黄酮类化合物有槲皮苷、槲皮素、杨梅树素、山奈酚等。蜡质存在于叶的表面，以聚酯形式存在。

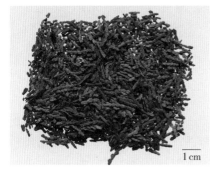

图 8 - 2 侧柏叶药材

【质量评价】

1. 经验鉴别　以枝叶嫩、色深绿、无碎末、香气浓者为佳。

2. 浸出物　按醇溶性浸出物热浸法测定，乙醇浸出物不得少于 15.0%。

3. 含量测定　按高效液相色谱法测定，含槲皮苷（$C_{21}H_{20}O_{11}$）不得少于 0.10%。

【性味功效】性寒，味苦、涩。凉血止血、化痰止咳、生发乌发。

>>> 知识链接 ◦---

侧柏炭为侧柏叶的炮制品，形如侧柏叶，表面黑褐色。质脆，易折断，断面焦黄色。气香，味微苦涩。

---•

蓼大青叶
Liaodaqingye；Polygoni Tinctorii Folium

为蓼科植物蓼蓝 *Polygonum tinctorium* Ait. 的干燥叶。夏、秋两季枝叶茂盛时采收两次，除去茎枝和杂质，干燥。叶多皱缩、破碎，完整者展平后呈椭圆形。蓝绿色或黑蓝色，先端钝，基部渐狭，全缘。叶脉浅黄棕色，于下表面略突起。叶柄扁平，偶带膜质托叶鞘。质脆。气微，味微涩而稍苦。新鲜时含靛青苷（indican），酸水解后生成吲哚酚（indolol），在空气中被氧化成靛蓝（indigo）。另含靛玉红、色胺酮（tryptanthrin）等成分。性寒、味苦。清热解毒，凉血消斑。

淫羊藿
Yinyanghuo；Epimedii Folium

【来源】为小檗科植物淫羊藿 *Epimedium brevicornu* Maxim.、箭叶淫羊藿 *Epimedium sagittatum*（Sieb. et Zucc.）Maxim.、柔毛淫羊藿 *Epimedium pubescens* Maxim. 或朝鲜淫羊藿 *Epimedium koreanum* Nakai 的干燥叶。夏、秋季间茎叶茂盛时采割，除去粗梗及杂质，晒干或阴干。

【产地】淫羊藿主产于陕西、山西、安徽等地；箭叶淫羊藿主产于湖北、四川、浙江；柔毛淫羊藿主产于四川；朝鲜淫羊藿主产于辽宁省。

【性状鉴别】淫羊藿：茎生叶对生，二回三出复叶；小叶片卵圆形；先端渐尖，顶生小叶基部心形，两侧小叶较小，偏心形，外侧较大，呈耳状，边缘具黄色刺毛状细锯齿；上表面黄绿色，下表面灰绿色，主脉 7 ~9 条，基部有稀疏细长毛，细脉两面突起，网脉明显；小叶柄长 1 ~5cm；叶片近革质。气微，味微苦（图 8 - 3）。

箭叶淫羊藿：一回三出复叶，小叶片长卵形至卵状披针形，先端渐尖，两侧小叶基部明显偏斜，外侧呈箭形。下表面疏被粗短伏毛或近无毛。叶片革质。

柔毛淫羊藿：一回三出复叶叶下表面及叶柄密被绒毛状柔毛。

朝鲜淫羊藿：二回三出复叶小叶较长，先端长尖，叶片较薄，革质。

淫羊藿饮片：呈丝片状。上表面绿色、黄绿色或浅黄色，下表面灰绿色。余同药材。

【显微鉴别】叶表面观：淫羊藿上、下表皮细胞垂周壁深波状弯曲，沿叶脉均有异细胞纵向排列，内含一至多个草酸钙柱晶；下表皮气孔众多，不定式，有时可见非腺毛。

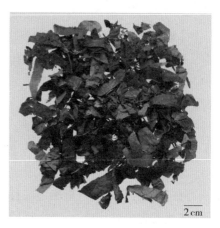

箭叶淫羊藿上、下表皮细胞较小；下表皮气孔较密，具有多数非腺毛脱落形成的疣状突起，有时可见非腺毛。

柔毛淫羊藿下表皮气孔较稀疏，具有多数细长的非腺毛。

朝鲜淫羊藿下表皮气孔和非腺毛均易见。

图 8 - 3　淫羊藿药材

【化学成分】淫羊藿含淫羊藿苷（icariin），淫羊藿次苷Ⅰ、Ⅱ及淫羊藿新苷。根茎含去氧甲基淫羊藿苷。此外，尚含挥发油、蜡醇、三十一烷、植物甾醇等。

箭叶淫羊藿含淫羊藿苷、淫羊藿次苷、淫羊藿 $3-O-\alpha-$鼠李糖苷、异槲皮素、金丝桃苷、箭叶淫羊藿苷 A、B、C 和箭叶淫羊藿素 A、B 等。

柔毛淫羊藿含淫羊藿苷、淫羊藿次苷、淫羊藿新苷 C 及宝藿苷Ⅰ、Ⅵ，柔藿苷和金丝桃苷等。

朝鲜淫羊藿含淫羊藿苷，淫羊藿新苷 A、B、C，朝鲜淫羊藿苷Ⅰ、Ⅱ和槲皮素等。

几种淫羊藿叶中的总黄酮及淫羊藿苷的含量均高于茎，有的可高达 10 倍以上。淫羊藿黄酮类化合物有增加冠脉流量、保护心肌缺血、降压等作用，且具有一定的免疫抑制作用。

【理化鉴别】粉末乙醇浸提，滤液蒸干，残渣加乙醇溶解作供试品溶液。以淫羊藿苷为对照品，按薄层色谱法，用硅胶 H 板，以乙酸乙酯 - 丁酮 - 甲酸 - 水（10∶1∶1∶1）为展开剂，置紫外光灯（365nm）下检视。供试品色谱中，在与对照品色谱相应的位置上，显相同的暗红色斑点；喷三氯化铝试液显色，再置紫外光灯（365nm）下检视，显相同的橙红色荧光斑点。

【质量评价】

1. 经验鉴别　均以色青绿、无枝梗、叶整齐不碎者为佳。

2. 浸出物　按醇溶性浸出物冷浸法测定，稀乙醇浸出物不得少于 15.0%。

3. 含量测定　按高效液相色谱法测定，含朝藿定 A（$C_{39}H_{50}O_{20}$）、朝藿定 B（$C_{38}H_{48}O_{19}$）、朝藿定 C（$C_{39}H_{50}O_{19}$）和淫羊藿苷（$C_{33}H_{40}O_{15}$）的总量，朝鲜淫羊藿不得少于 0.50%；淫羊藿、柔毛淫羊藿、箭叶淫羊藿均不得少于 1.5%。按紫外 - 可见分光光度法测定，含总黄酮以淫羊藿苷（$C_{33}H_{40}O_{15}$）计，不得少于 5.0%。

【性味功效】性温；味辛、甘。补肾阳，强筋骨，祛风湿。

【附】

巫山淫羊藿

Wushanyinyanghuo；Epimedii Wushanensis Folium

为小檗科植物巫山淫羊藿 *Epimedium wushanense* T. S. Ying 的干燥叶。夏、秋季茎叶茂盛时采收，除去杂质，晒干或阴干。为二回三出复叶，小叶片披针形至狭披针形，先端渐尖或长渐尖，边缘具刺齿，侧生小叶基部的裂片偏斜，内边裂片小，圆形，外边裂片大，三角形，渐尖。下表面被绵毛或秃净。近革质。气微，味微苦。含巫山淫羊藿苷。

大青叶

Daqingye；Isatidis Folium

【来源】 为十字花科植物菘蓝 *Isatis indigotica* Fort. 的干燥叶。

【采收加工】 夏、秋两季分 2~3 次采收，除去杂质，晾干。

【产地】 主产于河北、江苏、浙江、安徽、河南等地。大多为栽培品。

【性状鉴别】 多皱缩卷曲，有的破碎。完整叶片呈长椭圆形至长圆状倒披针形，长 5~20cm，宽 2~6cm；上表面暗灰绿色，有的可见色较深稍突起的小点；先端钝，全缘或微波状，基部渐狭下延至叶柄呈翼状；叶柄长 4~10cm，淡棕黄色。质脆。气微，味微酸、苦、涩（图 8-4）。

大青叶饮片为不规则的碎段。叶片暗灰绿色，叶上表面有的可见色较深稍突起的小点；叶柄碎片淡棕黄色。质脆。气微，味微酸、苦、涩。

【显微鉴别】 叶横切面：上、下表皮均为 1 列切向延长的细胞，外被角质层。叶肉中栅栏细胞 3~4 列，近长方形，与海绵组织无明显分化。主脉维管束 4~9 个，中间 1 个较大，外韧型；每个维管束的上、下侧均有厚壁组织。薄壁组织中分泌细胞类圆形，略小于周围的薄壁细胞，内含棕黑色颗粒状物质（图 8-5）。

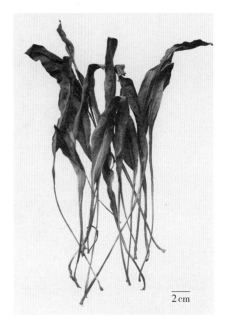

图 8-4 大青叶药材

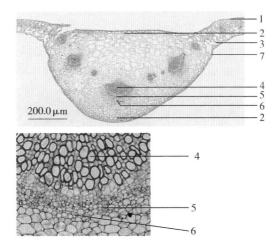

图 8-5 大青叶横切面（示主脉维管束）
1. 上表皮 2. 厚角组织 3. 叶肉组织 4. 木质部 5. 韧皮部 6. 纤维束 7. 下表皮

粉末：绿褐色。①下表皮细胞垂周壁略弯曲，略呈连珠状增厚。②气孔不等式，副卫细胞 3~4 个。③叶肉组织分化不明显，细胞中含蓝色细小颗粒状物，亦含橙皮苷样结晶（图 8-6）。

【化学成分】 鲜叶含菘蓝苷（大青素 B，约 1%），易水解生成靛蓝（indigo）、靛玉红（indirubin）。含色胺酮、β-谷甾醇、芸苔葡萄糖硫苷（芥苷）、新芸苔葡萄糖硫苷（新芥苷）、l-磺基芸苔葡萄糖硫苷（l-磺基芥苷）、游离的吲哚醇及多种氨基酸。

【理化鉴别】 粉末三氯甲烷回流提取液作供试品溶液。以靛蓝、靛玉红为对照品，按薄层色谱法，用硅胶 G 板，以环己烷-三氯甲烷-丙酮（5:4:2）为展开剂，展开。供试品色谱中，在与对照品色谱相应的位置上，分别显相同的蓝色斑点和浅紫红色斑点。

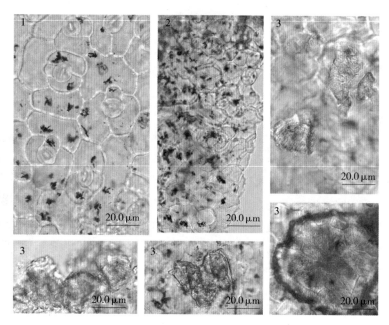

图 8-6 大青叶粉末

1. 下表皮细胞及气孔　2. 蓝色颗粒状物　3. 橙皮苷样结晶

【质量评价】

1. 经验鉴别　以叶片完整、色暗灰绿者为佳。

2. 浸出物　按醇溶性浸出物热浸法测定，乙醇浸出物不得少于 16.0%。

3. 含量测定　按高效液相色谱法测定，含靛玉红（$C_{16}H_{10}N_2O_2$）不得少于 0.020%。

【性味功效】性寒，味苦。清热解毒，凉血消斑。

【知识链接】福建、四川、广东、广西等地以爵床科植物马蓝 *Baphicacanthus cusia*（Nees）Bremek. 的叶作大青叶用，商品称为马蓝叶。叶黑绿色或暗棕黑色，边缘有细小钝锯齿，叶脉于表面稍明显，有的小枝四棱形。甘肃、江西、广东、湖南、福建、浙江、贵州等省尚用马鞭草科植物路边青 *Clerodendrum cyrtophyllum* Turcz. 的叶作大青叶用，商品称为大青。叶上表面棕黄绿色至暗棕红色，下表面色浅，全缘。纸质而脆，气微臭，味微苦、涩。

>>> 知识链接 ○ -

　　大青叶、板蓝根、青黛均来源于同一植物，即十字花科植物菘蓝 *Isatis indigotica* Fort.，叶入药称为大青叶，根入药称为板蓝根，叶或茎叶加工制的粉末、团块或颗粒入药称为青黛，三者均有清热解毒的功效，但是药用部位和加工方法不同，功效侧重各异，大青叶长于凉血消斑，板蓝根长于解毒利咽，青黛长于泻火定惊。

- •

枇杷叶

Pipaye；Eriobotryae Folium

　　为蔷薇科植物枇杷 *Eriobotrya japonica*（Thunb.）Lindl 的干燥叶。全年均可采收，晒至七八成干后，扎成小把，再晒干。呈长圆形或倒卵形，先端尖，基部楔形，边缘有疏锯齿，近基部全缘；上表面灰绿色、黄棕色或红棕色，较光滑；下表面密被黄色绒毛，主脉于下表面显著突起，侧脉羽状。叶柄极短，被棕黄色绒毛。革质而脆，易折断。气微，味微苦。含苦杏仁苷、枇杷苷Ⅰ（eriobotroside Ⅰ）、皂苷、熊果酸、齐墩果酸、酒石酸、苹果酸、儿茶素、表儿茶素、糖类、鞣质等成分。性微寒，味苦。清肺止咳，降逆止呕。

番泻叶

Fanxieye；Sennae Folium

【来源】 为豆科植物狭叶番泻 *Cassia angustifolia* Vahl 或尖叶番泻 *Cassia acutifolia* Delile 的干燥小叶。

【采收加工】 狭叶番泻在开花前摘取叶片，阴干后用水压机打包。尖叶番泻在 9 月份果实将成熟时，剪去枝条，摘取叶片，晒干；按全叶、碎叶分别包装。

【产地】 狭叶番泻主产于红海以东至印度一带，现盛栽于印度南端丁内末利，故商品又名印度番泻叶或丁内末利番泻叶；埃及和苏丹亦产。尖叶番泻主产于埃及的尼罗河中上游地区，由亚历山大港输出，故商品又称埃及番泻叶或亚历山大番泻叶。现我国云南西双版纳、海南、广东等地有栽培。

【性状鉴别】 狭叶番泻：呈长卵形或卵状披针形，长 1.5~5cm，宽 0.4~2cm，叶端急尖，叶基稍不对称，全缘。上表面黄绿色，下表面浅黄绿色，无毛或近无毛；叶脉稍隆起。革质。气微弱而特异，味微苦，稍有黏性（图 8-7）。

尖叶番泻：呈披针形或长卵形，略卷曲，叶端短尖或微突，叶基不对称，两面均有细短毛茸。

【显微鉴别】 叶横切面：上表皮细胞常含黏液质，外被角质层；上、下表皮均有气孔；单细胞非腺毛壁厚，多疣状突起。叶肉组织为等面叶型；上、下均有 1 列栅栏细胞，上面的栅栏组织通过主脉；下面的栅栏组织不通过主脉；靠主脉下方具厚角组织；海绵组织细胞中常含有草酸钙簇晶。主脉维管束外韧型，上、下两侧均有微木化的中柱鞘纤维束，且纤维外侧的薄壁细胞中含草酸钙方晶，形成晶纤维；薄壁细胞中可见草酸钙簇晶（图 8-8）。

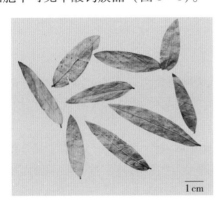

图 8-7 番泻叶药材

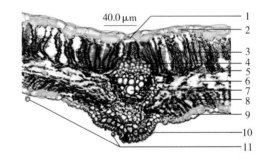

图 8-8 番泻叶（叶）横切面

1. 气孔　2. 上表皮　3. 栅栏组织　4. 中柱鞘纤维
5. 草酸钙簇晶　6. 海绵组织　7. 木质部　8. 韧皮部
9. 下表皮　10. 厚角组织　11. 非腺毛

粉末：淡绿色或黄绿色。①晶鞘纤维及草酸钙方晶多见。②非腺毛单细胞，壁厚，有疣状突起。③草酸钙簇晶存在于叶肉薄壁细胞。④上、下表皮细胞表面观呈多角形，垂周壁平直；上、下表皮均有气孔，主要为平轴式，副卫细胞大多为 2 个，也有 3 个（图 8-9）。

【化学成分】 两种番泻叶均含有：①二蒽酮苷类化合物，主要为番泻苷 A、B、C、D；番泻苷 A 与 B、C 与 D 分别互为立体异构体；其中，以番泻苷 A、B 为主，含量以番泻苷 B 计为 2.5%。②游离蒽醌及其苷，如芦荟大黄素双蒽酮苷、大黄酸葡萄糖苷、芦荟大黄素葡萄糖苷及少量的大黄酸、芦荟大黄素、大黄酚等。③含番泻叶山奈苷、蜂花醇、水杨酸、硬脂酸、棕榈酸、异鼠李素及植物甾醇等。

番泻苷 A 和其他蒽醌成分有明显的泻下作用；番泻叶水提取液对多种致病细菌、真菌有抑制作用。

【理化鉴别】 粉末稀乙醇超声提取，离心，取上清液蒸干；残渣加水溶解，用石油醚（60~90℃）萃取；取水液蒸干，残渣加稀乙醇溶解作供试品溶液。以番泻叶对照药材作对照，按薄层色谱法，用硅胶 G 板，以乙酸乙酯－正丙醇－水（4:4:3）为展开剂，置紫外光灯（365nm）下检视。供试品色谱

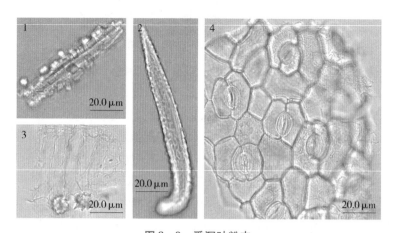

图 8 - 9　番泻叶粉末
1. 晶鞘纤维　2. 非腺毛　3. 草酸钙簇晶　4. 表皮细胞及气孔

中，在与对照药材色谱相应的位置上，显相同颜色的荧光斑点；喷 20% 硝酸溶液，于 120℃ 加热约 10 分钟，放冷，再喷 5% 氢氧化钾的稀乙醇溶液。供试品色谱中，在与对照药材色谱相应的位置上，显相同颜色的斑点。

【质量评价】

1. 经验鉴别　以叶片大、完整、色绿、梗少，无泥沙杂质者为佳。

2. 含量测定　按高效液相色谱法测定，含番泻苷 A（$C_{42}H_{38}O_{20}$）和番泻苷 B（$C_{42}H_{38}O_{20}$）的总量，不得少于 1.1%。

【性味功效】　性寒，味甘，苦。泻热行滞，通便，利水。

【知识链接】　番泻实：狭叶番泻 *Cassia angustifolia* Vahl 或尖叶番泻 *Cassia acutifolia* Delile 的未成熟果实。长肾形，扁平，表面棕绿色，含种子 5~8 枚。番泻实功用与叶相同，含蒽醌衍生物 1.3%~1.4%，在国外药用。

耳叶番泻叶：同属植物耳叶番泻 *Cassia auriculata* L. 的干燥小叶。产于印度、斯里兰卡，野生或栽培。进口狭叶番泻叶中常掺杂有此种番泻叶。叶卵圆形或倒卵圆形，先端圆钝或微凹陷，表面灰绿色或红棕色，被有极多灰白色短毛。含蒽醌衍生物含量极微，不可药用。

卵叶番泻叶：同属植物卵叶番泻 *Cassia obovata* Colladon 的干燥小叶。主产埃及、意大利，又称意大利番泻叶。叶呈倒卵形，具棘尖，被短毛。含蒽醌总量 3.8%，可作药用。

>>> **知识链接** o---

番泻叶是现代中药常用药，原产国外，清代以后引入我国，1949 年以后纳入我国中药理论体系之中，为典型的"外来药本土化"案例之一。外来药的加入亦加快了中药国际化进程，丰富了我国本草学。

-- •

罗布麻叶
Luobumaye；Apocyni Veneti Folium

为夹竹桃科植物罗布麻 *Apocynum venetum* L. 的干燥叶。夏季采收，除去杂质、干燥。叶多皱缩卷曲，有的破碎，完整叶片展平后呈椭圆状披针形或卵圆状披针形，淡绿色或灰绿色；先端钝，有小芒尖，基部钝圆或楔形；边缘具细齿，常反卷，两面无毛；叶脉于下表面突起；叶柄细。质脆。气微，味淡。主要含黄酮类成分，如异槲皮苷（罗布麻甲素，isoquercitrin）、槲皮素（罗布麻乙素，quercetin）、芦丁、金丝桃苷（hyperoside）等。性凉，味甘、苦。平肝安神、清热利水。

紫苏叶
Zisuye；Perillae Folium

【来源】 为唇形科植物紫苏 *Perilla frutescens* （L.） Britt. 的干燥叶（或带嫩枝）。夏季枝叶茂盛时采收，除去杂质，晒干。

【产地】 主产于江苏、浙江、河北等地，多为栽培。

【性状鉴别】 叶片多皱缩卷曲、破碎，完整者展平后呈卵圆形。先端长尖或急尖，基部圆形或宽楔形，边缘具圆锯齿。两面紫色或上表面绿色，下表面紫色，疏生灰白色毛，下表面有多数凹点状的腺鳞。叶柄长 2~7cm，紫色或紫绿色。质脆。带嫩枝者，枝的直径 2~5mm，紫绿色，断面中部有髓。气清香，味微辛（图 8-10）。

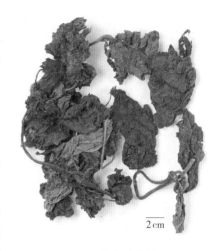

图 8-10 紫苏叶药材

紫苏叶饮片呈不规则的段或未切叶。余同药材。

【显微鉴别】 粉末：棕绿色。①非腺毛粗大，1~7 个细胞，常呈镰刀状弯曲，顶端细胞锐尖或稍钝，表面有角质条状纹理或细小疣状突起，有的细胞充满紫红色或粉红色物。②腺鳞常破碎，头部 4~8 细胞。③腺毛头部类圆形或扁球形，1~2 细胞，柄短，单细胞。④草酸钙簇晶分布于叶肉组织中。⑤表皮细胞表面观呈不规则形，垂周壁波状弯曲。上表皮细胞壁连珠状增厚，表面有角质层纹理，下表皮气孔及毛茸较多，气孔直轴式。⑥纤维（叶柄）多成束或单个散在，有的胞腔内含细小草酸钙结晶。⑦厚角组织细胞呈长条形，胞腔内有细小草酸钙结晶，常聚集于细胞的一端。

【化学成分】 ①含挥发油 0.10%~0.20%，油中主成分为 *l*-紫苏醛，具特殊香气；其次含左旋柠檬烯、α-蒎烯、榄香素（elemicin）、紫苏酮、去氢香薷酮、异白苏酮、薄荷醇、紫苏醇、丁香油酚等。②含非挥发性成分，如精氨酸、枯酸等。③叶中含红色色素为花青素-3-（6-对香豆酰-β-D-葡萄糖）-5-β-D-葡萄糖苷。

【质量评价】

1. 经验鉴别 以叶完整、色紫、气清香者为佳。

2. 含量测定 按挥发油测定法，含挥发油不得少于 0.40%（ml/g），饮片含挥发油不得少于 0.20%（ml/g）。

【性味功效】 性温，味辛。解表散寒，行气和胃。

【附】

紫苏梗
Zisugeng；Perillae Caulis

为唇形科植物紫苏 *Perilla frutescens* （L.） Britt. 的干燥茎。呈方柱形，四棱钝圆，长短不一。表面紫棕色或暗紫色，四面有纵沟和细纵纹，节部稍膨大，有对生的枝痕和叶痕。体轻，质硬，断面裂片状。切面常呈斜长方形，木部黄白色，射线细密，呈放射状，髓部白色，疏松或脱落。气微香，味淡。性温，味辛。理气宽中，止痛，安胎。

紫苏子
Zisuzi；Perillae fructus

为唇形科植物紫苏 *Perilla frutescens* （L.） Britt. 的干燥成熟果实。呈卵圆形或类球形。表面灰棕色或灰褐色，有微隆起的暗紫色网纹，基部稍尖，有灰白色点状果梗痕。果皮薄而脆，易压碎。种子黄白色，种皮膜质，子叶 2，类白色，有油性。压碎有香气，味微辛。性温，味辛。降气化痰，止咳平喘，润肠通便。

艾叶

Aiye；Artemisiae Argyi Folium

为菊科植物艾 *Artemisia argyi* Lévl. et Vant. 的干燥叶。夏季花未开时采摘，除去杂质，晒干。叶多皱缩、破碎，有短柄。完整叶片展平后呈卵状椭圆形，羽状深裂，裂片椭圆状披针形，边缘有不规则的粗锯齿；上表面灰绿色或深黄绿色，有稀疏的柔毛和腺点；下表面密生灰白色绒毛。质柔软。气清香，味苦。主含挥发油，油中含 1,8 - 桉油精、松油烯 - 4 - 醇、杜松烯、水芹烯、龙脑、樟脑、α - 桉油醇、芳樟醇、蒿醇等。性温，味辛、苦；有小毒。温经止血，散寒止痛；外用祛湿止痒。

目标检测

答案解析

一、单选题

1. 番泻叶的气孔类型主为（　）

　　A. 平轴式　　　　　　　　B. 直轴式　　　　　　　　C. 不等式

　　D. 不定式　　　　　　　　E. 环式

2. 先端钝，有小芒尖，常反卷，两面无毛，叶脉于下表面突起的药材是（　）

　　A. 侧柏叶　　　　　　　　B. 大青叶　　　　　　　　C. 艾叶

　　D. 罗布麻叶　　　　　　　E. 番泻叶

3. 大青叶来源于（　）

　　A. 蓼科　　　　　　　　　B. 十字花科　　　　　　　C. 唇形科

　　D. 马鞭草科　　　　　　　E. 爵床科

4. 大青叶叶肉细胞中含（　）

　　A. 蓝色靛蓝结晶　　　　　B. 橙皮苷样结晶　　　　　C. 无色颗粒状物

　　D. 碳酸钙　　　　　　　　E. 草酸钙结晶

5. 顶生小叶基部心形，两侧小叶较小，偏心形，外侧较大，呈耳状，边缘具黄色刺毛状细锯齿的药材是（　）

　　A. 紫苏叶　　　　　　　　B. 大青叶　　　　　　　　C. 艾叶

　　D. 罗布麻叶　　　　　　　E. 淫羊藿

6. 番泻叶具有泻下作用的化学成分是（　）

　　A. 番泻苷 A　　　　　　　B. 山柰苷　　　　　　　　C. 硬脂酸

　　D. 异鼠李素　　　　　　　E. 植物甾醇

书网融合……

　　　思政导航　　　　　　　本章小结　　　　　　　题库

第九章 花类中药

◉ **学习目标**

知识目标

1. 掌握 花类中药的药用部位；常用花类中药的来源、性状鉴别特征；丁香、金银花、红花的显微鉴别特征、主要化学成分，洋金花的花粉粒特征、化学成分；西红花的伪品及其主要鉴别特征。

2. 熟悉 花类中药安全性检测指标的内容；纯度的检查。

3. 了解 常用花类中药质量评价的主要内容、性味功效。

能力目标 通过本章的学习，能够掌握花类中药的鉴定方法和金银花、丁香、红花、西红花等重点药材的鉴别特征，具备运用所学知识对花类药材进行真伪优劣鉴别的能力。

▷ 第一节 概 述

花（flos）类中药是指以完整的花、花序或花的某一部分为药用部位的中药。通常包括完全开放的花，如洋金花、红花等；或以花蕾入药，如辛夷、丁香、金银花、槐米等。花序有的采收已开放的花，如菊花、旋覆花；有的采收未开放的花，如款冬花；亦有带花的果穗，如荆芥穗、夏枯草。也有的中药仅以花的某一部分入药，如西红花为柱头，松花粉和蒲黄为花粉粒，玉米须为花柱，莲须为雄蕊。

一、性状鉴别

花类中药经过采收、加工、包装等程序后，通常干缩、破碎，其形状、颜色、气味等均有变化。鉴别干燥变形的花类药材需放入温水中软化、展开后观察。如果花或花序很小，肉眼不易辨认清楚，需借助于放大镜、解剖镜观察。花类中药的鉴别应注意形状、大小、颜色、表面特征、质地、气味等特征。完整的单花药材应观察花托的形状及位置，花萼的长短、分裂情况及表面特征，花冠的颜色、形状，雄蕊和雌蕊的数目、着生位置、形状、颜色、表面特征等。花序药材应注意花序类型，总苞及苞片的数目、形状、大小、颜色等。

二、显微鉴别

花类中药主要根据花粉粒、柱头表皮细胞、花冠表皮细胞、茸毛、分泌组织、厚壁细胞等特征进行鉴别。一般制作表面制片和粉末片进行观察。少数药材需要对花托、花梗、较厚的花萼、苞片制作横切片观察。

（一）花各部位的鉴别特征

1. 花萼和苞片 与叶片构造相似，叶肉组织分化不明显。鉴别时应主要观察表皮细胞的形态、气孔、毛茸、分泌组织、草酸钙结晶、厚壁细胞等特征。例如，红花中有分泌细胞，薄壁细胞中含草酸钙方晶；金银花中有草酸钙簇晶；洋金花中有草酸钙砂晶；锦葵花的花萼中有黏液腔。

2. 花冠（花瓣） 与叶片的构造相似，但变异较大。鉴别时应注意表皮细胞的分化情况，分泌组织等特征。上表皮细胞常呈乳头状或毛茸状突起，无气孔，如密蒙花的花冠裂片顶端的表皮细胞呈乳突状；红花则呈短绒毛状。下表皮细胞的垂周壁常呈波状弯曲，具内脊或向胞腔内弯曲而形成小囊状胞间隙；有的有少数毛茸及气孔存在。相当于叶肉的部分由数层排列疏松的大型薄壁细胞组成；有的可见分泌组织和贮存物质。例如，丁香花瓣中有油室，红花有管状分泌组织，内贮红色物质。维管束细小，仅见少数螺纹导管。

3. 雄蕊 雄蕊由花丝和花药两部分组成。花药主要为花粉囊，内有花粉粒。花类中药鉴别时应重点观察花丝表皮细胞和花粉粒的特征。有的花丝表皮有非腺毛，如闹羊花的花丝下部被有两种非腺毛。花粉囊内壁细胞的壁常不均匀地增厚，有网状、螺旋状、环状或点状等，且大多木化，为花类药材的普遍特征。成熟花粉粒有内、外两层壁；内层壁薄，主要由果胶质和纤维素组成；外层壁厚，含脂肪类化合物和色素。花粉粒的外壁形态各异；有的表面光滑，如番红花、槐米；有刺状突起的，如菊花、旋覆花、红花、金银花；有辐射状纹理，如洋金花；有网状纹理，如蒲黄等。花粉的外壁上有萌发孔或萌发沟；双子叶植物一般3个或3个以上萌发孔，单子叶植物或裸子植物1个萌发孔。花粉粒的形状、大小多种多样，一般为10~100μm；有圆球形，如金银花、红花；有三角形，如丁香、木棉花；有椭圆形，如槐米、油菜花；有四分体，如闹羊花。花粉粒的形状、大小，外壁上萌发孔的数目和雕纹的形态也常常是植物科、属、种的特征，具有重要的鉴别意义。

4. 雌蕊 由子房、花柱和柱头三部分组成。将子房横切后，注意观察胚珠着生的位置。子房壁表皮细胞多为薄壁细胞，表皮常有毛茸和各种形状的突起，如闹羊花的表皮细胞分化成多细胞束状毛。花柱表皮细胞无特殊变化，少数分化成毛状物，如红花。柱头表皮细胞常有分化，特别是顶端表皮细胞，有的呈乳头状突起，如红花；有的呈绒毛状，如西红花。

5. 花梗和花托 有些花类中药带有部分花梗和花托；其横切面构造与茎相似。应注意表皮、皮层、内皮层、维管束、髓部是否明显；有无厚壁组织、分泌组织、草酸钙结晶、淀粉粒等特征。

（二）粉末鉴定

注意观察花粉粒、花冠表皮细胞、花粉囊内壁纤维细胞增厚、毛茸、分泌组织、草酸钙结晶、色素细胞等特征。

第二节 常用花类中药的鉴定

松花粉
Songhuafen；Pini Pollen

为松科植物马尾松 *Pinus massoniana* Lamb.、油松 *Pinus tabulieformis* Carr. 或同属数种植物的干燥花粉。春季花刚开时，采摘花穗，晒干，收集花粉，除去杂质。为淡黄色的细粉。体轻，易飞扬，手捻有滑润感。花粉粒椭圆形，表面光滑，两侧各有一膨大的气囊，气囊有明显的网状纹理，网眼多角形。气微，味淡。主要含有脂肪油、色素及黄酮类成分。性温，味甘。收敛止血，燥湿敛疮。

辛夷
Xinyi；Magnoliae Flos

【来源】为木兰科植物望春花 *Magnolia biondii* Pamp.、玉兰 *Magnolia denudata* Desr. 或武当玉兰 *Magnolia sprengeri* Pamp. 的干燥花蕾。

【采收加工】冬末春初花未开放时采收，除去枝梗及杂质，阴干。

【产地】望春花主产于河南及湖北。武当玉兰主产于四川北川、湖北、山西。玉兰多为庭院栽培，主产安徽安庆。

【性状鉴别】望春花：呈长卵形，似毛笔头，长 1.2 ~ 2.5cm，直径 0.8 ~ 1.5cm。基部常具短梗，长约 5mm，梗上有类白色点状皮孔。苞片 2 ~ 3 层，每层 2 片，两层苞片间有小鳞芽；苞片外表面密被灰白色或灰绿色茸毛，内表面类棕色，无毛。花被片 9 片，棕色，外轮花被片 3 片，条形，约为内两轮长的 1/4，呈萼片状；内两轮花被片 6 片，每轮 3 片，轮状排列。雄蕊和雌蕊多数，螺旋状排列。体轻，质脆。气芳香，味辛凉而稍苦。

玉兰：长 1.5 ~ 3cm，直径 1 ~ 1.5cm。基部枝梗较粗壮，皮孔浅棕色。苞片外表面密被灰白色或灰绿色茸毛。花被片 9 片，内外轮同型。

武当玉兰：长 2 ~ 4cm，直径 1 ~ 2cm。基部枝梗粗壮，皮孔红棕色。苞片外表面密被淡黄色或淡黄绿色茸毛，有的最外层苞片茸毛已脱落而呈黑褐色。花被片 10 ~ 12（15），内外轮无显著差异（图 9 - 1）。

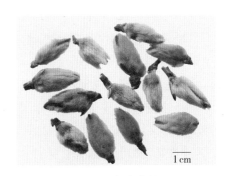

图 9 - 1　辛夷药材

【显微鉴别】粉末：灰绿色或淡黄绿色。①非腺毛甚多，散在，多碎断；完整者 2 ~ 4 细胞，亦有单细胞，基部细胞短粗膨大，细胞壁极度增厚似石细胞。②石细胞多成群，呈椭圆形、不规则形或分枝状，孔沟不甚明显，胞腔中可见棕黄色分泌物。③油细胞较多，类圆形，有的可见微小油滴。④苞片表皮细胞扁方形，垂周壁连珠状。

【化学成分】①挥发油 1% ~ 5%，主要成分为桉叶油醇、金合欢醇、α - 蒎烯、β - 蒎烯、松油醇、杜松油烯等。②木质素类成分，有木兰脂素（magnolin）、辛夷脂素、松脂素二甲醚等。

【质量评价】

1. 经验鉴别　以花蕾完整、内瓣紧密、无枝梗、香气浓者为佳。

2. 含量测定　按挥发油测定法测定，含挥发油不得少于 1.0%（ml/g）；按高效液相色谱法测定，含木兰脂素（$C_{23}H_{28}O_7$）不得少于 0.40%。

【性味功效】性温，味辛。散风寒，通鼻窍。

【知识扩展】明代前辛夷主产于陕西地区，其后著录的产地渐增，新中国成立后推崇河南所产望春玉兰之花蕾，奉为道地，因经禹州集散，而习称"会春花"；古代辛夷的采收期多集中于农历正月、二月，亦推崇以望春玉兰之花蕾入药，现则多于冬、春两季采集花蕾，以身干、个大、色黄绿、内瓣紧密、气香、无枝梗者为佳。

槐花

Huaihua；Sophorae Flos

【来源】为豆科植物槐 Sophora japonica L. 的干燥花及花蕾。夏季花开放或花蕾形成时采收，及时干燥，除去枝、梗及杂质。前者习称"槐花"，后者习称"槐米"。

【产地】主产于河北、天津、北京、山东、广西等省区。

【性状鉴别】槐花：皱缩而卷曲，花瓣多散落。完整者花萼钟状，黄绿色，先端 5 浅裂；花瓣 5，黄色或黄白色，1 片较大，近圆形，先端微凹，其余 4 片长圆形。雄蕊 10，其中 9 个基部连合，花丝细长。雌蕊圆柱形，弯曲。体轻。气微，味微苦。

槐米：呈卵形或椭圆形，长 2 ~ 6mm，直径约 2mm。花萼下部有数条纵纹。萼的上方为黄白色未开

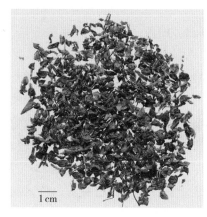

图 9 - 2 槐花药材

放的花瓣。花梗细小。体轻，手捻即碎。气微，味微苦涩（图 9 - 2）。饮片同药材。

【显微鉴别】粉末：黄绿色。①花粉粒类球形或钝三角形，具 3 个萌发孔。②萼片表皮表面观呈多角形。③非腺毛 1 ~ 3 细胞。④气孔不定式，副卫细胞 4 ~ 8 个。⑤草酸钙方晶较多。

【化学成分】主要含芸香苷（芦丁）（rutin），异鼠李素，槲皮素，赤豆皂苷Ⅰ、Ⅱ、Ⅲ、Ⅳ、Ⅴ，大豆皂苷Ⅰ、Ⅱ，白桦脂醇（betulin），槐二醇，槐花皂苷，鞣质等。

【质量评价】

1. 经验鉴别　槐花以干燥，色黄白，整齐不碎，无枝梗杂质者为佳；槐米以干燥，花蕾饱满，花萼色绿，无枝梗杂质者为佳。

2. 浸出物　按醇溶性浸出物热浸法测定，槐花的 30% 甲醇浸出物不得少于 37.0%，槐米不得少于 43.0%。

3. 含量测定　按紫外 - 可见分光光度法测定，含总黄酮以芦丁（$C_{27}H_{30}O_{16}$）计，槐花不得少于 8.0%，槐米不得少于 20.0%；按高效液相色谱法测定，槐花含芦丁不得少于 6.0%，槐米不得少于 15.0%。饮片含量测定同药材。

【性味功效】性微寒，味苦。凉血止血，清肝泻火。

【知识扩展】历代本草中都记载槐花、槐米、槐角能够治疗吐血、便血、痔血等出血症，现代药理研究显示槐中含有凝集素，并且具有抑制花生四烯酸作用；芦丁能降低毛细血管通透性，增加其稳定性，可预防高血压出血；槲皮素具有增强毛细血管壁弹性等作用，并且炒制后槐米的鞣质含量减少，这些可能是槐花、槐米及槐角凉血止血功效的物质基础及作用靶点。

【附】

槐角

Huaijiao；Sophorae Fructus

为豆科植物槐 *Sophora japonica* L. 的干燥成熟果实。冬季采收，除去杂质，干燥。呈连珠状，表面黄绿色或黄褐色，皱缩而粗糙，背缝线一侧呈黄色。质柔润，干燥皱缩，易在收缩处折断，断面黄绿色，有黏性。种子 1 ~ 6 粒，肾形，表面光滑，棕黑色，一侧有灰白色圆形种脐；质坚硬，子叶 2，黄绿色。果肉气微，味苦，种子嚼之有豆腥气。果实含黄酮类成分，如槐角苷（sophoricoside）、槐属双苷、芦丁、槲皮素及多种氨基酸等。种子含生物碱，如金雀花碱、苦参碱及槐根碱等。性寒，味苦。清热泻火，凉血止血。

丁香

Dingxiang；Caryophylli Flos

【来源】为桃金娘科植物丁香 *Eugenia caryophyllata* Thunb. 的干燥花蕾。

【采收加工】当花蕾由绿转红时采摘，晒干。

【产地】主产于坦桑尼亚、印度尼西亚、马来西亚等地。现我国海南、广东等省有栽培。

【性状鉴别】略呈研棒状，长 1 ~ 2cm。花冠圆球形，直径 0.3 ~ 0.5cm，花瓣 4，复瓦状抱合，棕褐色或褐黄色；花瓣内为雄蕊和花柱，搓碎后可见众多黄色细粒状的花药。萼筒圆柱状，略扁，有的稍弯曲，长 0.7 ~ 1.4cm，直径 0.3 ~ 0.6cm，红棕色或棕褐色，上部有 4 枚三角状的萼片，十字状分开。质坚实，富油性。气芳香浓烈，味辛辣、有麻舌感（图 9 - 3）。生饮片特征同药材。

【显微鉴别】花萼筒中部横切面：表皮细胞1列，有较厚的角质层。皮层外侧散有2～3列径向延长的椭圆形的油室；其下有20～50个小型双韧维管束，断续排列成环；维管束外围有少数中柱鞘纤维，厚壁，木化；内侧为数列薄壁细胞组成的通气组织，有大型腔隙。中央轴柱薄壁组织间散有多数细小维管束。薄壁细胞中含有众多细小的草酸钙簇晶（图9-4）。

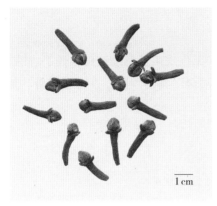

图9-3　丁香药材

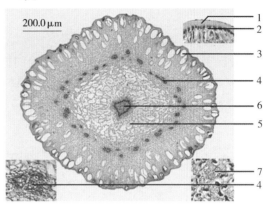

图9-4　丁香（萼筒中部）横切面

1. 角质层　2. 表皮　3. 油室　4. 维管束
5. 通气组织　6. 中央轴柱　7. 草酸钙簇晶

粉末：暗红棕色。①花粉粒极面观呈三角形，赤道面观呈双凸镜形，具3副合沟。②油室多破碎，分泌细胞界限不清，含黄色油状物。③纤维梭形，顶端钝圆，壁较厚。④草酸钙簇晶众多，存在于较小的薄壁细胞中（图9-5）。

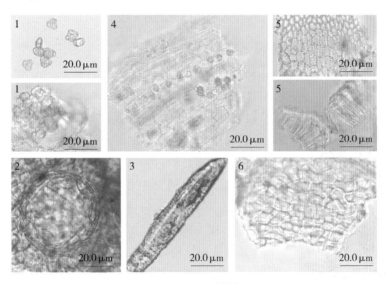

图9-5　丁香粉末

1. 花粉粒　2. 油室　3. 纤维　4. 草酸钙簇晶　5. 花粉囊内壁细胞　6. 花托表皮细胞

【化学成分】①含挥发油14%～21%，主要成分为丁香酚（eugenol，80%～87%）、β-石竹烯、乙酸丁香酚酯、α-葎草烯、异丁香酚、甲基丁香酚等；②含鞣质、齐墩果酸、苯并芘酮、豆甾醇、谷甾醇等。

【理化鉴别】

1. 粉末三氯甲烷浸出液滴于载玻片上，迅速加3%氢氧化钠的氯化钠饱和液1滴，加盖玻片，镜检，可见簇状细针形结晶（丁香酚钠）。

2. 粉末乙醚提取液作供试品溶液。以丁香酚为对照品，按薄层色谱法，用硅胶G板，以石油醚（60～90℃）-乙酸乙酯（9：1）为展开剂，喷5%香草醛硫酸溶液在105℃加热至斑点显色。供试品色谱中，在与对照品色谱相应的位置上，显相同颜色的斑点。

【质量评价】

1. 经验鉴别 以个大、身干，色红棕，油性足，入水则萼筒沉于水面下，香气浓郁者为佳。

2. 含量测定 按气相色谱法测定，含丁香酚（$C_{10}H_{12}O_2$）不得少于 11.0%。饮片含丁香酚（$C_{10}H_{12}O_2$）不得少于 11.0%。

【性味功效】性温，味辛。温中降逆，补肾助阳。

【知识扩展】丁香油为丁香花蕾水蒸气蒸馏出的挥发油，无色或淡黄色的液体，具丁香的特异香气。露置空气中或贮存日久，即渐变棕色，亦渐变稠。药用丁香油含丁香酚，用作香料和兴奋、芳香、防腐剂，以及龋齿局部镇痛剂。有时会引起过敏反应。

【附】

母丁香

Mudingxiang；Caryophylli Fructus

为桃金娘科植物丁香 *Eugenia caryophyllata* Thunb. 的干燥近成熟果实。果将熟时采摘，晒干，又名"鸡舌香"。呈卵圆形或长椭圆形。表面黄棕色或褐棕色，有细皱纹；顶端有四个宿存萼片向内弯曲成钩状；基部有果梗痕；果皮与种仁可剥离，种仁由两片子叶合抱而成，棕色或暗棕色，显油性，中央具一明显的纵沟；内有胚，呈细杆状。质较硬，难折断。气香，味麻辣。含挥发油，如母丁香酚等。性温，味辛。温中降逆，补肾助阳。

洋金花

Yangjinhua；Daturae Flos

【来源】为茄科植物白花曼陀罗 *Datura metel* L. 的干燥花。

【采收加工】4~11 月花初开时采收，晒干或低温干燥。

【产地】主产于江苏、广东、浙江、安徽等地，多为栽培。

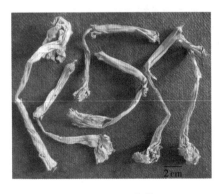

图 9-6 洋金花药材

【性状鉴别】多皱缩成条状。花萼呈筒状，长为花冠的 2/5，灰绿色或灰黄色，先端 5 裂，基部具纵脉纹 5 条，表面微有茸毛。花冠呈喇叭状，淡黄色或黄棕色，先端 5 浅裂，裂片有短尖，短尖下有明显的纵脉纹 3 条，两裂片之间微凹。雄蕊 5，花丝贴生于花冠筒内，长为花冠的 3/4。雌蕊 1，柱头棒状。烘干品质柔韧，气特异；晒干品质脆。气微，味微苦（图 9-6）。

【显微鉴别】粉末：淡黄色。①花粉粒类球形或长圆形，表面有条纹状雕纹。②花萼非腺毛 1~3 细胞，壁具疣突；腺毛头部 1~5 细胞，柄 1~5 细胞。③花冠裂片边缘非腺毛 1~10 细胞，壁微具疣突。④花丝基部非腺毛粗大，1~5 细胞，顶端钝圆。⑤花萼、花冠薄壁细胞中有草酸钙砂晶、方晶及簇晶。

【化学成分】主要含生物碱，有东莨菪碱（scopolamine）、莨菪碱（hyosyamine）、阿托品（atropine）等。

【质量评价】

1. 经验鉴别 以朵大，不破碎，花冠肥厚者为佳。

2. 浸出物 按醇溶性浸出物热浸法测定，乙醇浸出物不得少于 9.0%。

3. 含量测定 按高效液相色谱法测定，含东莨菪碱（$C_{17}H_{21}NO_4$）不得少于 0.15%。

【性味功效】性温，味辛；有毒。平喘止咳，解痉定痛。

【知识链接】洋金花药材商品除白花曼陀罗外，还有同属植物毛曼陀罗 *Datura innoxia* Mill. 的花，习称"北洋金花"；曼陀罗 *Datura stramonium* L. 的花，习称"野洋金花"。北洋金花的花萼密被毛绒；花冠边缘 5 裂片三角形，两裂片间有短尖；花丝与花冠近等长；柱头戟形。野洋金花的花较小，花冠裂片先端有短尖或呈细丝状，二裂片间微凹陷；花冠上常有紫色脉纹。

金银花

Jinyinhua；Lonicerae Japonicae Flos

【来源】为忍冬科植物忍冬 *Lonicera japonica* Thunb. 的干燥花蕾或带初开的花。

【采收加工】夏初花开放前采收，干燥。

【产地】全国大部地区均产，主产于河南、山东等省，多为栽培。

【性状鉴别】呈棒状，上粗下细，略弯曲。表面黄白色或绿白色（贮久色渐深），密被短柔毛。偶见叶状苞片。花萼绿色，先端 5 裂，裂片有毛，长约 2mm。开放者花冠筒状，先端二唇形；雄蕊 5，附于筒壁，黄色；雌蕊 1，子房无毛。气清香，味淡、微苦（图 9-7）。

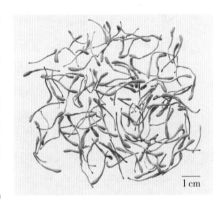

图 9-7 金银花药材

【显微鉴别】粉末：浅黄棕色或黄绿色。①腺毛较多，头部倒圆锥形、类圆形或略扁圆形，4～33 细胞，排成 2～4 层，柄部 1～5 细胞。②花粉粒黄色，类圆或三角形，表面有细密短刺及细颗粒状雕纹，具 3 孔沟。③非腺毛有两种，多为单细胞；一种长而弯曲，壁薄，壁疣明显；另一种较短，壁较厚，具单或双螺旋角质纹。④薄壁细胞中含细小草酸钙簇晶（图 9-8）。

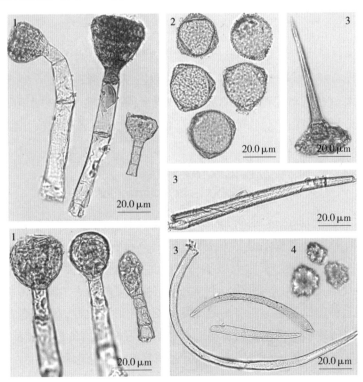

图 9-8 金银花粉末

1. 腺毛　2. 花粉粒　3. 非腺毛　4. 草酸钙簇晶

【化学成分】①含有机酸类约8%，如绿原酸、异绿原酸（isochlorogenic acid）；②黄酮类：有木犀草素（luteolin）、木犀草素–7–葡萄糖苷（luteolin–7–O–β–D–glucoside）等；③挥发油类：有芳樟醇、双花醇、香叶醇等。

绿原酸和异绿原酸具有抗菌、抗病毒作用；木犀草素及木犀草素–7–葡萄糖苷具有抗病毒、抗炎作用。

【理化鉴别】

1. 粉末甲醇提取液作供试品溶液。以绿原酸为对照品，按薄层色谱法，用硅胶 H 板，以乙酸丁酯–甲酸–水（7∶2.5∶2.5）的上层溶液为展开剂，置紫外光灯（365nm）下检视。供试品色谱中，在与对照品色谱相应的位置上，显相同颜色的荧光斑点。

2. 特征图谱：照高效液相色谱法测定，以甲醇提取液为供试品，以绿原酸为参照物，在 240nm 下检测。供试品特征图谱中应呈现 7 个特征峰，保留时间规定值为：0.91（峰1）、1.00［峰2（S）］、1.17（峰3）、1.38（峰4）、2.43（峰5）、2.81（峰6）、2.93（峰7）。

【质量评价】

1. 经验鉴别　以花蕾多、色绿白、质柔软、气清香者为佳。

2. 检查　重金属及有害元素检测　用原子吸收分光光度法或电感耦合等离子体质谱法测定，含铅不得过 5mg/kg；镉不得过 1mg/kg；砷不得过 2mg/kg；汞不得过 0.2mg/kg；铜不得过 20mg/kg。

3. 含量测定　按高效液相色谱法测定，含绿原酸（$C_{16}H_{18}O_9$）不得少于 1.5%；含木犀草苷（$C_{21}H_{20}O_{11}$）不得少于 0.050%。含酚酸类以绿原酸、3,5–二–O–咖啡酰奎宁酸（$C_{25}H_{24}O_{12}$）和 4,5–二–O–咖啡酰奎宁酸（$C_{25}H_{24}O_{12}$）的总量计，不得少于 3.8%。

【性味功效】性寒，味甘。清热解毒，疏散风热。

【附】

忍冬藤
Rendongteng；Lonicerae Japonicae Caulis

为忍冬科植物忍冬 *Lonicera japonica* Thunb. 的干燥茎枝；秋冬两季采割，晒干。呈长圆柱形，多分枝，常缠绕成束。表面棕红色至暗棕色，有的灰绿色，光滑或被茸毛；外皮易剥落。枝上多节，有残叶和叶痕。质脆，易折断，断面黄白色，中空。气微，老枝味微苦，嫩枝味淡。含绿原酸、马钱苷等成分。性寒，味甘。清热解毒，疏风通络。

山银花
Shanyinhua；Lonicerae Flos

为忍冬科植物灰毡毛忍冬 *Lonicera macranthoides* Hand.–Mazz.、红腺忍冬 *Lonicera hypoglauca* Miq.、华南忍冬 *Lonicera confusa* DC. 或黄褐毛忍冬 *Lonicera fulvotomentosa* Hsu et S. C. Cheng 的干燥花蕾或带初开的花。夏初花开放前采收，干燥。灰毡毛忍冬呈棒状而稍弯曲，表面黄色或黄绿色。总花梗集结成簇，开放者花冠裂片不及全长之半。质稍硬，手捏之稍有弹性。气清香。味微苦甘。红腺忍冬表面黄白至黄棕色，无毛或疏被毛；萼筒无毛，先端 5 裂，裂片长三角形，被毛；开放者花冠下唇反转；花柱无毛。华南忍冬长萼筒和花冠密被灰白色毛。黄褐毛忍冬长花冠表面淡黄棕色或黄棕色，密被黄色茸毛。山银花含绿原酸、川续断皂苷乙等成分。性寒，味甘。清热解毒，疏散风热。

>>> 知识链接 ∘--

我国地域辽阔、中医药历史悠久，其在传承过程中曾出现一名多物的药材混用现象。由此带来的药品安全事件，时刻提醒药学研究和药品监管必须不断对种类繁杂的中药材进行正本清源、科学界定。如

2000年前后国内外先后报道的马兜铃酸和"龙胆泄肝丸"事件，将"关木通"混成"木通"使用，由于前者含有的马兜铃酸具有强烈的肾毒性，导致一些患者使用后出现肾损害甚至肾衰竭，从而引发了严重的药害事件。

《中国药典》每5年一修订。由于金银花、山银花在药用历史、植物形态、药材性状、化学成分等方面存在差异，特别是山银花中含有大量皂苷类成分，如用于生产中药注射剂，则可能存在溶血等安全风险。为了保护公众用药的安全，减少药害事件的发生，国家药典委员会在制定《2005版中国药典设计方案》时，对包括金银花在内的葛根、黄柏、金银花、前胡、紫草、土木香等十几种药材，按照"中药材内含成分差别较大的多来源品种逐步分列"的原则，分列到药典之中。

款冬花
Kuandonghua；Farfarae Flos

为菊科植物款冬 *Tussilago farfara* L. 的干燥花蕾。12月或地冻前花尚未出土时采挖，除去花梗和泥沙，阴干。呈长圆棒状。单生或2~3个基部连生，习称"连三朵"。上端较粗，下端渐细或带有短梗，外面被有多数鱼鳞状苞片。苞片外表面紫红色或淡红色，内表面密被白色絮状茸毛。体轻，撕开后可见白色茸毛。气香，味微苦而辛。主要含有三萜类、倍半萜类、黄酮类和生物碱类等成分。性温，味辛、微苦。润肺下气，止咳化痰。

菊花
Juhua；Chrysanthemi Flos

【来源】为菊科植物菊 *Chrysanthemum morifolium* Ramat. 的干燥头状花序。9~11月花盛开时分批采收。不同产地和不同商品规格采收加工方法不同。

【采收加工】亳菊，先将花枝摘下，阴干后再剪取花头；滁菊，剪下花头后，用硫黄熏蒸，再晒至半干，筛成球形，再晒干；贡菊，直接由新鲜花头烘干；杭菊，摘取花头后，上笼蒸3~5分钟后取出晒干；怀菊，采摘花头，阴干，或摘下花枝阴干后，再摘取花头。

【产地】亳菊主产于安徽亳县、涡阳、河南商丘，药菊之佳品。滁菊主产于安徽滁县、全椒，品质较佳，药菊或茶菊。贡菊主产于安徽歙县（徽菊）、浙江德清（清菊），茶菊之佳品。杭菊主产于浙江桐乡、嘉兴等地，茶菊。怀菊主产于河南新乡、武陟、博爱等地，药菊，为四大怀药之一。

【性状鉴别】亳菊：呈倒圆锥形或圆筒形，有时稍压扁呈扇形离散。总苞碟状；总苞片3~4层，卵形或椭圆形，草质，黄绿色或褐绿色，外面被柔毛，边缘膜质。花托半球形，无托片或托毛。舌状花数层，雌性，位于外围，类白色，劲直，上举，纵向折缩，散生金黄色腺点；管状花多数，两性，位于中央，为舌状花所隐藏，黄色，顶端5齿裂。瘦果不发育，无冠毛。体轻，质柔润，干时松脆。气清香，味甘、微苦。

滁菊：呈不规则球形或扁球形。舌状花类白色，不规则扭曲，内卷，边缘皱缩，有的可见淡褐色腺点；管状花大多隐藏。

贡菊：呈扁球形或不规则球形。舌状花白色或类白色，斜升，上部反折，边缘稍内卷而皱缩，通常无腺点；管状花少，外露。

杭菊：呈碟形或扁球形，常数个相连成片。舌状花类白色或黄色，平展或微折叠，彼此粘连，通常无腺点；管状花多数，外露（图9-9）。

怀菊：呈不规则球形或扁球形。多数为舌状花，舌状花类白

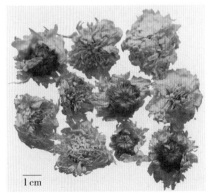

图9-9　菊花药材

色或黄色，不规则扭曲，内卷，边缘皱缩，有时可见腺点；管状花大多隐藏。

【显微鉴别】粉末：黄白色。①花粉粒类球形，表面有网孔纹及短刺，具3个萌发孔。②T型毛较多，顶端细胞长大，两臂近等长，柄2~4个细胞。③无柄腺毛头部鞋底形，6~8个细胞，两两相对排列。④花冠表皮细胞垂周壁波状弯曲，平周壁有粗条纹；气孔长圆形，副卫细胞3~6个。⑤草酸钙簇晶较多，细小。

【化学成分】①含挥发油约0.13%，油中主为菊花酮、龙脑、龙脑乙酸酯等。②黄酮类化合物有木犀草素-7-葡萄糖苷、大波斯菊苷、刺槐树苷等。③有机酸类化合物有绿原酸（chorogenic acid）、3,5-O-双咖啡酰奎宁酸等。

【质量评价】

1. 经验鉴别 以花朵完整、颜色鲜艳、气清香、梗叶少者为佳。

2. 含量测定 按高效液相色谱法测定，含绿原酸（$C_{16}H_{18}O_9$）不得少于0.20%，含木犀草苷（$C_{21}H_{20}O_{11}$）不得少于0.080%，含3,5-O-二咖啡酰基奎宁酸（$C_{25}H_{24}O_{12}$）不得少于0.70%。

【性味功效】性微寒，味甘、苦。散风清热，平肝明目，清热解毒。

【知识扩展】药用菊花种类繁多，还不断产生新的品种，而且道地产区的品种也在不断更新。产地，除了传统道地产地，现不断增加新的产地，产地加工方法随着现代工业发展也在发生变化。传统的品种和加工方法均发生了变化，菊花的内在质量必然发生变化，临床疗效也必然不同。为了保持菊花产品的质量稳定并可追溯，与所选品种主产地联合开展菊花栽培品种的提纯、复壮研究，以保持菊花品种特征的稳定性。

【附】

野菊花
Yejuhua；Chrysanthemi Indici Flos

为菊科植物野菊花 *Chrysanthemum indicum* L. 的干燥头状花序。秋、冬两季花初开放时采摘，晒干，或蒸后晒干。呈类球形，棕黄色。总苞由4~5层苞片组成；外层苞片卵形或条形，外表面中部灰绿色或浅棕色，通常被白毛，边缘膜质；内层苞片长椭圆形，膜质，外表面无毛。有的总苞基部残留总花梗。舌状花1轮，黄色至棕黄色，皱缩卷曲；管状花多数，深黄色。体轻。气芳香。主要有蒙花苷（buddleoglucoside）、挥发油，油中主要有樟脑、龙脑、1,8-桉叶素、野菊花内酯等。性微寒，味苦、辛。清热解毒，泻火平肝。

红花
Honghua；Carthami Flos

【来源】为菊科植物红花 *Carthamus tinctorius* L. 的干燥花。

【采收加工】夏季花由黄变红时采摘，阴干或晒干。

【产地】主产于河南、四川、云南、浙江等省。

【性状鉴别】为不带子房的管状花，长1~2cm。表面红黄色或红色，花冠筒细长，先端5裂，裂片呈狭条形，长5~8mm；雄蕊5，花药聚合成筒状，黄白色；柱头长圆柱形，顶端微分叉。质柔软，气微香，味微苦。花浸水中，水染成金黄色（图9-10）。饮片性状同药材。

【显微鉴别】粉末：橙黄色。①花粉粒类圆球形、椭圆球形或橄榄形，具3个明显突起的萌发孔，外壁有齿状突起。②长管状

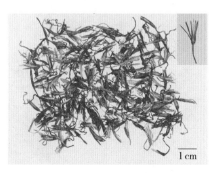

图9-10 红花药材

分泌细胞存在于花冠、花丝、柱头碎片上，含黄棕色至红棕色分泌物。③花瓣顶端碎片表皮细胞外壁突起呈短绒毛状。④柱头及花柱表皮细胞分化成圆锥形单细胞毛，先端较尖或稍钝。⑤草酸钙方晶存在于薄壁细胞（图9-11）。

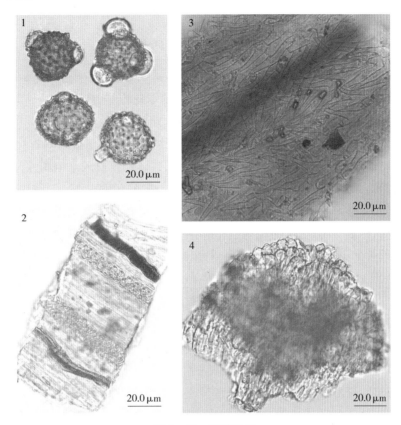

图9-11　红花粉末
1. 花粉粒　2. 分泌管碎片　3. 花柱碎片　4. 花冠顶端表皮细胞

【化学成分】①主要含黄酮类成分，在水溶性黄色素成分中，羟基红花黄色素A（hydroxysafflor yellow A）为主要成分；另含红花黄色素A、B、C；红色素（红花苷）由黄色素类成分氧化而产生。黄酮类成分还有山奈素（山奈酚，kaempferol）、槲皮素等。②含有多糖、含氮化合物、腺苷和有机酸等。羟基红花黄色素具有活血通经、散瘀止痛的作用；红花红色素具有抗血栓、镇痛及镇静的作用。

【理化鉴别】

1. 在粉末的乙醇浸出液内悬挂一滤纸条，5分钟后把滤纸条放入水中，随即取出，滤纸条上部显淡黄色，下部显淡红色（检查红花苷）。

2. 粉末的80%丙酮提取液作供试品溶液。以红花为对照品药材，按薄层色谱法，用硅胶H板，以乙酸乙酯-甲酸-水-甲醇（7：2：3：0.4）为展开剂。供试品色谱中，在与对照药材色谱相应的位置上，显相同颜色的斑点。

【质量评价】

1. 经验鉴别　以花冠长，色红鲜艳，无枝刺，柔软如茸毛者为佳。

2. 浸出物　按水溶性浸出物冷浸法测定，浸出物不得少于30.0%。

3. 检查　吸光度　按紫外-可见分光光度法测定，在518nm的波长处吸光度不得低于0.20。

4. 含量测定　按高效液相色谱法测定，含羟基红花黄色素A（$C_{27}H_{32}O_{16}$）不得少于1.0%；含山奈酚（$C_{15}H_{10}O_6$）不得少于0.050%。

【性味功效】性温，味辛。活血通经，散瘀止痛。

【知识链接】同属植物无刺红花 *Carthamus tinctorius* L. var. *glabrus* Hort. 在华北和新疆地区栽培药用。无刺红花植株较高，达 1.3m 左右，叶缘及总苞片边缘均无刺，花深红色。花含红花苷 0.48% ~ 0.83%（红花为 0.3% ~ 0.6%）。因其无刺，采摘花朵方便；但其茎秆较软，易倒伏，抗病力弱。

蒲黄
Puhuang；Typhae Pollen

【来源】为香蒲科植物水烛香蒲 *Typha angustifolia* L.、东方香蒲 *T. orientalis* Presl. 或同属植物的干燥花粉。夏季采收蒲棒上部的黄色雄花序，晒干后碾轧，筛取花粉。剪取雄花后，晒干，成为带有雄花的花粉，即为"草蒲黄"；再经细筛，所得纯花粉，习称"蒲黄"。

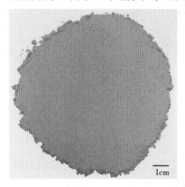

图 9 - 12　蒲黄药材

【产地】主产于江苏、浙江、山东、安徽等省。

【性状鉴别】黄色粉末，体轻，放入水中则漂浮水面。手捻有滑腻感，易附着手指上。气微，味淡（图 9 - 12）。饮片同药材。

【显微鉴别】粉末：黄色。花粉粒类圆形或椭圆形；表面有网状雕纹，周边轮廓线光滑，呈凸波状或齿轮状；具单孔，不甚明显。

【化学成分】①含黄酮类化合物，如异鼠李素 - 3 - *O* - 新橙皮糖苷（isorhamnetin - 3 - *O* - neohesperidoside）、香蒲新苷（typhaneoside）、芸香苷、槲皮素、异鼠李素等；②另含脂肪油、氨基酸、β - 谷甾醇及无机盐 Zn、Cu 等。

【质量评价】

1. 经验鉴别　以粉细、质轻、色鲜黄、滑腻感强者为佳。

2. 浸出物　按醇溶性浸出物热浸法测定，乙醇浸出物不得少于 15.0%。

3. 含量测定　按高效液相色谱法测定，含异鼠李素 - 3 - *O* - 新橙皮苷（$C_{28}H_{32}O_{16}$）和香蒲新苷（$C_{34}H_{42}O_{20}$）的总量不得少于 0.50%。饮片同药材。

【性味功效】性平，味甘。止血，化瘀，通淋。

【知识链接】草蒲黄为蒲黄花粉、花药及花丝的混合物，呈棕黄色絮状，花丝和花药呈丝状、短线状，手感粗涩；蒲黄花粉呈黄色粉末，手感细腻，气微，味淡。

目前市售蒲黄染色、增重、杂质超标的现象依然存在，微性状鉴别法可用于快速鉴别蒲黄的掺杂情况，为蒲黄的质量评价提供依据。

西红花
Xihonghua；Croci Stigma

【来源】为鸢尾科植物番红花 *Crocus sativus* L. 的干燥柱头。

【采收加工】开花期晴日早晨采集花朵，摘取柱头，在 40 ~ 50℃烘干或通风处晾干，习称"干红花"。

【产地】主产于西班牙、希腊、法国及俄罗斯等地。我国浙江、江苏、上海、北京等地有栽培。

【性状鉴别】呈线形，三分枝，长约3cm。暗红色。上部较宽而略扁平，顶端边缘呈不整齐的齿状，内侧有一短裂隙，下端有时残留一小段黄色花柱。体轻，质松软，无油润光泽，干燥后质脆易断。气特异，微有刺激性，味微苦（图 9 - 13）。

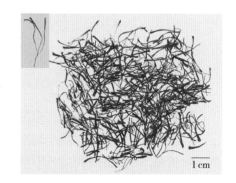

图 9 - 13　西红花药材

【显微鉴别】粉末：橙红色。①花粉粒少，类圆球形，外壁近光滑，内含颗粒状物质。②柱头顶端表皮细胞长条形，密集成绒毛状，表面有稀疏纹理。③表皮细胞壁微弯曲，有的外壁凸出呈乳头状或绒毛状，表面隐约可见纤细纹理。细胞中有细小的草酸钙方晶、簇晶。④导管多为环纹，细小（图9-14）。

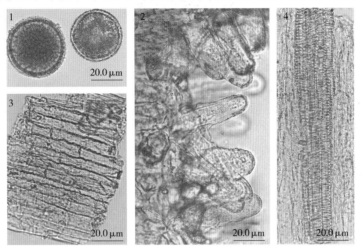

图9-14　西红花粉末
1. 花粉粒　2. 柱头顶端表皮细胞　3. 表皮细胞　4. 导管

【化学成分】①类胡萝卜素类化合物，如西红花苷（crocin）Ⅰ～Ⅳ、西红花酸、α-胡萝卜素、β-胡萝卜素、西红花单甲酯等；②黄酮类化合物，如山奈酚等。

【理化鉴别】

1. 本品入水后，可见橙黄色呈直线下沉，并逐渐扩散，水被染成黄色，无沉淀，柱头呈喇叭状。柱头呈喇叭状，有短缝；在短时间内，用针拨之不破碎。

2. 取本品少量，置白瓷板上，加硫酸1滴，酸液显蓝色，经紫色，缓缓变为红褐色或棕色（检查西红花苷）。

3. 粉末的甲醇提取液，按紫外-可见分光光度法，在458nm的波长处测定吸光度，458nm与432nm波长处的吸光度的比值应为0.85～0.90。

4. 粉末甲醇超声提取液作供试品溶液。以西红花对照药材作对照，按薄层色谱法，用硅胶G板，以乙酸乙酯-甲醇-水（100∶16.5∶13.5）为展开剂，分别置日光和紫外光灯（365nm）下检视。供试品色谱中，在与对照药材色谱相应的位置上，显相同颜色的斑点或荧光斑点。

【质量评价】

1. **经验鉴别**　以体轻，质松软，柱头色暗红、黄色花柱少者为佳。

2. **浸出物**　按醇溶性浸出物热浸法测定，30%乙醇浸出物不得少于55.0%。

3. **含量测定**　按高效液相色谱法测定，含西红花苷Ⅰ（$C_{44}H_{64}O_{24}$）和西红花苷Ⅱ（$C_{38}H_{54}O_{19}$）的总量不得少于10.0%。含苦番红花素（$C_{16}H_{26}O_7$）不得少于5.0%。

【性味功效】性平，味甘。活血化瘀，凉血解毒，解郁安神。

【知识链接】因本品价格昂贵，常发现伪品或掺伪。常见的伪品有：①用鸢尾科植物番红花的雄蕊经染色仿制而成者，雄蕊长约1cm，暗红色。常对折搓制而成，展开后，药室螺旋状扭曲，药室末端箭形，花丝线状，质柔。②睡莲科（Nymphaeaceae）植物莲 Nelumbo nucifera Gaertn. 的干燥雄蕊，呈线形，花药常扭转，纵裂，长1.2～1.5cm，直径0.1cm，淡黄色至棕黄色，先端具棒状药隔附属物。花丝长1.5～1.8cm，棕黄色。气微香，味涩。③禾本科（Poaceae）植物玉蜀黍 Zea mays L. 柱头及花柱经染色仿制品，呈线形，长1～3cm，表面砖红色，略扁平，边缘具稀疏的毛。④用纸浆、染料和油性物质加工而制成的仿制品，多呈丝状，水中浸泡边缘不整齐，无波状突起，顶端不呈喇叭状；表面红色或深红色。

目标检测

答案解析

一、单选题

1. 外形呈研棒状，花冠圆球形的中药材是（　　）
   A. 辛夷　　　　　　　　B. 丁香　　　　　　　　C. 款冬花
   D. 金银花　　　　　　　E. 蒲黄

2. 菊花的药用部位是（　　）
   A. 花蕾　　　　　　　　B. 花　　　　　　　　　C. 头状花序
   D. 未开放的头状花序　　E. 花冠

3. 取药材少许，浸入水中，可见橙黄色色素成直线下降，逐渐扩散，水被染成黄色。此药材是（　　）
   A. 红花　　　　　　　　B. 西红花　　　　　　　C. 菊花
   D. 金银花　　　　　　　E. 槐花

二、配伍选择题

   A. 表面呈波状或齿轮状，具单萌发孔
   B. 花粉表面有似网状雕纹，具萌发孔3个
   C. 花粉粒外壁有齿状突起，具萌发孔3个
   D. 花粉粒外壁有细刺状突起，具萌发孔3个
   E. 花粉粒极面观略呈三角形，赤道面观双凸镜形

4. 金银花的花粉粒特征（　　）
5. 丁香的花粉粒特征（　　）
6. 蒲黄的花粉粒特征（　　）
7. 红花的花粉粒特征（　　）

三、多选题

8. 金银花的主产地是（　　）
   A. 河南　　　　　　　　B. 山东　　　　　　　　C. 辽宁
   D. 江苏　　　　　　　　E. 宁夏

9. 来源于菊科植物的花类药材有（　　）
   A. 西红花　　　　　　　B. 白术　　　　　　　　C. 苍术
   D. 红花　　　　　　　　E. 菊花

书网融合……

思政导航　　　　　　本章小结　　　　　　题库

第十章　果实及种子类中药

◉ 学习目标

知识目标

1. 掌握　光辉带、镶嵌细胞、错入组织等概念；种子类中药显微内含物的特点；常用果实、种子类中药的来源、性状鉴别特征；果实种子类道地药材主产区；五味子、苦杏仁、补骨脂、枳壳、小茴香、马钱子、砂仁的显微鉴别特征；需要进行安全性检测的果实种子类中药。

2. 熟悉　南北葶苈子、苦杏仁与桃仁的鉴别；需要进行酸败度检查的果实种子类中药；常用果实、种子类中药的理化鉴别。

3. 了解　常用果实种子类中药质量评价的主要内容、性味功效。

能力目标　通过本章学习，能够掌握果实与种子类中药的来源、性状、显微和理化鉴别的常用鉴定方法，具备鉴定和研究果实与种子中药的品种与质量的迁移创造和实践应用能力。

PPT

》 第一节　概　述

果实（fructus）及种子（semen）类中药是以果实或种子入药的药材。果实及种子虽是植物体中的两种不同器官，但在商品药材中并未严格区分，大多数是果实、种子一起入药，如五味子、枸杞等；少数用种子，但以果实的形式贮存、销售，临用时再剥去果皮，如巴豆等。这两类中药材关系密切，且外形和组织构造又有区别，故列入一起，但分别加以概述。

一、果实类中药

果实类中药是采用成熟、近成熟或未成熟的果实或果实的一部分。多数为完整果实，如五味子为成熟果实，吴茱萸为近成熟果实，枳实为幼果；少数为整个果穗，如桑椹；有的为果实的一部分，如山茱萸为果肉，陈皮为果皮，甜瓜蒂为带有部分果皮的果柄，柿蒂为果实上的宿萼，橘络为中果皮部分的维管束组织。

（一）性状鉴别

观察果实类中药的外形，确定药用部位；根据果实的形态特征，辨别果实类型，真果或假果，单果、聚合果或聚花果，核果、柑果或双悬果等。鉴别时，应注意其形状、大小、颜色、表面特征、顶端、基部、质地、破断面及气味等。形状多呈类圆形或椭圆形，如五味子等；有的呈半球形或半椭圆形，如枳壳等；有的呈不规则多角形，如八角茴香等。表面常有各种纹理、皱纹或光泽；有的可见凹下的油点，如芸香科柑果；有的具隆起的肋线，如伞形科双悬果；有的具纵直的棱角，如使君子；表面多带有附属物，如顶端有花柱基，基部有果柄或果柄痕；有的具宿萼和花被。对于完整果实，还应观察内部种子的特征，尤其应注意其数目和生长的部位（胎座）。气味也是该类药材的主要鉴别特征，有的果实类中药有浓烈的香气及特殊的味，如吴茱萸等；宁夏枸杞子味甜，鸦胆子味极苦，五味子有酸、甜、辛、苦、咸等味。

（二）显微鉴别

果实由果皮及种子组成，果皮的构造包括外果皮、中果皮及内果皮三部分。应自外向内观察各部分的组织构造、细胞特征及其内含物特点。

1. 外果皮　相当于叶下表皮。通常为一列表皮细胞，多薄壁性，有的外壁和侧壁增厚，如女贞子。外被角质层，角质层纹理的形式、粗细及疏密度，对同属不同种的果皮鉴别较重要，如宁夏枸杞角质条纹细密，枸杞粗疏；有的呈不规则网状（连翘）、平直线纹状（五味子）、颗粒状突起（山茱萸）。偶见气孔，如补骨脂。有的被毛茸，多数为非腺毛，如覆盆子等；少数具腺毛，如吴茱萸等；也有具腺鳞，如蔓荆子。有的表皮细胞间嵌有油细胞，如五味子；有的表皮细胞中含有色物质或色素，如牛蒡子；有的表皮细胞中含结晶体，如荜澄茄含方晶，补骨脂含柱晶。有的部分表皮细胞伸入果肉中间形成胞间分泌腔隙，称为壁内腺，如补骨脂。有的外果皮由表皮与下皮细胞组成，且下皮有时分化成石细胞（胡椒）、厚角组织（柑橘类），有的下皮细胞含棕色物（女贞子）。

2. 中果皮　相当于叶肉组织。为多层薄壁细胞，其中散有细小维管束，多为外韧型，也有双韧型（茄科果实）或两个外韧维管束合成维管束柱（伞形科双悬果）。大多薄壁性，多汁肉果中果皮细胞壁常呈连珠状增厚，如枳壳，有的坚硬干果中果皮全为石细胞，有的有网纹细胞，如小茴香。应注意厚壁组织、分泌组织及细胞内含物的有无、类型、分布特点，如小茴香具油管，柑橘类果实具油室，罂粟果具乳汁管，荜澄茄具石细胞及油细胞；五味子含淀粉粒，枸杞子含草酸钙砂晶，吴茱萸含橙皮苷结晶。

3. 内果皮　相当于叶上表皮，变异较大。大多由1列薄壁细胞组成；有的散有石细胞，如辣椒；有的全为石细胞，如胡椒；有的为多层石细胞，如木瓜等核果；有的为多列纤维，上下层纤维相交错排列，如连翘等；有的为多列纤维及石细胞，如八角茴香；有的以5~8个狭长的薄壁细胞互相并列为一群，各群以斜角联合呈镶嵌状，称为"镶嵌细胞"，如伞形科双悬果；有的内果皮微密，产生了液汁囊，液汁囊发育成多细胞的毛，如柑橘类果实；有的为结晶细胞层，如牛蒡子。

二、种子类中药

种子类中药是采用成熟的种子，包括种皮和种仁两部分；种仁又包括胚乳和胚。多数用完整种子，如王不留行；少数为种子的一部分，有的用假种皮，如龙眼肉；有的用种皮，如绿豆衣，有的用种仁，如肉豆蔻；有的用去子叶的胚，如莲子心；有的则用发了芽的种子，如大豆黄卷；或使用其发酵加工品，如淡豆豉。

（一）性状鉴别

主要应注意观察种子的形状、大小、颜色、表面纹理、种脐、合点、种脊的形态及位置、种阜是否明显、胚乳、子叶是否发达，以及质地、纵横剖面、气味和水试等。

形状大多呈不规则圆球形、类圆球形或扁圆球形，少数种子呈线形、纺锤形或心形。表面常有各种纹理：如王不留行具颗粒状突起、蓖麻子带有色泽鲜艳的花纹、韭菜子网状纹理等；有的具毛茸，如马钱子；或翅状物，如马兜铃。表面除种脐、合点、种脊外，少数有种阜存在，如巴豆等大戟科种子。剥去种皮可见种仁部分，有的具发达的胚乳，如马钱子；无胚乳的种子则子叶常特别肥厚，如苦杏仁。胚大多直立，少数弯曲，如王不留行等。有的种子浸入水中显黏性（车前子）、膨胀（葶苈子）或种皮呈龟裂状（牵牛子）等。

（二）显微鉴别

种子类中药的显微鉴别特征主要为种皮。种皮组织结构复杂，构造因植物种类而异，最富有变化，故常具有重要鉴定意义的特征。

1. 种皮 种子通常只有一层种皮，有的有内外两层种皮。种皮常由下列一种或数种组织组成。

（1）**表皮层** 多数种子的种皮表皮为1列薄壁细胞组成，如牵牛子。有的表皮细胞充满黏液质，如葶苈子等十字花科种子；有的部分表皮分化成非腺毛，如牵牛子；有的全部表皮细胞分化成非腺毛，如马钱子；有的具腺毛，如急性子；有的表皮上有气孔，如胡桃仁；有的表皮细胞中单独或成群地嵌有石细胞，如苦杏仁；有的表皮层全由石细胞组成，如五味子；有的表皮细胞成为狭长的栅状细胞，其细胞壁常有不同程度的木化增厚，如补骨脂等豆科种子；有的表皮细胞中含有色素，如青葙子；有的表皮细胞含结晶体，如芝麻。

（2）**栅状细胞层** 有些种子的表皮下方，有栅状细胞层。由1列或2~3列狭长的细胞排列而成，壁多木化增厚，如决明子；有的内壁和侧壁增厚，而外壁菲薄，如白芥子；有的栅状细胞靠外壁胞腔中含球状碳酸钙结晶团，如芝麻；有的在栅状细胞的外缘处可见一条折光率较强的光辉带，如牵牛子。

（3）**油细胞层** 有的种子的表皮层下，有油细胞层，内贮挥发油，如砂仁、豆蔻类。

（4）**色素层** 具有颜色的种子，除表皮层可含色素物质外，内层细胞或者内种皮细胞中也可含色素物质，如砂仁、豆蔻类。

（5）**石细胞层** 除种子的表皮层有时散在或全为石细胞外，有的表皮内层几乎全为石细胞，如瓜蒌仁；或表皮层内方有1至数层石细胞，如五味子；或内种皮为石细胞层，如砂仁、豆蔻类内种皮为石细胞层，其内、侧壁均增厚，胞腔中含小硅晶。有的种子石细胞层石细胞形如哑铃或骨状，称之骨状支持细胞层，如补骨脂等豆科种子。

（6）**营养层** 多数种子的种皮中，常有数列贮有淀粉粒的薄壁细胞，为营养层。在种子发育过程中，淀粉已被消耗，故成熟的种子营养层往往成为扁缩颓废的薄层。

2. 胚乳 通常由贮藏大量脂肪油和糊粉粒的薄壁细胞组成，有时细胞中含淀粉粒。有内、外胚乳之分，大多具内胚乳。在无胚乳的种子中，也可见到1~2列残存的内胚乳细胞。有的外胚乳较发达，而与内胚乳同时存在，如豆蔻；有的外胚乳成颓废组织，如苦杏仁。

胚乳细胞的细胞壁大多为纤维素，有的为半纤维素增厚，具壁孔，如槟榔；有的新鲜时微细的纹孔可见胞间连丝，如马钱子。胚乳细胞中有时含草酸钙结晶；有时糊粉粒中也有小簇晶，如小茴香。有少数种子的种皮和外胚乳的折合层不规则地伸于内胚乳中形成错入组织，如槟榔；或外胚乳伸入内胚乳中而形成错入组织，如肉豆蔻。

3. 胚 胚是种子中未发育的幼体，包括胚根、胚茎、胚芽及子叶四部分。子叶常占胚的较大部分，其构造相似于叶，表皮下方常可见栅栏组织。少数子叶中有大形分泌腔，子叶细胞中含有簇晶，如牵牛子。胚的其他部分一般亦全由薄壁细胞组成。

胚乳和胚中贮藏的营养物质，主为脂肪油、蛋白质和淀粉粒，其中以蛋白质的存在最为特殊。种子中贮藏的蛋白质，可能呈非晶形状态，也可能成为具有特殊形状的颗粒——糊粉粒。在植物器官中只有种子含有糊粉粒，因此糊粉粒是确定种子类粉末中药的主要标志。糊粉粒的形状、大小及构造（有无球晶体、拟晶体及草酸钙晶体）常依植物种类而异，具有重要鉴定意义。

（三）现代鉴别技术

应用扫描电镜技术对种子类中药的鉴别研究取得了较大进展，对于区别不同来源的植物种子及伪品都有重要意义。聚丙烯酰胺凝胶及其他电泳技术也运用于果实种子类中药材的鉴别，因富含不同蛋白质的药材能产生不同的蛋白质谱带，故可以作为中药鉴别的手段之一。伴随分子生物学的发展，DNA遗传标记技术已被用于中药材的鉴别，对果实种子类药材尤为适用。

◈ 第二节　常用果实及种子类中药的鉴定

地肤子
Difuzi；Kochiae Fructus

　　为藜科植物地肤 *Kochia scoparia*（L.）Schrad. 的干燥成熟果实。秋季果实成熟时采收植株，晒干，打下果实，除去杂质。呈扁球状五角星形，直径1~3mm，外被宿存花被。表面灰绿色或浅棕色，周围具膜质小翅5枚，背面中心有微突起的点状果梗痕及放射状脉纹5~10条；果皮膜质，半透明。种子扁卵形，长约1mm，黑色。气微，味微苦。含三萜类及其苷、挥发油等，如地肤子皂苷 Ic、齐墩果酸等。性寒，味辛、苦。清热利湿，祛风止痒。

王不留行
Wangbuliuxing；Vaccariae Semen

　　为石竹科植物麦蓝菜 *Vaccaria segetalis*（Neck.）Garcke 的干燥成熟种子。夏季果实成熟，果皮尚未开裂时采割植株，晒干，打下种子。呈球形，直径约2mm。表面黑色，少数红棕色，略有光泽，有细密颗粒状突起，一侧有1凹陷的纵沟。质硬，胚乳白色，胚弯曲成环，子叶2。气微，味微涩、苦。含黄酮、皂苷等，如王不留行黄酮苷、王不留行皂苷等。性平，味微苦。活血通经，下乳消肿，利尿通淋。

五味子
Wuweizi；Schisandrae chinensis Fructus

　　【来源】为木兰科植物五味子 *Schisandra chinensis*（Turcz.）Baill. 的干燥成熟果实。习称"北五味子"。

　　【采收加工】秋季果实成熟时采摘，晒干或蒸后晒干，除去果梗和杂质。

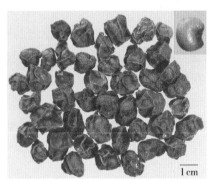

图10-1　五味子药材

　　【产地】主产于辽宁、黑龙江、吉林等省。

　　【性状鉴别】呈不规则球形或扁球形，直径5~8mm。表面红色、紫红色或暗红色，皱缩，显油润；有的表面呈黑红色或出现"白霜"。果肉柔软，种子1~2，肾形，表面棕黄色，有光泽，种皮薄而脆。果肉气微，味酸；种子破碎后，有香气，味辛，微苦（图10-1）。

　　【显微鉴别】果实横切面：外果皮为1列方形或长方形细胞，壁稍厚，外被角质层，散有油细胞。中果皮薄壁细胞10余列，含淀粉粒，散有小型外韧型维管束。内果皮为1列小方形薄壁细胞。种皮最外层为1列径向延长的石细胞，壁厚，纹孔和孔沟细密，其下为数列类圆形、三角形或多角形石细胞，纹孔较大。石细胞层下为数列薄壁细胞，种脊部位有维管束。油细胞层为1列长方形细胞，含棕黄色油滴；再下为3~5列小形细胞。种皮内表皮为1列小细胞，壁稍厚。胚乳细胞含脂肪油滴及糊粉粒（图10-2）。

　　粉末：暗紫色。①果皮表皮细胞表面观类多角形，垂周壁略呈连珠状增厚，表面有角质线纹；表皮中散有油细胞。②种皮表皮石细胞表面观呈多角形或长多角形，壁厚，孔沟极细密，胞腔内含深棕色物。③种皮内层石细胞呈多角形、类圆形或不规则形，壁稍厚，纹孔较大。④中果皮细胞皱缩，含暗棕色物，并含淀粉粒。⑤胚乳细胞含脂肪油滴及糊粉粒（图10-3）。

　　【化学成分】①主含木脂素类成分约5%，主要为联苯环辛烯类木脂素，包括五味子醇甲（五味子素，schizandrin）、五味子醇乙、五味子甲素（去氧五味子素，deoxyschisandrin）、五味子乙素、五味子丙素、五味子酚、戈米辛 J、新五味子素等。②挥发油 0.89%：包括倍半萜烯、β_2-没药烯、β-花柏烯及 α-衣兰烯（α-ylangene）等。此外，尚含苹果酸（11%）、枸橼酸（8%）、酒石酸、原儿茶酸、维生素 C 等。种子含脂肪油约 33%。

五味子木脂素类成分具有保肝、抗心肌缺血、中枢抑制等作用。五味子醇甲具有中枢抑制、改善学习记忆等作用。

【理化鉴别】粉末三氯甲烷回流提取液作供试品溶液，以五味子对照药材及五味子甲素对照品作对照，按薄层色谱法，用硅胶 GF$_{254}$ 板，以石油醚（30~60℃）-甲酸乙酯-甲酸（15：5：1）的上层溶液为展开剂，置紫外光灯（254nm）下检视。供试品色谱中，在与对照药材色谱和对照品色谱相应的位置上，显相同颜色的斑点。

【质量评价】

1. 经验鉴别　以粒大、果皮紫红、肉厚、柔润者为佳。

2. 含量测定　按高效液相色谱法测定，含五味子醇甲（$C_{24}H_{32}O_7$）不得少于 0.40%。

【性味功效】性温，味酸、甘。收敛固涩，益气生津，补肾宁心。

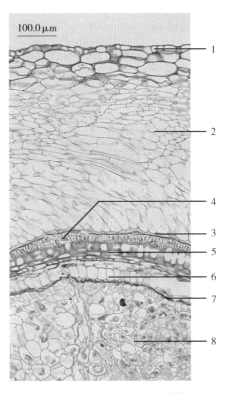

图 10-2　五味子（果实）横切面

1. 外果皮　2. 中果皮　3. 内果皮　4. 种皮外层石细胞层　5. 种皮内层石细胞层　6. 油细胞层　7. 种皮内表皮　8. 胚乳组织

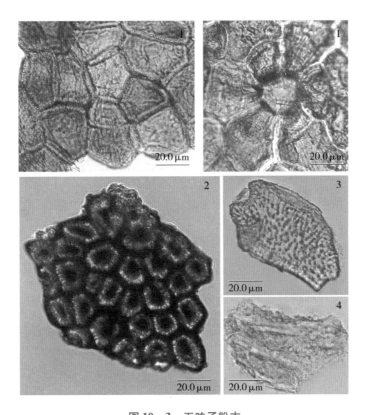

图 10-3　五味子粉末

1. 果皮表皮细胞　2. 种皮表皮石细胞　3. 种皮内层石细胞　4. 中果皮细胞

五味子的传统鉴定标准为"以粒大、果皮紫红、肉厚、柔润者为佳",其中颜色是影响五味子质量的重要因素之一。为揭示五味子颜色与质量的相关性,现有文献报道,采用色差仪测定五味子的三色空间值(明暗度 ΔL、红绿色 Δa、黄蓝色 Δb),并与药材中 6 个有效成分:五味子醇甲、五味子醇乙、五味子甲素、五味子乙素、五味子酯甲、五味子丙素的含量进行相关性分析。结果显示,前 5 个有效成分的含量与颜色均呈显著相关性,说明药材表面颜色越亮、红色程度越高,其有效成分的含量就越高,从而揭示了颜色影响质量的机制。

【附】

南五味子

Nanwuweizi；Schisandrae Sphenantherae Fructus

为木兰科植物华中五味子 *Schisandra sphenanthera* Rehd. et Wils. 的干燥成熟果实。秋季果实成熟时采摘,晒干,除去果梗及杂质。药材呈球形或扁球形,直径 4~6mm。表面棕红色至暗棕色,干瘪、皱缩,果肉紧贴于种子上。种子 1~2 枚,肾形,表面棕黄色,有光泽,种皮薄而脆。果肉气微,味微酸。含五味子甲素,安五脂素(anwuligan),五味子酯甲、乙、丙、丁、戊(Schisantherin A、B、C、D、E)成分。

肉豆蔻

Roudoukou；Myristicae Semen

为肉豆蔻科植物肉豆蔻 *Myristica fragrans* Houtt. 的干燥种仁。11~12 月或次年 4~6 月采收成熟果实,将肉质果皮纵剖开,将红色网状假种皮剥下,再击破壳状种皮,取出种仁,干燥。呈卵圆形或椭圆形,表面灰棕色或灰黄色,有时外被白粉(石灰粉末)。全体有浅色纵行沟纹和不规则网状沟纹。种脐位于宽端,呈浅色圆形突起,合点呈暗凹陷。种脊呈纵沟状,连接两端。质坚,断面显棕黄色相杂的大理石花纹,宽端可见干燥皱缩的胚,富油性。气香浓烈,味辛。含挥发油、脂肪油、双芳丙烷类化合物等,如去氢二异丁香酚、丁香酚、异丁香酚等。性温,味辛。温中行气,涩肠止泻。

葶苈子

Tinglizi；Descurainiae Semen，Lepidii Semen

【来源】为十字花科植物播娘蒿 *Descurainia sophia* (L.) Webb. ex Prantl. 或独行菜 *Lepidium apetalum* Willd. 的干燥成熟种子。前者习称"南葶苈子",后者习称"北葶苈子"。夏秋果实成熟时采割植株,晒干,搓出种子,除去杂质。

【产地】播娘蒿主产于江苏、山东、安徽等省;独行菜主产于河北、辽宁、内蒙古等省区。

【性状鉴别】南葶苈子:呈长圆形略扁,长约 0.8~1.2mm,宽约 0.5mm。表面棕色或红棕色,微有光泽,具纵沟 2 条,其中 1 条较明显。一端钝圆,另端微凹或较平截,种脐类白色,位于凹入端或平截处。气微,味微辛、苦,略带黏性。

北葶苈子:呈扁卵形,长 1~1.5mm,宽 0.5~1mm。一端钝圆,另端尖而微凹,种脐位于凹入端。味微辛辣,黏性较强(图 10-4)。

【显微鉴别】粉末:黄棕色。南葶苈子:①种皮外表皮细胞为黏液细胞,断面观类方形,内壁增厚向外延伸成纤维素柱,纤维素柱长 8~18μm,顶端钝圆、偏斜或平截,周围可见黏液质纹理。②种皮内表皮细胞为黄色,表面观呈长方多角形。

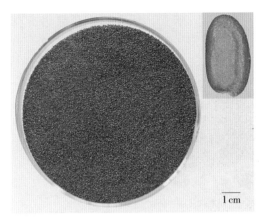

图 10-4　葶苈子药材

北葶苈子：①种皮外表皮细胞断面观略呈类长方形，纤维素柱较长，长 24～34μm。②种皮内表皮细胞表面观长方多角形或类方形。

【化学成分】北葶苈子含黄酮苷、黑芥子苷、异硫氰苷、强心苷、脂肪油、多糖类、生物碱、挥发油等。黄酮苷如槲皮素 $-3-O-\beta-D-$萄葡糖 $-7-O-\beta-D-$龙胆双糖苷（quercetin $-3-O-\beta-D-$glucose $-7-O-\beta-D-$gentiobioside）；挥发油中主成分为异硫氰酸苄酯、异硫氰酸烯丙酯、丁烯腈、双硫烯丙基等。

南葶苈子含黄酮苷、芥子酸、毒毛旋花子苷元、黄白糖芥苷、芥子碱、挥发油、脂肪油等。

【质量评价】

1. 经验鉴别　以身干、籽粒饱满、无泥屑杂质者为佳。

2. 检查　膨胀度　按膨胀度测定法测定，南葶苈子不得低于 3；北葶苈子不得低于 12。

3. 含量测定　按高效液相色谱法测定，南葶苈子含槲皮素 $-3-O-\beta-D-$葡萄糖 $-7-O-\beta-D-$龙胆双糖苷（$C_{33}H_{40}O_{22}$）不得少于 0.075%。

【性味功效】性大寒，味辛、苦。泻肺平喘，行水消肿。

【知识链接】目前市场上常见的混伪品有小花糖芥 *Erysimum cheiranthoides* L.、芝麻菜 *Eruca sativa* Mill. 及葶苈 *Draba nemorosa* L. 的种子，应注意区别。葶苈子含有强心苷类物质，过量应用可引起强心苷类药物的不良反应，如胸闷、冷汗自出、皮肤瘙痒、烦躁不安、头晕、呕吐等。

木瓜

Mugua；Chaenomelis Fructus

【来源】为蔷薇科植物贴梗海棠 *Chaenomeles speciosa* (Sweet) Nakai 的干燥近成熟果实。

【采收加工】夏、秋两季果实绿黄时采收，置沸水中烫至外皮灰白色，对半纵剖，晒干。

【产地】主产于安徽、湖北、四川、浙江等省，现多为栽培。安徽宣城产的木瓜，称"宣木瓜"，品质最优，自古以来为上品。

【性状鉴别】呈长圆形，多纵剖成两半，长 4～9cm，宽 2～5cm，厚 1～2.5cm。外表面紫红色或红棕色，有不规则的深皱纹；剖面边缘向内卷曲，果肉红棕色，中心部分凹陷，棕黄色；种子扁长三角形，多脱落。质坚硬。气微清香，味酸（图 10-5）。

【显微鉴别】果实横切面：花托部分表皮为 1 列较小的细胞，外被厚角质层，皮层占整个果肉厚度的 1/2 以上，其外层 7～8 列细胞以下有多数石细胞群排列成断续的环节，石细胞类圆形或椭圆形，壁厚，孔沟明显。外果皮为石细胞层，由十余列排列紧密的石细胞构成。中果皮为薄壁组织，其间贯有细小维管束。内果皮为多列排列紧密的薄壁细胞。

粉末：黄棕色至棕红色。①石细胞较多，成群或散在，无色、淡黄色或橙黄色，圆形、长圆形或类多角形，层纹明显，孔沟细，胞腔含棕色或橙红色物。②外果皮细胞多角形或类多角形，胞腔内

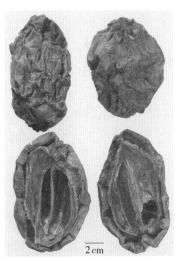

图 10-5　木瓜药材

含棕色或红棕色物。③中果皮薄壁细胞，淡黄色或浅棕色，类圆形，皱缩，偶含细小草酸钙方晶（图 10 -6）。

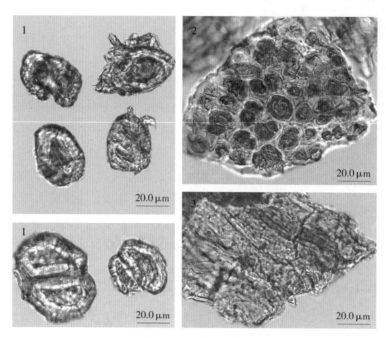

图 10 -6 木瓜粉末
1. 石细胞 2. 外果皮细胞 3. 中果皮薄壁细胞

【化学成分】①主含三萜类成分：包括齐墩果酸（deanolic acid）、熊果酸（ursolic acid）等。②有机酸类：苹果酸、酒石酸、枸橼酸等。③尚含皂苷、黄酮、鞣质等。种子含氢氰酸。

齐墩果酸、熊果酸具有抗肿瘤、保肝、增强免疫等作用。木瓜苷（GCS）具有抗炎镇痛、祛风除湿作用。总黄酮具有胃肠解痉作用。

【理化鉴别】粉末三氯甲烷超声处理，滤液蒸干，残渣加甲醇 - 三氯甲烷（1：3）混合液溶解作供试品溶液，以木瓜对照药材及熊果酸对照品作对照，按薄层色谱法，用硅胶 G 板，以环己烷 - 乙酸乙酯 - 丙酮 - 甲酸（6：0.5：1：0.1）为展开剂，喷 10% 硫酸乙醇溶液显色，在 105℃ 加热至斑点显色清晰，置日光和紫外光灯（365nm）下检视。供试品色谱中，在与对照药材色谱相应的位置上，显相同颜色的斑点和荧光斑点；在与对照品色谱相应的位置上，显相同的紫红色斑点和橙黄色荧光斑点。

【质量评价】

1. 经验鉴别 以外皮抽皱、肉厚、内外紫红色、质坚实、味酸者为佳。

2. 浸出物 按醇溶性浸出物热浸法测定，乙醇浸出物不得少于 15.0%。

3. 检查 酸度 按 pH 值测定法测定，pH 应为 3.0～4.0。

4. 含量测定 按高效液相色谱法测定，含齐墩果酸（$C_{30}H_{48}O_3$）和熊果酸（$C_{30}H_{48}O_3$）的总量不得少于 0.50%。

【性味功效】性温，味酸。舒筋活络，和胃化湿。

【知识链接】除上种外，不少地区使用同属植物木瓜（榠楂）*Chaenomeles sinensis*（Thouin）Koehne 的成熟果实，习称"光皮木瓜"。果实长圆形。药材多纵剖为 2～4 瓣，外表红棕色，光滑无皱或稍粗糙，剖开面较饱满，果肉粗糙，显颗粒性；种子多数密集，扁三角形。气微，果肉微酸涩。果肉横切面可见花托部分皮层占整个果肉厚度的 2/3 以上。石细胞群散在。

山楂

Shanzha；Crataegi Fructus

【来源】　为蔷薇科植物山里红 *Crataegus pinnatifida* Bge. var. *major* N. E. Br. 或山楂 *Crataegus pinnatifida* Bge. 的干燥成熟果实，习称"北山楂"。秋季果实成熟时采收，切片，干燥。

【产地】　主产于山东、河北、河南、辽宁等省。

【性状鉴别】　呈圆形片，皱缩不平。外皮红色，具皱纹，有灰白色小斑点。果肉深黄色至浅棕色。中部横切片具 5 粒浅黄色果核，但核多脱落而中空。有的片上可见短而细的果梗或花萼残迹。气微清香，味酸、微甜（图 10 – 7）。

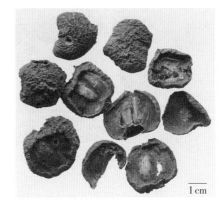

图 10 – 7　山楂药材

【显微鉴别】　粉末：暗红棕色至棕色。①石细胞单个散在或成群，无色或淡黄色，类多角形、长圆形或不规则形，直径 19 ~ 125μm，孔沟及层纹明显，有的胞腔内含深棕色物。②果皮表皮细胞表面观呈类圆形或类多角形，壁稍厚，胞腔内常含红棕色或黄棕色物。③草酸钙方晶或簇晶存于果肉薄壁细胞中。

【化学成分】　含有机酸类：枸橼酸（citric acid）、山楂酸、酒石酸等。此外，尚含熊果酸、黄酮类、鞣质、皂苷类等成分。

【质量评价】

1. 经验鉴别　以片大、皮红、肉厚、核少者为佳。

2. 检查　重金属及有害元素检测：用原子吸收分光光度法或电感耦合等离子体质谱法测定，含铅不得过 5mg/kg；镉不得过 1mg/kg；砷不得过 2mg/kg；汞不得过 0.2mg/kg；铜不得过 20mg/kg。

3. 浸出物　按醇溶性浸出物热浸法测定，乙醇浸出物不得少于 21.0%。

4. 含量测定　按高效液相色谱法测定，含有机酸以枸橼酸（$C_6H_8O_7$）计，不得少于 5.0%。

【性味功效】　性微温，味酸、甘。消食健胃、行气散瘀，化浊降脂。

【知识链接】　山楂有南、北山楂两种。南山楂为野山楂 *Crataegus cuneata* Sieb. et Zucc. 的干燥成熟果实。主产于江苏、浙江、广东、广西等地区。均为野生。果实较小，类球形，直径 0.8 ~ 1.4cm。表面棕色至棕红色，有细纹和灰白色小点。质坚硬，核大，果肉薄。

苦杏仁

Kuxingren；Armeniacae Semen Amarum

【来源】　为蔷薇科植物山杏 *Prunus armeniaca* L. var. *ansu* Maxim. 、西伯利亚杏 *Prunus sibirica* L. 、东北杏 *Prunus mandshurica*（Maxim.） Koehne 或杏 *Prunus armeniaca* L. 的干燥成熟种子。

【采收加工】　夏季采收成熟果实，除去果肉和核壳，取出种子，晒干。

【产地】　山杏主产于辽宁、河北、内蒙古、山东等地，多野生，亦有栽培。西伯利亚杏主产于东北、华北地区，系野生。东北杏主产于东北各地，系野生。杏主产于东北、华北及西北等地区，系栽培。

【性状鉴别】　种子呈扁心形，长 1 ~ 1.9cm，宽 0.8 ~ 1.5cm，厚 0.5 ~ 0.8cm。表面黄棕色至深棕色，一端尖，另端钝圆，肥厚，左右不对称，尖端一侧有短线形种脐，圆端合点处向上具多数深棕色的脉纹。种皮薄，子叶 2，乳白色，富油性。气微，味苦（图 10 – 8）。

【显微鉴别】　种子横切面：种皮表皮为 1 层薄壁细胞，间有近圆形橙黄色石细胞，常单个或 3 ~ 5 个成群，突出表皮外，下部纹孔较大；其下为多层薄壁细胞，小型维管束散在。外胚乳为 1 薄层颓废细胞。内胚乳为1至数层方形细胞，内含糊粉粒及脂肪油。子叶为多角形薄壁细胞，含糊粉粒及脂肪油（图10-9）。

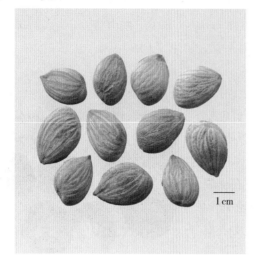

图10-8　苦杏仁药材

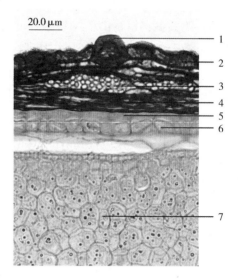

图10-9　苦杏仁（种子）横切面
1. 石细胞　2. 表皮　3. 维管束　4. 薄壁细胞
5. 外胚乳　6. 内胚乳　7. 子叶细胞

粉末：黄白色。①种皮石细胞单个散在或数个成群，黄棕色至棕色。表面观类长圆形、类多角形或贝壳形。侧面观多呈贝壳形，底部较宽，层纹几无，孔沟甚密，突出表皮部分层纹明显，孔沟少。②种皮外表皮薄壁细胞浅橙黄色至棕黄色，多皱缩与石细胞相连。③子叶细胞含糊粉粒及油滴，并有细小的草酸钙簇晶。④内胚乳细胞类多角形，含糊粉粒等（图10-10）。

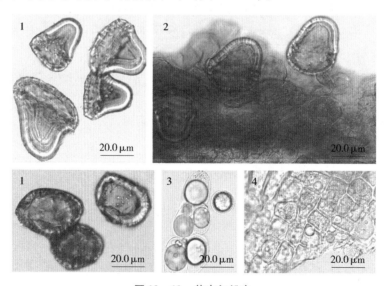

图10-10　苦杏仁粉末
1. 种皮外表皮石细胞　2. 种皮细胞断面观　3. 子叶细胞　4. 内胚乳油细胞

【化学成分】①主含氰苷类成分：主要有苦杏仁苷（amygdalin），经水解后产生氢氰酸、苯甲醛及葡萄糖。②另含苦杏仁酶，包括苦杏仁苷酶、樱苷酶，遇热水或醇中煮沸即被破坏。③此外，尚含脂肪油、蛋白质、氨基酸等。

苦杏仁苷具有镇咳、增强免疫功能、抗肿瘤、抗突变等作用。苦杏仁的胃蛋白酶水解产物具有抗炎、镇痛作用。

【理化鉴别】

1. 取本品数粒，加水共研，发出苯甲醛的特殊香气。

2. 取本品数粒，捣碎，置试管中，加入水数滴使湿润，试管中悬挂一条三硝基苯酚钠试纸，用软木塞塞紧，置温水浴中，10分钟后，试纸显砖红色。

3. 粉末二氯甲烷回流提取，药渣挥干，加甲醇回流，滤液作供试品溶液，以苦杏仁苷对照品作对照，按薄层色谱法，用硅胶 G 板，以三氯甲烷 - 乙酸乙酯 - 甲醇 - 水（15∶40∶22∶10）5～10℃放置12小时的下层溶液为展开剂，立即以0.8%磷钼酸的15%硫酸乙醇溶液浸板，105℃加热显色。供试品色谱中，在与对照品色谱相应的位置上，显相同颜色的斑点。

【质量评价】

1. **经验鉴别**　以颗粒饱满、完整、味苦者为佳。

2. **检查**　过氧化值不得过0.11。

3. **含量测定**　按高效液相色谱法测定，含苦杏仁苷（$C_{20}H_{27}NO_{11}$）不得少于3.0%。

【性味功效】性微温，味苦；有小毒。降气止咳平喘，润肠通便。

【知识链接】苦杏仁在常量下使用，其所含的苦杏仁苷被苦杏仁酶分解后产生少量剧毒物质氢氰酸，而起到镇咳平喘作用，过量则中毒，成人服用55枚（约60g）即可致死。甜杏仁一般系杏的某些栽培品味淡的种子。较苦杏仁稍大，味不苦，多供副食品用。

桃仁

Taoren；Persicae Semen

【来源】为蔷薇科植物桃 *Prunus persica*（L.）Batsch 或山桃 *P. davidiana*（Carr.）Franch. 的干燥成熟种子。果实成熟后采收，除去果肉和核壳，取出种子，晒干。

【产地】全国大部分地区均产，主产于四川、陕西、河北、山东等地。

【性状鉴别】桃仁：呈扁长卵形，表面黄棕色至红棕色，密布颗粒状突起。一端尖，中部膨大，另端钝圆稍偏斜，边缘较薄。尖端一侧有短线形种脐，圆端有颜色略深不甚明显的合点，自合点处散出多数纵向维管束。种皮薄，子叶2，类白色，富油性。气微，味微苦（图10-11）。

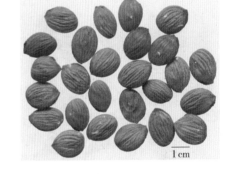

图10-11　桃仁药材

山桃仁：呈类卵圆形，较小而肥厚。

【显微鉴别】种皮解离组织。桃仁：石细胞黄色或黄棕色，侧面观贝壳形、盔帽形、弓形或椭圆形，壁一边较厚，层纹细密；表面观类圆形、圆多角形或类方形，底部壁上纹孔大而较密。

山桃仁：石细胞淡黄色、橙黄色或橙红色，侧面观贝壳形、矩圆形、椭圆形或长条形；表面观类圆形、类多角形、长多角形或类方形，底部壁厚薄不匀，纹孔较小。

【化学成分】①含氰苷类：主要为苦杏仁苷。②含苦杏仁酶、尿囊素酶、乳糖酶、维生素 B_1 及脂肪油。

【质量评价】

1. **经验鉴别**　以颗粒饱满、均匀、完整者为佳。

2. **检查**　酸败度：按酸败度检查法测定，酸值不得过10.0；羰基值不得过11.0。

黄曲霉毒素：按真菌毒素测定法测定，本品每1000g含黄曲霉毒素 B_1 不得过5μg，含黄曲霉毒素 G_2、黄曲霉毒素 G_1、黄曲霉毒素 B_2 和黄曲霉毒素 B_1 的总量不得过10μg。

重金属及有害元素检测：用原子吸收分光光度法或电感耦合等离子体质谱法测定，含铅不得过 5mg/kg；镉不得过 1mg/kg；砷不得过 2mg/kg；汞不得过 0.2mg/kg；铜不得过 20mg/kg。

3. 含量测定 按高效液相色谱法测定，含苦杏仁苷（$C_{20}H_{27}NO_{11}$）不得少于 2.0%。

【性味功效】性平，味苦、甘。活血祛瘀，润肠通便，止咳平喘。

【知识链接】桃仁含苦杏仁苷，水解后产生氢氰酸，故当大量服用时会引起中毒。瘪桃干：为桃未成熟的干燥果实，又名碧桃干。呈长卵形，先端尖，基部不对称。表面黄绿色至棕色，具网状皱缩的纹理，并密被黄白色柔毛。质坚硬，击开后内果皮厚且光滑，内含种子一枚。止汗止血。还可用于治疗幼儿缺铁性贫血。

郁李仁
Yuliren；Pruni Semen

为蔷薇科植物欧李 *Prunus humilis* Bge.、郁李 *Prunus japonica* Thunb. 或长柄扁桃 *Prunus pedunculata* Maxim. 的干燥成熟种子。前两种习称"小李仁"，后一种习称"大李仁"。夏、秋两季采收成熟果实，除去果肉和核壳，取出种子，干燥。小李仁呈卵形，表面黄白色或浅棕色，一端尖，另端钝圆。尖端一侧有线形种脐，圆端中央有深色合点，自合点处向上具多条纵向维管束脉纹。种皮薄，子叶 2，乳白色，富油性。气微，味微苦。大李仁表面黄棕色。含氰苷、脂肪油等，如苦杏仁苷。性平，味辛、苦、甘。润肠通便，下气利水。

金樱子
Jinyingzi；Rosae laevigatae Fructus

【来源】为蔷薇科植物金樱子 *Rosa laevigata* Michx. 的干燥成熟果实。10～11 月果实成熟变红时采收，干燥，除去毛刺。

【产地】主产于广东、江西、浙江、广西等省。

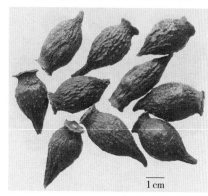

图 10 – 12　金樱子药材

【性状鉴别】为花托发育而成的假果。呈倒卵形，长 2～3.5cm，直径 1～2cm。表面红黄色或红棕色，有突起的棕色小点，系毛刺脱落后的残基。顶端有盘状花萼残基，中央有黄色柱基，下部渐尖。质硬。切开后，内有多数坚硬的小瘦果，内壁及瘦果均有淡黄色绒毛。气微，味甘、微涩（图 10 – 12）。

【显微鉴别】花托粉末：淡肉红色。①非腺毛单细胞或多细胞，壁木化或微木化，表面常有螺旋状条纹，胞腔内含黄棕色物。②表皮细胞多角形，壁厚，内含黄棕色物。③草酸钙方晶多见，长方形或不规则形。可见螺纹、网纹、环纹及具缘纹孔导管。④薄壁细胞多角形，木化，具纹孔，含黄棕色物。⑤纤维梭形或条形，黄色，壁木化。⑥树脂块不规则形，黄棕色，半透明。

【化学成分】①含多糖，如金樱子多糖 RLPS Ⅰ、Ⅱ。②另含三萜类、酚酸类等成分。

【质量评价】

1. 经验鉴别 以个大、肉厚、色红、有光泽、去净刺者为佳。

2. 含量测定 按紫外 – 可见分光光度法测定，含多糖以无水葡萄糖（$C_6H_{12}O_6$）计，不得少于 25.0%。

【性味功效】性平，味酸、甘、涩。固精缩尿，固崩止带，涩肠止泻。

沙苑子
Shayuanzi；Astragali Complanati Semen

为豆科植物扁茎黄芪 *Astragalus complanatus* R. Br. 的干燥成熟种子。秋末冬初果实成熟尚未开裂时采割取植株，晒干，打下种子，除去杂质，晒干。略呈肾形而稍扁，长 2 ~ 2.5mm，宽 1.5 ~ 2mm，厚约 1mm。表面光滑，褐绿色或灰褐色，边缘一侧微凹处具圆形种脐。质坚硬，不易破碎。子叶 2，淡黄色，胚根弯曲，长约 1mm。气微，味淡，嚼之有豆腥味。含黄酮类化合物，包括沙苑子苷（Complanatoside）、鼠李柠檬素 – 3 – O – β – D – 葡萄糖苷、紫云英苷、山奈素 – 3 – O – α – L – 阿拉伯吡喃糖苷、山奈素、杨梅皮素（myricetin）、糖类、三萜或甾醇类及蛋白质等。性温，味甘。补肾助阳，固精缩尿，养肝明目。

决明子
Juemingzi；Cassiae Semen

【来源】　为豆科植物决明 *Cassia obtusifolia* L. 或小决明 *Cassia tora* L. 的干燥成熟种子。秋季采收成熟果实，晒干，打下种子，除去杂质。

【产地】　主产安徽、江苏、广东等省。

【性状鉴别】　决明：略呈菱方形或短圆柱形，两端平行倾斜。表面绿棕色或暗棕色，平滑有光泽，一端较平坦，另端斜尖，背腹面各有 1 条突起的棱线，棱线两侧各有 1 条斜向对称而色较浅的线形凹纹。质坚硬，不易破碎。种皮薄，子叶 2，黄色，呈"S"形折曲并重叠。气微，味微苦（图 10 – 13）。

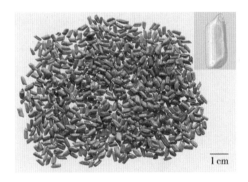

图 10 – 13　决明子药材

小决明：呈短圆柱形，较小。表面棱线两侧各有 1 片宽广的浅黄棕色带。

【显微鉴别】　粉末：黄棕色。①种皮栅状细胞无色或淡黄色，侧面观细胞 1 列，呈长方形，排列稍不平整，壁较厚，光辉带 2 条；表面观呈类多角形，壁稍皱缩。②种皮支持细胞表面观呈类圆形，可见两个同心圆圈；侧面观呈哑铃状或葫芦状。③角质层碎片较厚。④草酸钙簇晶众多。

【化学成分】　①主含游离羟基蒽醌衍生物：包括大黄酚（chrysophanol）、大黄素、大黄素甲醚、橙黄决明素（aurantio – obtusin）、钝叶素等。②另含决明内酯、决明酮等。③此外尚含脂肪油、蛋白质等。

【质量评价】

1. 经验鉴别　以颗粒饱满、身干、无杂质、色绿棕者为佳。

2. 检查　黄曲霉毒素 按真菌毒素测定法测定 本品每 1000g 含黄曲霉毒素 B_1 不得过 5μg，黄曲霉毒素 G_2、黄曲霉毒素 G_1、黄曲霉毒素 B_2 和黄曲霉毒素 B_1 的总量不得过 10μg。

3. 含量测定　按高效液相色谱法测定，含大黄酚（$C_{15}H_{10}O_4$），不得少于 0.20%；含橙黄决明素（$C_{17}H_{14}O_7$）不得少于 0.080%。

【性味功效】　性微寒，味甘、苦、咸。清热明目，润肠通便。

PPT

补骨脂
Buguzhi；Psoraleae Fructus

【来源】　为豆科植物补骨脂 *Psoralea corylifolia* L. 的干燥成熟果实。

【采收加工】　秋季果实成熟时采收果序，晒干，搓出果实，除去杂质。

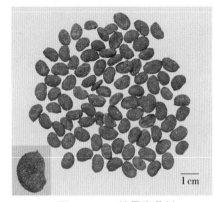

图 10-14 补骨脂药材

【产地】主产于四川、河南、陕西、安徽等省。以河南、四川产质优。

【性状鉴别】呈肾形，略扁，长 3~5mm，宽 2~4mm，厚约 1.5mm。表面黑色、黑褐色或灰褐色，具细微网状皱纹。顶端圆钝，有一小突起，凹侧有果梗痕。质硬。果皮薄，与种子不易分离。种子 1 枚，子叶 2，黄白色，有油性。气香，味辛、微苦（图 10-14）。

【显微鉴别】果实中部横切面：果皮波状弯曲，表皮细胞 1 列，凹陷处表皮下有众多扁圆形壁内腺。中果皮薄壁组织中有小型外韧维管束；薄壁细胞含有草酸钙小柱晶。种皮外表皮为 1 列栅状细胞，其内为 1 列哑铃状支持细胞。种皮薄壁组织中有小型维管束。色素细胞 1 列，与种皮内表皮细胞相邻。子叶细胞充满糊粉粒与油滴（图 10-15）。

粉末：灰黄色。①种皮栅状细胞侧面观有纵沟纹，光辉带 1 条，位于上侧近边缘处，顶面观多角形，胞腔极小，孔沟细，底面观呈圆多角形，胞腔含红棕色物。②支持细胞侧面观哑铃形，表面观类圆形。③壁内腺（内生腺体）易破碎，完整者类圆形，由十数个至数十个纵向延长呈放射状排列的细胞构成。④草酸钙柱晶细小，成片存在于中果皮细胞中（图 10-16）。

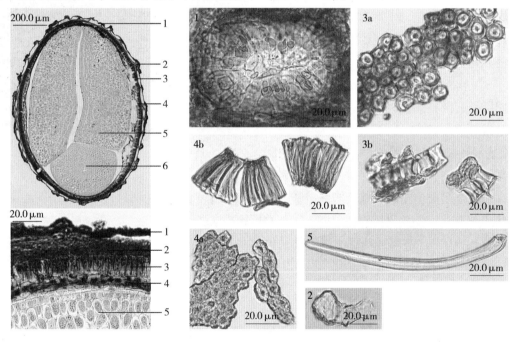

图 10-15 补骨脂（果实）横切面
1 果皮表皮 2. 中果皮 3. 种皮外表皮
4. 支持细胞 5. 子叶细胞 6. 胚根

图 10-16 补骨脂粉末
1. 壁内腺 2. 腺毛 3. 种皮支持细胞（3a. 顶面观 3b. 侧面观）
4. 种皮栅状细胞（4a. 顶面观 4b. 侧面观） 5. 非腺毛

【化学成分】①香豆素类：主要为补骨脂素（psoralen）、异补骨脂素（isopsoralen）、补骨脂定、异补骨脂定、补骨脂内酯、双羟异补骨脂定等。②黄酮类：有补骨脂甲素、补骨脂乙素、补骨脂甲素甲醚、异补骨脂甲素、异补骨脂乙素甲醚、新补骨脂异黄酮、补骨脂色烯素、补骨脂宁等。③单萜酚类有补骨脂酚等。

补骨脂素、异补骨脂素具有雌激素样作用及止血、抗肿瘤或光敏作用。

【理化鉴别】粉末乙酸乙酯超声处理，滤液蒸干，残渣加乙酸乙酯溶解作供试品溶液，以补骨脂素、异补骨脂素对照品作对照，按薄层色谱法，用硅胶 G 板，以正己烷-乙酸乙酯（4：1）为展开剂，喷10%氢氧化钾甲醇溶液显色，置紫外光灯（365nm）下检视。供试品色谱中，在与对照品色谱相应的位置上，显相同的两个荧光斑点。

【质量评价】

1. 经验鉴别　以颗粒饱满均匀、色黑褐、纯净无杂质者为佳。

2. 含量测定　按高效液相色谱法测定，含补骨脂素（$C_{11}H_6O_3$）和异补骨脂素（$C_{11}H_6O_3$）的总量不得少于0.70%。

【性味功效】性温，味辛、苦。温肾助阳，纳气平喘，温脾止泻；外用消风祛斑。

【知识链接】常见伪品有：①茄科植物曼陀罗 *Datura stramonium* L. 的干燥种子。略呈肾形，稍扁平。表面黑色、灰黑色或棕黑色，不规则隆起，具细密的点状小凹坑，背侧呈拱形隆起，腹侧的下方具一楔形种脐，中间为裂口状的种孔。具油性。②茄科植物毛曼陀罗 *Datura innoxia* Miller. 的干燥种子。略呈肾形。表面黄棕色，具细微的网状纹理，边缘有明显不规则的弯曲沟纹，背侧呈弓形隆起，腹侧具黑色的种柄，种脐呈深缝状。略显油性。均有毒。

>>> **知识链接** o- -

香豆素类成分补骨脂素、异补骨脂素为补骨脂的主要活性成分及质量评价的指标性成分。近年来，药理学研究证实补骨脂中的黄酮类成分具有较广泛的药理作用。其中，补骨脂宁具有抗炎、抗氧化、抗肿瘤等作用，在对抗高脂血症、胰岛素抵抗、动脉粥样硬化、肝癌和神经系统疾病的研究中展现出较强的药理活性。最新研究还显示，补骨脂宁能延长代谢应激下的老年小鼠的寿命，通过促进小鼠的抗逆性来改善健康和生存。

- o

枳壳

Zhiqiao；Aurantii Fructus

【来源】为芸香科植物酸橙 *Citrus aurantium* L. 及其栽培变种的干燥未成熟果实。

【采收加工】7月果实尚绿时采收，自中部横切成两半，晒干或低温干燥。

【产地】主产于江西、四川、湖南、湖北、贵州等省，多系栽培。以江西清江、新干所产最为闻名，商品习称"江枳壳"。

【性状鉴别】呈半球形，直径3~5cm。外果皮棕褐色至褐色，有颗粒状突起，突起的顶端有凹点状油室；有明显的花柱残迹或果梗痕。切面中果皮黄白色，光滑而稍隆起，厚0.4~1.3cm，边缘散有1~2列油室；瓤囊7~12瓣，少数至15瓣，汁囊干缩呈棕色至棕褐色，内藏种子。质坚硬，不易折断。气清香，味苦、微酸（图10-17）。

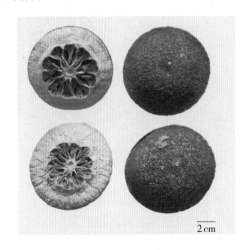

图10-17　枳壳药材

【显微鉴别】果实横切面：表皮由1列极小的细胞组成，外被角质层，并具气孔。中果皮发达，有大型油室不规则排列成1~2列，油室呈卵形或椭圆形。中果皮外侧细胞散有较多草酸钙斜方晶或棱晶；内侧细胞排列极疏松，维管束纵横散布。薄壁细胞中可见橙皮苷结晶（图10-18）。

粉末：黄白色或棕黄色。①中果皮细胞类圆形或形状不规则，壁大多呈不均匀增厚。②果皮表皮细胞表面观多角形、类方形或长方形，气孔环式，副卫细胞5~9个，侧面观外被角质层。③汁囊组织淡

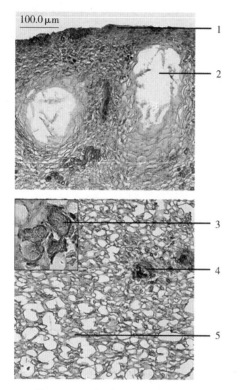

图 10 – 18　枳壳（酸橙果实）横切面
1. 表皮（外果皮）　2. 油室　3. 橙皮苷结晶
4. 维管束　5. 中果皮

黄色或无色，细胞多皱缩，并与下层细胞交错排列。④草酸钙方晶存在于果皮和汁囊细胞中，呈斜方形、多面体形或双锥形。⑤螺纹导管、网纹导管和管胞细小。⑥橙皮苷结晶存在于薄壁细胞中（图 10 – 19）。

【化学成分】主含黄酮类及挥发油成分。黄酮类成分主要有柚皮苷（naringin）、橙皮苷（hesperidin）、新橙皮苷（neohesperidin）、川陈皮素（nobiletin）等。挥发油中主要成分为右旋柠檬烯（约 90%）、枸橼醛、右旋芳樟醇（d – linalool）和邻氨基苯甲酸甲酯等。此外，尚含辛弗林和 N – 甲基酪胺。

N – 甲基酪胺有利尿等作用；辛弗林有较强的扩张气管和支气管作用。

【理化鉴别】粉末甲醇提取液作供试品溶液。以柚皮苷、新橙皮苷对照品作对照，按薄层色谱法，用硅胶 G 板，以三氯甲烷 – 甲醇 – 水（13∶6∶2）下层溶液为展开剂，喷 3% 三氯化铝乙醇溶液显色，置紫外光灯（365nm）下检视。供试品色谱中，在与对照品色谱相应的位置上，呈相同颜色的荧光斑点。

【质量评价】

1. 经验鉴别　以外皮色棕褐、果肉厚、质坚硬、香气浓者为佳。

2. 含量测定　按高效液相色谱法测定，含柚皮苷（$C_{27}H_{32}O_{14}$）不得少于 4.0%，新橙皮苷（$C_{28}H_{34}O_{15}$）不得少于 3.0%。

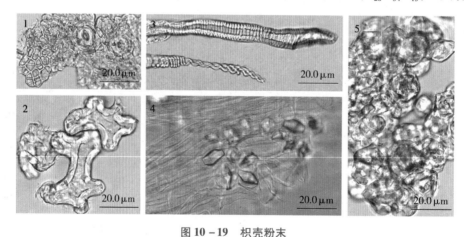

图 10 – 19　枳壳粉末
1. 表皮细胞及气孔　2. 中果皮细胞　3. 导管　4. 瓤囊细胞及方晶　5. 橙皮苷结晶

【性味功效】性微寒，味苦、辛、酸。理气宽中，行滞消胀。

【知识链接】除酸橙的果实作枳壳入药外，常见的还有：①同属植物酸橙的栽培品代代花 *Citrus aurantium* 'Daidai' 的干燥果实。又名苏枳壳。主产于江苏。外皮绿褐色或棕褐色，基部常带有残存的宿萼和果柄残基。中心柱直径 0.5～1cm。②同科植物枸橘 *Poncirus trifoliate*（L.）Raf. 的干燥果实，产于福建等地。外皮灰绿色，有细柔毛。③同属植物香圆 *Citrus wilsonii* Tanaka 的干燥果实。产于陕西等地。外皮灰绿色，常有棕黄色斑块，表面粗糙。果顶具"金钱"环。

【附】

枳实

Zhishi；Aurantii Fructus Immaturus

为芸香科植物酸橙 *Citrus aurantium* L. 及其栽培变种或甜橙 *Citrus sinensis* Osbeck 的干燥幼果。夏至前拾取地上经风吹落或自行脱落的幼小果实，晒干。较大者横切为两半后晒干。呈半球形，少数为球形。外果皮黑绿色或暗棕绿色，具颗粒状突起和皱纹，有明显的花柱残迹或果梗痕。切面中果皮略隆起，黄白色或黄褐色，边缘有 1~2 列油室，瓤囊棕褐色。质坚硬。气清香，味苦、微酸。目前薄层鉴别和含量测定均以辛弗林为对照品；用高效液相色谱法测定，辛弗林的含量不得少于 0.30%。破气消积，化痰散痞。

作枳实药用的还有同属植物香圆 *Citrus wilsonii* Tanaka 的幼果，外表灰红棕色至暗绿棕色，大的果实顶端有"金钱"环。微酸而后微苦。同科植物枸橘 *Poncirus trifoliate*（L.）Rafin. 的幼小果实，也有作枳实入药，习称"绿衣枳实"，外表面绿色，有细柔毛。

陈皮

Chenpi；Citri Reticulatae Pericarpium

【来源】 为芸香科植物橘 *Citrus reticulata* Blanco 及其栽培变种的干燥成熟果皮。药材分为"陈皮"和"广陈皮"。采摘成熟果实，剥取果皮，晒干或低温干燥。

【产地】 主产于广东、福建、四川、江苏等省，均为栽培品。

【性状鉴别】 陈皮：常剥成数瓣，基部相连，有的呈不规则的片状，厚 1~4mm。外表面橙红色或红棕色，有细皱纹及凹下的点状油室；内表面浅黄白色，粗糙，附黄白色或黄棕色筋络状维管束。质稍硬而脆。气香，味辛、苦（图 10 – 20）。

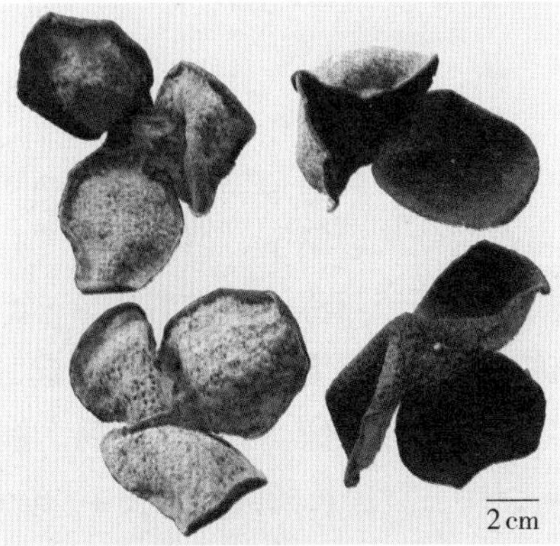

广陈皮：常 3 瓣相连，形状整齐，厚度均匀，约 1mm。点状油室较大，对光照视，透明清晰。质较柔软。

图 10 – 20　陈皮药材

【显微鉴别】 粉末：黄白色至黄棕色。①中果皮薄壁组织众多，细胞形状不规则，壁不均匀增厚，有的成连珠状。②果皮表皮细胞表面观多角形、类方形或长方形，垂周壁增厚，气孔类圆形，副卫细胞不清晰；侧面观外被角质层，靠外侧的径向壁增厚。③草酸钙方晶成片存在于中果皮薄壁细胞中，呈多面体形、菱形或双锥形；有的一个细胞内含有由两个多面体构成的平行双晶或 3~5 个方晶。④橙皮苷结晶大多存在于薄壁细胞中，黄色或无色，呈圆形或无定形团块，有的可见放射状条纹。⑤螺纹导管、孔纹导管和网状导管及管胞较小。

【化学成分】 ①含挥发油 2%~4%，油中主要成分为右旋柠檬烯（*d* – limonene，占 80% 以上）及柠檬醛、α – 蒎烯、β – 月桂烯、β – 水芹烯、α – 罗勒烯等。②黄酮类主要为橙皮苷（hesperidin）、橘皮素（tangeretin）、新橙皮苷、川陈皮素、二氢川陈皮素、5,6,7,8,4′ – 五甲氧基黄酮等。③尚含 2 – 甲氨基苯甲酸甲酯、肌醇、β – 谷甾醇、维生素 B_1、对羟福林等。

【质量评价】

1. 经验鉴别 以瓣大、完整、颜色鲜、油润、质柔软、气浓、辛香、味稍甜后感苦辛者为佳。

2. 检查 按真菌毒素测定法测定，每 1000g 含黄曲霉毒素 B_1 不得过 5μg，黄曲霉毒素 G_2、黄曲霉毒素 G_1、黄曲霉毒素 B_2、和黄曲霉毒素 B_1、的总量不得过 10μg。

3. 含量测定 按高效液相色谱法测定，陈皮含橙皮苷（$C_{28}H_{24}O_{14}$）得少于 3.5%，饮片含橙皮苷

（$C_{28}H_{24}O_{14}$）不得少于 2.5%。广陈皮含橙皮苷（$C_{28}H_{24}O_{14}$）不得少于 2.0%，含川陈皮素（$C_{21}H_{22}O_8$）和橘皮素（$C_{20}H_{20}O_7$）的总量不得少于 0.42%；饮片含橙皮苷（$C_{28}H_{24}O_{14}$）不得少于 1.75%，含川陈皮素（$C_{21}H_{22}O_8$）和橘皮素（$C_{20}H_{20}O_7$）的总量不得少于 0.40%。

【性味功效】性温，味苦、辛。理气健脾，燥湿化痰。

>>> **知识链接** •---

陈皮有川陈皮、福建陈皮、广陈皮等，以广陈皮为上品，广陈皮中以新会产地的陈皮为佳。新会陈皮炮制技艺包含采摘、开皮、反皮、翻皮、晒制、陈化，形成"三年育苗、三年挂果、三批采收、三个品种、三瓣开皮、三年晒皮、三级分皮、三年陈化、长久贮存"的独具地方特色的炮制技艺，并经陈皮经商家族与民间以口手相传的方式世代相传，新会区几乎家家户户都有新会陈皮。新会人历来以陈皮保健养生、馈赠亲友、随嫁送礼，新会陈皮成为连接新会游子和故乡的重要纽带和文化见证。

目前，经严密考究炮制出来的新会陈皮药用价值高、应用广泛，北京同仁堂、广东陈李济等老字号以其为原料制成 50 多个中成药品种。在《新型冠状病毒肺炎诊疗方案（试行第八版）》中，陈皮为不同阶段中医治疗方中常用药材。

---•

【附】

青皮

Qingpi；Citri Reticulatae Pericarpium Viride

为芸香科植物橘 *Citrus reticulata* Blanco 及其栽培变种的干燥幼果或未成熟果实的果皮。5~6 月收集自落的幼果，晒干，习称"个青皮"；7~8 月采收未成熟的果实，在果皮上纵剖成 4 瓣至基部，除尽瓤瓣，晒干，习称"四花青皮"。个青皮：呈类球形，直径 0.5~2cm。表面灰绿色或黑绿色，微粗糙，有细密凹下的油室，顶端有稍突起的柱基，基部有圆形果梗痕。质硬，断面果皮黄白色或淡黄棕色，厚 1~2mm，外缘有油室 1~2 列。瓤囊 8~10 瓣，淡棕色。气清香，味酸、苦、辛。四花青皮：果皮剖成 4 裂片，裂片长椭圆形，长 4~6cm，厚 1~2mm。外表面灰绿色或黑绿色，密生多数油室；内表皮类白色或黄白色，粗糙，附黄白色或黄棕色小筋络。质稍硬，易折断，断面外缘有油室 1~2 列。气香，味苦、辛。含挥发油及黄酮等。性温，味苦、辛。疏肝破气，消积化滞。

化橘红

Huajuhong；Citri Grandis Exocarpium

为芸香科植物化州柚 *Citrus grandis* 'Tomentosa' 或柚 *Citrus grandis* (L.) Osbeck 的未成熟或近成熟的干燥外层果皮。前者习称"毛橘红"，后者习称"光七爪""光五爪"。夏季果实未成熟时采收，置沸水中略烫后，将果皮割成 5 或 7 瓣，除去果瓤和部分中果皮，压制成形，干燥。化州柚呈对折的七角或展平的五角星状，单片呈柳叶形。外表面黄绿色，密布茸毛，有皱纹及小油室；内表面黄白色或淡黄棕色，有脉络纹。质脆，易折断，断面不整齐，外缘有 1 列不整齐的下凹的油室，内侧稍柔而有弹性。气芳香，味苦、微辛。柚外表面黄绿色至黄棕色，无毛。主含挥发油、黄酮苷类成分。

佛手

Foshou；Citri Sarcodactylis Fructus

为芸香科植物佛手 *Citrus medica* L. var. *sarcodactylis* Swingle 的干燥果实。秋季果实尚未变黄或变黄时采收，纵切成薄片，晒干或低温干燥。呈类椭圆形或卵圆形的薄片，常皱缩或卷曲。顶端稍宽，常有 3~5 个手指状的裂瓣，基部略窄，有的可见果梗痕。外皮黄绿色或橙黄色，有皱纹及油点。果肉浅黄白色或浅黄色，散有凹凸不平的线状或点状维管束，质硬而脆，受潮后柔韧。气香，味微甜后苦。果实含挥发油，主要成分为柠檬烯，并含黄酮、香豆素等。性温，味辛、苦、酸。疏肝理气，和胃止痛，燥湿化痰。

吴茱萸
Wuzhuyu；Euodiae Fructus

【来源】　为芸香科植物吴茱萸 *Euodia rutaecarpa*（Juss.）Benth.、石虎 *Euodia rutaecarpa*（Juss.）Benth. var. *officinalis*（Dode）Huang 或疏毛吴茱萸 *Euodia rutaecarpa*（Juss.）Benth. var. *bodinieri*（Dode）Huang 的干燥近成熟果实。

【采收加工】　8～11月果实尚未开裂时，剪下果枝，晒干或低温干燥，除去枝、叶、果梗等杂质。

【产地】　主产于贵州、广西、湖南、云南等省。多栽培。以贵州、广西产量最大，湖南常德产者质量最好。

【性状鉴别】　呈球形或略呈五角状扁球形，直径2～5mm。表面暗黄绿色至褐色，粗糙，有多数点状突起或凹下的油点。顶端有五角星状的裂隙，基部残留被有黄色茸毛的果梗。质硬而脆，横切面子房5室，每室有淡黄色种子1粒。气芳香浓郁，味辛辣而苦。用水浸泡果实，有黏液渗出（图10-21）。

【显微鉴别】　果实横切面：外果皮表皮细胞1列，大多含橙皮苷结晶。中果皮较厚，散有多数大型油室，薄壁细胞中含有草酸钙簇晶，近内果皮较密，中果皮内尚散有维管束。内果皮为4～5列切向延长的薄壁细胞。果实每室有种子1粒，种皮石细胞呈梭性，栅状排列，壁较厚，胚乳细胞多角形（图10-22）。

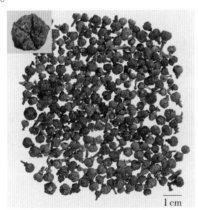

图10-21　吴茱萸药材

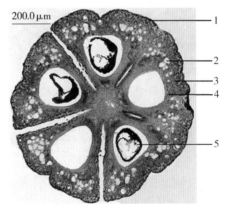

图10-22　吴茱萸（果实）横切面
1. 外果皮　2. 油室　3. 中果皮
4. 内果皮　5. 种子

粉末：褐色。①非腺毛2～6细胞，壁疣明显，有的胞腔内含棕黄色至棕红色物。②腺毛头部7～14细胞，椭圆形，常含黄棕色内含物；柄2～5细胞。③草酸钙簇晶较多，偶有方晶。④石细胞类圆形或长方形，胞腔大。⑤油室碎片有时可见，淡黄色（图10-23）。

【化学成分】　①挥发油，油中主要成分为吴萸烯，为油的香气成分；并含罗勒烯、吴萸内酯。②生物碱，主要有吴茱萸碱（evodiamine）、吴茱萸次碱（rutaecarpine）等。③苦味素类，主要包括柠檬苦素（obaculactone）、吴茱萸苦素（rutaevine）等。

【理化鉴别】　粉末乙醇提取液作供试品溶液，以吴茱萸次碱、吴茱萸碱对照品作对照，按薄层色谱法，用硅胶G板，以石油醚（60～90℃）-乙酸乙酯-三乙胺（7∶3∶0.1）为展开剂，置紫外光灯（365nm）下检视。供试品色谱中，在与对照品色谱相应的位置上，显相同颜色的荧光斑点。

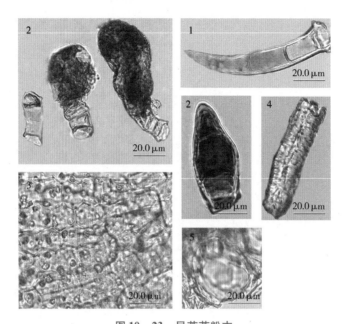

图 10 – 23　吴茱萸粉末

1. 非腺毛　2. 腺毛　3. 草酸钙簇晶　4. 石细胞　5. 油室碎片

【质量评价】

1. 经验鉴别　以粒小、饱满坚实、色绿、香气浓烈者为佳。

2. 浸出物　按醇溶性浸出物热浸法测定，稀乙醇浸出物不得少于 30%。

3. 含量测定　按高效液相色谱法测定，含吴茱萸碱（$C_{19}H_{17}N_3O$）和吴茱萸次碱（$C_{18}H_{13}N_3O$）的总量不得少于 0.15%，柠檬苦素（$C_{26}H_{30}O_8$）不得少于 0.20%。

【性味功效】　性热，味辛、苦；有小毒。散寒止痛，降逆止呕，助阳止泻。

【知识链接】　常见的混伪品有：①臭辣子：为芸香科植物臭辣吴萸 *Euodia fargesii* Dode 的果实。蓇葖果 4～5 个，常单个脱落；外表面红棕色至暗棕色，具众多突起的油点；内表面类白色，密被细毛；内果皮常与果皮分离脱出，呈翼状，黄白色；种子卵形，黑色有光泽；具不适臭气，味辛而麻。②马桑子：为马桑科植物马桑 *Coriaria nepalensis* Wall. 的近成熟果实。果实略呈球形或扁球形，棱角较明显；表面暗棕色、黄色或黑褐色，顶端有五角形星状的裂隙，基部残留黄绿色至黑褐色花萼和被有黄绿色细茸毛的果梗；质硬而脆，搓之种子易脱落，果肉较薄；子房 5 室，剖开后有椭圆形种子 5 枚；气微香，味微甘、辛。本品有毒，应注意鉴别。

川楝子

Chuanlianzi；Toosendan Fructus

为楝科植物川楝 *Melia toosendan* Sieb. et Zucc 的干燥成熟果实。冬季果实成熟时采收，除去杂质，干燥。呈类球形，直径 2～3.2cm。表面金黄色至棕黄色，微具光泽，少数凹陷或皱缩，具深棕色小点。顶端有花柱残痕，基部凹陷，有果梗痕。外果皮革质，与果肉间常成空隙，果肉松软，淡黄色，遇水润湿显黏性。果核球形或卵圆形，质坚硬，两端平截，有 6～8 条纵棱，内分 6～8 室，每室含黑棕色长圆形的种子 1 粒。气特异，味酸、苦。果实含四环三萜类，主要成分为川楝素及异川楝素。性寒，味苦；有小毒。疏肝泄热，行气止痛，杀虫。

巴豆

Badou；Crotonis Fructus

【来源】　为大戟科植物巴豆 *Croton tiglium* L. 的干燥成熟果实。

【采收加工】秋季果实成熟时采收，堆积 2～3 天发汗，摊开，干燥。

【产地】主产于四川、广西、云南、贵州等省区。

【性状鉴别】呈卵圆形，一般具三棱，长 1.8～2.2cm，直径 1.4～2cm。表面灰黄色或稍深，粗糙，有纵线 6 条，顶端平截，基部有果梗痕。破开果壳，可见 3 室，每室含种子 1 粒。种子呈略扁的椭圆形，长 1.2～1.5cm，直径 7～9mm，表面棕色或灰棕色，一端有小点状的种脐和种阜的瘢痕，另端有微凹的合点，其间有隆起的种脊；外种皮薄而脆，内种皮呈白色薄膜；种仁黄白色，油质。气微，味辛辣（图 10－24）。

【显微鉴别】果实及种子横切面：外果皮为 1 列表皮细胞，外被多细胞星状毛。中果皮外侧有 10 余列薄壁细胞，散有石细胞、草酸钙方晶或簇晶；中部有约 4 列纤维状石细胞组成的环带；内侧为数列薄壁细胞。内果皮为 3～5 列纤维状厚壁细胞。种皮表皮细胞由 1 列径向延长的长方形细胞组成，其下为 1 列厚壁性栅状细胞，胞腔线性，外端略膨大（图 10－25）。

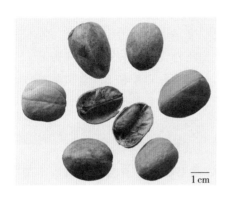

图 10－24　巴豆药材

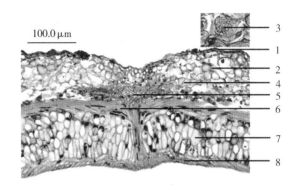

图 10－25　巴豆（果皮）横切面

1. 外果皮　2. 石细胞　3. 草酸钙簇晶
4. 中果皮　5. 维管束　6. 纤维状石细胞环
7. 薄壁细胞　8. 内果皮（纤维层）

【化学成分】种仁主要含脂肪油（巴豆油）。油中主要为巴豆树脂（croton resin），系巴豆醇（phorbol）、甲酸、丁酸及巴豆油酸（crotonic acid）结合而成的酯，有强烈的致泻作用；油中尚含强刺激性成分（具泻下作用）和致癌成分，为亲水性的巴豆醇的 10 多种双酯化合物。此外，尚含一种毒性球蛋白称巴豆毒素（crotin）、巴豆苷（crotonoside）及氨基酸和酶等。

巴豆油有抗菌、抗肿瘤作用；巴豆毒素能抑制蛋白质的合成；巴豆油能刺激肠道蠕动而致泻，大量的巴豆油可引起剧烈泻下，甚至导致死亡。

【理化鉴别】粉末石油醚超声提取液作供试品溶液，以巴豆对照药材作对照，按薄层色谱法，用硅胶 G 板，以石油醚（60～90℃）－乙酸乙酯－甲酸（10：1：0.5）为展开剂，喷 10% 硫酸乙醇溶液显色。供试品色谱中，在与对照药材色谱相应的位置上，显相同颜色的斑点。

【质量评价】

1. 经验鉴别　以种子饱满、种仁色黄白、无杂质者为佳。

2. 含量测定　含脂肪油不得少于 22.0%；按高效液相色谱法测定，含巴豆苷（$C_{10}H_{13}N_5O_5$）不得少于 0.80%。

【性味功效】性热，味辛；有大毒。外用蚀疮。

酸枣仁

Suanzaoren；Ziziphi Spinosae Semen

【来源】为鼠李科植物酸枣 *Ziziphus jujuba* Mill. var. *spinosa*（Bunge）Hu ex H. F. Chou 的干燥成熟种

子。秋末冬初果实成熟时采收，除去果肉及核壳，收集种子，晒干。

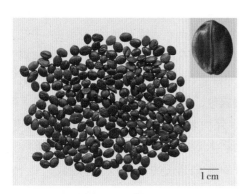

图 10 - 26　酸枣仁药材

【产地】主产于河北、陕西、辽宁、河南等省。

【性状鉴别】呈扁圆形或扁椭圆形，长 5 ~ 9mm，宽 5 ~ 7mm，厚约 3mm。表面紫红色或紫褐色，平滑有光泽，有的有裂纹。有的两面均呈圆隆状突起；有的一面较平坦，中间有 1 条隆起的纵线纹；另一面稍突起，边缘略薄。一端凹陷，可见线形种脐；另一端有细小凸起的合点。种皮较脆，胚乳白色，子叶 2，浅黄色，富油性。气微，味淡（图 10 - 26）。

【显微鉴别】粉末：棕红色。①种皮栅状细胞棕红色，表面观多角形，壁厚，木化，胞腔小；侧面观呈长条形，外壁增厚，侧壁上、中部甚厚，下部渐薄；底面观类多角形或圆多角形。②种皮内表皮细胞棕黄色，表面观长方形或类方形，垂周壁连珠状增厚，木化。③子叶表皮细胞含细小草酸钙簇晶和方晶。

【化学成分】种子含三萜皂苷，主要成分为酸枣仁皂苷（jujuboside）A 和 B。含黄酮类成分斯皮诺素（spinosin）等。还含齐墩果酸、阿魏酸、油酸等。

【质量评价】

1. 经验鉴别　以粒大、饱满、完整、有光泽、外皮红棕色、无核壳者为佳。

2. 检查　重金属及有害元素检测：用原子吸收分光光度法或电感耦合等离子体质谱法测定，本品铅不得过 5mg/kg；镉不得过 1mg/kg；砷不得过 2mg/kg；汞不得过 0.2mg/kg；铜不得过 20mg/kg。

黄曲霉毒素：按真菌毒素测定法测定，每 1000g 含黄曲霉毒素 B_1 不得过 5μg，含黄曲霉毒素 G_2、黄曲霉毒素 G_1、黄曲霉毒素 B_2 和黄曲霉毒素 B_1 的总量不得过 10μg。

3. 含量测定　按高效液相色谱法测定，含酸枣仁皂苷 A（$C_{58}H_{94}O_{26}$）不得少于 0.030%；含斯皮诺素（$C_{28}H_{32}O_{15}$）不得少于 0.080%。

【性味功效】性平，味甘、酸。养心补肝，宁心安神，敛汗，生津。

胖大海

Pangdahai；Sterculiae Lychnophorae Semen

为梧桐科植物胖大海 *Sterculia lychnophora* Hance 的干燥成熟种子。4 ~ 6 月果实开裂时，采下成熟的种子，晒干。呈纺锤形或椭圆形。先端钝圆，基部略尖而歪，具浅色的圆形种脐。表面棕色或暗棕色，微有光泽，具不规则的干缩皱纹。外层种皮极薄，质脆，易脱落。中层种皮较厚，黑褐色，质松易碎，遇水膨胀成海绵状。断面可见散在的树脂状小点。内层种皮可与中层种皮剥离，稍革质，内有 2 片肥厚胚乳，广卵形；子叶 2，菲薄，紧贴于胚乳内侧，与胚乳等大。气微，味淡，嚼之有黏性。主要含聚戊糖、黏液质、胖大海素（sterculin）、西黄蓍胶黏素（bassorin）、挥发油、脂肪油等成分。性寒，味甘。清热润肺，利咽开音，润肠通便。

小茴香

Xiaohuixiang；Foeniculi Fructus

【来源】为伞形科植物茴香 *Foeniculum vulgare* Mill. 的干燥成熟果实。

【采收加工】秋季果实初熟时采割植株，晒干，打下果实，除去杂质。

【产地】主产于宁夏、山西、内蒙古、甘肃、辽宁等省区。

【性状鉴别】为双悬果，呈圆柱形，有的稍弯曲，长 4 ~ 8mm，直径 1.5 ~ 2.5mm。表面黄绿色或淡黄色，两端略尖，顶端残留有黄棕色突起的柱基，基部有时有细小的果梗。分果呈长椭圆形，背面有纵棱5条，接合面平坦而较宽。横切面略呈五边形，背面的四边约等长。有特异香气，味微甜、辛（图10－27）。

【显微鉴别】分果横切面：外果皮为1列扁平细胞，外被角质层；中果皮纵棱有维管束，其周围有多数木化网纹细胞；背面纵棱间各有大的椭圆形棕色油管1个，接合面有油管2个，共6个。内果皮为1列扁平薄壁细胞，细胞长短不一。种皮细胞扁长，含棕色物；胚乳细胞多角形，含多数糊粉粒，每个糊粉粒中含有细小草酸钙簇晶（图10－28）。

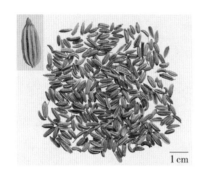

图10－27　小茴香药材

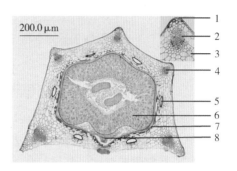

图10－28　小茴香（果实分果）横切面
1. 外果皮　2. 韧皮部　3. 网纹细胞
4. 维管束　5. 油管　　6. 内胚乳
7. 内果皮　8. 种脊维管束

粉末：绿黄色或黄棕色。①网纹细胞壁厚，木化，具卵圆形网状纹孔；②油管黄棕色或深红棕色，分泌细胞多角形；③内果皮细胞镶嵌状，5~8个狭长细胞为1组，以其长轴相互作不规则方向嵌列；④内胚乳细胞多角形，壁颇厚，含多数糊粉粒，每一糊粉粒含1个细小草酸钙簇晶（图10－29）。

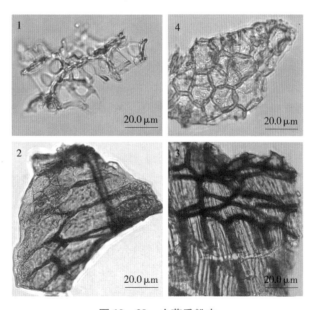

图10－29　小茴香粉末
1. 网纹细胞　2. 油管碎片　3. 镶嵌状细胞　4. 内胚乳细胞

【化学成分】主含挥发油，组成成分主要为反式茴香脑（trans‑anethole），α‑小茴香酮，甲基胡椒酚，茴香醛（p‑anisaldehyde）、β‑香叶烯、α‑蒎烯、β‑蒎烯、莰烯、α‑水芹烯等。此外，尚含脂肪油、香豆素、黄酮和氨基酸等成分。

挥发油对豚鼠气管平滑肌有松弛作用，并能促进肝组织再生、镇痛及己烯雌酚样作用等。反式茴香脑作为升白治疗癌症及长期接触放射线或药物所致或原因不明的低白细胞症，具有较好的疗效。

【理化鉴别】 粉末乙醚超声提取，滤液挥干，残渣加三氯甲烷溶解作供试品溶液，以茴香醛对照品作对照，按薄层色谱法，用硅胶 G 板，以石油醚（60~90℃）－乙酸乙酯(17:2.5)为展开剂，喷二硝基苯肼试液。供试品色谱中，在与对照品色谱相应的位置上，显相同的橙红色斑点。

【质量评价】

1. 经验鉴别 以颗粒饱满、色黄绿、气香浓者为佳。

2. 含量测定 按挥发油测定法测定，挥发油不得少于 1.5%（ml/g）；按气相色谱法测定，含反式茴香脑（$C_{10}H_{12}O$）不得少于 1.4%。

【性味功效】 性温，味辛。散寒止痛，理气和胃。

蛇床子

Shechuangzi；Cnidii Fructus

为伞形科植物蛇床 *Cnidium monnieri*（L.）Cuss. 的干燥成熟果实。夏、秋两季果实成熟时采收，除去杂质，晒干。为双悬果，呈椭圆形。长 2~4mm，直径约 2mm。表面灰黄色或灰褐色，顶端有 2 枚向外弯曲的柱基，基部偶有细柄。分果的背面有薄而突起的纵棱 5 条，接合面平坦，有 2 条棕色略突起的纵棱线。果皮松脆，揉搓易脱落，种子细小，灰棕色，显油性。气香，味辛凉，有麻舌感。果实含挥发油和香豆素类成分。性温，味辛、苦，有小毒。燥湿祛风，杀虫止痒，温肾壮阳。

山茱萸

Shanzhuyu；Corni Fructus

【来源】 为山茱萸科植物山茱萸 *Cornus officinalis* Sieb. et Zucc. 的干燥成熟果肉。

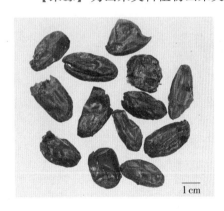

图 10-30 山茱萸药材

【采收加工】 秋末冬初果实变红时采收果实，用文火焙烘或置沸水中略烫后，及时除去果核，干燥。

【产地】 主产于河南、浙江、陕西等省。

【性状鉴别】 呈不规则的片状或囊状，长 1~1.5cm，宽 0.5~1cm。表面紫红色至紫黑色，皱缩，有光泽。顶端有的有圆形宿萼痕，基部有果梗痕。质柔软。气微，味酸、涩、微苦（图 10-30）。

【显微鉴别】 粉末：红褐色。①果皮表皮细胞橙黄色，表面观多角形或类长方形，垂周壁连珠状增厚，外平周壁颗粒状角质增厚，胞腔含淡橙黄色物。②中果皮细胞橙棕色，多皱缩。③草酸钙簇晶少数。④石细胞类方形、卵圆形或长方形，纹孔明显，胞腔大。菊糖类圆形，存在于中果皮细胞中。⑤导管主要为螺纹导管。⑥纤维较少，细长或较粗短，末端尖、钝圆或较平截，木化，纹孔圆点状或人字形（图 10-31）。

【化学成分】 主含苷类成分，包括山茱萸苷、马钱苷（loganin）、莫诺苷（morroniside）、獐牙菜苷等，还含有熊果酸、鞣质、有机酸及维生素 A 等成分。

山茱萸苷对 1 型糖尿病患者有抗糖尿病的作用。马钱苷对非特异性免疫功能有增强作用，能促进巨噬细胞的吞噬功能，延缓衰老；并有防辐射、抗肿瘤、抗炎、抗菌、镇咳、祛痰等作用。

【理化鉴别】

1. 粉末乙酸乙酯超声提取，滤液蒸干，残渣加无水乙醇溶解，作供试品溶液，以熊果酸对照品作对照，按薄层色谱法，用硅胶 G 板，以甲苯－乙酸乙酯－甲酸（20∶4∶0.5）为展开剂，喷 10% 硫酸

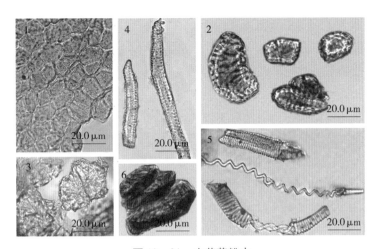

图 10 – 31　山茱萸粉末

1. 果皮表皮细胞表面观　2. 石细胞　3. 菊糖　4. 纤维　5. 导管　6. 中果皮细胞

乙醇溶液显色。供试品色谱中，在与对照品色谱相应的位置上，显相同的紫红色斑点；置紫外光灯（365nm）下检视，显相同的橙黄色荧光斑点。

2. 粉末甲醇提取液作供试品溶液，以莫诺苷、马钱苷对照品作对照，按薄层色谱法，用硅胶 G 板，以三氯甲烷 – 甲醇（3∶1）为展开剂，喷 10% 硫酸乙醇溶液显色，置紫外光灯（365nm）下检视。供试品色谱中，在与对照品色谱相应的位置上，显相同颜色的荧光斑点。

【质量评价】

1. **经验鉴别**　以个大皮肉厚、色紫红、质柔软、油润、无核、味酸者为佳。

2. **检查**　重金属及有害元素检测：用原子吸收分光光度法或电感耦合等离子体质谱法测定，铅不得过 5mg/kg；镉不得过 1mg/kg；砷不得过 2mg/kg；汞不得过 0.2mg/kg；铜不得过 20mg/kg。

3. **浸出物**　按水溶性浸出物冷浸法测定，不得少于 50%。

4. **含量测定**　按高效液相色谱法测定，含莫诺苷（$C_{17}H_{26}O_{11}$）和马钱苷（$C_{17}H_{26}O_{10}$）的总量不得少于 1.2%。

【性味功效】性微温，味酸、涩。补益肝肾，收涩固脱。

连翘

Lianqiao；Forsythiae Fructus

【来源】为木犀科植物连翘 *Forsythia suspensa*（Thunb.）Vahl 的干燥果实。秋季果实初熟尚带绿色时采收，除去杂质，蒸熟，晒干，习称"青翘"；果实熟透时采收，晒干，除去杂质，习称"老翘"。

【产地】主产于山西、陕西、河南等省。

【性状鉴别】呈长卵形至卵形，稍扁，长1.5～2.5cm，直径0.5～1.3cm。表面有不规则的纵皱纹及多数突起的小斑点，两面各有 1 条明显的纵沟。顶端锐尖，基部有小果柄或已脱落。青翘多不开裂，表面绿褐色，突起的灰白色小斑点较少；质硬；种子多数，黄绿色，细长，一侧有翅。老翘自顶端开裂或裂成两瓣，表面黄棕色或红棕色，内表面多为浅黄棕色，平滑，具一纵隔；质脆；种子棕色，多已脱落。气微香，味苦（图 10 – 32）。

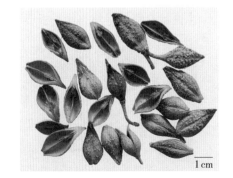

图 10 – 32　连翘药材

【显微鉴别】果皮横切面：外果皮为 1 列扁平细胞，外壁及侧壁增厚，被角质层。中果皮外侧薄壁组织中散有维管束，中果皮内侧为多列石细胞，长条形、类圆形或长圆形，壁厚薄不一，多切向镶嵌状排列。内果皮为 1 列薄壁细胞。

【主要成分】 含连翘酚，连翘苷（phillyrin），连翘酯苷（forsythoside）A、B，牛蒡子苷元（arctigenin），罗汉松脂苷，连翘脂素，齐墩果酸等成分。

【质量评价】

1. 经验鉴别 "青翘"以色墨绿、不开裂者为佳；"老翘"以色黄、壳厚、无种子、纯净者为佳。

2. 浸出物 按醇溶性浸出物冷浸法测定，65% 乙醇浸出物青翘不得少于 30.0%，老翘不得少于 16.0%。

3. 含量测定 按挥发油测定法测定，青翘含挥发油不得少于 2.0%（ml/g）。按高效液相色谱法测定，本品含连翘苷（$C_{27}H_{34}O_{11}$）不得少于 0.15%。青翘含连翘酯苷 A（$C_{29}H_{36}O_{15}$）不得少于 3.5%；老翘含连翘酯苷 A（$C_{29}H_{36}O_{15}$）不得少于 0.25%。

【性味功效】 性微寒，味苦。清热解毒，消肿散结，疏散风热。

>>> **知识链接** •- -

连翘表面突起的灰白色小斑点为其性状鉴别特征之一。目前，有研究学者基于图像处理软件利用像素法，计算连翘斑点面积指数 SAI（即 SAI = 斑点面积/外果皮面积）来评价连翘质量。研究发现连翘 SAI 与连翘中的连翘酯苷 B、对香豆酸、木犀草苷、橙皮苷、黄芩苷和山柰酚 6 种活性成分呈负相关。连翘斑点面积指数的测定为连翘的综合质量评价提供了参考。

- •

女贞子

Nüzhenzi；Ligustri Lucidi Fructus

为木犀科植物女贞 *Ligustrum lucidum* Ait. 的干燥成熟果实。冬季果实成熟时采收，除去枝叶，稍蒸或置沸水中略烫后，干燥；或直接干燥。呈卵形、椭圆形或肾形，长 6 ~ 8.5mm，直径 3.5 ~ 5.5mm。表面黑紫色或灰黑色，皱缩不平，基部有果梗痕或具宿萼及短梗。体轻。外果皮薄，中果皮较松软，易剥离，内果皮木质，黄棕色，具纵棱，破开后种子通常为 1 粒，肾形，紫黑色，油性。气微，味甘、微苦涩。含女贞子苷（nuzhenide）、齐墩果酸、4 - 羟基 - β - 苯乙基 - β - D - 葡萄糖苷等成分。性凉，味甘、苦。滋补肝肾，明目乌发。

马钱子

Maqianzi；Strychni Semen

【来源】 为马钱科植物马钱 *Strychnos nux - vomica* L. 的干燥成熟种子。

【采收加工】 冬季采收成熟果实，取出种子，晒干。

【产地】 主产于印度、越南、泰国等国。

【性状鉴别】 呈纽扣状圆板形，常一面隆起，一面微凹，直径 1.5 ~ 3cm，厚 3 ~ 6mm。表面密被灰棕色或灰绿色绢状茸毛，自中央向四周呈辐射状排列，有丝样光泽。边缘微隆起，较厚，有突起的珠孔，底面中心有突起的圆点状种脐。质坚硬。沿边缘剖开，平行剖面可见淡黄白色胚乳，角质状，子叶心形，叶脉 5 ~ 7 条。气微，味极苦（图 10 - 33）。

【显微鉴别】 种子横切面：种皮表皮细胞形成单细胞毛茸，细胞壁厚，强烈木化，具纵条纹，基部膨大略似石细胞样；种皮内层为颓废组织；胚乳细胞多角形，壁厚，内含脂肪油及糊粉粒（图 10 - 34）。

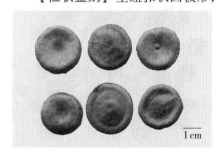

1 cm

图 10 - 33 马钱子药材

粉末：灰黄色。①非腺毛单细胞，基部膨大似石细胞，壁极厚，多碎断，木化。②胚乳细胞多角形，壁厚，内含脂肪油及糊粉粒（图 10 – 35）。

【化学成分】主含生物碱，包括士的宁（番木鳖碱，strychnine）、马钱子碱（brucine）、番木鳖次碱、伪番木鳖碱、伪马钱子碱等；还含番木鳖苷、绿原酸、棕榈酸、脂肪油、蛋白质、多糖等成分。

士的宁、马钱子碱具有兴奋中枢和镇痛作用。

【理化鉴别】

1. 取本品的胚乳部分切片，加 1% 钒酸铵硫酸溶液 1 滴，胚乳即显紫色；另取胚乳切片，加发烟硝酸 1 滴，胚乳即显橙红色。

2. 粉末三氯甲烷 – 乙醇（10：1）混合溶液与浓氨试液的提取液作为供试品溶液，以士的宁、马钱子碱对照品作对照，按薄层色谱法，用硅胶 G 板，以甲苯 – 丙酮 – 乙醇 – 浓氨溶液（4：5：0.6：0.4）为展开剂，喷稀碘化铋钾试液显色。供试品色谱中，在与对照品色谱相应的位置上，显相同颜色的斑点。

【质量评价】

1. **经验鉴别**　以个大饱满，质坚肉厚，表面灰棕色微带绿，有细密毛茸，有光泽者为佳。

2. **检查**　黄曲霉毒素按真菌毒素测定法测定，本品每 1000g 含黄曲霉毒素 B_1 不得过 5μg，含黄曲霉毒素 G_2、黄曲霉毒素 G_1、黄曲霉毒素 B_2 和黄曲霉毒素 B_1 的总量不得过 10μg。

3. **含量测定**　按高效液相色谱法测定，含士的宁（$C_{21}H_{22}N_2O_2$）应为 1.20% ~ 2.20%；马钱子碱（$C_{23}H_{26}N_2O_4$）不得少于 0.80%。

【性味功效】性温，味苦；有大毒。通络止痛，散结消肿。

【知识链接】因马钱子有毒，孕妇禁用，不宜多服、久服及生用；运动员慎用；有毒成分能经皮肤吸收，外用不宜大面积涂敷。士的宁、马钱子碱均具有毒性，成人一次服用 5 ~ 10mg 士的宁可致中毒，30mg 可致死亡。

云南马钱子为马钱科植物云南马钱 *Strychnos pierriana* A. W. Hill 的干燥成熟种子。主产于广东、海南、云南及广西等地，多系栽培品。呈扁椭圆形或扁圆形，边缘较薄而微翘，子叶卵形，叶脉 3 条。种子表皮毛茸平直或多少扭曲，毛肋常分散。

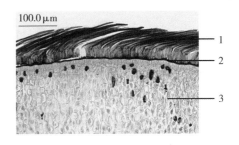

图 10 – 34　马钱子（种子）横切面
1. 表皮（示厚壁性非腺毛）
2. 种皮内层（颓废组织）　3. 胚乳

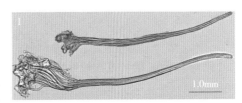
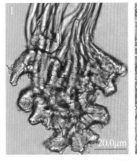
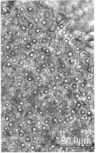

图 10 – 35　马钱子粉末
1. 非腺毛　2. 胚乳细胞

>>> 知识链接 ◦- -

马钱子碱是马钱子主要的生物碱成分，具有兴奋中枢和镇痛等作用，同时也有较大毒性。2022 年，上海科技大学刘志杰团队在 *Science* 发表文章 "Structural basis for strychnine activation of human bitter taste receptor TAS2R46"。该研究历时三年，在马钱子碱激活人源苦味受体 TAS2R46 的结构研究中取得突破，首次揭开了苦味受体的"神秘面纱"。作为国际上一直未破解的难题，其研究为探索苦味受体的结构和作用机制开辟了新途径。据报道，马钱子碱是苦味受体 TAS2R46 最强的激动剂之一。

- ●

菟丝子

Tusizi；Cuscutae Semen

为旋花科植物南方菟丝子 *Cuscuta australis* R. Br. 或菟丝子 *Cuscuta chinensis* Lam. 的干燥成熟种子。秋季果实成熟时采收植株，晒干，打下种子，除去杂质。呈类球形，直径 1～2mm。表面灰棕色或棕褐色，粗糙，种脐线形或扁圆形。质坚实，不易以指甲压碎。用开水浸泡，表面有黏性，加热煮至种皮破裂时露出白色卷旋状的胚，形如吐丝。气微，味淡。含黄酮、甾醇及香豆素等，如金丝桃苷（hyperoside）、紫云英苷（astragalin）、胆甾醇（cholesterol）等。性平，味辛甘。补益肝肾，固精缩尿，安胎，明目，止泻；外用消风祛斑。

牵牛子

Qianniuzi；Pharbitidis Semen

【来源】 为旋花科植物裂叶牵牛 *Pharbitis nil*（L.）Choisy 或圆叶牵牛 *Pharbitis purpurea*（L.）Voigt 的干燥成熟种子。秋末果实成熟、果壳未开裂时采割植株，晒干，打下种子，除去杂质。

【产地】 主产于辽宁省。此外，全国各地均有野生或栽培。

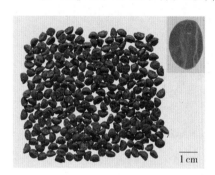

图 10-36　牵牛子药材

【性状鉴别】 似橘瓣状，长 4～8mm，宽 3～5mm。表面灰黑色（黑丑）或淡黄白色（白丑），背面有一条浅纵沟，腹面棱线的下端有一点状种脐，微凹。质硬，横切面可见淡黄色或黄绿色皱缩折叠的子叶，微显油性。水浸后种皮呈龟裂状，手捻有明显的黏滑感。气微，味辛、苦，有麻感（图 10-36）。

【显微鉴别】 种子横切面：表皮细胞 1 列，略呈切向延长，有的含棕色物，间有分裂成单细胞的非腺毛。其下为 1 列扁小的下皮细胞。栅状细胞层由 2～3 列细胞组成，外缘有"光辉带"。营养层由数列切向延长的细胞及颓废细胞组成，有细小维管束；薄壁细胞中含细小淀粉粒。内胚乳最外 1～2 列细胞类方形，壁稍厚，内侧细胞的壁黏液化。子叶组织中有多数圆形的分泌腔，子叶细胞中充满糊粉粒及脂肪油滴，并含草酸钙簇晶。

【主要成分】 裂叶牵牛种子含牵牛子苷、脂肪油、咖啡酸（caffeic acid）等。牵牛子苷系树脂性苷，用碱水解得到牵牛子酸、巴豆酸、裂叶牵牛子酸、α-甲基丁酸（α-methylbutyric acid）及戊酸。

【质量评价】

1. 经验鉴别　以颗粒饱满、无果壳者为佳。

2. 浸出物　按醇溶性浸出物冷浸法测定，乙醇浸出物不得少于 15.0%。

【性味功效】 性寒，味苦；有毒。泻水通便，消痰涤饮，杀虫攻积。

【知识链接】 牵牛子表面颜色与原植物品种无关，与花颜色有关，花呈紫红色，种子表面呈黑色（黑丑），花呈粉红色，种子表面呈淡黄色（白丑）。

夏枯草

Xiakucao；Prunellae Spica

为唇形科植物夏枯草 *Prunella vulgaris* L. 的干燥果穗。夏季果穗呈棕红色时采收，除去杂质，晒干。呈圆柱形，略扁，长 1.5～8cm，直径 0.8～1.5cm，淡棕色至棕红色。全穗由数轮至 10 数轮宿萼与苞片组成，每轮有对生苞片 2 片，呈扇形，先端尖尾状，脉纹明显，外表面有白毛。每一苞片内有花 3 朵，花冠多已脱落，宿萼二唇形，内有小坚果 4 枚，卵圆形，棕色，尖端有白色突起。体轻。气微，味淡。含三萜、黄酮及有机酸等，如迷迭香酸（rosmarinic acid）、齐墩果酸（oleanolicacid）、夏枯草苷（prunellin）等。性寒，味辛、苦。清肝泻火，明目，散结消肿。

枸杞子
Gouqizi；Lycii Fructus

【来源】 为茄科植物宁夏枸杞 *Lycium barbarum* L. 的干燥成熟果实。夏、秋两季果实呈红色时采收，热风烘干，除去果梗，或晾至皮皱后，晒干，除去果梗。

【产地】 主产于宁夏、新疆、甘肃、陕西等地，以宁夏的中宁和中卫县枸杞子量大质优。

【性状鉴别】 呈类纺锤形或椭圆形，长 6 ~ 20mm，直径 3 ~ 10mm。表面红色至深红色，顶端有小突起状的花柱痕，基部有白色的果梗痕。果皮柔韧，皱缩；果肉肉质，柔润。种子 20 ~ 50 粒，类肾形，扁而翘，长 1.5 ~ 1.9mm，宽 1 ~ 1.7mm，表面浅黄色或棕黄色。气微，味甜。嚼之唾液呈红黄色（图 10 – 37）。

【显微鉴别】 粉末：黄橙色或红棕色。①外果皮细胞表面观多角形或长多角形，垂周壁平直或细波状弯曲，外平周壁表面有平行的角质条纹。②中果皮薄壁细胞多角形，壁薄，胞腔内含红棕色或橙红色球形颗粒，有的含砂晶。③种皮石细胞表面观不规则多角形，壁厚，波状弯曲，层纹清晰。

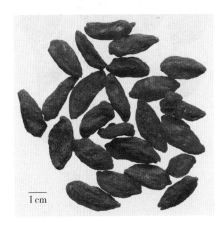

图 10 – 37 枸杞子药材

【化学成分】 果实含甜菜碱（betaine）、枸杞多糖、胡萝卜素、玉蜀黍黄素、维生素等。

【质量评价】

1. 经验鉴别 以粒大、肉厚、籽小、色红、质柔、味甜者为佳。

2. 浸出物 照水溶性浸出物热浸法测定，不得少于 55.0%。

3. 检查 重金属及有害元素检测：用原子吸收分光光度法或电感耦合等离子体质谱法测定，铅不得过 5mg/kg；镉不得过 1mg/kg；砷不得过 2mg/kg；汞不得过 0.2mg/kg；铜不得过 20mg/kg。

4. 含量测定 按紫外 – 可见分光光度法测定，含枸杞多糖以葡萄糖（$C_6H_{12}O_6$）计，不得少于 1.8%；按高效液相色谱法测定，含甜菜碱（$C_5H_{11}NO_2$）不得少于 0.50%。

【性味功效】 性平，味甘。滋补肝肾，益精明目。

【知识链接】 枸杞子混用品：①土枸杞子，为同属植物枸杞 *Lycium chinensis* Mill. 的干燥成熟果实。药材略瘦小；表面红色至暗红色，具不规则的皱纹，无光泽，质柔软而略滋润；味甜，微酸。②甘枸杞，为同属植物土库曼枸杞 *Lycium turcomanicum* Turcz.、北方枸杞 *Lycium chinense* Miller var. *potaninii* (Pojarkova) A. M. Lu 或新疆枸杞 *Lycium dasystemum* Pojarkova 的干燥成熟果实。主产甘肃、新疆。果实粒小，表面暗红色，无光泽；质略柔软；气微，味甘而酸。

>>> **知识链接** o- -

　　枸杞子是我国传统药食两用中药材，也是我国出口量较大的中药材品种之一，远销北美、欧洲、东南亚、中东等地。枸杞子已列为甘肃发展的十大陇药之一，其种植面积和产业规模日渐增加，产生了较好的生态、社会、经济效益。甘肃省枸杞产业已是当地乡村振兴、产业兴农的重要支柱特色产业，并向枸杞叶、根、苗、果实及生产废渣等资源开发综合利用方向发展。

栀子

Zhizi; Gardeniae Fructus

【来源】 为茜草科植物栀子 *Gardenia jasminoides* Ellis 的干燥成熟果实。9～11 月果实成熟呈红黄色时采收，除去果梗和杂质，蒸至上气或置沸水中略烫，取出，干燥。

【产地】 主产于湖南、江西、湖北、浙江等省。

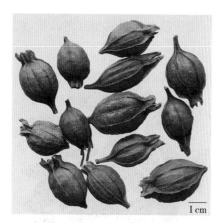

图 10-38 栀子药材

【性状鉴别】 呈长卵圆形或椭圆形，长 1.5～3.5cm，直径 1～1.5cm。表面红黄色或棕红色，具 6 条翅状纵棱，棱间常有 1 条明显的纵脉纹，并有分枝。顶端残存萼片，基部稍尖，有残留果梗。果皮薄而脆，略有光泽；内表面色较浅，有光泽，具 2～3 条隆起的假隔膜。种子多数，扁卵圆形，集结成团，深红色或红黄色，表面密具细小疣状突起。浸入水中，可使水染成鲜黄色。气微，味微酸而苦（图 10-38）。

【显微鉴别】 粉末：红棕色。①内果皮石细胞类长方形、类圆形或类三角形，常上下层交错排列或与纤维连结；胞腔内常含草酸钙方晶。②内果皮纤维细长，梭形，常交错、斜向镶嵌状排列。③种皮石细胞黄色或淡棕色，长多角形、长方形或形状不规则，壁厚，纹孔甚大，胞腔棕红色。④含草酸钙簇晶。

【化学成分】 含环烯醚萜苷，如栀子苷（geniposide）、羟异栀子苷、山栀苷（shanzhiside）、栀子新苷、京尼平-1-β-D-龙胆双糖苷等。还含有栀子素、藏红花素、藏红花酸等色素。另含果胶、鞣质等成分。

【质量评价】

1. 经验鉴别 以皮薄、饱满、色红黄者为佳。

2. 检查 重金属及有害元素检测 用原子吸收分光光度法或电感耦合等离子体质谱法测定，铅不得过 5mg/kg；镉不得过 1mg/kg；砷不得过 2mg/kg；汞不得过 0.2mg/kg；铜不得过 20mg/kg。

3. 含量测定 按高效液相色谱法测定，含栀子苷（$C_{17}H_{24}O_{10}$）不得少于 1.8%。

【性味功效】 性寒，味苦。泻火除烦，清热利湿，凉血解毒；外用消肿止痛。

【知识链接】 伪品：水栀子，又称大栀子，系大花栀子 *Gardenia jasminoides* Ellis var. *grandiflora* Nakai 的干燥果实。主要区别为果大，长圆形，长 3～7cm，棱高。不作内服，外敷作伤科药；主为无毒染料，供工业用。

瓜蒌

Gualou; Trichosanthis Fructus

【来源】 为葫芦科植物栝楼 *Trichosanthes kirilowii* Maxim. 或双边栝楼 *Trichosanthes rosthornii* Harms 的干燥成熟果实。秋季果实成熟时，连果梗剪下，置通风处阴干。

【产地】 主产于山东、江西等省。

【性状鉴别】 呈类球形或宽椭圆形。表面橙红色或橙黄色，皱缩或较光滑，顶端有圆形的花柱残基，基部略尖，具残存的果梗。轻重不一。质脆，易破开，内表面黄白色，有红黄色丝络，果瓤橙黄色，黏稠，与多数种子黏结成团。具焦糖气，味微酸、甜（图 10-39）。

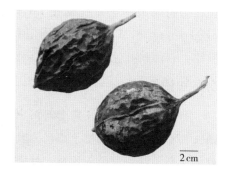

图 10-39 瓜蒌药材

【**显微鉴别**】粉末：黄棕色至棕褐色。①石细胞较多，数个成群或单个散在，黄绿色或淡黄色，呈类方形，圆多角形，纹孔细密，孔沟细而明显。②果皮表皮细胞，表面观类方形或类多角形，垂周壁厚度不一。③种皮表皮细胞表面观类多角形或不规则形，平周壁具稍弯曲或平直的角质条纹。④厚壁细胞较大，多单个散在，棕色，形状多样。⑤螺纹导管、网纹导管多见。

【**化学成分**】主要含三萜皂苷，如10α-葫芦二烯醇，瓜蒌仁二醇、异瓜蒌仁二醇、7-氧化二氢瓜蒌仁二醇。并含有机酸、脂肪油等成分。

【**质量评价**】

1. 经验鉴别　以完整不破、果皮厚、皱缩有筋、体重、糖分足者为佳。

2. 浸出物　按水溶性浸出物热浸法测定，水溶性浸出物不得少于31.0%。

【**性味功效**】性寒，味甘、微苦。清热涤痰，宽胸散结，润燥滑肠。

【**附**】

瓜蒌皮

Gualoupi；Trichosanthis Pericarpium

为葫芦科植物栝楼 *Trichosanthes kirilowii* Maxim 或双边栝楼 *Trichosanthes rosthornii* Harms 的干燥成熟果皮。常切成2至数瓣，边缘向内卷曲，长6~12cm。外表面橙红色或橙黄色，皱缩，有的有残存果梗；内表面黄白色。质较脆，易折断。具焦糖气，味淡、微酸。性寒，味甘。清热化痰，利气宽胸。

瓜蒌子

Gualouzi；Trichosanthis Semen

为葫芦科植物栝楼 *Trichosanthes kirilowii* Maxim 或双边栝楼 *Trichosanthes rosthornii* Harms 的干燥成熟种子。栝楼种子呈扁平椭圆形，长12~15mm，宽6~10mm，厚约3.5mm。表面浅棕色至棕褐色，平滑，边缘有1圈沟纹。顶端较尖，有种脐，基部钝圆或较狭。种皮坚硬；内种皮膜质，灰绿色，子叶2，黄白色，富油性。气微，味淡。双边栝楼种子较大而扁，长15~19mm，宽8~10mm，厚约2.5mm。表面棕褐色，沟纹明显而环边较宽。顶端平截。性寒，味甘。润肺化痰，滑肠通便。

车前子

Cheqianzi；Plantaginis Semen

【**来源**】为车前科植物车前 *Plantago asiatica* L. 或平车前 *Plantago depressa* Willd. 的干燥成熟种子。夏、秋两季种子成熟时采收果穗，晒干，搓出种子，除去杂质。

【**产地**】车前产于全国各地。平车前产于东北、华北及西北等地。

【**性状鉴别**】呈椭圆形、不规则长圆形或三角状长圆形，略扁，长约2mm，宽约1mm。表面黄棕色至黑褐色，有细皱纹，一面有灰白色凹点状种脐。质硬。气微，味淡（图10-40）。

【**显微鉴别**】车前：粉末深黄棕色。①种皮外表皮细胞断面观类方形或略切向延长，细胞壁黏液质化。②种皮内表皮细胞表面观类长方形，壁薄，微波状，常作镶嵌状排列。③内胚乳细胞壁甚厚，充满细小糊粉粒。

平车前：种皮内表皮细胞较小。

【**化学成分**】含毛蕊花糖苷（verbascoside）、京尼平苷酸（geniposidic acid）、车前子酸、琥珀酸、腺嘌呤及胆碱等。

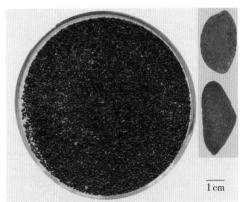

图10-40　车前子药材

还含车前黏液 A 及脂肪油。车前黏液 A 是一种酸性多糖衍生物，由 D－木糖、L－阿拉伯糖、L－鼠李糖、D－半乳糖和 D－半乳糖醛酸等组成。脂肪油中有棕榈酸，硬脂酸、花生酸、亚油酸、亚麻酸等。

【质量评价】

1. 经验鉴别 以颗粒饱满、色黄棕、纯净者为佳。

2. 膨胀度 按膨胀度测定法测定，应不低于 4.0。

3. 含量测定 按高效液相色谱法测定，含京尼平苷酸（$C_{16}H_{22}O_{10}$）不得少于 0.50%；毛蕊花糖苷（$C_{29}H_{36}O_{15}$）不得少于 0.40%。

【性味功效】 性寒、味甘。清热、利尿、通淋，渗湿止泻，明目，祛痰。

【附】

车前草
Cheqiancao；Plantaginis Herba

为车前科植物车前 *Plantago asiatica* L. 或平车前 *Plantago depresca* willd 的干燥全草。车前根丛生，须状。叶基生，具长柄；叶片皱缩，展平后呈卵状椭圆形或宽卵形；表面灰绿色或污绿色，具明显弧形脉 5～7 条；先端钝或短尖，基部宽楔形，全缘或有不规则波状浅齿。穗状花序数条，花茎长。蒴果盖裂，萼宿存。气微香，味微苦。平车前主根直而长。叶片较狭，长椭圆形或椭圆状披针形。含大车前苷（plantamajoside）、高车前苷（homoplantaginin）、桃叶珊瑚苷（aucubin）及熊果酸等。性寒，味甘。清热，利尿通淋，祛痰，凉血，解毒。

牛蒡子
Niubangzi；Arctii Fructus

为菊科植物牛蒡 *Arctium lappa* L. 的干燥成熟果实。秋季果实成熟时采收果序，再晒干，打下果实，除去杂质，再晒干。呈长倒卵形，略扁，微弯曲。表面灰褐色，带紫黑色斑点，有数条纵棱，通常中间 1～2 条较明显。顶端钝圆，稍宽，顶面有圆环，中间具点状花柱残迹；基部略窄，着生面色较淡。果皮较硬，子叶 2，淡黄白色，富油性。气微，味苦后微辛而稍麻舌。主含牛蒡苷（arctiin）、牛蒡苷元（arctigenin）、松脂醇等；还含脂肪油。性寒，味辛、苦。疏散风热，宣肺透疹，解毒利咽。

>>> 知识链接

显微定量法是利用中药材某种显微特征具有量的特点，采用分析方法测定药材百分含量的一种中药鉴定方法，具有简便、快捷、结果可靠性大等优点，近年来被广泛应用于中药的研究。牛蒡苷是牛蒡子药材的主要有效成分和指标性成分，对牛蒡子药材中内果皮石细胞显微特征指数与牛蒡苷含量的相关性进行研究，发现内果皮石细胞显微特征指数与牛蒡苷含量呈显著负相关，该研究从显微鉴定的角度评价药材质量，为中药材"辨状论质"提供依据。

薏苡仁
Yiyiren；Coicis Semen

【来源】 为禾本科植物薏苡 *Coix lacryma－jobi* L. var. *ma－yuen.* （Roman.）Stapf 的干燥成熟种仁。秋季果实成熟时采割植株，晒干，打下果实，再晒干，除去外壳、黄褐色种皮和杂质，收集种仁。

【产地】 主产于河北、福建、辽宁等省。

【性状鉴别】 呈宽卵形或长椭圆形，长 4～8mm，宽 3～6mm。表面乳白色，光滑，偶有残存的黄褐色种皮；一端钝圆，另端较宽而微凹，有 1 淡棕色点状种脐；背面圆凸，腹面有 1 条较宽而深的纵沟。

质坚实，断面白色，粉性。气微，味微甜（图 10 – 41）。

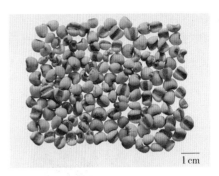

图 10 – 41　薏苡仁药材

【显微鉴别】粉末：淡类白色。主为淀粉粒，单粒类圆形或多面形，脐点星状；复粒少见，一般由 2 ~ 3 分粒组成。

【化学成分】含薏苡仁酯、甘油三油酸酯（glyceryl trioleate）、甘油三亚油酸酯及薏苡素等。还含薏苡多糖 A、B、C，酸性多糖 CA – 1、CA – 2 及葡聚糖等。

【质量评价】

1. 经验鉴别　以粒大、饱满、无破碎、色白者为佳。

2. 检查　黄曲霉毒素：按真菌毒素测定法测定，本品每 1000g 含黄曲霉毒素 B_1 不得过 5μg，含黄曲霉毒素 G_2、黄曲霉毒素 G_1、黄曲霉毒素 B_2 和黄曲霉毒素 B_1 的总量不得过 10μg。

玉米赤霉烯酮：按真菌毒素测定法中玉米赤霉烯酮第一法测定，本品每 1000g 含玉米赤霉烯酮不得过 500μg。

3. 浸出物　按醇溶性浸出物热浸法测定，无水乙醇浸出物不得少于 5.5%。

4. 含量测定　按高效液相色谱法测定，含甘油三油酸酯（$C_{57}H_{104}O_6$）不得少于 0.50%。

【性味功效】性凉，味甘、淡。利水渗湿，健脾止泻，除痹，排脓，解毒散结。

槟榔
Binglang；Arecae Semen

【来源】为棕榈科植物槟榔 *Areca catechu* L. 的干燥成熟种子。

【采收加工】春末至秋初采收成熟果实，用水煮后，干燥，除去果皮，取出种子，干燥。

【产地】主产于海南省。

【性状鉴别】呈扁球形或圆锥形，高 1.5 ~ 3.5cm，底部直径 1.5 ~ 3cm。表面淡黄棕色或淡红棕色，具稍凹下的网状沟纹，底部中心有圆形凹陷的珠孔，其旁有 1 明显瘢痕状种脐。质坚硬，不易破碎，断面可见棕色种皮与白色胚乳相间的大理石样花纹。气微，味涩、微苦（图 10 – 42）。

【显微鉴别】种子横切面：种皮组织分内、外层，外层为数列切向延长的扁平石细胞，内含红棕色物，石细胞形状、大小不一，常有细胞间隙；内层为数列薄壁细胞，含棕红色物，并散有少数维管束。外胚乳较狭窄，种皮内层与外胚乳常插入内胚乳中，形成错入组织；内胚乳细胞白色，多角形，壁厚，纹孔大，含油滴和糊粉粒（图 10 – 43）。

粉末：红棕色至淡棕色。①内胚乳碎片近无色，完整的细胞呈多角形或类方形，有类圆形大纹孔。②种皮石细胞纺锤形、长方形或多角形，壁不甚厚。③外胚乳细胞类长方形、类多角形，内含红棕色至深棕色物（图 10 – 44）。

【化学成分】①含多种生物碱，如槟榔碱（arecoline）、槟榔次碱、去甲基槟榔碱、去甲基槟榔次碱（guvacine）、异去甲基槟榔次碱、高槟榔碱等。②含脂肪油约 14%，有肉豆蔻酸、月桂酸、棕榈酸等。③氨基酸包括脯氨酸、酪氨酸、苯丙氨酸和精氨酸等。④还含鞣质（约 15%）、槟榔红色素。槟榔碱具有驱虫、抗病毒等活性。

【理化鉴别】

1. 取粉末 0.5g，加水 3 ~ 4ml，再加 5% 硫酸溶液 1 滴，微热数分钟，滤过。取滤液 1 滴于载玻片上，加碘化铋钾试液 1 滴，即显浑浊，放置后，置显微镜下观察，有石榴红色球晶或方晶产生。

2. 粉末用乙醚和碳酸盐缓冲液回流提取，分取乙醚液挥干，残渣加甲醇溶解，离心，取上清液作供试品溶液，以槟榔对照药材和氢溴酸槟榔碱对照品作对照，按薄层色谱法，用硅胶 G 板，以环己烷 –

乙酸乙酯-浓氨试液（7.5∶7.5∶0.2）为展开剂，用氨蒸气预饱和，置碘蒸气中显色。供试品色谱中，在与对照药材和对照品色谱相应的位置上，显相同颜色的斑点。

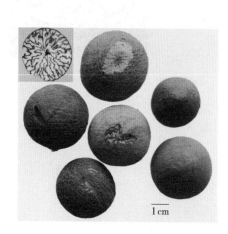

图 10 - 42　槟榔药材

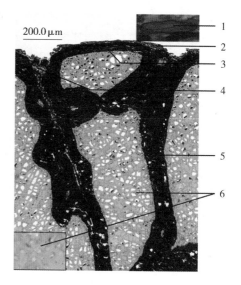

图 10 - 43　槟榔（种子）横切面
1. 种皮石细胞　2. 种皮　3. 外胚乳　4. 维管束
5. 错入组织　6. 内胚乳

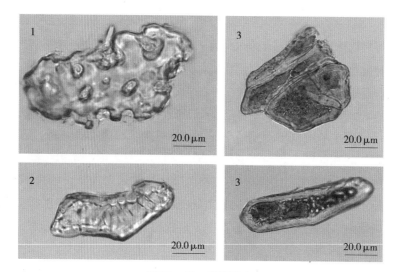

图 10 - 44　槟榔粉末
1. 内胚乳细胞　2. 种皮石细胞　3. 外胚乳细胞

【质量评价】

1. 经验鉴别　以个大、体重、坚实、断面颜色鲜艳、无破裂者为佳。

2. 检查　黄曲霉毒素：按真菌毒素测定法测定，本品每1000g含黄曲霉毒素 B_1 不得过5μg，含黄曲霉毒素 G_2、黄曲霉毒素 G_1、黄曲霉毒素 B_2 和黄曲霉毒素 B_1 的总量不得过10μg。

3. 含量测定　按高效液相色谱法测定，含槟榔碱（$C_8H_{13}NO_2$）不得少于0.20%。

【性味功效】性温，味苦、辛。杀虫，消积，行气，利水，截疟。

【知识链接】枣槟榔为槟榔的干燥未成熟或近成熟果实。呈压扁状，似干瘪的红枣；表面暗红棕色，具皱纹；气微，味微涩、微甘。消痰止咳，消食醒酒，宽胸止呕。

【附】

大腹皮

Dafupi；Arecae Pericarpium

　　为棕榈科植物槟榔 *Areca catechu* L. 的干燥果皮。冬季至次春采收未成熟的果实，煮后干燥，纵剖两瓣，剥取果皮，习称"大腹皮"；春末至秋初采收成熟果实，煮后干燥，剥取果皮，打松，晒干，习称"大腹毛"。大腹皮略呈椭圆形或长卵形瓢状。外果皮深棕色至近黑色，具不规则的纵皱纹及隆起的横纹，顶端有花柱残痕，基部有果梗及残存萼片。内果皮凹陷，褐色或深棕色，光滑呈硬壳状。体轻，质硬，纵向撕裂后可见中果皮纤维。气微，味微涩。大腹毛略呈椭圆形或瓢状。外果皮多已脱落或残存。中果皮棕毛状，黄白色或淡棕色，疏松质柔。内果皮硬壳状，黄棕色或棕色，内表面光滑，有时纵向破裂。气微，味淡。性微温，味辛。行气宽中，行水消肿。

砂仁

Sharen；Amomi Fructus

　　【来源】　为姜科植物阳春砂 *Amomum villosum* Lour.、绿壳砂 *Amomum villosum* Lour. var. *xanthioides* T. L. Wu et Senjen 或海南砂 *Amomum longiligulare* T. L. Wu 的干燥成熟果实。

　　【采收加工】　夏、秋两季果实成熟时采收，晒干或低温干燥。

　　【产地】　阳春砂主产于广东阳春、阳江等地；绿壳砂主产于云南南部临沧、文山、景洪等地；海南砂主产于海南等省。

　　【性状鉴别】　阳春砂、绿壳砂：呈椭圆形或卵圆形，有不明显的三棱，长 1.5～2cm，直径 1～1.5cm。表面棕褐色，密生刺状突起，顶端有花被残基，基部常有果梗。果皮薄而软。种子集结成团，具三钝棱，中有白色隔膜，将种子团分成 3 瓣，每瓣有种子 5～26 粒。种子为不规则多面体，直径 2～3mm；表面棕红色或暗褐色，有细皱纹，外被淡棕色膜质假种皮；质硬，胚乳灰白色。气芳香而浓烈，味辛凉、微苦（图 10-45）。

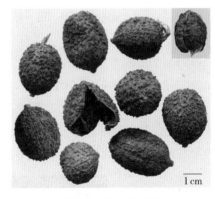

图 10-45　砂仁药材

　　海南砂：呈长椭圆形或卵圆形，有明显的三棱，长 1.5～2cm，直径 0.8～1.2cm。表面被片状、分枝的软刺，基部具果梗痕。果皮厚而硬。种子团较小，每瓣有种子 3～24 粒；种子直径 1.5～2mm。气味稍淡。

　　【显微鉴别】　阳春砂种子横切面：假种皮有时残存。种皮表皮细胞 1 列，径向延长，壁稍厚；下皮细胞 1 列，含棕色或红棕色物。油细胞层为 1 列油细胞，含黄色油滴。色素层为数列棕色细胞，细胞多角形，排列不规则。内种皮为 1 列栅状厚壁细胞，黄棕色，内壁及侧壁极厚，细胞小，内含硅质块。外胚乳细胞含淀粉粒，并有少数细小草酸钙方晶。内胚乳细胞含细小糊粉粒及脂肪油滴（图 10-46）。

　　粉末：灰棕色。①内种皮厚壁细胞红棕色或黄棕色，表面观多角形，壁厚，非木化，胞腔内含硅质块；断面观为 1 列栅状细胞，内壁及侧壁极厚，胞腔偏外侧，内含硅质块。②种皮表皮细胞淡黄色，表面观长条形，常与下皮细胞上下层垂直排列；下皮细胞含棕色或红棕色物。③色素层细胞皱缩，界限不清楚，含红棕色或深棕色物。④外胚乳细胞类长方形或不规则形，充满细小淀粉粒集结成的淀粉团，有的包埋有细小草酸钙方晶。⑤油细胞无色，壁薄，偶见油滴散在（图 10-47）。

　　【化学成分】　砂仁种子含挥发油，主要为乙酸龙脑酯（bornyl acetate）、芳樟醇（linalool）、橙花叔醇、龙脑、樟脑、柠檬烯等。果实含皂苷及锌、铁、锰、铜等微量元素。绿壳砂还含豆蔻苷等。海南砂

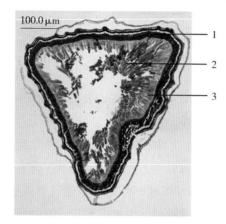

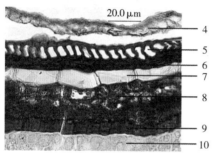

图 10 - 46 砂仁（阳春砂种子）横切面
1. 种皮　2. 内胚乳　3. 外胚乳　4. 假种皮
5. 种皮表皮细胞　6. 下皮细胞　7. 油细胞
8. 色素层　9. 内种皮栅状厚壁细胞　10. 外胚乳细胞

挥发油的组分与阳春砂相似，但含量较低。

乙酸龙脑酯具有显著抑制番泻叶所致小鼠腹泻、冰乙酸所致小鼠疼痛和离体家兔小肠平滑肌运动的作用。

【理化鉴别】本品挥发油的乙醇溶液作供试品溶液，以乙酸龙脑酯对照品作对照，按薄层色谱法，用硅胶 G 板，以环己烷 - 乙酸乙酯（22∶1）为展开剂，喷 5% 香草醛硫酸溶液显色。供试品色谱中，在与对照品色谱相应的位置上，显相同的紫红色斑点。

【质量评价】

1. 经验鉴别　以个大、饱满、坚实、种子棕红色、气香浓、搓之果皮不易脱落者为佳。

2. 含量测定　按挥发油测定法测定，阳春砂、绿壳砂种子团含挥发油不得少于 3.0%（ml/g）；海南砂种子团含挥发油不得少于 1.0%（ml/g）；按气相色谱测定法，含乙酸龙脑酯（$C_{12}H_{20}O_2$）不得少于 0.90%。

【性味功效】性温，味辛。化湿开胃，温脾止泻，理气安胎。

【知识链接】①进口砂仁原植物为绿壳砂。产于越南、缅甸、印度尼西亚等地，药材称缩砂。②砂仁常见混伪品有：红壳砂仁 *Amomum aurantiacum* H. T. Tsai et S. W. Zhao 等数种植物的果实在云南等地混作砂仁。山姜属山姜 *Alpinia japonica*（Thunb.）Miq.、华山姜 *Alpinia chinensis*（Retz.）Rosc. 及艳山姜 *Alpinia zerumbet*（Pers.）Burtt. et Smith 等植物的种子团，习称"土砂仁""建砂仁"或"川砂仁"，在福建、四川、贵州等地使用。山姜果实球形至椭圆形，表面光滑或被短柔毛，红黄色、棕黄色或橙红色。艳山姜果实表面有 10 余条明显的纵棱，种子多数。药材多为种子团或散落的种子，并常残留棕黄色光滑的果皮碎片。该属植物的果实或种子团，不宜做砂仁使用，应注意鉴别。③砂仁叶油，用阳春砂新鲜叶蒸馏得到的挥发油。

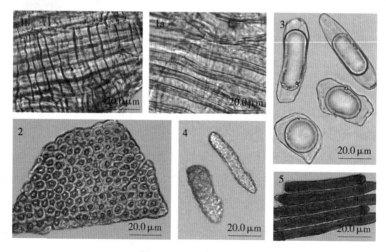

图 10 - 47 砂仁粉末
1. 表皮细胞及下皮细胞（1a. 表皮细胞 1b. 下皮细胞）
2. 内种皮厚壁细胞表面观　3. 油细胞　4. 外胚乳细胞　5. 色素层细胞

为无色或淡黄色的澄清液体。有砂仁的香气，味辣。行气健胃、消胀止呕。

草果

Caoguo；Tsaoko Fructus

为姜科植物草果 *Amomum tsaoko* Crevost et Lemaire 的干燥成熟果实。秋季果实成熟时采收，除去杂质，晒干或低温干燥。呈长椭圆形，具三钝棱，表面灰棕色至红棕色，具纵沟及棱线，顶端有圆形突起的柱基，基部有果梗或果梗痕。果皮质坚韧，易纵向撕裂。剥去外皮，中间有黄棕色隔膜，将种子团分成3瓣，每瓣有种子多为8～11粒。种子呈圆锥状多面体，直径约5mm；表面红棕色，外被灰白色膜质的假种皮，种脊为1条纵沟，尖端有凹状的种脐；质硬，胚乳灰白色。有特异香气、味辛、微苦。主含挥发油，油中主成分为1,8-桉油精、牻牛儿醛、反-2-（+）-烯醛（trans-2-undecenal）等。性温，味辛。燥湿温中，截疟除痰。

豆蔻

Doukou；Amomi Fructus Rotundus

【来源】为姜科植物白豆蔻 *Amomum kravanh* Pierre ex Gagnep. 或爪哇白豆蔻 *Amomum compactum* Soland ex Maton 的干燥成熟果实。按产地不同分为"原豆蔻"和"印尼白蔻"。

【采收加工】夏、秋间果实成熟时采收，晒干或低温干燥。

【产地】白豆蔻由柬埔寨、泰国、越南、缅甸等国进口，海南省和云南南部有少量栽培；爪哇白豆蔻多由印度尼西亚进口，海南省和云南南部有栽培。

【性状鉴别】原豆蔻：呈类球形，直径1.2～1.8cm。表面黄白色至淡黄棕色，有3条较深的纵向槽纹，顶端有突起的柱基，基部有凹下的果柄痕，两端均具浅棕色绒毛。果皮体轻，质脆，易纵向裂开，内分3室，每室含种子约10粒；种子呈不规则多面体，背面略隆起，直径3～4mm，表面暗棕色，有皱纹，并被有残留的假种皮。气芳香，味辛凉，略似樟脑（图10-48）。

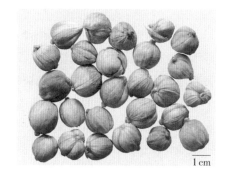

图10-48　豆蔻药材

印尼白蔻：个略小。表面黄白色，有的微显紫棕色。果皮较薄，种子瘦瘪。气味较弱。

【显微鉴别】白豆蔻种子粉末：灰棕色至棕色。①种皮表皮细胞淡黄色，表面观呈长条形，常与下皮细胞上下层垂直排列。②下皮细胞含棕色或红棕色物。③色素层细胞多皱缩，内含深红棕色物。④油细胞类圆形或长圆形，含黄绿色油滴。⑤内种皮厚壁细胞黄棕色、红棕色或深棕色，表面观多角形，壁厚，胞腔内含硅质块；断面观为1列栅状细胞。⑥外胚乳细胞类长方形或不规则形，充满细小淀粉粒集结成的淀粉团，有的含细小草酸钙方晶。

【化学成分】含挥发油，油中主要成分为桉油精（eucalyptol）、α-蒎烯、β-蒎烯、丁香烯等。

【理化鉴别】粉末挥发油的正己烷液作供试品溶液，以桉油精对照品作对照，按薄层色谱法，用硅胶G板，以环己烷-二氯甲烷-乙酸乙酯（15:5:0.5）为展开剂，喷5%香草醛硫酸溶液，显色立即检视。供试品色谱中，在与对照品色谱相应的位置上，显相同颜色的斑点。

【质量评价】

1. 经验鉴别　均以个大饱满、果皮薄而洁白、气味浓者为佳。

2. 含量测定　按挥发油测定法测定，原豆蔻仁含挥发油不得少于5.0%（ml/g）；印尼白蔻仁不得少于4.0%（ml/g）；按气相色谱法测定，豆蔻仁含桉油精（$C_{10}H_{18}O$）不得少于3.0%。

【性味功效】性温，味辛。化湿行气，温中止呕，开胃消食。

红豆蔻

Hongdoukou；Galangae Fructus

为姜科植物大高良姜 *Alpinia galanga* Willd. 的干燥成熟果实。秋季果实变红时采收，除去杂质，阴干。呈长球形，中部略细，长 0.7～1.2cm，直径 0.5～0.7cm。表面红棕色或暗红色，略皱缩，顶端有黄白色管状宿萼，基部有果梗痕。果皮薄，易破碎。种子 6，扁圆形或三角状多面形，黑棕色或红棕色，外被黄白色膜质假种皮，胚乳灰白色。气香，味辛辣。主要含挥发油成分。性温，味辛。燥湿散寒、醒脾消食。

草豆蔻

Caodoukou；Alpiniae Katsumadai Semen

为姜科植物草豆蔻 *Alpinia katsumadai* Hayata 的干燥近成熟种子。夏、秋两季采收，晒至九成干，或用水略烫，晒至半干，除去果皮，取出种子团，晒干。为类球形的种子团，直径 1.5～2.7cm。表面灰褐色，中间有黄白色的隔膜，将种子团分成 3 瓣，每瓣有种子多数，粘连紧密，种子团略光滑。种子为卵圆状多面体，长 3～5mm，直径约 3mm，外被淡棕色膜质假种皮，种脊为一条纵沟，一端有种脐；质硬，将种子沿种脊纵剖两瓣，纵断面观呈斜心形，种皮沿种脊向内伸入部分约占整个表面积的 1/2；胚乳灰白色。气香，味辛、微苦。含挥发油、黄酮、皂苷等成分。性温，味辛。燥湿行气，温中止呕。

益智

Yizhi；Alpiniae Oxyphyllae Fructus

为姜科植物益智 *Alpinia oxyphylla* Miq. 的干燥成熟果实。夏、秋间果实由绿变红时采收，晒干或低温干燥。呈椭圆形，两端略尖，长 1.2～2cm，直径 1～1.3cm。表面棕色或灰棕色，有纵向凹凸不平的突起棱线 13～20 条，顶端有花被残基，基部常残存果梗。果皮薄而稍韧，与种子紧贴，种子集结成团，中有隔膜将种子团分为 3 瓣，每瓣有种子 6～11 粒。种子呈不规则的扁圆形，略有钝棱，直径约 3mm，表面灰褐色或灰黄色，外被淡棕色膜质的假种皮；质硬，胚乳白色。有特异香气，味辛、微苦。主要含挥发油，油中为桉油精、姜烯、姜醇等成分。性温，味辛。暖肾固精缩尿，温脾止泻摄唾。

目标检测

答案解析

一、单选题

1. 呈扁心脏形，基部钝圆，左右不对称，味苦的药材是（　　）

　　A. 桃仁　　　　　　　B. 沙苑子　　　　　　C. 马钱子　　　　　　D. 苦杏仁

2. 果实表皮下具圆形壁内腺的药材是（　　）

　　A. 沙苑子　　　　　　B. 决明子　　　　　　C. 补骨脂　　　　　　D. 陈皮

3. 含橙皮苷结晶的药材是（　　）

　　A. 吴茱萸　　　　　　B. 陈皮　　　　　　　C. 连翘　　　　　　　D. 女贞子

4. 浸入水中可使水液染成鲜黄色的药材是（　　）

　　A. 车前子　　　　　　B. 菟丝子　　　　　　C. 栀子　　　　　　　D. 小茴香

5. 具有错入组织的药材是（　　）

　　A. 小茴香　　　　　　B. 槟榔　　　　　　　C. 五味子　　　　　　D. 酸枣仁

6. 巴豆的强刺激性和致癌成分是（　　）

    A. 巴豆油酸甘油酯   B. 亲水性巴豆醇的双酯化合物

    C. 巴豆毒素   D. 巴豆苷

二、多选题

7. 五味子粉末的显微特征包括（　　）

    A. 果皮表皮细胞   B. 种皮石细胞   C. 油管

    D. 油细胞   E. 中果皮细胞

8. 以果实入药的中药有（　　）

    A. 枳实   B. 桃仁   C. 决明子

    D. 补骨脂   E. 五味子

9. 砂仁药材的来源包括（　　）

    A. 阳春砂   B. 绿壳砂   C. 海南砂

    D. 红壳砂仁   E. 细砂仁

三、简答题

10. 以小茴香为例，说明果实种子类的基本组织构造

书网融合……

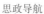

    思政导航   本章小结   题库

第十一章　全草类中药

PPT

◎ 学习目标

知识目标

1. 掌握　常用全草类中药的来源、性状鉴别特征；全草类道地药材主产地；麻黄、金钱草、广藿香、薄荷、穿心莲、茵陈、石斛的显微鉴别特征及主要活性成分。

2. 熟悉　常用全草类中药的理化鉴别方法，纯度、含叶量等检查的内容。

3. 了解　常用全草类中药的浸出物、含量测定方法，质控指标成分、性味功效等内容。

能力目标　通过本章学习，能够将全草类中药的鉴别特征知识应用于实践，快速、准确地进行真伪优劣鉴定；能够熟悉使用，并严格执行国家药品标准；具备熟练查阅相关文献和参考书籍、获取和拓展知识的能力。

◎ 第一节　概　述

全草类中药又称草类中药材（Herba），其药用部位大多为干燥草本植物的地上部分，如广藿香、益母草等；亦有少数带有根及根茎，如蒲公英等；或是草质茎，如石斛等；或是带鳞叶的肉质茎，如肉苁蓉等；或是小灌木的草质茎，如麻黄等；均列入全草类中药。全草类中药的鉴别是对前述中药鉴定学习内容的总结和综合性的鉴别应用。

一、性状鉴别

全草类中药的性状鉴定，应按药材所包括植物的器官，如根、茎、叶、花、果实、种子等分别处理，这些器官的性状特征已在前面各章分别进行了详细的论述。鉴别时主要依据原植物的形态与分类鉴定，同时应注意药材颜色和形状的改变。

二、显微鉴别

全草类中药的显微鉴定，一般依据药材所含有的药用部位，通常做根、根茎、茎、叶等的横切面，叶的表面制片，以及全药材或某些药用部位的粉末制片等，进行显微观察。组织观察时，应注意药材所含有的药用部位的构造特点，找出鉴别特征。粉末鉴别时，应注意观察茎、叶的保护组织及毛（非腺毛、腺毛）、气孔轴式、叶肉组织等，全草中的机械组织、厚壁组织、分泌组织、后含物（草酸钙、碳酸钙晶体、淀粉粒等），或带花药材的花粉粒等情况。

◎ 第二节　常用全草类中药的鉴定

麻黄
Mahuang；Ephedrae Herba

【来源】为麻黄科植物草麻黄 *Ephedra sinica* Stapf. 、中麻黄 *Ephedra intermedia* Schrenk et C. A. Mey.

或木贼麻黄 *Ephedra equisetina* Bge. 的干燥草质茎。

【采收加工】秋季采割绿色的草质茎，晒干。

【产地】麻黄主产于吉林、内蒙古、辽宁、山西、河北、河南和陕西等地。

【性状鉴别】草麻黄：呈细长圆柱形，少分枝，直径 1～2mm。偶带少量棕色木质茎。表面淡绿色至黄绿色，有细纵脊线，触之略有粗糙感。节明显，节上有膜质鳞叶；裂片 2（稀3），锐三角形，先端灰白色，反曲，基部联合成筒状，红棕色。体轻，质脆，易折断，断面近圆形，略呈纤维性，周边黄绿色，髓部红棕色。气微香，味涩、微苦。

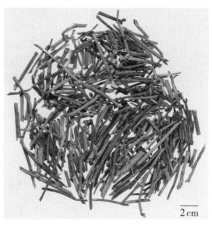

图 11-1　麻黄药材

木贼麻黄：多分枝，无粗糙感。膜质鳞叶裂片 2（稀3），上部为短三角形，灰白色，先端多不反曲，基部棕红色至棕黑色。

中麻黄：多分枝，有粗糙感。膜质鳞叶裂片 3（稀2），先端锐尖，断面髓部呈三角状圆形（图 11-1）。

饮片：呈圆柱形的段。余同药材。

【显微鉴别】茎横切面：草麻黄，表皮细胞外被较厚的角质层；脊线较密，有蜡质疣状突起，两脊线间有下陷气孔。脊线处有非木化的下皮纤维束，壁厚。皮层宽广，似叶肉组织，含叶绿体，纤维束散在。维管束外韧型，8～10 个。韧皮部狭小，其外有新月形纤维束；形成层环类圆形。木质部呈三角形，连接成环，细胞全部木化。髓部薄壁细胞常含棕红色块，偶见环髓纤维。表皮、皮层细胞及纤维均有细小草酸钙方晶或砂晶（图 11-2）。

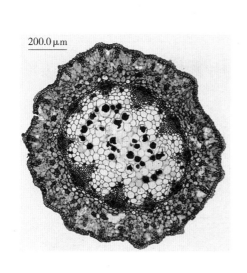
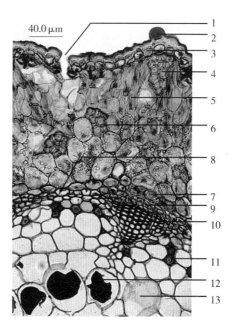

图 11-2　麻黄（草麻黄）茎横切面
1. 气孔　2. 角质层突起　3. 表皮　4. 下皮纤维　5. 皮层　6. 皮层纤维　7. 中柱鞘纤维　8. 形成层
9. 韧皮部　10. 木质部　11. 环髓纤维　12. 棕色块　13. 髓

中麻黄，维管束 12～15 个。形成层环类三角形。环髓纤维成束或单个散在。

木贼麻黄，维管束 8～10 个。形成层类圆形。无环髓纤维。

粉末：草麻黄淡棕色或黄绿色。①表皮组织碎片甚多，细胞呈长方形，含颗粒状晶体，气孔特异，内陷，保卫细胞侧面观呈哑铃形或电话听筒形。②角质层极厚，呈脊状突起，常呈不规则条块状。③纤维多而壁厚，木化或非木化，狭长，胞腔狭小，不明显，附有细小众多的砂晶和方晶。④导管分子端壁具麻黄式穿孔板。⑤棕色块散在，形状不规则，棕色或红棕色。⑥皮层薄壁细胞类圆形，木化或非木化（图11-3）。

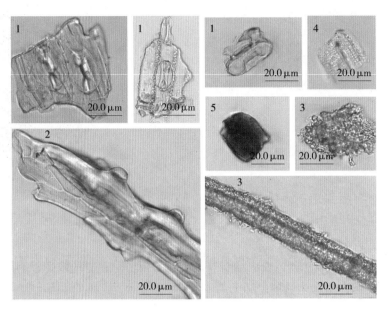

图11-3　草麻黄粉末
1. 气孔　2. 角质层突起　3. 嵌晶纤维及砂晶　4. 导管　5. 棕色块

【化学成分】草麻黄：①含生物碱1.32%，主要为麻黄碱（左旋麻黄碱 l-ephedrine，占80%~85%）、右旋伪麻黄碱（d-pseudoephedrine），尚含微量左旋甲基麻黄碱、右旋甲基伪麻黄碱、左旋去甲基麻黄碱、右旋去甲基伪麻黄碱等。②含挥发油，包括 L-α-松油醇、苄甲胺、1,4-桉叶草素等。③含鞣质、多糖、噁唑烷酮类成分。

木贼麻黄：含生物碱量最高，1.02%~3.33%，其中麻黄碱占55%~75%，右旋伪麻黄碱占25%~45%。

中麻黄：含生物碱量最低，0.25%~0.89%。

生物碱主要存在于麻黄茎的髓部。节部生物碱为节间的1/3~1/2，伪麻黄碱的含量最高。

麻黄生物碱具有发汗、平喘、利尿、抗病原微生物、抗炎、解热镇痛、镇咳、降血糖等作用。麻黄挥发油具有发汗、平喘、解热镇痛、祛痰、免疫调节等作用。

【理化鉴别】

1. 药材纵剖面置紫外光灯（365nm）下观察，边缘显亮白色荧光，中心显亮棕色荧光。

2. 以盐酸麻黄碱对照品作对照，按薄层色谱法，用硅胶G板，以三氯甲烷-甲醇-浓氨试液（20：5：0.5）为展开剂，以茚三酮试液显色。供试品色谱中，在与对照品色谱相应的位置上，显相同的红色斑点。

【质量评价】

1. 经验鉴别　以干燥、茎粗、淡绿色，内心充实、味苦涩者为佳。

2. 含量测定　按高效液相色谱法测定，含盐酸麻黄碱（$C_{10}H_{15}NO \cdot HCl$）和盐酸伪麻黄碱（$C_{10}H_{15}NO \cdot HCl$）的总量不得少于0.80%。

【性味功效】性温；味辛，微苦。发汗散寒，宣肺平喘，利水消肿。

【知识链接】在云南、四川、贵州尚用同属植物丽江麻黄 Ephedra likiangensis Florin. 的草质茎。其药材性状为细长圆柱形，表面绿色或黄绿色，具较粗的纵沟纹，节间较长，膜质鞘状叶先端2裂，锐三角形。麻黄碱含量一般不低于0.6%。

麻黄根为草麻黄或中麻黄的干燥根及根茎。呈圆柱形，略扭曲。表面红棕色或灰棕色，有纵皱纹及支根痕。栓皮易成片剥落。体轻，质硬而脆，断面皮部黄白色，木部浅黄色或黄色，有放射状纹理，中心有髓。味微苦，功效与麻黄相反，有止汗作用。现已经从麻黄根中分离出呈现弱降压作用的麻黄考宁（maokonine），还分离出呈现显著降压作用的麻黄新碱A、B、C（ephedradine A、B、C）。

>>> 知识链接 o- -

l – 麻黄碱和 *d* – 伪麻黄碱作为拟交感神经药，能促进交感神经末梢释放去甲肾上腺素，具有中枢神经系统兴奋作用，常被不法分子用作甲基苯丙胺（冰毒）非法合成的主要原料。1989年麻黄碱被列为易制毒化学品种。目前，我国对麻黄碱、含麻黄碱类复方制剂的生产、经营、购销、安全、监督管理等制定了详细的规定。将单位剂量麻黄碱类药物含量大于30mg的含麻黄碱类复方制剂列为处方药管理；药品零售企业不得开架销售含麻黄碱类复方制剂，销售时应查验购买者身份证，并对其姓名和身份证号码予以登记；除处方药按处方剂量销售外，一次销售不得超过2个最小包装。

- •

槲寄生

Hujisheng；Visci Herba

【来源】为桑寄生科植物槲寄生 *Viscum coloratum*（Komar.）Nakai 的干燥带叶茎枝。冬季至次春采割，除去粗茎，切段，干燥，或蒸后干燥。

【产地】主产于东北、华北各地区。陕西、甘肃、湖北、湖南、山东、湖南亦产。

【性状鉴别】呈圆柱形，2~5叉状分枝；表面黄绿色、金黄色或黄棕色，有纵皱纹；节膨大，节上有分枝或枝痕。体轻，质脆，易折断，断面不平坦，皮部黄色，木部色较浅，射线放射状，髓部常偏向一边。叶对生于枝梢，易脱落，无柄；叶片呈长椭圆状披针形；先端钝圆，基部楔形，全缘；表面黄绿色，有细皱纹，主脉5出，中间3条明显。革质。气微，味微苦，嚼之有黏性（图11-4）。

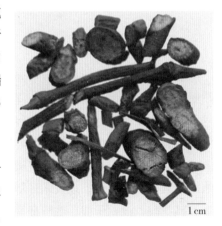

图11-4　槲寄生药材

槲寄生饮片呈不规则的厚片。余同药材。

【显微鉴别】粉末：淡黄色。①表皮碎片黄绿色，细胞类长方形，可见气孔。②纤维成束，壁较厚，略成波状，微木化。③异形细胞形状不规则，壁较厚，微木化，胞腔大。④可见草酸钙簇晶，方晶较少。⑤石细胞类方形、类多角形或不规则形。

【化学成分】①含三萜类成分齐墩果酸（oleanolic acid）、β – 香树脂醇、β – 乙酰香树脂醇等。②含苷类成分紫丁香苷（syringin）、丁香苷等。③含黄酮类成分槲寄生新苷Ⅰ~Ⅶ、鼠李秦素等。④含生物碱、多糖及甾醇等。

【质量评价】

1. 经验鉴别　以枝嫩、色黄绿、叶多者为佳。

2. 浸出物　按醇溶性浸出物热浸法测定，乙醇浸出物不得少于20.0%。

3. 含量测定　按高效液相色谱法测定，含紫丁香苷（$C_{17}H_{24}O_9$）不得少于0.040%；饮片含紫丁香苷（$C_{17}H_{24}O_9$）不得少于0.025%。

【性味功效】性平，味苦。祛风湿、补肝肾、强筋骨、安胎。

【附】

桑寄生

Sangjisheng；Taxilli Heba

为桑寄生科植物桑寄生 *Taxillus chinensis*（DC.）Danser 的干燥带叶茎枝。冬季至次春采割，除去粗茎，切段，干燥或薰后干燥。药材茎枝呈圆柱形；表面红褐色或灰褐色，具细纵纹，并有多数细小突起的棕色皮孔，嫩枝有的可见棕褐色茸毛；质坚硬，断面不整齐，皮部红棕色，木部色较浅。叶多卷曲，具短柄；叶片展平后呈卵形或椭圆形，长 3~8cm，宽 2~5cm；表面黄褐色。幼叶被细茸毛，先端钝圆，基部圆形或宽楔形，全缘；革质。气微，味涩。桑寄生与槲寄生药名相近，易造成误写、误用，应注意鉴别。

鱼腥草

Yuxingcao；Houttuyniae Herba

为三白草科植物蕺菜 *Houttuynia cordata* Thunb. 新鲜全草或干燥地上部分。夏季茎叶茂盛，花穗多时采割，除去杂质，晒干扎成小把。茎呈扁圆柱形，扭曲；表面棕黄色，具纵棱数条，节明显，下部节上有残存须根；质脆，易折断。叶皱缩，互生，展平后呈心形，先端渐尖，全缘；上表面暗黄绿色至暗棕色，下表面灰绿色或灰棕色，叶柄细长，基部与托叶合生成鞘状。穗状花序顶生，黄棕色。搓破有鱼腥气，味微涩。全草含挥发油约 0.05%，油中有效成分为癸酰乙醛及月桂醛，二者均有特异臭气。另含有甲基壬酮、癸醛、癸酸、α-蒎烯、d-柠檬烯、莰烯、醋酸龙脑酯、苏樟醇、石竹烯；含阿福豆苷、金丝桃苷、槲皮素、芸香苷、绿原酸及蕺菜碱等。叶含槲皮苷；花、果穗含异槲皮苷。本品的鱼腥气味是由于含癸烯乙醛所致。性微寒，味辛。清热解毒，消肿排脓，利尿通淋。

仙鹤草

Xianhecao；Agrimoniae Herba

为蔷薇科植物龙牙草 *Agrimonia pilosa* Ledeb. 的干燥地上部分。夏、秋两季茎叶茂盛时采割，除去杂质，干燥。全体被白色柔毛。茎基部圆柱形，淡红棕色，木质化，上部方柱形，四边略凹陷，绿褐色，有纵沟及棱线，节明显，体轻，质硬、易折断，断面中空。单数羽状复叶互生，灰绿色，皱缩而卷曲，质脆，易碎；大小相间生于叶轴上，完整小叶展平后呈卵圆形，边缘有锯齿；总状花序细长，萼筒上部有钩刺，偶可见花及果。气微，味微苦。全草含间苯三酚缩合体类化合物仙鹤草酚、仙鹤草内酯、仙鹤草素甲、乙、丙，以及木犀草素-7-葡萄糖苷、芹菜素-7-葡萄糖苷、金丝桃苷，酚酸类儿茶素、鞣花酸、没食子酸、咖啡酸等。性平，味苦、涩。收敛止血，截疟，止痢，解毒，补虚。

紫花地丁

Zihuadiding；Violae Herba

【来源】为堇菜科植物紫花地丁 *Viola yedoensis* Makino 的干燥全草。春、秋两季采挖带花或果的全草，洗净泥土，除去杂质，晒干。

【产地】主产浙江、江苏及东北地区。

【性状鉴别】常皱缩成团，无毛或被疏柔毛。主根圆锥形。叶基生，灰绿色，湿润展开后，叶片披针形或卵状披针形，先端钝，基部呈截形或心形，边缘具钝锯齿，两面有毛；叶柄细，上部具明显狭翅；花茎纤细；花瓣 5，紫堇色或淡棕色，花距细管状；蒴果椭圆形通常三角状裂开，内有种子多数，淡黄色。气微，味微苦而稍黏（图 11-5）。

饮片呈不规则的段。余同药材。

【显微鉴别】叶横切面：上表皮细胞较大，切向延长，外壁较厚，内壁黏液化，常膨胀而呈半圆形；下表皮细胞较小，偶有黏液细胞；上、下表皮有单细胞非腺毛，具有角质短线纹；栅栏细胞2～3列；海绵细胞类圆形，含草酸钙簇晶；主脉维管束外韧型，上下表皮内有厚角细胞1～2列。

【化学成分】①含香豆素类成分秦皮乙素（esculetin）、6,7-二甲氧基香豆素等；②含苷类成分山奈酚-3-O-鼠李吡喃糖苷等；③含黄酮类成分木犀草素、芥菜素等。

【理化鉴别】粉末甲醇超声提取液作供试品溶液。紫花地丁对照药材作对照，按薄层色谱法，用硅胶G板，以甲苯-乙酸乙酯-甲酸（5：3：1）的上层溶液为展开剂，置紫外光灯（365nm）下检视。供试品色谱中，在与对照药材色谱相应的位置上，显3个相同颜色的荧光主斑点。

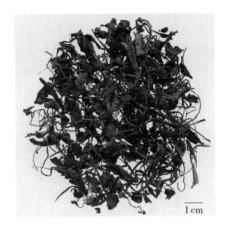

图11-5　紫花地丁药材

【质量评价】

1. 经验鉴别　以根、花、果、叶齐全，叶灰绿色，花堇色，根黄，味微苦者为佳。

2. 浸出物　按醇溶性浸出物冷浸法测定，95%乙醇浸出物不得少于5.0%。

3. 含量测定　按高效液相色谱法测定，含秦皮乙素（$C_9H_6O_4$）不得少于0.20%。

【性味功效】性寒，味苦、辛；清热解毒，凉血消肿。

【附】

甜地丁

Tiandiding；Gueldenstaedtiae Herba

为豆科植物米口袋 *Gueldenstaedtia verna*（Georgi）Boriss 等的干燥全草。根呈长圆锥形，表面红棕色或灰黄色，断面黄白色，边缘绵毛状。茎短而细。单数羽状复叶丛生，具托叶，完整小叶片展平后椭圆形，有白色茸毛。蝶形花冠紫色或黄棕色。荚果圆柱形。气微，味淡、微甜，嚼之有豆腥味。甜地丁含有生物碱和黄酮类的成分。性寒，味甘、微苦。清热解毒，消肿止痛。

苦地丁

Kudiding；Corydalis Bungeanae Herba

为罂粟科植物布氏紫堇 *Corydalis bungeana* Turcz. 的全草。全草皱缩成团，伸展后长5～30cm。主根扁圆柱形。根茎较短，有节，可见叶痕；质硬，断面黄白色，中心有白色髓或中空。茎丛生，纤细，有5个棱脊及纵纹，断面中空。叶有长柄；叶片二至三回羽状全裂。花淡紫色。蒴果扁长椭圆形；种子扁心形，黑色，有光泽。气青草样，味苦而持久。全草含多种生物碱，总碱含量约0.6%，主要有消旋和右旋紫堇灵、乙酰紫堇灵、四氢黄连碱、普罗托品等。性寒，味苦。清热解毒，散结消肿。

金钱草

Jinqiancao；Lysimachiae Herba

【来源】为报春花科植物过路黄 *Lysimachia christinae* Hance 的干燥全草。

【采收加工】夏、秋两季采收，除去杂质，晒干。

【产地】主产于四川省，长江流域及陕西、山西、贵州、云南等地亦产。

【性状鉴别】缠结成团，无毛或被疏柔毛。茎扭曲，棕色或暗棕红色，有纵纹，下部茎节上有时具有须根，断面实心。叶对生，多皱缩，展平后宽卵形或心形，全缘；上表面灰绿色或棕褐色，背面色较浅，主脉明显突起；叶片用水浸后，透光可见黑色或褐色条纹；有的叶腋具长梗的花或果。蒴果球形。

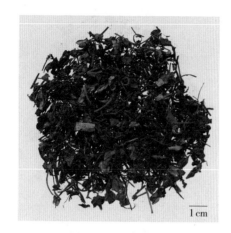

图 11-6　金钱草药材

质易碎。气微，味淡（图 11-6）。

饮片呈不规则的段。余同药材。

【显微鉴别】茎横切面：表皮细胞 1 列，外被角质层，有时可见腺毛，头部单细胞，柄为 1~2 个细胞，细胞头内常含有淡黄色物质。皮层宽广，外为厚角组织 1~2 列细胞，皮层内分布有离生性分泌道，由 5~10 个分泌细胞组成环，可见红棕色的球状或块状物质；内皮层明显。纤维常 1~2 列成环，有时呈断续状。韧皮部狭窄，形成层不明显。木质部连接成环。髓常成空腔。薄壁细胞中含淀粉粒（图 11-7）。

叶表面观：腺毛红棕色，头部单细胞，类圆形，柄单细胞。分泌道散在于叶肉组织内，含红棕色分泌物。被疏毛者茎、叶表面可见非腺毛，1~17 细胞，平直或弯曲，有的细胞呈缢缩状，表面可见细条纹，胞腔内含黄棕色物。

粉末：灰黄色。①淀粉粒众多，单粒类圆形、半圆形或盔帽状，脐点裂隙状，少数点状，复粒少数，多为 2~3 单粒组成。②腺毛常破碎，只有一个细胞头，或带有柄细胞的断片，细胞头中常充满红黄色分泌物，偶可见非腺毛碎片。③表皮细胞垂周壁弯曲，可见角质纹理和腺毛脱落后的圆形痕，含有红棕色物质。下表皮细胞垂周壁波状弯曲，气孔为不等式或不定式。④薄壁细胞碎片中有的含有红棕色块状或长条状物质。⑤纤维甚长，腔大，木化；⑥导管多为螺纹、网纹或孔纹。

【化学成分】①含黄酮类成分槲皮素（quercetin）、山奈酚（kaempferol）、槲皮素-3-O-葡萄糖苷、山奈素-3-O-半乳糖苷等。②含酚性成分、甾醇、鞣质、挥发油等。

【理化鉴别】以槲皮素和山奈酚对照品作对照，按薄层色谱法，用硅胶 G 板，以甲苯-甲酸乙酯-甲酸（10：8：1）为展开剂，以 3% 三氯化铝乙醇溶液显色，在 105℃ 加热数分钟，置紫外光灯（365nm）下检视。供试品色谱中，在与对照品色谱相应的位置上，显相同颜色的荧光斑点。

【质量评价】

1. 经验鉴别　以叶完整、色绿、气清香者为佳。

2. 浸出物　按醇溶性浸出物热浸法测定，75% 乙醇浸出物不得少于 8.0%。

3. 含量测定　按高效液相色谱法测定，含槲皮素（$C_{15}H_{10}O_7$）和山奈酚（$C_{15}H_{10}O_6$）的总量不得少于 0.10%。

【性味功效】性微寒，味甘，咸。利湿退黄，利尿通淋，解毒消肿。

【知识链接】广金钱草（Desmodii Styracifolii Herba）为豆科植物广金钱草 *Desmodium styracifolium*（Osb.）Merr. 的干燥地上部分。广东、广西、福建、湖南等省区应用。含生物碱、黄酮苷、酚类、鞣质等成分。

连钱草（Glechomae Herba）为唇形科植物活血丹 *Glechoma longituba*（Nakai）Kupr. 的干燥地上部

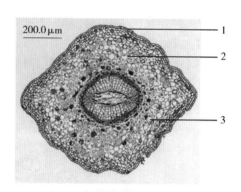

图 11-7　金钱草（茎）横切面

1. 表皮　2. 皮层　3. 分泌道　4. 内皮层
5. 中柱鞘纤维　6. 韧皮部　7. 木质部　8. 髓

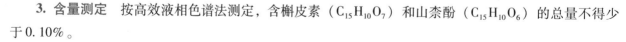

分。江苏、浙江、上海等省市应用。含木犀草素等黄酮类，及挥发油等成分。

江西金钱草为伞形科植物白毛天胡荽 *Hydrocotyle sibthorpioides* Lam. *var. batrachium*（Hance）Hand. Mazz. 的干燥全草。主产于江西。

广藿香
Guanghuoxiang；Pogostemonis Herba

【来源】为唇形科植物广藿香 *Pogostemon cablin*（Blanco）Benth. 的干燥地上部分。

【采收加工】夏秋季枝叶繁茂时采收，将全株拔起，去根，晒 2 ~ 3 天，堆起，用草席覆盖，闷两天再晒，再闷，反复至干，扎把或半干时扎把，再晒至全干。

【产地】主产于广东省广州市的石牌；海南、广西、云南、台湾等省区亦有栽培。按产地不同分为石牌广藿香及海南广藿香。

【性状鉴别】全长 30 ~ 60cm，多分枝；嫩茎略呈方柱形，枝条稍曲折；表面被柔毛，质脆易折断，断面有髓；老茎类圆柱形，直径 1 ~ 1.3cm，被灰褐色栓皮，质地坚实，不易折断。叶对生，下部常脱落，叶片皱缩成团，展平后呈卵形或椭圆形，先端短尖或钝圆，基部楔形或钝圆，边缘具不整齐钝锯齿，两面均被茸毛。叶柄细。香气特异，味微苦（图 11 – 8）。

石牌广藿香：枝条较瘦小，表面较皱缩，灰黄色或灰褐色；节间长 3 ~ 7cm，叶痕较大而凸出，中部以下被栓皮，纵皱较深；断面呈类圆形，髓部较小。叶片较小而厚，暗绿褐色或灰棕色。

海南广藿香：枝条较粗壮，表面较平坦，灰棕色至浅紫棕色，节间长 5 ~ 13cm，叶痕较小，不明显凸出，枝条近下部始有栓皮，皱缩较浅，断面呈钝方形。叶片较大而薄，浅棕褐色或浅黄棕色。

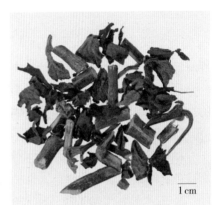

图 11 – 8　广藿香药材

饮片呈不规则的段。余同药材。

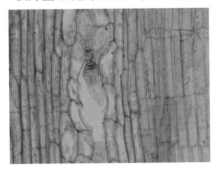

图 11 – 9　广藿香茎纵切面（示间隙腺毛）

【显微鉴别】茎纵切面：表皮为 1 列细胞，排列不整齐，具非腺毛，由 1 ~ 5 个细胞组成；表皮下由 3 ~ 5 列木栓化细胞组成。皮层的外层为 4 ~ 10 列厚角细胞，内层为薄壁细胞，有大形细胞间隙，内有间隙腺毛；腺毛常纵向排列，腺头单细胞，长圆形或类圆形，内含黄色至黄绿色物质；薄壁细胞含草酸钙针晶。纤维成束，断续环列。韧皮部狭窄。木质部四角处较发达；由导管、木薄壁细胞及木纤维组成，均木化。髓部细胞微木化，含草酸钙针晶束及片状结晶，稀有淀粉粒（图 11 – 9）。

叶片粉末：淡棕色。①表皮细胞不规则形，壁薄弯曲，轮廓常模糊，毛茸基部表皮细胞清晰；气孔直轴式。②非腺毛由 1 ~ 6 个细胞组成，平直或弯曲，壁上有疣状的突起，有的细胞内含棕黄色物质。③腺鳞头部扁球形，由 8 个细胞组成，柄单细胞，极短。④间隙腺毛呈不规则囊状，存在于栅栏组织或薄壁组织的间隙中，头部单细胞；柄短，单细胞。⑤小腺毛头部 2 细胞，柄 1 ~ 3 细胞，甚短。⑥草酸钙针晶细小，散在于叶肉细胞中（图 11 – 10）。

【化学成分】①含挥发油 2% ~ 2.8%，油中主要为百秋李醇（即广藿香醇，patchouli alcohol）占 52% ~ 57%，及广藿香酮（pogostone）等；尚含广藿香吡啶碱、苯甲醛、丁香酚、桂皮醛等。②含倍半萜及黄酮类成分。

海南产广藿香叶含挥发油 3% ~ 6%，石牌产广藿香叶含挥发油 0.3% ~ 0.4%；广藿香酮为石牌产

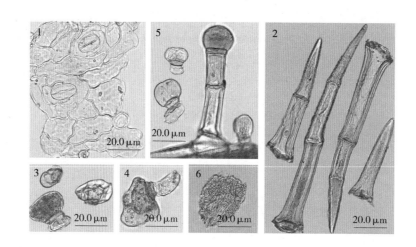

图 11 - 10 广藿香粉末
1. 表皮细胞及气孔 2. 非腺毛 3. 腺鳞 4. 间隙腺毛 5. 小腺毛 6. 草酸钙针晶

挥发油中主要成分，但海南产油中含量甚微。

广藿香挥发油具有调节胃肠蠕动、抗病原微生物、抗炎、调节免疫等作用，其中广藿香酮具有较强的抗菌、抗真菌作用。广藿香黄酮类具有抗病毒、免疫调节作用。

【理化鉴别】

1. 取本品挥发油 1 滴，加三氯甲烷 0.5ml，滴加 5% 溴的三氯甲烷液数滴。石牌广藿香先褪色，继显绿色；海南广藿香先褪色，继显紫色。

2. 取本品挥发油 1 滴，加苯 0.5ml，再加 5% 醋酸铜溶液少量，充分混合，放置分层，吸取上层苯液点于载玻片上，待苯挥发后，于残留物上加乙醇 1 ~ 2 滴，放置后，置显微镜下观察，石牌广藿香可见众多灰蓝色的针状结晶；海南广藿香可见少量灰蓝色针状结晶及绿色无定形物。

3. 以百秋李醇对照品作对照，按薄层色谱法，用硅胶 G 板，以石油醚（30 ~ 60℃）- 乙酸乙酯 - 冰醋酸（95：5：0.2）为展开剂，以 5% 三氯化铁乙醇溶液显色，供试品色谱中显一黄色斑点（广藿香酮）；加热至斑点显色清晰，供试品色谱在与对照品色谱相应的位置上，显相同的紫蓝色斑点。

【质量评价】

1. 经验鉴别 叶不得少于 20%；以茎叶粗壮、不带须根、香气浓厚者为佳。

2. 浸出物 按醇溶性浸出物冷浸法测定，乙醇浸出物不得少于 2.5%。

3. 含量测定 按气相色谱法测定，含百秋李醇（$C_{15}H_{26}O$）不得少于 0.10%。

【性味功效】性微温，味辛。芳香化浊，和中止呕，发表解暑。

>>> 知识链接 ⊶---

藿香为唇形科植物藿香（土藿香）*Agastache rugosa*（Fisch. Et Mey.）O. Ktze. 的干燥地上部分。原产于我国，为地区性民间习用药材，曾作为藿香正品来源收录于 1977 年版《中国药典》。全国多数省份地方标准中分别收载广藿香和藿香 2 个品种，但藿香在各地方标准记载的名称不统一，较为混乱。藿香与广藿香名称和功效相似，易造成误解。然而，藿香与广藿香在性状、显微特征和化学成分等方面均有区别。外观性状方面，藿香茎方柱形，四角有棱脊，四面平坦或凹入呈宽沟状；表面暗绿色，稀有毛茸；节明显，常有叶柄脱落瘢痕；老茎坚硬、质脆，易折断，断面白色，髓部中空。叶对生，完整者展平后呈卵形，先端尖或短渐尖，基部圆形或心形，边缘有钝锯齿；上表面深绿色，下表面浅绿色，具毛茸。气芳香，味淡而微凉。显微特征方面，藿香叶表皮细胞呈不规则形状，具直轴式气孔；非腺毛多见，1 ~ 3 细胞；腺鳞扁圆球形，头部 4 或 8 个细胞，柄单细胞；腺毛头部 1 ~ 2 细胞，多为单细胞，柄单细胞；不含间隙腺毛和草酸钙针晶。化学成分方面，不同产地藿香中挥发油组成的差别较大，以胡椒酚甲醚、丁香酚甲醚和薄荷酮类化合物为主；但甲基胡椒酚（estragole）作为藿香挥发油中的主要成分，动物实验提示其具有潜在的致癌性，使用时需谨慎。

半枝莲

Banzhilian；Scutellariae Barbatae Herba

【来源】为唇形科植物半枝莲 *Scutellaria barbata* D. Don 的干燥全草。夏、秋两季茎叶茂盛时采挖，洗净，晒干。

【产地】分布于华东、华南、西南等地，江苏、广西、广东、四川等省。

【性状鉴别】长 15～35cm，无毛或花轴上被疏毛。根纤细。茎丛生，较细，方柱形；表面暗紫色或棕绿色。叶对生，有短柄；叶片多皱缩，展平后呈三角状卵形或披针形，长 1.5～3cm，宽 0.5～1cm；先端钝，基部宽楔形，全缘或有少数不明显的钝齿；上表面暗绿色，下表面灰绿色。花单生于茎枝上部叶腋，花萼裂片钝或较圆；花冠二唇形，棕黄色或浅蓝紫色，长约 1.2cm，被毛。果实扁球形，浅棕色。气微，味微苦（图 11-11）。

饮片呈不规则的段。余同药材。

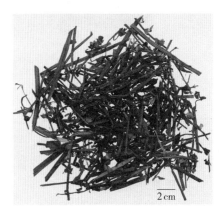

图 11-11　半枝莲药材

【显微鉴别】茎横切面：茎类方形。表皮细胞 1 列，类长方形，外被角质层，可见气孔、腺鳞。四棱脊处具 2～4 列皮下纤维，木化。皮层细胞类圆形。内皮层细胞 1 列。中柱鞘纤维单个或 2～4～12 个成群，断续排列成环，四角较密集，壁较厚。维管束外韧型，四棱脊处较发达。韧皮部狭窄。形成层成环。木质部由导管、木纤维和木薄壁细胞组成。髓部宽广，薄壁细胞类圆形，大小不等，可见壁孔，中部常呈空洞状。

叶片粉末：灰绿色。①叶表皮细胞不规则形，垂周壁波状弯曲，气孔直轴式或不定式。②腺鳞头部 4～8 细胞；柄单细胞。③非腺毛 1～3～（5）细胞，先端弯曲，具壁疣，毛基部具放射状纹理。④腺毛少见，头部 1～4 细胞，柄 1～4 细胞。

【化学成分】①全草含黄酮类成分，主要有黄芩素、野黄芩苷（scutellarin）、汉黄芩素、半枝莲素、半枝莲种素、柚皮素、芹菜素、木犀草素、红花素、异红花素。②另含 β-谷甾醇、硬脂酸、多糖等。

【质量评价】

1. 经验鉴别　以色绿、味苦者为佳。

2. 浸出物　按水溶性浸出物热浸法测定，不得少于 18.0%。

3. 含量测定　按紫外-可见分光光度法测定，含总黄酮以野黄芩苷（$C_{21}H_{18}O_{12}$）计，不得少于 1.50%；按高效液相色谱法测定，含野黄芩苷（$C_{21}H_{18}O_{12}$）不得少于 0.20%。

【性味与功能】性寒，味辛、苦。清热解毒，化瘀利尿。

荆芥

Jingjie；Schizonepeta Herba

【来源】为唇形科植物荆芥 *Schizonepeta tenuifolia* Briq. 的干燥地上部分。8～9 月当花开到顶端，穗绿时割取地上部分，除去杂质晒干为荆芥。北方将穗与梗分开，称为荆芥穗与荆芥梗。

【产地】主产江苏、河南、河北、山东、浙江等地。多为栽培。

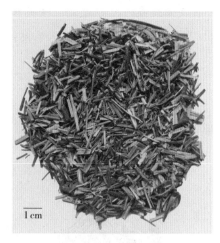

图 11 – 12　荆芥药材

【性状鉴别】茎呈方柱形，上部有分枝，长 50 ~ 80cm，直径 0.2 ~ 0.4cm。表面淡黄绿色或淡紫红，被短柔毛。体轻，质脆，断面类白色。叶对生，多已脱落，叶片3 ~ 5 羽状分裂，裂片细长。枝顶端着生穗状轮伞花序，长 2 ~ 9cm，直径约 0.7cm，花冠多已脱落，宿萼钟形，顶端 5 齿裂，淡棕色或黄绿色，被短柔毛；小坚果棕黑色。气芳香，味微涩而辛凉（图 11 – 12）。

饮片呈不规则的段。余同药材。

【显微鉴别】粉末：黄棕色。①宿萼表皮细胞垂周壁深波状弯曲。②腺鳞头部 8 细胞，柄单细胞，棕黄色。③小腺毛头部 1 ~ 2 细胞，柄单细胞。④非腺毛 1 ~ 6 细胞，大多具壁疣。⑤外果皮细胞表面观多角形，壁黏液化，胞腔含棕色物；断面观细胞类方形或类长方形，胞腔小。⑥内果皮石细胞淡棕色，表面观垂周壁深波状弯曲，密具纹孔。⑦纤维壁平直或微波状。

【化学成分】①主要含挥发油，油中主要成分为胡薄荷酮（pulegone，约 33.9%）、薄荷酮（menthone，约 42.9%）、异薄荷酮、异胡薄荷酮、聚伞花素、薄荷醇、新薄荷醇及柠檬烯等。②含单萜类成分，如荆芥苷 A ~ E、荆芥醇、荆芥二醇等。

【质量评价】

1. 经验鉴别　以色淡黄绿、穗长而密、香气浓者为佳。

2. 含量测定　按挥发油测定法测定，药材含挥发油不得少于 0.60%（ml/g）；饮片含挥发油不得少于 0.30%（ml/g）。按高效液相色谱法测定，药材及饮片含胡薄荷酮（$C_{10}H_{16}O$）不得少于 0.020%。

【性味功效】性微温，味辛。解表散风，透疹，消疮。

【附】《中国药典》（2020 年版）一部，将荆芥炭、荆芥穗、荆芥穗炭单列。

益母草

Yimucao；Leonuri Herba

【来源】为唇形科植物益母草 *Leonurus japonicus* Houtt. 的新鲜或干燥地上部分。鲜品春季幼苗期至初夏花前期采割；干品夏季茎叶茂盛、花未开或初开时采割，晒干，或切段晒干。

【产地】全国各地均有野生或栽培。

【性状鉴别】鲜益母草：幼苗期无茎，基生叶圆心形，边缘5 ~ 9 浅裂，每裂片有2 ~ 3 钝齿。花前期茎呈方柱形，上部多分枝，四面凹下成纵沟，长 30 ~ 60cm，直径 0.2 ~ 0.5cm；表面青绿色；质鲜嫩，折断断面中部有髓。叶交互对生，有柄；叶片绿色，质鲜嫩，揉之有汁；下部茎生叶掌状 3 裂，上部叶羽状深裂或浅裂成 3 片，裂片全缘或具少数锯齿。气微，味微苦。

干益母草：茎呈方柱形，直径约 5mm；表面灰绿或黄绿色，上端有柔毛，体轻质韧，断面中部有髓。叶灰绿色。多皱缩、破碎，易脱落，轮伞花序腋生，小花淡紫色，花萼筒状，花冠二唇形。切段者长约 2cm（图 11 – 13）。

饮片呈不规则的段。余同药材。

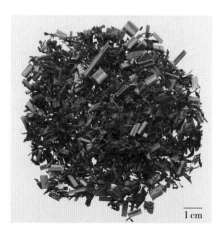

图 11 – 13　益母草药材

【显微鉴别】茎横切面：表皮细胞外被角质层，有茸毛；腺鳞头部 4、6 细胞或 8 细胞，柄单细胞；

非腺毛由 1~4 个细胞组成，上部尖而弯曲。表皮下有厚角组织，集中在 4 个棱角处；皮层为数列薄壁细胞；内皮层明显。中柱鞘纤维束微木化。韧皮部较狭小。木质部在四棱处较发达；髓部较大，为具单纹孔的大形薄壁细胞组成，含小针晶与小方晶。鲜品近表皮部分皮层薄壁细胞含叶绿体。

叶表面：上、下表皮均具与茎相同的茸毛；下表皮可见小型气孔，多为直轴式，少为不定式；叶肉组织中亦含有小方晶和小针晶。

【化学成分】全草含益母草碱（leonurine）约 0.05%（开花初期仅含微量，中期逐渐增高），水苏碱（stachydrine）、芸香碱、延胡索酸、亚麻酸、苯甲酸、p-亚油酸、月桂酸、二萜化合物等。

【理化鉴别】粉末 70% 乙醇回流提取滤液蒸干，残渣加无水乙醇溶解，离心，取上清液作供试品溶液。以盐酸水苏碱对照品作对照，按薄层色谱法，用硅胶 G 板，以丙酮-无水乙醇-盐酸（10∶6∶1）为展开剂，喷稀碘化铋钾试液-三氯化铁试液（10∶1）混合溶液显色。供试品色谱中，在与对照品色谱相应的位置上，显相同颜色的斑点。

【质量评价】

1. 经验鉴别　以质嫩、叶多、色灰绿为佳；质老、枯黄、无叶者不可供药用。

2. 浸出物　干益母草：按水溶性浸出物热浸法测定，不得少于 15.0%。

3. 含量测定　按高效液相色谱法测定，干益母草药材含盐酸水苏碱（$C_7H_{13}NO_2 \cdot HCl$）不得少于 0.50%；含盐酸益母草碱（$C_{14}H_{21}O_5N_3 \cdot HCl$）不得少于 0.050%；干益母草饮片含盐酸水苏碱（$C_7H_{13}NO_2 \cdot HCl$）不得少于 0.40%；含盐酸益母草碱（$C_{14}H_{21}O_5N_3 \cdot HCl$）不得少于 0.040%。

【性味功效】性微寒，味辛、苦。活血调经，利尿消肿，清热解毒。

【附】

茺蔚子

Chongweizi；Leonuri Fructus

为唇形科植物益母草 *Leonurus japonicus* Houtt. 的干燥成熟果实。秋季果实成熟时采割地上部分，晒干，打下果实，除去杂质。药材呈三棱形，长 2~3mm，宽约 1.5mm。表面灰棕色至灰褐色，有深色斑点，一端稍宽，平截状，另一端渐窄而钝尖。果皮薄，子叶类白色，富油性。气微，味苦。主含生物碱，益母草次碱及脂肪油。性微寒，味辛、甘。活血调经，清肝明目。

薄荷

Bohe；Menthae Haplocalycis Herba

【来源】为唇形科植物薄荷 *Mentha haplocalyx* Briq. 的干燥地上部分。

【采收加工】7~8 月割取地上部分（称头刀），供提取挥发油用；10~11 月割取（称"二刀"）供药用。夏、秋两季茎叶茂盛或花开至三轮时，选晴天，分次采割，晒干或阴干。

【产地】主产于江苏的太仓及浙江、湖南等地。江苏省为薄荷的主产区。

【性状鉴别】茎方柱形，有对生分枝；表面紫棕色或淡绿色，棱角处具茸毛，有节和棱，节间长 2~5cm。质脆，易折断。断面白色，髓部中空。叶对生，有短柄；叶片多卷缩或破碎，完整者展平后呈宽披针形、长椭圆形或卵形，表面深绿色，下面灰绿色，稀被茸毛，有凹点状腺鳞。轮伞花序腋生，花萼钟状，先端 5 齿裂，花冠淡紫色。揉之有特殊的清凉香气，味辛、凉（图 11-14）。

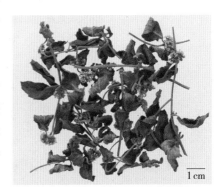

图 11-14　薄荷药材

饮片呈不规则的段。余同药材。

【显微鉴别】茎横切面：表皮为1列长方形细胞，外被角质层，有扁球形腺鳞、单细胞头的腺毛和非腺毛。皮层为数列薄壁细胞，排列疏松。四角有明显的棱脊，向内有10余列厚角细胞。内皮层1列，凯氏点清晰可见。维管束于四角处发达，与相邻两角间具数个小维管束。韧皮部细胞较小，呈狭环状。形成层成环；木质部在四棱处发达，射线宽窄不一；髓部由大型薄壁细胞组成，中心常有空隙。薄壁细胞中含橙皮苷结晶（图11-15）。

叶横切面：上表皮细胞呈方形，下表皮细胞较小，扁平，均被角质层，具直轴式气孔；上下表皮凹陷处有腺鳞，头部多8细胞，柄为单细胞，并有多细胞非腺毛。叶肉栅栏组织为1列薄壁细胞。海绵组织为4~5列不规则的薄壁细胞组成，主脉上下表皮内方有厚角组织及薄壁组织。主脉维管束外韧型，木质部导管常2~6个排列成行，韧皮部细胞较小。表皮细胞、叶肉细胞、薄壁细胞和少数导管内有簇针状橙皮苷结晶（图11-16）。

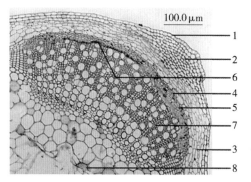

图11-15 薄荷（茎）横切面

1. 表皮 2. 厚角组织 3. 皮层 4. 内皮层
5. 韧皮部 6. 形成层 7. 木质部 8. 髓

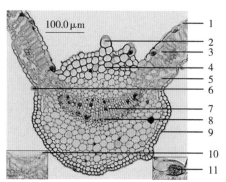

图11-16 薄荷（叶）横切面

1. 上表皮 2. 非腺毛 3. 栅栏组织 4. 厚角组织
5. 海绵组织 6. 小腺毛 7. 木质部 8. 韧皮部
9. 下表皮 10. 腺鳞 11. 橙皮苷结晶

粉末：黄绿色。①表皮细胞壁薄，呈波状。下表皮有众多直轴式气孔。②腺鳞的腺头呈扁圆球形，由8个分泌细胞排列成辐射状，直径约至90μm，腺头外围有角质层，与分泌细胞的间隙处有浅黄色油质，腺柄单细胞，极短，四周表皮细胞作辐射状排列。③小腺毛头部及柄部均为单细胞。④非腺毛由1~8个细胞组成，常弯曲，壁厚，有疣状突起。⑤薄壁细胞内有簇针状橙皮苷结晶（图11-17）。

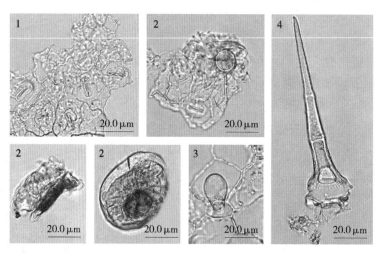

图11-17 薄荷茎粉末

1. 表皮细胞及气孔 2. 腺鳞 3. 腺毛 4. 非腺毛

【化学成分】①全草含薄荷油 1.3% ~2.0%，穗含挥发油 4.11%，称薄荷油，油中主含 l-薄荷脑 62.3% ~87%，其次为 l-薄荷酮约 10% 及薄荷酯 3% ~6% 等。②温度稍低时即析出大量无色薄荷脑晶体。③叶尚含苏氨酸、谷氨酸、丙氨酸、天冬酰胺等多种游离氨基酸。④对薄荷不同生长期鲜叶含油及薄荷脑含量研究结果表明：叶片中含油量以盛蕾期最高，而原油含脑量则盛花期最高。

【理化鉴别】

1. 取本品粉末少许，经微量升华得油状物，加硫酸 2 滴及香草醛结晶少量，初显黄色至橙黄色，再加水 1 滴，即变紫红色。

2. 以薄荷对照药材及薄荷脑对照品作对照，按薄层色谱法，用硅胶 G 板，以甲苯-乙酸乙酯（9：1）为展开剂，以 2% 对二甲氨基苯甲醛的 40% 硫酸乙醇溶液显色。置紫外光灯（365nm）下检视，供试品色谱中，在与对照药材色谱和对照品色谱相应的位置上，显相同颜色的荧光斑点。

【质量评价】

1. 经验鉴别　以叶多（不得少于 30%）、色绿深、气味浓者为佳。

2. 含量测定　按挥发油测定法测定，药材含挥发油不得少于 0.80%（ml/g）；饮片含挥发油不得少于 0.40%（ml/g）。按气相色谱法测定，药材含薄荷脑（$C_{10}H_{20}O$）不得少于 0.20%；饮片含薄荷脑（$C_{10}H_{20}O$）不得少于 0.13%。

【性味功效】性凉、味辛。疏散风热，清利头目，利咽，透疹，疏肝行气。

【知识链接】薄荷油（peppermint oil）又称薄荷素油，《中国药典》规定，气相色谱法测定，含薄荷脑应为 28.0% ~40.0%，与薄荷脑一样，作为芳香药、调味药及驱风药使用。

>>> 知识链接 ◦--

留兰香为唇形科植物留兰香（绿薄荷）*Mentha spicata* L. 的干燥全草。在性状、显微特征和化学成分等方面，留兰香都与薄荷有明显区别。外观性状方面，留兰香茎无毛或近于无毛，钝四棱形，具槽及条纹；表面暗绿色带紫红色。叶无柄或近无柄，完整者展平后呈卵状长圆形或长圆状披针形；边缘具尖锐而不规则的锯齿；叶脉凹陷，下面明显隆起且带白色；有凹点状腺鳞。轮伞花序生于茎及分枝顶端，有间断向上密集的圆柱形穗状花序。叶揉搓后有悦人香气，似鱼香气，味辛，无凉感。显微特征方面，留兰香叶上、下表面均有腺鳞、非腺毛、小腺毛，下表皮多见直轴式气孔，同薄荷叶；但不含橙皮苷结晶。化学成分方面，留兰香不含薄荷油、薄荷脑，挥发油内主要成分为香旱芹子油萜酮。理化鉴别可使用薄层或气相色谱法鉴别薄荷脑。

--◦

泽兰

Zelan；Lycopi Herba

为唇形科植物毛叶地瓜儿苗 *Lycopus lucidus* Turcz. var. *hirtus* Regel 的干燥地上部分。夏、秋间茎叶茂盛时割取地上部分，去净泥土，晒干。茎呈方柱形，少分枝，四面均有浅纵沟；表面黄绿色或带紫色，节处紫色明显，有白色茸毛；质脆，断面黄白色，髓部中空。叶对生，有短柄或近无柄；叶片多皱缩，展平后呈披针形或长圆形；上表面黑绿色或暗绿色，下表面灰绿色，密具腺点，两面均有短毛；先端尖，基部渐狭，边缘有锯齿。轮伞花序腋生，花冠多脱落，苞片和花萼宿存，小苞片披针形，有缘毛，花萼钟形，5 齿。气微，味淡。泽兰含挥发油、葡萄糖苷、鞣质等。性微温，味苦、辛。活血调经，祛瘀消痈，利水消肿。

香薷

Xiangru；Moslae Herba

为唇形科植物石香薷 *Mosla chinensis* Maxim. 或江香薷 *Mosla chinensis* 'Jiangxiangru' 的干燥地上部

分。前者习称"青香薷"，后者习称"江香薷"。夏季茎叶茂盛、花盛时择晴天采割，除去杂质，阴干。青香薷：长 30~50cm，基部紫红色，上部黄绿色或淡黄色，全体密被白色茸毛。茎方柱形，基部类圆形，直径 1~2mm，节明显，节间长 4~7cm；质脆，易折断。叶对生，多皱缩或脱落，叶片展平后呈长卵形或披针形，暗绿色或黄绿色，边缘有 3~5 疏浅锯齿。穗状花序顶生及腋生，苞片圆卵形或圆倒卵形，脱落或残存；花萼宿存，钟状，淡紫红色或灰绿色，先端 5 裂，密被茸毛。小坚果 4，直径 0.7~1.1mm，近圆球形，具网纹。气清香而浓，味微辛而凉。江香薷：长 55~66cm，表面黄绿色，质较柔软。边缘有 5~9 疏浅锯齿。果实直径 0.9~1.4mm，表面具疏网纹。香薷主含挥发油，油中主要有香荆芥酚、麝香草酚等。香荆芥酚及麝香草酚是抗菌抗病毒的主要成分。性微温，味辛。发汗解表，化湿和中。

肉苁蓉
Roucongrong；Cistanches Herba

【来源】 为列当科植物肉苁蓉 Cistanche deserticola Y. C. Ma 或管花肉苁蓉 Cistanche tubulosa (Schrenk) Wight 的干燥带鳞叶的肉质茎。

【采收加工】 春季苗刚出土时或秋季冻土之前采挖，除去花序。切段，晒干。通常将鲜品置沙土中半埋半露，较全部曝晒干得快，干后即为甜大芸（淡大芸），质佳；秋季采收者因水分大，不易干燥，故将肥大者投入盐湖中腌 1~3 年（盐大芸），质量较次，药用时须洗去盐分。

【产地】 肉苁蓉主产于内蒙古、新疆、陕西、甘肃等省区，以内蒙古产量最大。管花肉苁蓉主产于新疆。

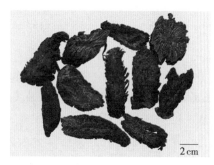

图 11-18　肉苁蓉药材

【性状鉴别】 肉苁蓉：呈扁圆柱形，稍弯曲，长 3~15cm，直径 2~8cm。表面棕褐色或灰棕色，密被覆瓦状排列的肉质鳞叶，通常鳞叶先端已断。体重，质硬，微有柔性，不易折断，断面棕褐色，有淡棕色点状维管束，排列成波状环纹。气微，味甜、微苦（图 11-18）。

管花肉苁蓉：呈类纺锤形、扁纺锤形或扁柱形，稍弯曲，长 5~25cm，直径 2.5~9cm。表面棕褐色至黑褐色。断面颗粒状，灰棕色至灰褐色，散生点状维管束。

饮片呈不规则的厚片。余同药材。

【显微鉴别】 茎横切面。肉苁蓉：表皮为 1 列扁平细胞，外被有角质层。外侧细胞含黄色或淡黄棕色色素。皮层由数十层薄壁细胞组成。中柱维管束排列成波状弯曲的环。木质部导管多数成群。髓射线明显，髓部呈星状。薄壁细胞中充满淀粉粒。

管花肉苁蓉：维管束散生，中心无髓。

【化学成分】 ①含环烯醚萜类成分，主要有松果菊苷（echinacoside）、毛蕊花糖苷（Verbascoside）和肉苁蓉苷 A、B、C、H 等。②还含有甜菜碱、胡萝卜苷等。

【质量评价】

1. 经验鉴别 以肉质茎粗壮肥大、密被鳞叶、表面棕褐色者为佳。

2. 浸出物 按醇溶性浸出物冷浸法测定，稀乙醇浸出物，肉苁蓉不得少于 35.0%；管花肉苁蓉不得少于 25.0%。

3. 含量测定 按高效液相色谱法测定，肉苁蓉含松果菊苷（$C_{35}H_{46}O_{20}$）和毛蕊花糖苷（$C_{29}H_{36}O_{15}$）的总量不得少于 0.30%；管花肉苁蓉含松果菊苷（$C_{35}H_{46}O_{20}$）和毛蕊花糖苷（$C_{29}H_{36}O_{15}$）的总量不得少于 1.5%。

【性味功效】 性温，味甘、咸。补肾阳，益精血，润肠通便。

锁阳

Suoyang；Cynomorii Herba

为锁阳科植物锁阳 *Cynomorium songaricum* Rupr. 的干燥肉质茎。春季采挖，除去花序，切段，晒干。药材呈扁圆柱形，微弯曲。表面棕色或棕褐色，粗糙，具明显纵沟和不规则凹陷，有的残存三角形的黑棕色鳞片。体重，质硬，难折断，断面浅棕色或棕褐色，有黄色三角状维管束。气微，味甘而涩。主要含熊果酸、锁阳萜、脯氨酸等化学成分。性温，味甘。补肾阳，益精血，润肠通便。

穿心莲

Chuanxinlian；Andrographis Herba

【来源】 为爵床科植物穿心莲 *Andrographis paniculata*（Burm. f.） Nees 的干燥地上部分。

【采收加工】 秋初茎叶茂盛时采割，当年开花初期采收的质量佳（穿心莲总内酯含量最高），晒干。

【产地】 主产于广东、广西、福建等省区。现云南、四川、江西、江苏等省也有栽培。

【性状鉴别】 茎呈方柱形，多分枝，长 50～70cm，节稍膨大；质脆，易折断。单叶对生，叶柄短或近无柄；叶片皱缩、易碎，完整者展平后呈披针形或卵状披针形，先端渐尖，基部楔形下延，全缘或波状；上表面绿色，下表面灰绿色，两面光滑。气微，味极苦（图 11–19）。

饮片呈不规则的段。切面不平坦，具类白色髓。余同药材。

【显微鉴别】 叶横切面：上表皮细胞类方形或长方形，下表皮细胞较小，上、下表皮均有含圆形、长椭圆形或棒状钟乳体的晶细胞；并有腺鳞，有的可见非腺毛。栅栏组织为 1～2 列细胞，贯穿于主脉上方；海绵组织排列疏松。主脉维管束外韧型，呈凹槽状，木质部上方亦有晶细胞（图 11–20）。

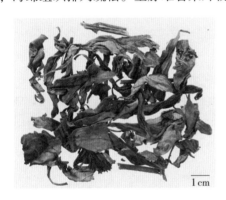

图 11–19 穿心莲药材

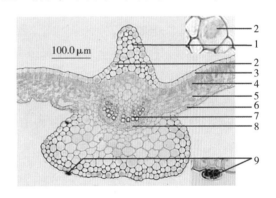

图 11–20 穿心莲（叶）横切面
1. 厚角组织 2. 钟乳体 3. 上表皮 4. 栅栏组织
5. 海绵组织 6. 下表皮 7. 木质部 8. 韧皮部 9. 腺鳞

叶表面：上下表皮均有增大的晶细胞，内含大型螺状钟乳体，较大端有脐样点痕，层纹波状。下表皮气孔密布，直轴式，副卫细胞大小悬殊，也有不定式。腺鳞头部扁球形，4、6（8）细胞；柄极短。非腺毛 1～4 细胞，表面有角质纹理。

叶粉末：鲜绿色。①上下表皮均有增大的晶细胞，内含大型螺状钟乳体，较大端有脐样点痕，层纹波状。②下表皮气孔密布，直轴式，副卫细胞大小悬殊，也有不定式。③腺鳞头部扁球形，4、6（8）细胞，柄极短。④非腺毛 1～4 细胞，表面有角质纹理。另有细尖的单细胞毛，平直或先端呈钩状，表面光滑（图 11–21）。

【化学成分】 主要含二萜类化学成分，有穿心莲内酯（andrographolide）、脱水穿心莲内酯（dehydroandrographolide）、去氧穿心莲内酯、新穿心莲内酯等。

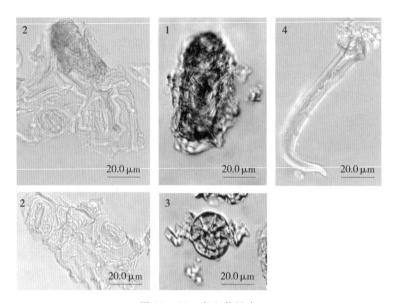

图 11 – 21　穿心莲粉末
1. 钟乳体　2. 表皮细胞及钟乳体　3. 腺鳞　4. 非腺毛

穿心莲内酯等苦味素具有显著的解热、抗炎、抗菌、抗病毒作用，是抗菌和抗钩端螺旋体的有效成分。

【理化鉴别】以穿心莲对照药材及穿心莲内酯对照品作对照，按薄层色谱法，用硅胶 G 板，以三氯甲烷－甲苯－甲醇（8∶1∶1）为展开剂，以 10% 硫酸乙醇溶液显色，置紫外光灯（365nm）下检视。供试品色谱中，在与对照药材色谱和对照品色谱相应的位置上，显相同颜色的荧光斑点。

【质量评价】

1. 经验鉴别　以色绿、叶多者为佳。

2. 检查　药材叶不得少于 30%；饮片叶不得少于 25%。

3. 浸出物　按醇溶性浸出物热浸法测定，乙醇浸出物不得少于 8.0%。

4. 含量测定　按高效液相色谱法测定，药材含穿心莲内酯（$C_{20}H_{30}O_5$）、新穿心莲内酯（$C_{26}H_{40}O_8$）、14 – 去氧穿心莲内酯（$C_{20}H_{30}O_4$）和脱水穿心莲内酯（$C_{20}H_{28}O_4$）的总量不得少于 1.5%；饮片含穿心莲内酯（$C_{20}H_{30}O_5$）、新穿心莲内酯（$C_{26}H_{40}O_8$）、14 – 去氧穿心莲内酯（$C_{20}H_{30}O_4$）和脱水穿心莲内酯（$C_{20}H_{28}O_4$）的总量不得少于 1.2%。

【性味功效】性寒，味苦。清热解毒，凉血，消肿。

白花蛇舌草

Baihuasheshecao；Hedyotidis Diffusae Herba

为茜草科植物白花蛇舌草 *Hedyotis diffusa* Willd. 的干燥或新鲜全草。夏秋季采收全草，洗净，晒干或鲜用。药材常扭缠成团状，灰绿色或灰棕色。主根 1 条，须根纤细，淡灰棕色。茎细而卷曲，质脆易折断，中央有白色髓部。叶多破碎，极皱缩，易脱落；有托叶，长 1～2mm，膜质，下部联合，顶端有细齿。花腋生，多具梗。蒴果扁球形，顶端有 4 枚宿存的萼齿。气微，味淡。白花蛇舌草的多糖具有明显的增强免疫、抗肿瘤作用。性凉，味甘、淡。清热解毒，利尿消肿，活血止痛。

茵陈

Yinchen；Artemisiae Scopariae Herba

【来源】为菊科植物滨蒿 *Artemisia scoparia* Waldst. et Kit. 或茵陈蒿 *Artemisia capillaris* Thunb. 的干燥地上部分。春季采收的习称"绵茵陈"，秋季采割的称"花茵陈"。

【采收加工】 春季幼苗高 6~10cm 时采收或秋季花蕾长成至花初开时采割,除去杂质和老茎,晒干。

【产地】 滨蒿主产于东北地区及河北、山东等省。茵陈蒿主产于陕西、山西、安徽等省。以陕西所产者质量最佳(西茵陈)。

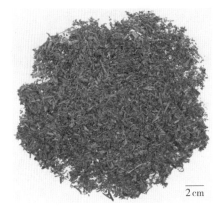

图 11-22 茵陈药材

【性状鉴别】 绵茵陈:多卷曲成团状,灰白色或灰绿色,全体密被白色茸毛,绵软如绒。茎细小,长 1.5~2.5cm,直径 0.1~0.2cm,除去表面白色茸毛后可见明显纵纹;质脆,易折断。叶具柄;展平后叶片呈一至三回羽状分裂;小裂片卵形或稍呈倒披针形、条形,先端锐尖。气清香,味微苦(图 11-22)。

花茵陈:茎呈圆柱形,多分枝,长 30~100cm,直径 2~8mm;表面淡紫色或紫色,有纵条纹,被短柔毛;体轻,质脆,断面类白色。叶密集,或多脱落;下部叶二至三回羽状深裂,裂片条形或细条形,两面密被白色柔毛;茎生叶一至二回羽状全裂,基部抱茎,裂片细丝状。头状花序卵形,多数集成圆锥状,有短梗;总苞片 3~4 层,卵形,苞片 3 裂;外层雌花 6~10 个,可多达 15 个,内层两性花 2~10 个。瘦果长圆形,黄棕色。气芳香,味微苦。

饮片呈不规则的段。余同药材。

【显微鉴别】 绵茵陈粉末:灰绿色。①非腺毛"T"形,中部略折成"V"形,两臂不等长,细胞壁极厚,胞腔多呈细缝状,柄 1~2 细胞。②叶下表皮细胞垂周壁波状弯曲,气孔不定式,副卫细胞 3~5 个。③腺毛较小,顶面观呈椭圆形或鞋底状,细胞成对叠生,多充满淡黄色油状物质(图 11-23)。

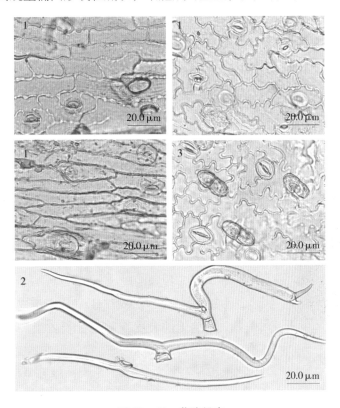

图 11-23 茵陈粉末

1. 上表皮细胞及下表皮细胞 2. 非腺毛 3. 腺毛

【化学成分】①含香豆素类成分，滨蒿内酯（scoparone）、东莨菪内酯等。②含挥发油类成分，茵陈二炔、茵陈二炔酮、茵陈炔醇、茵陈素等。③含黄酮类成分，茵陈黄酮、蓟黄素等。④含绿原酸（chlorogenic acid）、茵陈色酮等成分。

滨蒿内酯有明显的利胆、保肝、解热镇痛、抗炎、抗病毒作用。绿原酸有抗菌、抗病毒、抗肿瘤、抗氧化、利尿等作用。

【理化鉴别】

绵茵陈：以绿原酸对照品作对照，按薄层色谱法，用硅胶 G 板，以乙酸丁酯 - 甲酸 - 水（7∶2.5∶2.5）的上层溶液为展开剂，置紫外光灯（365nm）下检视。供试品色谱中，在与对照品色谱相应的位置上，显相同颜色的荧光斑点。

花茵陈：以滨蒿内酯对照品作对照，按薄层色谱法，用硅胶 G 板，以石油醚（60～90℃）- 乙酸乙酯 - 丙酮（6∶3∶0.5）为展开剂，置紫外光灯（365nm）下检视。供试品色谱中，在与对照品色谱相应的位置上，显相同颜色的荧光斑点。

【质量评价】

1. 经验鉴别 以质嫩、绵软、色灰白、香气浓者为佳。

2. 浸出物 绵茵陈 按水溶性浸出物热浸法测定，不得少于 25.0%。

3. 含量测定 按高效液相色谱法测定，绵茵陈含绿原酸（$C_{16}H_{18}O_9$）不得少于 0.50%；花茵陈含滨蒿内酯（$C_{11}H_{10}O_4$）不得少于 0.20%。

【性味功效】性微寒，味苦、辛。清利湿热，利胆退黄。

【知识链接】玄参科植物阴行草 *Siphonostegia chinensis* Benth.、腺毛阴行草 *S. laeta* S. Moore、松蒿 *Phtheirospermum japonicum*（Thunb.）Kanitz 及唇形科植物牛至 *Origanum vulgare* L. 的全草，在江苏、浙江、江西、广西等部分地区作土茵陈或草茵陈入药。其功效与茵陈不同，应注意鉴别。

青蒿
Qinghao；Artemisiae Annuae Herba

【来源】为菊科植物黄花蒿 *Artemisia annua* L. 的干燥地上部分。秋季花盛开时采割，除去老茎，阴干。

【产地】主产于浙江、江苏、湖北、安徽等地。全国各地均产。

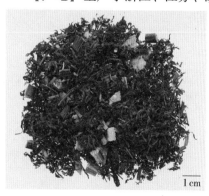

图 11-24　青蒿药材

【性状鉴别】茎呈圆柱形，上部多分枝，长 30～80cm，直径 0.2～0.6cm；表面黄绿色或棕黄色，具纵棱线；质略硬，易折断，断面中部有髓。叶互生，暗绿色或棕绿色，卷缩易碎，完整者展平后为三回羽状深裂，裂片和小裂片矩圆形或长椭圆形，两面被短毛。气香特异，味微苦（图11-24）。

饮片呈不规则的段。余同药材。

【显微鉴别】叶表面制片：上下表皮细胞不规则，垂周壁波状弯曲，脉脊上的表皮细胞为窄长方形。不定式气孔微突于表面，保卫细胞肾形。表皮密布"T"形非腺毛及腺毛，"T"形非腺毛柄细胞 3～7 个，多为4～5 个；腺毛呈椭圆形，常充满黄色挥发油，其两个半圆形分泌细胞的排列方向一般与最终裂片的中脉平行，在中脉附近常可见只具柄细胞的毛。

【化学成分】含多种倍半萜内酯，主要有青蒿素、青蒿酸、青蒿内酯、青蒿醇等，有抗疟、抗肿瘤作用。

【质量评价】

1. 经验鉴别　以色绿、叶多、香气浓者为佳。

2. 浸出物　按醇溶性浸出物冷浸法测定，无水乙醇浸出物不得少于1.9%。

【性味功效】　性寒，味苦、辛。清虚热，除骨蒸，解暑热，截疟，退黄。

>>> 知识链接 o -

　　青蒿素（artemisinin）是由我国科学家屠呦呦教授于20世纪70年代从黄花蒿中分离得到的含过氧桥结构的倍半萜类化合物，是目前国际治疗脑型疟疾和抗氯喹恶性疟疾最有效的药物。现代药理学研究表明，青蒿素及其衍生物除抗疟疾作用外，还具有抗肿瘤、抗菌、抗病毒、抗炎、抗纤维化、调节骨质疏松和免疫系统，治疗心血管系统、中枢神经系统疾病及白血病等多种药理作用。国内青蒿素的主要来源仍是通过黄花蒿植物提取，此外，合成生物学和化学合成也已成为青蒿素工业化生产的重要来源途径。

- •

大蓟

Daji；Cirsii Japonici Herba

　　为菊科植物蓟 *Cirsium japonicum* Fisch. ex DC. 的干燥地上部分。夏、秋两季花开时采割地上部分，除去杂质，晒干。茎呈圆柱形，基部直径可达1.2cm；表面绿褐色或棕褐色，有数条纵棱，被丝状毛；断面灰白色，髓部疏松或中空。叶皱缩，多破碎，完整叶片展平后呈倒披针形或倒卵状椭圆形，羽状深裂，边缘具不等长的针刺；上表面灰绿色或黄棕色，下表面色较浅，两面均具灰白色丝状毛。头状花序顶生，球形或椭圆形，总苞黄褐色，羽状冠毛灰白色。气微，味淡。主要含柳穿鱼花苷（pectolinarin），另含蒙花苷及 β - 谷甾醇。性凉，味甘、苦。凉血止血，散瘀解毒消痈。

小蓟

Xiaoji；Cirsii Herba

　　为菊科植物刺儿菜 *Cirsium setosum*（Willd.）MB. 的干燥地上部分。夏、秋两季花开时采割，除去杂质，晒干。药材茎呈圆柱形，有的上部分枝；表面灰绿色或带紫色，具纵棱及白色柔毛；质脆，易折断，断面中空。叶互生，无柄或有短柄；叶片皱缩或破碎，完整者展平后呈长椭圆形或长圆状披针形；全缘或微齿裂至羽状深裂，齿尖具针刺；上表面绿褐色，下表面灰绿色，两面均具白色柔毛。头状花序单个或数个顶生；总苞钟状，苞片5~8层，黄绿色；花紫红色。气微，味微苦。含蒙花苷、芦丁、咖啡酸、绿原酸等化学成分，具有止血、抑菌等作用。性凉，味甘、苦。凉血止血，散瘀解毒消痈。

蒲公英

Pugongying；Taraxaci Herba

　　为菊科植物蒲公英 *Taraxacum mongolicum* Hand. – Mazz. 、碱地蒲公英 *Taraxacum borealisinense* Kitam. 或同属数种植物的干燥全草。春至秋季花初开时采挖，除去杂质，洗净，晒干。药材呈皱缩卷曲的团块。根呈圆锥状，多弯曲；表面棕褐色，抽皱；根头部有棕褐色或黄白色的茸毛，有的已脱落。叶基生，多皱缩破碎，完整叶片呈倒披针形，绿褐色或暗灰绿色，先端尖或钝，边缘浅裂或羽状分裂，基部渐狭，下延呈柄状，下表面主脉明显。花茎1至数条，每条顶生头状花序，总苞片多层，内面一层较长，花冠黄褐色或淡黄白色。有的可见多数具白色冠毛的长椭圆形瘦果。气微，味微苦。含蒲公英甾醇、蒲公英赛醇、咖啡酸等化学成分。按高效液相色谱法测定，含咖啡酸（$C_9H_8O_4$）不得少于0.020%。性寒，味苦、甘。清热解毒，消肿散结，利尿通淋。

淡竹叶
Danzhuye; Lophatheri Herba

【来源】 为禾本科植物淡竹叶 *Lophatherum gracile* Brongn. 的干燥茎叶。夏季未抽花穗前采割，晒干。

【产地】 主产于浙江、江苏、湖南、湖北等地。

【性状鉴别】 茎呈圆柱形，有节，表面淡黄绿色，断面中空。叶鞘开裂。叶片披针形，有的皱缩卷曲；表面浅绿色或黄绿色。叶脉平行，具横行小脉，形成长方形的网格状，下表面尤为明显。体轻，质柔韧。气微，味淡（图 11-25）。

饮片呈不规则的段、片。余同药材。

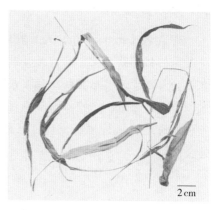

图 11-25 淡竹叶药材

【显微鉴别】 叶表面观：上表皮细胞长方形或类方形，垂周壁波状弯曲，其下可见圆形栅栏细胞。下表皮长细胞与短细胞交替排列或数个相连，长细胞长方形，垂周壁波状弯曲；短细胞为哑铃形的硅质细胞和类方形的栓质细胞，于叶脉处短细胞成串；气孔较多，保卫细胞哑铃形，副卫细胞近圆三角形，非腺毛有三种：一种为单细胞长非腺毛；一种为单细胞短非腺毛，呈短圆锥形；另一种为双细胞短小毛茸，偶见。

【化学成分】 含三萜化合物，主要有芦竹素、白茅素、蒲公英萜醇等。

【质量评价】 经验鉴别 以叶多、长大、质软、色青绿、不带根及花穗者为佳。

【性味功效】 性寒，味甘、淡。清热泻火，除烦止渴，利尿通淋。

石斛
Shihu; Dendrobii Caulis

【来源】 为兰科植物金钗石斛 *Dendrobium nobile* Lindl.、霍山石斛 *Dendrobium huoshanense* C. Z. Tang et S. J. Cheng、鼓槌石斛 *Dendrobium chrysotoxum* Lindl. 或流苏石斛 *Dendrobium fimbriatum* Hook. 的栽培品及其同属植物近似种的新鲜或干燥茎。

【采收加工】 全年均可采收，鲜用者除去根和泥沙；干用者采收后，除去杂质，用开水略烫或烘软，再边搓边烘晒，至叶鞘搓净，干燥。霍山石斛 11 月至翌年 3 月采收，除去叶、根须及泥沙等杂质，洗净，鲜用，或加热除去叶鞘制成干条；或边加热边扭成螺旋状或弹簧状，干燥，称霍山石斛枫斗。

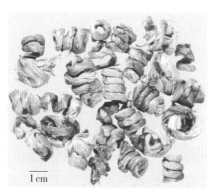

图 11-26 石斛药材

【产地】 主产于广西、广东、贵州、云南等地。

【性状鉴别】 鲜石斛：呈圆柱形或扁圆柱形。表面黄绿色，光滑或有纵纹，节明显，色较深，节上有膜质叶鞘。肉质多汁，易折断。气微，味微苦而回甜，嚼之有黏性。

金钗石斛：呈扁圆柱形，长 20~40cm，直径 0.4~0.6cm，节间长 2.5~3cm。表面金黄色或黄中带绿色，有深纵沟。质硬而脆，断面较平坦而疏松。气微，味苦（图 11-26）。

霍山石斛：干条呈直条状或不规则弯曲形，长 2~8cm，直径 1~4mm。表面淡黄绿色至黄绿色，偶有黄褐色斑块，有细纵纹，节明显，节上有的可见残留的灰白色膜质叶鞘；一端可见茎基部残留的短须根或须根痕，另一端为茎尖，较细。质硬而脆，易折断，断面平坦，灰黄色至灰绿色，略角质状。气微，味淡，嚼之有黏性。鲜品稍肥大。肉质，易折断，断面淡黄绿色至深绿色。气微，味淡，嚼之有黏性且少有渣。枫斗呈螺旋形或弹簧状，通常为2~5个旋纹，茎拉直后性状同干条。

鼓槌石斛：呈粗纺锤形，具3~7节。表面光滑，金黄色，有明显凸起的棱。质轻而松脆，断面海绵状。气微，味淡，嚼之有黏性。

流苏石斛等：呈长圆柱形，节明显。表面黄色至暗黄色，有深纵槽。质疏松，断面平坦或呈纤维性。味淡或微苦，嚼之有黏性。

鲜石斛饮片：呈圆柱形或扁圆柱形的段。直径0.4~1.2cm。表面黄绿色，光滑或有纵纹，肉质多汁。气微，味微苦而回甜，嚼之有黏性。

干石斛饮片：呈扁圆柱形或圆柱形的段。表面金黄色、绿黄色或棕黄色，有光泽，有深纵沟或纵棱，有的可见棕褐色的节。切面黄白色至黄褐色，有多数散在的筋脉点。气微，味淡或微苦，嚼之有黏性。

【显微鉴别】茎横切面：金钗石斛，表皮细胞1列，扁平，外被鲜黄色角质层。基本组织细胞大小较悬殊，有壁孔，散在多数外韧型维管束，排成7~8圈。维管束外侧纤维束新月形或半圆形，其外侧薄壁细胞有的含类圆形硅质块，木质部有1~3个导管直径较大。含草酸钙针晶细胞多见于维管束旁（图11-27）。

霍山石斛，表皮细胞1列，扁平，外壁及侧壁稍增厚，微木化，外被黄色或橘黄色角质层，有的外层可见无色的薄壁细胞组成的叶鞘层。基本薄壁组织细胞多角形，大小相似，其间散在9~47个维管束，近维管束处薄壁细胞较小，维管束为有限外韧型，维管束鞘纤维群呈单帽状，偶成双帽状，纤维1~2列，外侧纤维直径通常小于内侧纤维，有的外侧小型薄壁细胞中含有硅质块。草酸钙针晶束多见于近表皮处薄壁细胞或近表皮处维管束旁的薄壁细胞中。

鼓槌石斛，表皮细胞扁平，外壁及侧壁增厚，胞腔狭长形；角质层淡黄色。基本组织细胞大小差异较显著。多数外韧型维管束略排成10~12圈。木质部导管大小近似。有的可见含草酸钙针晶束细胞。

流苏石斛等，表皮细胞扁圆形或类方形，壁增厚或不增厚。基本组织细胞大小相近或有差异，散列多数外韧型维管束，略排成数圈。维管束外侧纤维束新月形或呈帽状，其外缘小细胞有的含硅质块；内侧纤维束无或有，有的内外侧纤维束连接成鞘。有的薄壁细胞中含草酸钙针晶束和淀粉粒。

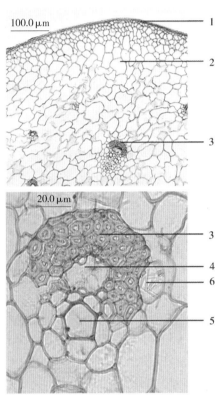

图11-27 石斛（金钗石斛）茎横切面
1. 表皮 2. 基本组织 3. 纤维束
4. 韧皮部 5. 木质部 6. 草酸钙针晶

粉末：灰绿色或灰黄色。①角质层碎片黄色；表皮细胞表面观呈长多角形或类多角形，垂周壁连珠状增厚。②束鞘纤维成束或离散，长梭形或细长，壁较厚，纹孔稀少，周围具排成纵行的含硅质块的小细胞。③木纤维细长，末端尖或钝圆，壁稍厚。④网纹导管、梯纹导管或具缘纹孔导管。⑤草酸钙针晶成束或散在（图11-28）。

【化学成分】①含倍半萜类生物碱，石斛碱（dendrobine）、石斛酮碱（nobilonine）、石斛醚碱（dendroxine）、石斛酯碱（dendrine）、6-羟基石斛碱、6-羟基石斛醚碱等。②含酚类成分，毛兰素（erianin）、石斛酚（dendrophenol）等。③含黄酮类夏佛塔苷（schaftoside）等。④含多糖、挥发油等成分。

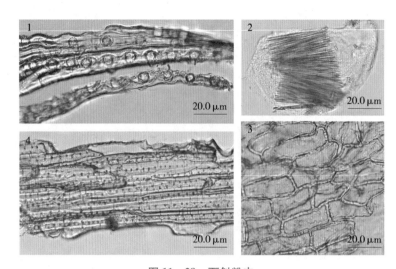

图 11 - 28　石斛粉末
1. 束鞘纤维及含硅质块细胞　2. 草酸钙针晶　3. 表皮细胞　4. 木纤维

【理化鉴别】金钗石斛：以石斛碱对照品作对照，按薄层色谱法，用硅胶 G 板，以石油醚（60 ~ 90℃）–丙酮（7∶3）为展开剂，以碘化铋钾试液显色。供试品色谱中，在与对照品色谱相应的位置上，显相同颜色的斑点。

霍山石斛：以霍山石斛对照药材及夏佛塔苷对照品作对照，按薄层色谱法，用聚酰胺薄膜，以乙醇–丁酮–乙酰丙酮–水（4∶4∶1∶17）为展开剂，以 5% 三氯化铝乙醇溶液显色，置紫外光灯（365nm）下检视。供试品色谱中，在与对照药材色谱和对照品色谱相应的位置上，显相同颜色的荧光斑点。

鼓槌石斛：以毛兰素对照品作对照，按薄层色谱法，用硅胶 G 板，以石油醚（60 ~ 90℃）–乙酸乙酯（3∶2）为展开剂，以 10% 硫酸乙醇溶液显色。供试品色谱中，在与对照品色谱相应的位置上，显相同颜色的斑点。

流苏石斛等：以石斛酚对照品作对照，按薄层色谱法，用硅胶 G 板，以石油醚（60 ~ 90℃）–乙酸乙酯（3∶2）为展开剂，以 10% 硫酸乙醇溶液显色。供试品色谱中，在与对照品色谱相应的位置上，显相同颜色的斑点。

【质量评价】

1. 经验鉴别　鲜石斛以肉质、多汁，嚼之黏性强者为佳；干石斛以色金黄、有光泽、质柔韧者为佳。

2. 浸出物　按醇溶性浸出物热浸法测定，霍山石斛干品的乙醇浸出物不得少于 8.0%。

3. 含量测定　按气相色谱法测定，金钗石斛含石斛碱（$C_{16}H_{25}NO_2$）不得少于 0.40%；按紫外 – 可见分光光度法测定，霍山石斛药材及饮片含多糖以无水葡萄糖（$C_6H_{12}O_6$）计，不得少于 17.0%；按高效液相色谱法测定，鼓槌石斛含毛兰素（$C_{18}H_{22}O_5$）不得少于 0.030%。

【性味功效】性微寒，味甘。益胃生津，滋阴清热。

【知识链接】自古以来药用石斛品种很多，据调查及记载，现有石斛属的原植物种达 33 种，其中产量较大，使用最广的除上述几种外，还有同属的植物环草石斛（美花石斛）*Dendrobium loddigesii* Rolfe、黄草石斛（束花石斛）*Dendrobium chrysanthum* Wall.、重唇石斛 *Dendrobium hercoglossum* Rchb. f.、钩状石斛 *Dendrobium aduncum* Lindl. 和罗河石斛 *Dendrobium lohohense* T. Tang et F. T. Wang 等。霍山石斛（*Dendrobium huoshanense* C. Z. Tang et S. J. Cheng）为最早使用的石斛品种之一，历史上认为是石斛中的佳品，为产于安徽霍山的道地药材，但因过度采集，资源较少。

【附】

铁皮石斛
Tiepishihu；Dendrobii Officinalis Caulis

为兰科植物铁皮石斛 *Dendrobium officinale* Kimura et Migo 的干燥茎。11 月至翌年 3 月采收，除去杂质，剪去部分须根，边加热边扭成螺旋形或弹簧状，烘干；或切成段，干燥或低温烘干，前者习称"铁皮枫斗"（耳环石斛）；后者习称"铁皮石斛"。铁皮枫斗呈螺旋形或弹簧状。通常为 2~6 个旋纹。表面黄绿色或略带金黄色，有细纵皱纹，节明显，节上有时可见残留的灰白色叶鞘；一端可见茎基部留下的短须根。质坚实，易折断，断面平坦，灰白色至灰绿色，略角质状。气微，味淡，嚼之有黏性。铁皮石斛呈圆柱形的段，长短不等。主要含多糖、氨基酸及少量生物碱，有增强免疫、抗疲劳、抗肿瘤、降血糖、解热等作用。性微寒，味甘。益胃生津，滋阴清热。

>>> **知识链接** ○ -

霍山石斛

【生物鉴别】聚合酶链式反应 – 限制性内切酶长度多态性方法。以霍山石斛对照药材做对照，分别提取供试品和对照药材的模板 DNA。以 5′– ATTCTTCATCAAGTTTAGTGCATTC –3′和 5′– AGAGCTGAT-GGGCCTTTGA –3′为引物进行 PCR – RFLP 反应，无菌超纯水作空白对照，按琼脂糖凝胶电泳法，以DL500 作为 DNA 分子量标记，霍山石斛供试品凝胶电泳图谱中，在与对照药材凝胶电泳图谱相应位置上，100~200bp 间应有单一 DNA 条带，且 PCR 产物与酶切产物条带位置一致。空白对照无条带。

【特征图谱】按高效液相色谱法，以乙腈 – 甲醇溶液（1∶1）为流动相 A，0.01mol/l 乙酸铵溶液为流动相 B，梯度洗脱，流速 0.8ml/min，检测波长 340nm。以霍山石斛对照药材和夏佛塔苷对照品作对照，供试品色谱中应呈现 5 个特征峰，并应与对照药材参照物色谱峰中的 5 个特征峰保留时间相对应，其中峰 1 应与夏佛塔苷对照品参照物峰保留时间相对应。

- ○

目标检测

答案解析

一、单选题

1. 气孔特异内陷，保卫细胞侧面观呈哑铃形或电话听筒形的药材是（　　）
   A. 薄荷　　　　　　　　　B. 石斛　　　　　　　　　C. 麻黄
   D. 广藿香　　　　　　　　E. 茵陈

2. 表皮细胞含钟乳体的药材是（　　）
   A. 穿心莲　　　　　　　　B. 槲寄生　　　　　　　　C. 麻黄
   D. 薄荷　　　　　　　　　E. 石斛

3. 我国薄荷最著名的产区是（　　）
   A. 安徽　　　　　　　　　B. 江西　　　　　　　　　C. 江苏
   D. 湖南　　　　　　　　　E. 海南

4. 金钱草的原植物科名是（　　）
   A. 豆科　　　　　　　　　B. 报春花科　　　　　　　C. 伞形科
   D. 马鞭草科　　　　　　　E. 唇形科

5. 广藿香粉末可见 （ ）

    A. 分泌道   B. 油细胞   C. 粘液细胞

    D. 间隙腺毛   E. 乳汁管

二、配伍选择题

    A. 穿心莲   B. 麻黄   C. 石斛

    D. 金钱草   E. 薄荷

6. 含橙皮苷结晶的药材是 （ ）

7. 含草酸钙小砂晶的药材是 （ ）

8. 含硅酸盐晶体的药材是 （ ）

9. 含分泌道的药材是 （ ）

10. 含碳酸钙晶体的药材是 （ ）

三、多选题

11. 石斛的正品原植物有 （ ）

    A. 金钗石斛   B. 鼓槌石斛   C. 铁皮石斛

    D. 流苏石斛   E. 有瓜石斛

12. 茎方形、叶对生的药材有 （ ）

    A. 金钱草   B. 穿心莲   C. 广藿香

    D. 益母草   E. 桑寄生

13. 草麻黄的鉴别特征有 （ ）

    A. 膜质鳞叶 2 裂，先端反曲   B. 髓部红棕色，近圆形

    C. 维管束 12 ~ 15 个   D. 形成层环类圆形

    E. 无环髓纤维

14. 薄荷的粉末显微特征有 （ ）

    A. 腺鳞头部由 8 个细胞组成，腺柄单细胞   B. 小腺毛头部及柄部均为单细胞

    C. 非腺毛常弯曲，壁厚，微具疣状突起   D. 气孔直轴式

    E. 薄壁细胞含草酸钙簇晶

15. 穿心莲的性状鉴别特征有 （ ）

    A. 茎方形，节稍膨大

    B. 茎质脆，易折断，断面有白色髓部

    C. 单叶对生，叶片呈披针形

    D. 叶片上表面绿色，小表面灰绿色，两面光滑

    E. 味极苦

书网融合……

     思政导航   本章小结   题库

第十二章　藻、菌、地衣类中药

PPT

⊙ 学习目标

知识目标

1. **掌握**　子座、菌核、子实体等名词术语；常用藻、菌及地衣类中药的来源、性状鉴别特征；茯苓、猪苓的显微鉴别特征；冬虫夏草常见伪品的鉴别。

2. **熟悉**　冬虫夏草、茯苓及猪苓的产地、采收加工方法、主要化学成分。

3. **了解**　常用藻、菌、地衣类中药质量评价的主要内容；性味功效。

能力目标　通过本章学习，能够熟练掌握藻、菌、地衣类中药的性状、显微、理化等鉴别技术，具备准确鉴别常用藻、菌、地衣类中药重点药材的能力。

》第一节　概　述

藻类（algae）、菌类（fungi）和地衣类（lichenes）合称为低等植物（lower plant）或无胚植物。它们的共同特征是：在形态上无根、茎、叶的分化，是单细胞或多细胞的叶状体或菌丝体，在构造上一般无组织分化，无中柱和胚胎。

一、藻类中药

藻类中药是指以藻类植物入药的一类中药。

藻类植物又称为原植物体植物（thallophytes），是植物界中一群最原始的低等植物。藻类植物的细胞内都含有不同的色素，如叶绿素、胡萝卜素、叶黄素及藻蓝素、藻红素、藻褐素等，使不同种类的藻体显不同的颜色。藻类能进行光合作用，属于自养原植物体植物（autotrophic thallophytes）。不同的藻类，其光合作用产物及储藏养分不同。藻类常含多聚糖、糖醇、糖醛酸、氨基酸及其衍生物、胆碱、蛋白质、甾醇、叶绿素、胡萝卜素，以及碘、钾、钙、铁等无机元素。

藻类植物约有 3 万种，在自然界均有分布，绝大多数生活在水中。植物体大小不一，最小的直径只有 1~2μm，大的长达 60m 以上。根据藻类所含的色素种类、储藏的营养物质、藻体的形态构造、繁殖方式、鞭毛的数目及着生位置、细胞壁成分等，将藻类分为八个门，与药用关系密切的藻类多数在红藻门和褐藻门，少数在绿藻门。

绿藻多数生长在淡水中，极少在海水中。植物体蓝绿色。贮存的养分主要是淀粉，其次是油类。细胞壁内层为纤维素，外层为果胶质，少数具有膜质鞘。药用的绿藻有石莼 *Ulva lactuca* L. 及孔石莼 *U. pertusa* Kjellm. 等。

红藻除少数生长在淡水中外，绝大多数生长在海水中。多数种类呈红色至紫色。贮存的养分通常为红藻淀粉（floridean starch），这是一种肝糖类多糖，通常以小颗粒状的形式存在于细胞质中，遇碘试液不呈深蓝紫色，而呈葡萄红色至紫色。有些红藻贮存养分为可溶性的红藻糖（floridoside）。细胞壁内层坚韧，由纤维素构成，外层为藻胶层，由红藻特有的果胶化合物（藻胶）构成。多细胞体中少数为简单的丝状体，多数为假薄壁组织体。药用的红藻有鹧鸪菜 *Caloglossa leprieurii*（Mont.）J. Ag.、海人草 *Digenea simplex*（Wulf.）C. Ag. 等。

褐藻是藻类中比较高级的一大类群，绝大多数生于海水中。植物体常呈褐色。贮存的养分主要是可溶性的褐藻淀粉（laminarin）和甘露醇（mannitol），还有油类和少量的还原糖，细胞中常含碘，如海带中碘含量高达 0.34%，而海水中含碘仅有 0.0002%。细胞壁内层为纤维素，外层为褐藻胶（algin）。药用的褐藻有海带 *Laminaria Japonica* Aresch、昆布 *Ecklonia kurome* Okam.、羊栖菜 *Sargassum fusiforme*（Hlarv.）Setch.、海蒿子 *S. pallidum*（Turn.）C. Ag. 等。

我国对藻类植物应用（食用和药用）历史悠久，近年来研究表明，藻类植物具有抗肿瘤、抗病毒、抗菌等药理作用。藻类植物种类繁多，资源丰富，具有重要的研究开发意义。

二、菌类中药

菌类中药是指以菌类生物的菌核、子实体或子座与寄主幼虫尸体复合体为主要入药部位的一类中药。

菌类植物一般不含光合作用色素，不能进行光合作用，营养方式为异养型。与药用关系密切的是细菌门和真菌门。

细菌（bacteria）是单细胞生物，无真正的细胞核，大多数不含叶绿素，细胞壁主要由蛋白质、类脂质和多糖复合物所组成，一般不具纤维素壁。其中放线菌是抗生素的主要产生菌。迄今已知的抗生素中，有 2/3 是由放线菌产生的，如链霉素、四环素、土霉素、金霉素和氯霉素等。

真菌（fungi）是有细胞核、细胞壁的典型异养生物。细胞壁的成分大多为几丁质（chitin），少数含有纤维素。真菌的营养体除少数原始种类是单细胞外，一般都是由分枝或不分枝，分隔或不分隔的菌丝交织在一起，组成菌丝体，菌丝通常为圆管状，直径一般在 10μm 以下。贮藏的营养物质是肝糖（glycogen）、油脂和菌蛋白，而不含淀粉。菌丝组织有两种形式：一种是菌丝或多或少相互平行排列，菌丝呈长形细胞，称为"疏丝组织"；另一种菌丝细胞不呈长形，而为椭圆形或近圆形，亦或近于多角形，称为"拟薄壁组织"。活跃地进行营养功能的菌丝或菌丝体是疏松的，当环境条件不良或繁殖时，菌丝互相密结，形成菌丝组织体。常见的菌丝组织体有：根状菌索（rhizomorph）、子座（stroma）、子实体（fructification）和菌核（sclerotium）。根状菌索是指密结成绳索状，外形似根的菌丝组织体。子座是指容纳子实体的褥座，是从营养阶段到繁殖阶段的一种过渡的菌丝组织体。子座形成后，常在其上或其内产生子实体。子实体是真菌（多是高等真菌）在生殖时期，形成一定形状和结构，能产生孢子的菌丝体结构，如灵芝。菌核是菌丝密结成的颜色深、质地坚硬的核状体，是菌丝抵抗外界不良环境的休眠体，当条件良好时能萌发产生子实体，如茯苓、猪苓。

真菌约有 10 万种，通常分为四纲，即藻菌纲、子囊菌纲、担子菌纲和半知菌纲。真菌类中药多分布在子囊菌纲和担子菌纲。

子囊菌的主要特征是有性生殖产生子囊，子囊中形成子囊孢子，绝大多数子囊包于子实体内，如冬虫夏草、蝉花、竹黄等药用真菌。担子菌的主要特征是不形成子囊，而依靠担子形成担孢子来繁殖。药用的部分主要是子实体（如马勃、灵芝等）和菌核（如猪苓、茯苓、雷丸等）。

真菌类常含多糖、氨基酸、生物碱、蛋白质、蛋白酶、甾醇和抗生素等成分。其中多糖类成分如灵芝多糖、茯苓多糖、猪苓多糖、银耳多糖、云芝多糖等有增强免疫力及抗肿瘤作用，近年来引起人们高度重视。目前能供药用的真菌已发展到 100 多种，如茯苓、猪苓的抗肿瘤作用；灵芝对高血压、冠心病、高胆固醇血症等疾病的治疗作用等。

三、地衣类中药

地衣类中药是指以地衣体入药的一类中药。

地衣是藻类和真菌共生的复合体。具有独特的形态、结构、生理和遗传等生物学特性。地衣中共生的真菌绝大多数为子囊菌，少数为担子菌；组成地衣的藻类是蓝藻及绿藻。

地衣类按形态分为三种类型：壳状地衣、叶状地衣和枝状地衣。壳状地衣呈壳状，地衣体与基质紧密相连；叶状地衣呈叶片状，叶片下有假根或脐附着于基质上，易与基质分离；枝状地衣呈分枝状，其基部着生在基质上。

三种地衣的结构各不相同：叶状地衣分为上皮层、髓层和下皮层。上下皮层是由横向分裂的菌丝紧密交织而成，特称为假皮层。上皮层内常含大量色素；藻细胞分布于上皮层之下，成层排列形成藻胞层的，称为异层地衣，散乱分布的，称为同层地衣。在异层地衣中，藻胞层之下和下皮层之上为髓层，在同层地衣中则无藻胞层和髓层的区别。一般典型的壳状地衣多缺乏皮层或只有上皮层。枝状地衣内部构造成辐射状，具有致密的外皮层、薄的藻胞层及中轴型的髓，如松萝科（Usneaceae）。

地衣含特有的地衣酸、地衣色素、地衣多糖、蒽醌类、地衣淀粉等。地衣酸有的只存在于地衣体中。地衣次生代谢产物在体内的部位有高度专化性，蒽醌（anthraquinone）、松萝酸（usnic acid）及黑茶渍酸（lecanoric acid）贮存于地衣的皮层组织内，而绝大部分缩酚（羧）酸及缩酚（羧）酮贮在于地衣的髓层内。基于此，有人用简单的化学成分显色试验法或微量结晶试验法来帮助地衣的分类和鉴别。据报道，大约有50%的地衣类含有抗菌活性物质，如抗菌、抗炎的松萝酸；对革兰阳性细菌和结核杆菌有高度抗菌活性的小红石蕊酸（didymic acid）。

第二节　常用藻菌地衣类中药的鉴定

海藻
Haizao；Sargassum

【来源】为马尾藻科植物羊栖菜 *Sargassum fusiforme*（Harv.）Setch. 或海蒿子 *Sargassum pallidum*（Turn.）C. Ag. 的干燥藻体。前者习称"小叶海藻"，后者习称"大叶海藻"。夏秋二季从海水中捞出，用淡水洗漂，去净盐砂，晒干。

【产地】羊栖菜主产于浙江、福建、广东、广西、海南沿海各省，海蒿子主产于山东、辽宁等沿海各省。

【性状鉴别】小叶海藻：全体皱缩卷曲成团块状，黑褐色，有的表面被白霜，质脆易破碎。用水浸软后膨胀，黏滑柔韧。长15~40cm。主干粗糙，分枝互生，无刺状突起。叶条形或细匙形，先端稍膨大，中空。气囊腋生，纺锤形或球形，囊柄较长。生殖托圆柱形或长椭圆形，有柄，丛生于小枝和叶腋间。固着器须根状。气腥，味咸。

大叶海藻：长30~60cm。主干呈圆柱状，具圆锥形突起，主枝自主干两侧生出，侧枝自主枝叶腋生出，具短小的刺状突起。初生叶披针形或倒卵形，长5~7cm，宽约1cm，全缘或具粗锯齿；次生叶条形或披针形，叶腋间有着生条状叶的小枝。气囊黑褐色，球形或卵球形，有的有柄，顶端钝圆，有的具细短尖。固着器盘状（常除去）。质脆，潮润时柔软，水浸后膨胀，内质黏滑。气腥，味微咸（图12-1）。

【显微鉴别】小叶海藻叶横切面：椭圆形，具6~8个钝棱，由表皮、皮层和髓部组成。表皮细胞排

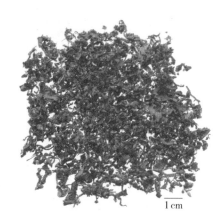

图 12 - 1　海藻药材

列紧密，细胞壁增厚，内含深色物。皮层细胞较大，呈长椭圆形，壁较薄，但紧贴表皮者小，类圆形或多角形。髓部细胞略小，壁略增厚。主干横切面类圆形，构造与叶相似。

大叶海藻叶横切面：扁平带状，叶片由表皮、皮层组成，肋部较厚，中心有椭圆形髓部。表皮、皮层及髓部细胞同上种。主干横切面三角形，各部分构造与叶相似。

【化学成分】羊栖菜含藻胶酸（alginic acid）20.8%，粗蛋白7.95%，甘露醇 10.25%，钾 12.82%，碘 0.03%，马尾藻多糖，ATP - 硫酸化酶等。

海蒿子含藻胶酸 19.0%，粗蛋白 6.96%，甘露醇 9.07%，钾5.99%，碘 0.017%，另含磷脂酰乙醇胺，马尾藻多糖（sargassan），抗坏血酸 [34.2mg/100g（鲜重）] 和多肽等。

藻胶酸的含量以冬季为高，夏季低。藻胶酸钠盐有压迫止血作用；甘露醇经硝化成六硝酸甘露醇后，内服有舒张血管及支气管平滑肌作用。

【质量评价】

1. 经验鉴别　以身干、色黑褐、盐霜少、枝嫩、无砂石者为佳。

2. 浸出物　按醇溶性浸出物热浸法测定，乙醇浸出物不得少于 6.5% 。

3. 重金属及有害元素　铅不得过 5mg/kg，镉不得过 4mg/kg，汞不得过 0.1mg/kg，铜不得过20mg/kg。

4. 含量测定　紫外可见分光光度法测定，本品含海藻多糖以岩藻糖（$C_6H_{12}O_5$）计，不得少于 1.70% 。

【性味功效】性寒，味苦、咸。消痰，软坚散结，利水消肿。

【知识链接】有些地区将同属植物闽粤马尾藻 *Sargassum vachellianum* Grev.、鼠尾藻 *S. thunbergii* (Mert.) O. Kuntze、海黍子 *S. kjellmanianum* Yendo 等的干燥藻体，药材称"野海藻"，混充作海藻用。鼠尾藻藻体主枝长 50 ~ 70cm，直径约 0.3cm，生有多数短分枝，棕褐色。叶鳞片状或丝状，气囊很小。固着器扁平，盘状。闽粤马尾藻藻体长达 90cm，枝纤细，无刺，无钩，叶长披针形，具疏齿，气囊球形。固着器盘状。以上均非正品，在使用时应根据藻体大小、分枝、叶形、气囊等特征加以区分。

冬虫夏草
Dongchongxiacao；Cordyceps

【来源】为麦角菌科真菌冬虫夏草菌 *Cordyceps sinensis* (Berk.) Sacc. 寄生在蝙蝠蛾科昆虫幼虫上的子座及幼虫尸体的干燥复合体。

【采收加工】夏初子座出土，孢子未发散时挖取。晒至六七成干，除去似纤维状附着物及杂质，晒干或低温干燥。

【产地】主产于四川、青海、西藏、云南、甘肃等省区。

【性状鉴别】由虫体与从虫体头部长出的真菌子座相连而成。虫体形如蚕，长 3 ~ 5cm，直径 3 ~ 8mm。外表深黄至黄棕色，虫体粗糙，环纹明显，20 ~ 30 条环纹，近头部环纹较细。足 8 对，近头部 3 对，中部 4 对，近尾部 1 对，中部 4 对明显。头部红棕色，尾如蚕尾。质脆，易折断，断面略平坦，淡黄白色。子座深棕色至棕褐色，细长圆柱形，一般比虫体长，长 4 ~ 7cm，直径约 0.3cm，表面有细小纵向皱纹，上部稍膨大，尖端有一段光滑的不孕端。质柔韧，断面纤维状，类白色。气微腥，味微苦（图 12 - 2）。

【显微鉴别】 子座头部横切面：周围由1列子囊壳组成，子囊壳卵形至椭圆形，下半部埋生于凹陷的子座内。子囊壳内有多数线形子囊，每个子囊内又有2~8个线形的子囊孢子。子座中央充满菌丝，其间有裂隙。子座先端不育部分无子囊壳。

虫体横切面：不规则形，四周为虫体的躯壳，其上着生长短不一的锐刺毛和长绒毛，有的似分枝状。躯壳内为大量菌丝，其间有裂隙（图12-3）。

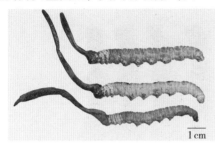

图12-2 冬虫夏草药材

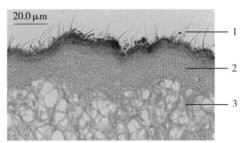

图12-3 冬虫夏草（虫体）横切面
1. 绒毛 2. 虫体皮壳 3. 菌丝

【化学成分】 ①粗蛋白，占25%~30%。②虫草多糖，占6%~7%，由甘露糖、半乳糖、葡萄糖等单糖组成。③脂肪及脂肪酸，约占9%。④D-甘露醇（又名虫草酸）占5%~8%。⑤核苷类，主要含有虫草素（3'-脱氧腺苷、虫草菌素）、腺苷、尿嘧啶、腺嘌呤等。另含甾醇类，如麦角甾醇、谷甾醇，以及多种微量元素和维生素B_{12}等。

虫草多糖具有免疫调节、降低血糖和抗肿瘤作用；虫草素等腺苷类成分具有抗菌和抗肿瘤作用，是冬虫夏草的主要活性物质。

【质量评价】

1. 经验鉴别 以完整、虫体丰满肥大、外色黄亮、内部色白、子座短者为佳。

2. 含量测定 按高效液相色谱法测定，含腺苷（$C_{10}H_{13}N_5O_4$）不得少于0.010%。

【性味功效】 性平，味甘。补肾益肺，止血化痰。

【知识链接】 商品冬虫夏草常见伪品及主要鉴别特征为：①蛹草 Cordyceps militaris（L.）Link. 的干燥子座及虫体，药材习称"北虫草"，其寄主为夜蛾科幼虫，常能发育成蛹后才死，所以虫体呈椭圆形的蛹。②亚香棒虫草 Cordyceps hawkesii Gray 的干燥子座及虫体，其表面有类白色的菌膜，除去菌膜显褐色，可见黑点状气门。子座单生或有分枝，黑色，有纵皱或棱。③凉山虫草 Cordyceps liangshanensis Zang, Hu et Liu 的干燥子座及虫体，其虫体较粗，表面被棕褐色菌膜，菌膜脱落处暗红棕色，有环纹9~12个，较正品少，足不明显；子座呈线形，纤细而长。④唇形科植物地蚕 Stachys geobombycis C. Y. Wu 及草石蚕 S. sieboldi Miq. 的块茎伪充冬虫夏草。块茎呈梭形，略弯曲，有3~15环节；外表淡黄色。此外，还发现用面粉、玉米粉、石膏等经加工压模而成伪充虫草。其外表显黄白色，虫体光滑，环纹明显，断面整齐，淡白色，体重，久嚼黏牙。遇碘液显蓝色。

灵芝

Lingzhi；Ganoderma

【来源】 为多孔菌科真菌赤芝 Ganoderma lucidum（Leyss. ex Fr.）Karst. 或紫芝 Ganoderma sinense Zhao, Xu et Zhang 的干燥子实体。

【采收加工】 全年采收，除去杂质，剪除附有朽木、泥沙或培养基质的下端菌柄，阴干或在40~50℃烘干。

【产地】 赤芝产于华东、西南及河北、山西、江西、广西、广东等省区。紫芝产于浙江、江西、湖南、广西、福建等省区。两者现有人工繁殖，但野生及栽培紫芝均较赤芝数量少。

【性状鉴别】赤芝：呈伞状，菌盖半圆形、肾形或近圆形，直径 10~18cm，厚 1~2cm。皮壳坚硬，黄褐色至红褐色，有光泽，具环状棱纹和辐射状皱纹，边缘薄而平截，常稍内卷。菌盖下菌肉白色至浅棕色，由无数菌管构成。菌柄侧生，红褐色至紫褐色，光亮。菌管内有多数孢子，孢子细小，黄褐色卵形。气微香，味苦涩（图 12-4）。

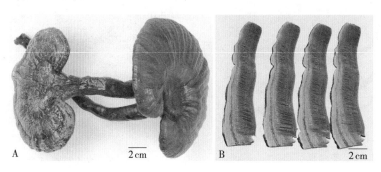

图 12-4 灵芝药材及饮片
A. 药材　B. 饮片

紫芝：皮壳紫黑色，有漆样光泽。菌肉锈褐色。菌柄 17~23cm。

栽培灵芝：子实体较粗壮、肥厚，直径 12~22cm，厚 1.5~4cm。皮壳外有时被有大量粉尘样黄褐色孢子。

【显微鉴别】菌盖纵切面：赤芝皮壳由栅状组织样紧密排列的菌丝组成，菌肉无环纹，由无隔而有分枝的菌丝交织而成，与菌管层交界处有棕色环，菌管细长而弯曲，呈多层。紫芝菌肉内有环纹，菌管层下方有皮壳（有时脱落）。

【化学成分】赤芝：含①多糖类：两类水溶性成分灵芝多糖（BN_3C_1、BN_3C_2、BN_3C_3 及 BN_3C_4）。②三萜酸类：主要为多种苦味的三萜化合物，如灵芝酸（ganoderic acid）、赤芝酸（luecidenic acid）、灵赤酸（ganlucidic acid）等。③蛋白质及其衍生物：如真菌溶菌酶及酸性蛋白酶、灵芝多肽（GPC_1、GPC_2）及其他水溶性蛋白质、氨基酸、多肽等。④核苷类：如尿嘧啶、尿嘧啶核苷、腺嘌呤等。⑤甾醇类：主要为麦角甾醇，含量为 0.3%~0.4%。本品孢子中除含有多种氨基酸外，并含有甘露醇、海藻糖等。

紫芝：含①多糖类：如海藻糖、氨基葡萄糖、多糖等。②甾醇类：如麦角甾醇，含量约为 0.03%。③有机酸类：如顺蓖麻酸、延胡索酸等。此外另含有甘露醇、树脂等。野生紫芝另含甜菜碱、γ-三甲胺基丁酸等多种生物碱类成分。

灵芝多肽和灵芝多糖具有明显的延缓衰老、抗肿瘤、免疫调节、降血糖、降血脂等作用。

【质量评价】

1. 经验鉴别　以个大、菌盖完整而厚、色紫红、有亮光泽者为佳。

2. 浸出物　按水溶性浸出物热浸法测定，水溶性浸出物不得少于 3.0%。

3. 含量测定　按紫外-可见分光光度法测定，含灵芝多糖以无水葡萄糖（$C_6H_{12}O_6$）计，不得少于 0.90%。含三萜及甾醇以齐墩果酸（$C_{30}H_{48}O_3$）计，不得少于 0.50%。

【性味功效】性平，味甘。补气安神，止咳平喘。

【知识链接】同科其他真菌的子实体在某些地区也药用。如密纹薄芝 *Ganoderma tenue* Zhao, Xu et Zhang 和薄树芝 *Ganoderma capense*（Lloyd）Teng 的子实体，野生于广东、海南、云南等省区，产量少。密纹薄芝菌盖近扇形或半圆形；皮壳紫褐色至黑褐色，边沿棕黄色至红棕色，有光泽，轮纹明显，靠近边沿处更密，近菌柄处纵纹明显，边缘薄而锐，厚 0.2~0.5cm，菌盖下面灰色。菌柄有或无，横切面靠皮壳处有棕色环。薄树芝菌盖表面无轮纹，菌肉有明显的轮纹，无菌柄，或菌柄粗短。本种的深层发酵及其应用研究，已获成功，并已推广生产，其制剂主要用于治疗进行性肌营养不良、肌强直、红斑狼疮、斑秃、硬皮病等疾患。

同科真菌彩绒革盖菌 *Coriolus versicolor*（L. ex Fr.）Quél 的干燥子实体，药材称"云芝"。野生于我国黑龙江、吉林、辽宁等地。

茯苓
Fuling；Poria

【来源】 为多孔菌科真菌茯苓 *Poria cocos*（Schw.）Wolf 的干燥菌核。

【采收加工】 野生茯苓常在 7 月至次年 3 月到松林中采挖。人工栽培茯苓于接种后第二年 7~8 月间采挖。将鲜茯苓堆放在不通风处，用稻草围盖，进行"发汗"，使水分析出，取出放阴凉处，待表面干燥后，再行"发汗"。反复数次至外现皱纹，内部水分大部散失后，阴干，称为"茯苓个"；鲜茯苓去皮后切片，为"茯苓片"；切成方形或长方形块者为"茯苓块"；皮为"茯苓皮"；去茯苓皮后，有的内部显淡红色者为"赤茯苓"；切去赤茯苓后的白色部分为"白茯苓"；中有松根者为"茯神"。

【产地】 主产于湖北、安徽、云南、贵州等地。栽培或野生，栽培者以湖北、安徽产量大，野生者以云南产质优，称"云苓"。

【性状鉴别】 茯苓个：呈类球形、椭圆形或不规则的团块状，大小不一。外皮薄而粗糙，棕褐色至黑褐色，有明显的皱缩纹理。体重，质坚实，断面不平坦，外层淡棕色，内部白色，少数淡红色，颗粒性，有的中间抱有松根。气微，味淡，嚼之黏牙（图 12-5）。

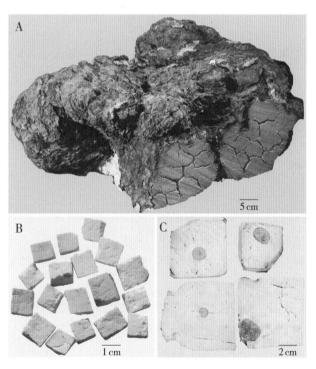

图 12-5　茯苓药材
A. 茯苓　B. 茯苓块　C. 茯神

茯苓皮：为削下的茯苓外皮。形状大小不一。外面棕褐色至黑褐色，内面白色或淡棕色。体软质松，略具弹性。

茯苓块：为去皮后切制的茯苓，呈立方块状或方块状厚片，大小不一。白色、淡红色或淡棕色。

茯神：呈方块状，附有切断的一块茯神木，质坚实，色白。

【显微鉴别】粉末：灰白色。①用水或稀甘油装片，可见无色不规则颗粒状团块或末端钝圆的分枝状团块。用水合氯醛液或5%氢氧化钾液装片，则团块溶化露出菌丝。②菌丝细长，稍弯曲，有分枝，无色或带棕色（外层菌丝），横壁偶可察见。③粉末加 α - 萘酚及浓硫酸，团块物即溶解，可显橙红色至深红色。

本品不含淀粉粒及草酸钙晶体（图12 -6）。

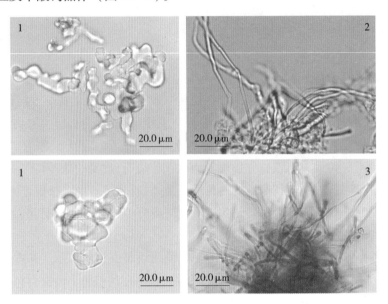

图12 -6　茯苓粉末
1. 分枝状团块　2. 无色菌丝　3. 棕色菌丝

【化学成分】主要含：①多糖类，主要为 β - 茯苓聚糖（β - pachyman），为具有 β - （1→6）吡喃葡萄糖支链的 β - （1→3）葡萄糖聚糖，含量可高达75%。②三萜酸类，主要为四环三萜酸类化合物，如茯苓酸（pachymic acid）、齿孔酸（eburicoic acid）、块苓酸（tumulosic acid）、松苓酸（pinicolic acid）等。③甾醇类。此外，尚含胆碱、腺嘌呤、卵磷脂、蛋白质、氨基酸、β - 茯苓聚糖分解酶、蛋白酶等。

茯苓聚糖无抗肿瘤活性，若切断其支链，成为单纯的 β - （1→3）葡萄糖聚糖，称为茯苓次聚糖（pachymaran），具抗肿瘤活性。

【理化鉴别】

1. 取本品粉末1g，加丙酮10ml，水浴回流10分钟，滤过，滤液蒸干，残渣加冰醋酸1ml 使溶解，再加硫酸1 滴，显淡红色，后变淡褐色。（检查麦角甾醇）

2. 取茯苓片或粉末少许，加碘化钾碘试液1 滴，显深红色。（多糖类的显色反应）

【质量评价】

1. 经验鉴别　以体重质坚实、外皮色棕褐、皮纹细、无裂隙、断面白色细腻、黏牙力强者为佳。

2. 浸出物　按醇溶性浸出物热浸法测定，稀乙醇浸出物不得少于2.5%。

【性味功效】性平，味甘、淡。利水渗湿，健脾宁心。

【知识链接】商品中有用茯苓粉末加黏合剂包埋松木块而充"茯神"出售。在调查中尚发现用淀粉加工伪制的茯苓片，其切面白色、细腻、无颗粒感，遇稀碘液变蓝色。应注意鉴别。

猪苓

Zhuling；Polyporus

【来源】为多孔菌科真菌猪苓 *Polyporus umbellatus*（Pers.）Fries 的干燥菌核。

【采收加工】春、秋两季采挖，去净泥沙，干燥。

【产地】主产于陕西、云南、河南、山西等省。野生，人工栽培已获成功。

【性状鉴别】呈不规则的条形、类圆形或扁块状，有的有分枝。表面黑色、灰黑色或棕黑色，皱缩或有瘤状突起。质硬而体轻，能浮于水面，断面细腻，类白色或黄白色，略呈颗粒状。气微，味淡（图12–7）。

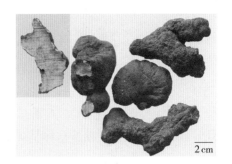

图12–7　猪苓药材

猪苓饮片呈类圆形或不规则的厚片。外表皮黑色或棕黑色，皱缩。切面类白色或黄白色，略呈颗粒状。气微味淡。

【显微鉴别】粉末：灰黄白色。①菌丝团大多无色（内部菌丝），少数棕色（外层菌丝）。散在的菌丝细长、弯曲，有的可见横隔，有分枝或结节状膨大部分。②草酸钙结晶呈正八面体形、规则的双锥八面体形或不规则多面体，有时数个结晶聚集在一起（图12–8）。

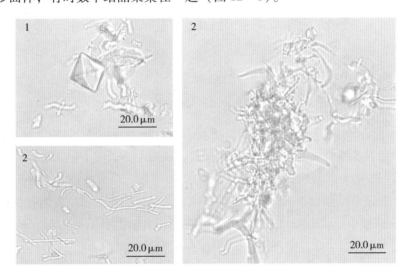

图12–8　猪苓粉末图
1. 草酸钙结晶　2. 菌丝

【化学成分】主要含：①多糖类，如水溶性多聚糖化合物猪苓聚糖Ⅰ。②甾醇类，如麦角甾醇（ergosterol）、多孔菌甾酮A、B、C、D、E、F、G。③脂肪酸类，如α–羟基二十四碳酸。④此外，尚含维生素类、酮类及粗蛋白等。

猪苓多糖有抗肿瘤作用，对细胞免疫功能的恢复有明显的促进作用。

【理化鉴别】取本品粉末1g，加稀盐酸10ml，置水浴煮沸15分钟，搅拌，呈粘胶状。另取粉末少量，加氢氧化钠溶液（1→5）适量，搅拌，呈悬浮状，不溶成粘胶状。（与茯苓区别）

【质量评价】

1. 经验鉴别　以个大、皮黑、肉白、质致密而细腻者为佳。

2. 含量测定　按高效液相色谱法测定药材，含麦角甾醇（$C_{28}H_{44}O$）不得少于0.070%。饮片含麦角甾醇（$C_{28}H_{44}O$）不得少于0.050%。

【性味功效】性平，味甘、淡。利水渗湿。

【知识链接】猪苓隐生于地下，地上无苗，寻找困难。据河北经验，凡生长猪苓的地方，其土壤肥沃、发黑，雨水渗透也快，小雨后地面仍显干燥。

马勃

Mabo；Lasiosphaera Calvatia

　　为灰包科真菌脱皮马勃 *Lasiosphaera fenzlii* Reich.、大马勃 *Calvatia gigantea*（Batsch ex Pers.）Lloyd 或紫色马勃 *Calvatia lilacina*（Mont. et Berk.）Lloyd 的干燥子实体。夏、秋两季子实体成熟时及时采收，除去泥沙，干燥。脱皮马勃呈扁球形或类球形，无不孕基部。包被呈灰棕色至黄褐色，纸质，常破碎成块片状，或已全部脱落。孢体呈灰褐色或浅褐色，紧密，有弹性，内有灰褐色似棉絮状的丝状物。触之则孢子呈尘土样飞扬，手捻有细腻感。臭似尘土，无味。大马勃呈扁球形或已压扁呈不规则块状物，不孕基部小或无。残留的包被由黄棕色的膜状外包被和较厚的灰黄色的内包被所组成，光滑，质硬而脆，成块脱落。孢体浅青褐色，手捻有润滑感。紫色马勃呈陀螺形，或已压扁呈扁圆形，不孕基部发达。包被薄，两层，紫褐色，粗皱，有圆形凹陷，外翻，上部常裂成小块或已部分脱落。孢体紫色。取本品置火焰上，轻轻抖动，即可见微细的火星飞扬，熄灭后，发生大量白色浓烟。三者均含甾体类、氨基酸类、蛋白质类及无机盐、微量元素、维生素类等。如亮氨酸、酪氨酸、麦角甾醇、马勃素及磷酸钠、铝、镁、矽酸等。大马勃子实体内含有一种大秃马勃素，是一种抗癌物质。紫色马勃含有马勃酸。性平，味辛。清肺利咽，止血。

松萝

Songluo；Usnea

　　为松萝科植物松萝 *Usnea diffracta* Vain. 和长松萝 *Usnea longissima* Ach. 的干燥地衣体。全年可采，去杂质，晒干。松萝呈丝状缠绕成团，灰绿色或黄绿色，长短不一，向下呈二叉状分枝，向先端分枝愈多愈细。粗枝表面有明显的环状裂纹，故称"节松萝"。质柔韧，略有弹性，不易折断。断面可见中央有线状强韧的中轴。长松萝呈丝状，灰绿色，主轴单一，不呈二叉状分枝，两侧有细短的侧枝密生，似蜈蚣足状，故称"蜈蚣松萝"。质柔软。两者均含酚酸类、多糖类及脂肪酸等，如松萝酸、破茎松萝酸、地衣聚糖等。性平，味甘、苦。止咳平喘，活血通络，清热解毒。

答案解析

目标检测

单选题

1. 灵芝的药用部分是（　　）

　　A. 菌核　　　　　　　　　　　　　　B. 菌丝体

　　C. 子座　　　　　　　　　　　　　　D. 子实体

2. 不属于多孔菌科的真菌类药材是（　　）

　　A. 灵芝　　　　　　　　　　　　　　B. 茯苓

　　C. 猪苓　　　　　　　　　　　　　　D. 冬虫夏草

3. 茯苓粉末显微观察可见（　　）

　　A. 草酸钙簇晶　　　　　　　　　　　B. 草酸钙方晶

　　C. 菌丝极多　　　　　　　　　　　　D. 糊粉粒

4. 冬虫夏草虫体有足8对，其中（　　）

　　A. 头部三对最明显　　　　　　　　　B. 中部四对最明显

　　C. 头部四对最明显　　　　　　　　　D. 中部三对最明显

5. 茯苓抗肿瘤的有效成分是（　　）

    A. 茯苓聚糖   B. 茯苓次聚糖

    C. 茯苓酸   D. 麦角甾醇

书网融合……

思政导航

本章小结

题库

第十三章　树脂类中药

PPT

◎ 学习目标

知识目标

1. 掌握　树脂类中药的化学组成、分类、通性及树脂类中药的鉴别方法；中药乳香、没药、血竭的来源、性状鉴别、主要化学成分、理化鉴别及质量评价等内容。

2. 了解　中药苏合香、阿魏及安息香的来源、性状鉴别及质量评价等内容。

能力目标　通过本章学习，能够熟练掌握树脂类中药的性状、显微、理化等鉴别技术；具备准确鉴别常用树脂类中药重点药材的能力。

⧉ 第一节　概　述

树脂（resina）类中药是指以树脂为主要组成的植物分泌物入药的一类中药。树脂类中药常具有抗菌、抗炎、活血、祛瘀、消肿、芳香开窍等功效，临床常用于跌打损伤、瘀血肿痛、冠心病、心绞痛等。中成药中应用树脂类中药较多，如苏合香丸等。有的树脂类中药还可作为填齿料及硬膏制剂的原料。

一、树脂的形成、存在和采收

树脂一般认为是植物体内的挥发油成分如萜类，经过复杂的化学变化如氧化、聚合、缩合等作用形成的。因此，树脂常和挥发油并存于植物的树脂道、分泌细胞、导管或细胞间隙中，尤其是多年生木本植物心材部分的导管中。树脂能被苏丹Ⅲ试液或紫草试液染成红色。

药用树脂大多采自种子植物，如松科植物的松油脂、松香、加拿大油树脂，豆科的吐鲁香、秘鲁香，金缕梅科的苏合香、枫香脂，橄榄科的乳香、没药，漆树科的洋乳香，伞形科的阿魏，安息香科的安息香，藤黄科的藤黄，棕榈科的血竭等。根据树脂产生的方式不同分为正常代谢物和非正常代谢物。正常代谢物是植物体在生长发育过程中，其组织和细胞所产生的代谢产物或分泌物，如血竭等；非正常代谢物是植物体某些部位受到损伤后产生的分泌物，如安息香、苏合香等；有的植物受到机械损伤后，分泌物逐渐增加，如松树中的松油脂。

树脂的采收，除一部分为收集自然渗出的树脂外，大多是将植物体某些部位经机械损伤，如用刀切割或刺伤树皮，使树脂从刀切割口处流出，收集从伤口流出的树脂，经加工而成；或以植物含树脂的部位经提取、精制而得到。

二、树脂的化学组成和分类

（一）化学组成

树脂是由多种化学成分组成，但多数是二萜烯和三萜烯的衍生物（真菌、致病霉菌及海绵动物中的二倍半萜类衍生物除外），其主要化学成分分为以下四类。

1. 树脂酸类（resin acids） 主要是二萜酸类、三萜酸类及其衍生物类成分。分子量大，常具有一个或几个羟基及羧基，能溶于碱性水溶液形成肥皂样的乳液，大多游离存在。如松香中含有90%以上的松香酸，是二萜烯酸类；乳香中含有大量的乳香酸，是三萜烯酸类。

2. 树脂醇类（resin alcohols） 可分为树脂醇（resinols）和树脂鞣醇（resino tannols）两类。树脂醇含醇性羟基，是无色物质，遇三氯化铁试液不显颜色反应；树脂鞣醇含酚性羟基，分子量较大，遇三氯化铁试液显鞣质样蓝黑色反应。它们在树脂中呈游离状态，或与芳香酸结合成酯存在。

3. 树脂酯类（resin esters） 是树脂醇或树脂鞣醇与树脂酸或芳香酸化合而成的酯。芳香酸在树脂中亦有游离存在的，这些在树脂中游离的芳香酸通称为香脂酸（如苯甲酸、桂皮酸、阿魏酸、水杨酸等），它们多数是香树脂中的主要成分，有的能与氢氧化钾的醇溶液共煮则皂化的性质，常是代表树脂生理活性的成分。

4. 树脂烃类（resenes） 其化学组成是倍半萜烯及多萜烯的衍生物，是一类化学性质较稳定、不溶于碱、不被水解和氧化及不导电的物质。它是与光线、空气、水或一般化学试剂等长久接触均不起变化的一类更高分子量的环状化合物。树脂中如含有较多的树脂烃时，在药剂上多用作丸剂或硬膏的原料，工业上因其能形成坚固的薄膜而多被用作油漆、涂料等。

（二）树脂的分类

树脂主要由树脂酸、树脂醇、树脂酯、树脂烃等多种成分组成，常混有挥发油、树胶及游离芳香酸等成分。药用树脂通常根据其中所含的主要化学成分分为以下五类。

1. 单树脂类（resina） 一般不含或很少含挥发油及树胶。通常又分为：①酸树脂，主成分为树脂酸，如松香；②酯树脂，主成分为树脂酯，如血竭、枫香脂等；③混合树脂，无明显主成分，如洋乳香。

2. 胶树脂类（gummi－resina） 主要组成为树脂及树胶，如藤黄。

3. 油胶树脂类（oleo－gummi resina） 为胶树脂中含有较多挥发油者，如乳香、没药、阿魏等。

4. 油树脂类（oleo－resina） 主要组成为树脂及挥发油，如松油脂、加拿大油树脂等。

5. 香树脂类（balsamum） 为油树脂中含有多量游离芳香酸者，如苏合香、安息香等。

三、树脂的通性

树脂是由树脂酸、树脂烃、高级醇及酯等多种成分组成的混合物。大多为无定形的固体或半固体，极少数为液体。表面微有光泽，质硬而脆。不溶于水，也不吸水膨胀，易溶于醇、乙醚、三氯甲烷等多数有机溶剂，在碱性溶液中能部分溶解或完全溶解，在酸性溶液中不溶。加热至一定温度则软化，最后熔融。燃烧时有浓烟，并具有特殊气味。将树脂的乙醇溶液蒸干，则形成薄膜状物质。

树脂的商品名称常易和树胶混称，如"加拿大油树脂"，进口商品名称为"Canada balsam"（加拿大香脂），但国内商品却误称为"加拿大树胶"。实际上树脂和树胶是化学组分完全不同的两类物质。树胶为多糖类，能溶于水或吸水膨胀，或能在水中成为混悬液，不溶于有机溶剂；加热后最终焦炭化而分解，发出焦糖样臭气，无一定的熔点。

四、树脂的鉴定

树脂类中药的鉴定，主要采用性状鉴定和理化鉴定的方法。树脂类中药的外形各异、大小不等，但每种药材均有较为固定的形态。因此，观察树脂类中药的性状特征，具有一定的意义。性状鉴定主要应注意其形状、大小、颜色、表面特征、质地、破碎面、光泽、透明度、气味等特征。每种树脂类中药均有相对固定的某些化学成分和化学组成，通常采用理化鉴定的方法对其主成分或特征性成分进行定性或定量分析。由于商品树脂中常混有树皮、沙石、泥土等杂质，需注意对其品质的优良度进行控制。根据树脂的种类不同，理化鉴别主要测定其溶解度、浸出物、灰分、酸值、皂化值、碘值、香脂酸含量和醇不溶物等。

》 第二节 常用树脂类中药的鉴定

苏合香
Suhexiang；Styrax

为金缕梅科植物苏合香树 *Liquidambar orientalis* Mill. 的树干渗出的香树脂经加工精制而成。初夏将有 3～4 年树龄树的树皮击伤或割破至木部，使其分泌树脂并渗入树皮内，秋季割下树皮及木部外层边材，加水煮后用布袋压榨过滤，滤液除去水分，即得粗品苏合香；再将粗品溶解于 95% 乙醇中，滤过，滤液除去乙醇，则得精制苏合香。通常贮藏于铁桶中，并灌以清水浸盖之，以防香气挥失，置于阴凉处。为半流动性的浓稠液体。棕黄色或暗棕色，半透明。质细腻，极黏稠，挑起时呈胶样，连绵不断。较水重。气芳香，味苦、辣，嚼之黏牙。粗制品含树脂约 36%，其余为油样液体。树脂中含苏合香树脂醇、齐墩果酮酸等，一部分游离，一部分与肉桂酸结合。油样液体中含肉桂酸（cinnamic acid）、桂皮醛、苯乙烯、乙酸桂皮酯、香荚兰醛及游离桂皮酸等。游离肉桂酸的含量为 17%～23%，结合肉桂酸的含量为 24%～25%。苏合香一般以棕黄色、用针挑油液呈丝状、半透明、香气浓郁者为佳。酸值应为 52～76，皂化值应为 160～190。按高效液相色谱法测定，药材按干燥品计算，含肉桂酸（$C_9H_8O_2$）不得少于 5.0%。性温，味辛。开窍，辟秽，止痛。

乳香
Ruxiang；Olibanum

【来源】为橄榄科植物乳香树 *Boswellia carterii* Birdw. 及同属植物 *Boswellia bhaw - dajiana* Birdw. 树皮渗出的树脂。

【采收加工】春、夏均可采，以春季为盛产期。采收时，于树干的皮部由下至上顺序切伤，开一狭沟，使树脂从伤口渗出，流入沟中，数天后凝成硬块，即可采取。其中呈小形乳头状、泪滴状者称"乳香珠"，小块者称"原乳香"。

【产地】主产于索马里、埃塞俄比亚及阿拉伯半岛南部。分为索马里乳香和埃塞俄比亚乳香。

【性状鉴别】呈长卵形滴乳状、类圆形颗粒或粘合成大小不等的不规则块状物。大者长达 2cm（乳香珠）或 5cm（原乳香）。表面黄白色，半透明，被有黄白色粉末，久存则颜色加深。质脆，遇热软化。破碎面有玻璃样或蜡样光泽。具特异香气，味微苦，嚼时易黏附牙齿，唾液成乳白色，并微有香辣感（图 13 - 1）。

【化学成分】①含树脂 60%～70%，其酸性部分主要含 α - 乳香酸、β - 乳香酸（bosswellic acid）及其衍生物；中性部分含 α - 香树脂素、β - 香树脂素（amyrin）、α - 香树脂酮（α - amyrone）及乳香树脂烃。②含树胶 27%～35%，主要为多聚糖、西黄芪胶黏素及苦味质等。③含挥发油 3%～8%；索马里乳香挥发油中主含 α - 蒎烯（α - pinene）、柠檬烯等；埃塞俄比亚乳香挥发油主含乙酸辛酯、不含或少量 α - 蒎烯。

【理化鉴别】燃之显油性，微有香气，冒黑烟；与水共研能形

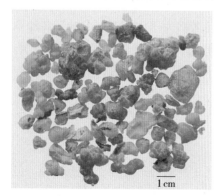

图 13 - 1 乳香药材

成白色或黄白色乳状液。

【质量评价】

1. 经验鉴别　以颗粒状、半透明、色黄白、无杂质、气芳香者为佳。

2. 含量测定　按挥发油测定法（甲法）测定，索马里乳香含挥发油不得少于 6.0%（ml/g），埃塞俄比亚乳香含挥发油不得少于 2.0%（ml/g）。

【性味功效】　性温，味辛、苦。活血定痛，消肿生肌。

【知识链接】　乳香始载于《名医别录》，称为"熏陆香"，药用历史悠久。现代药理研究证明乳香中挥发油有镇痛作用，挥发油中的镇痛主要成分为乙酸辛酯；乳香能促进多核白细胞增加，以吞噬死亡的细胞，改善新陈代谢，从而起抗炎作用。

【附】

洋乳香
Yangruxiang；Mastix

为漆树科植物黏胶乳香树 *Pistacia lentiscus* L. 的树干或树枝渗出并干燥的树脂。主产于希腊。与乳香相似，但颗粒较小而圆，直径 3~8mm。新鲜品表面有光泽，半透明。质脆，断面透明，玻璃样。气微香，味苦。咀嚼时先碎成粉末，后软化成可塑性团，不黏牙。与水共研磨，不形成乳状液体。含树脂酸约 43%、树脂烃约 50%、挥发油约 2%。从树脂中曾分离出熏陆香二烯酮酸（masticadienonic acid）和异熏陆香二烯酮酸（isomasticadienonic acid），可用作硬膏剂原料和填齿料。

没药
Moyao；Myrrha

【来源】　为橄榄科植物地丁树 *Commiphora myrrha* Engl. 或哈地丁树 *Commiphora molmol* Engl. 的树干皮部渗出的树脂。

【采收加工】　11 月至次年 2 月间将树刺伤，树脂由伤口或裂缝口自然渗出（没药树干的韧皮部有许多离生的树脂道，受伤后，其周围细胞被破坏，形成大型溶生树脂腔，内含油胶树脂）。初为淡黄白色液体，在空气中渐变成红棕色硬块。采后拣去杂质。

【产地】　主产于索马里、埃塞俄比亚、阿拉伯半岛南部以及印度等地。分为天然没药和胶质没药，从索马里和埃塞俄比亚进口的没药称天然没药。

【性状鉴别】　天然没药：呈不规则颗粒性团块，大小不等，大者直径长达 6cm 以上。表面黄棕色或红棕色，近半透明部分呈棕黑色，被有黄色粉尘。质坚脆，破碎面不整齐，无光泽。有特异香气，味苦而微辛。

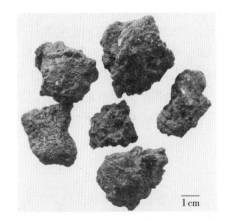

图 13-2　没药药材

胶质没药：呈不规则块状和颗粒，多黏结成大小不等的团块，大者直径长达 6cm 以上，表面棕黄色至棕褐色，不透明，质坚实或疏松，有特异香气，味苦而有黏性（图 13-2）。

【化学成分】　①含树脂 25%~35%，树脂中含没药酸、α-没药脂酸、β-没药脂酸、γ-没药脂酸、次没药脂酸、α-罕没药脂酚、β-罕没药脂酚等。②含树胶 57%~61%，类似阿拉伯树胶，水解后得阿拉伯糖、木糖、半乳糖等。③含挥发油 7%~17%，油中含丁香油酚、间苯甲基酚等。

【理化鉴别】

1. 取本品加水共研形成黄棕色乳状液。

2. 取本品粉末少量，加香草醛试液数滴，天然没药立即显红色，继而变为红紫色；胶质没药立即显紫红色，继而变为蓝紫色。

3. 本品挥发油的环己烷溶液作供试品溶液。以天然没药对照药材或胶质没药对照药材作对照，按薄层色谱法鉴别，在硅胶 G 薄层板上，以环己烷－乙醚（4∶1）为展开剂展开，喷以 10% 硫酸乙醇溶液在 105℃ 显色，检视。供试品色谱中，在与对照药材色谱相应的位置上，显相同颜色的斑点。

【质量评价】

1. **经验鉴别**　以块大、色黄棕、半透明、香气浓而持久、无杂质者为佳。

2. **检查**　杂质　天然没药不得过 10%，胶质没药不得过 15%。

3. **含量测定**　按挥发油测定法（乙法）测定，含挥发油天然没药不得少于 4.0%（ml/g），胶质没药不得少于 2.0%（ml/g）。

【性味功效】性平，味辛、苦。散瘀定痛，消肿生肌。

【知识链接】没药最早见于《药性本草》。现代药理研究证明没药具抗菌、抗炎、镇痛、收敛等药理作用。

阿魏
Awei；Ferulae Resina

为伞形科植物新疆阿魏 *Ferula sinkiangensis* K. M. Shen 或阜康阿魏 *Ferula fukanensis* K. M. Shen 的树脂。主产于新疆。春末夏初盛花期至初果期，分次由茎上部往下斜割，收集渗出的乳状树脂，阴干。呈不规则的块状和脂膏状。颜色深浅不一，表面蜡黄色至棕黄色。块状者体轻，质地似蜡，断面稍有孔隙；新鲜切面颜色较浅，放置后色渐深。脂膏状者黏稠，灰白色。具强烈而持久的蒜样特异臭气，味辛辣，嚼之有灼烧感。含树脂约 24.4%，主含阿魏树脂鞣醇（asaresinotannol）、阿魏内酯等。含挥发油 3%~19.5%，主要成分为萜烯及多种二硫化物；硫化物含量约 16.4%，其中仲丁基丙烯基二硫化物（sec-butyl propenyl disufide）是本品具特殊蒜臭原因。尚含树胶约 25%，以及游离阿魏酸（ferulic acid）约 1.3% 等。性温，味苦、辛。消积，化癥，散痞，杀虫。

安息香
Anxixiang；Benzoinum

为安息香科植物白花树 *Styrax tonkinensis*（Pierre）Craib ex Hart. 的干燥树脂。树干经自然损伤或于夏、秋两季割裂树干，收集流出的树脂，阴干。为不规则的小块，稍扁平，常黏结成团块，表面橙黄色，具蜡样光泽（自然出脂者）；或为不规则的圆柱状、扁平块状，表面灰白色至淡黄白色（人工割脂者）。质脆，易碎，断面平坦，白色，放置后逐渐变为淡黄棕色至红棕色。加热则软化熔融。气芳香，味微辛，嚼之有沙粒感。含树脂 70%~80%，其中总香脂酸约 28%，游离香脂酸约 15.8%，主成分为泰国树脂酸、苯甲酸松柏醇酯，并含苯甲酸 11.7%、苯甲酸桂皮醇脂 2.3%、香荚兰醛 0.3%，不含肉桂酸。味辛、苦，性平。开窍醒神，行气活血，止痛。

血竭
Xuejie；Draconis Sanguis

【来源】为棕榈科植物麒麟竭 *Daemonorops draco* Bl. 果实中渗出的树脂经加工制成。

【采收加工】采集成熟果实，充分晒干，加贝壳同入竹笼中强力振摇，松脆的树脂块即脱落，筛去果实鳞片及杂质，用布包起，入热水中使软化成团，取出放冷，即为原装血竭；加入辅料加工后成为加工血竭。加工血竭常见的商品有手牌、皇冠牌等。

【产地】主产于印度尼亚西、马来西亚及印度等国。

【性状鉴别】原装血竭：呈四方形或不定形块状，大小不等。表面暗红，有光泽，常附有因摩擦而产生的红粉。质硬而脆，断面有光泽或粗糙而无光泽，黑红色，研粉呈血红色。气微，味淡。在水中不溶，在热水中软化。

加工血竭：呈类圆四方形，底部平圆，顶端有加工成型而形成的折纹。表面暗红色，有光泽，附有因摩擦而成的红粉。质硬而脆，破碎面红色，研粉为砖红色。

本品在水中不溶，在热水中软化，易溶于乙醇、二硫化碳、三氯甲烷及碱液中（图 13-3）。

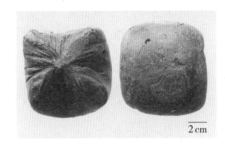

图 13-3 血竭药材

【化学成分】①含红色树脂酯约 57%，从中分离出结晶形红色素：血竭红素、血竭素、去甲基血竭红素、去甲基血竭素、($2S$)-5-甲氧基-6-甲基黄烷-7-醇（简称黄烷素）、($2S$)-5-甲氧基黄烷-7-醇等。②其次含有机酸，主要有松脂酸、异松脂酸等。红色树脂酯为血竭树脂鞣醇与苯甲酸及苯甲酰乙酸的化合物。

【理化鉴别】

1. 取粉末置白纸上，用火隔纸烘烤则熔化，应无扩散的油迹，对光照视呈鲜艳的红色。以火燃烧则产生呛鼻的烟气。

2. 粉末乙醚提取液作供试品溶液。以血竭对照药材、血竭素高氯酸盐对照品作对照，按薄层色谱法，用硅胶 G 板，以三氯甲烷-甲醇（19:1）为展开剂。供试品色谱中，在与对照药材色谱和对照品色谱相应的位置上，显相同的橙色斑点。

【质量评价】

1. **经验鉴别** 以表面黑红色、粉末鲜红色、不粘手、燃烧呛鼻、无松香气、无杂质者为佳。

2. **检查** 松香 取本品粉末 0.1g，置具塞试管中，加石油醚（60~90℃）10ml，振摇数分钟，滤过，取滤液 5ml，置另一试管中，加新配制的 0.5% 醋酸铜溶液 5ml，振摇后，静置分层，石油醚层不得显绿色。

3. **含量测定** 按高效液相色谱法测定，含血竭素（$C_{17}H_{14}O_3$）不得少于 1.0%。

【性味功效】性平，味甘、咸。活血定痛，化瘀止血，生肌敛疮。

【附】

国产血竭

为百合科植物剑叶龙血树 *Dracaena cochinchinensis*（Lour.）S. C. Chen 的含脂木质部提取而得的树脂，又称"龙血竭""广西血竭"。主产广西、云南等地。呈不规则块状；表面红棕色至黑棕色，具光泽，有的附有少量红棕色的粉末；质脆；气微，味微涩，嚼之有黏牙感。含有黄酮类、酚类、皂苷类、挥发油及鞣质等成分，主要指标成分为龙血素 B 和龙血素 A。具有活血散瘀、镇痛止血、敛疮生肌等功效。海南龙血树 *D. cambodiana* Pierre ex Gagnep. 含脂木质部提取的树脂亦供药用。

◁ 目标检测 ▷

答案解析

一、单选题

1. 乳香的主要成分是（　　）

　A. 油胶树脂　　　　　　B. 油树脂　　　　　　C. 香树脂　　　　　　D. 酯树脂

2. 血竭颗粒置白纸上，用火烘烤熔化，无扩散的油迹，对光照视显（ ）

    A. 铁黑色   B. 暗红色   C. 黄棕色   D. 鲜艳的血红色

3. 没药的主要成分是（ ）

    A. 油树脂   B. 油胶树脂   C. 香树脂   D. 酯树脂

二、多选题

4. 下列属于中药树脂类的药材有（ ）

    A. 芦荟   B. 阿魏   C. 儿茶

    D. 苏合香   E. 天竺黄

5. 油胶树脂的主要成分有（ ）

    A. 树脂   B. 挥发油   C. 树脂苷

    D. 树胶   E. 游离芳香酸

书网融合……

思政导航   本章小结   题库

PPT

第十四章 其他类中药

学习目标

知识目标

1. **掌握** 中药海金沙、青黛、冰片、五倍子的来源、性状鉴别特征；青黛、五倍子主要化学成分；青黛、海金沙火试时的现象。

2. **熟悉** 海金沙、五倍子的显微鉴别特征；青黛、冰片、儿茶和五倍子的理化鉴别方法。

3. **了解** 常用其他类中药质量评价的主要内容、性味功效。

能力目标 通过本章学习，能够熟练掌握其他类中药的性状、显微、理化等鉴别技术；具备准确鉴别常用其他类中药重点药材的能力。

第一节 概 述

其他类中药是指本教材上述各章中未能收载的中药。主要包括：蕨类植物的成熟孢子，如海金沙；植物的某一或某些部分的提取加工品，如青黛、儿茶等；某些植物体上的虫瘿，如五倍子；植物体分泌或渗出的非树脂类混合物，如天竺黄。

本类中药一般采用性状鉴别法。少数中药可采用显微鉴别法，如海金沙、五倍子等。理化鉴别法较为常用，尤其对一些加工品，可根据其主要成分或有效成分的性质进行定性鉴别和质量评价，如青黛等。

第二节 其他类中药的鉴定

海金沙

Haijinsha；Lygodii Spora

【来源】 为海金沙科植物海金沙 *Lygodium japonicum* （Thunb.）Sw. 的干燥成熟孢子。秋季孢子未脱落时采割藤叶，晒干，搓揉或打下孢子，除去藤叶。

【产地】 主产于广东、浙江、江苏、湖北、湖南等地。

【性状鉴别】 呈粉末状，棕黄色或浅棕黄色。体轻，手捻有光滑感，置手中易由指缝滑落。气微，味淡。取少量，撒于水中则浮于水面，加热逐渐下沉。取少量，撒于火上，即发出轻微爆鸣声及明亮的火焰（图14-1）。

【显微鉴别】 粉末：棕黄色或浅棕黄色。①孢子为四面体、三角

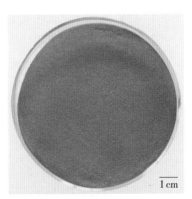

图14-1 海金沙药材

状圆锥形，顶面观三面锥形，可见三叉状裂隙，侧面观类三角形，底面观类圆形，外壁有颗粒状雕纹。②有时可见非腺毛。

【化学成分】①含水溶性成分海金沙素；②含脂肪酸，其主要脂肪酸为油酸、亚油酸、棕榈酸和肉豆蔻酸等；③含利胆成分反式-对-香豆酸（*trans-p*-coumaric acid）和咖啡酸（caffeic acid）等。

【质量评价】经验鉴别　以色黄棕、体轻、手捻光滑、无杂质者为佳。

【性味功效】性寒，味甘、咸。清利湿热，通淋止痛。

【知识链接】海金沙藤：为海金沙的干燥全草，功效同海金沙。

青黛
Qingdai；Indigo Naturalis

【来源】为爵床科植物马蓝 *Baphicacanthus cusia*（Nees）Bremek.、蓼科植物蓼蓝 *Polygonum tinctorium* Ait. 或十字花科植物菘蓝 *Isatis indigotica* Fort. 的叶或茎叶经加工制得的干燥粉末、团块或颗粒。

【采收加工】夏、秋两季采收茎叶，置大缸或木桶中，加水浸泡 2~3 昼夜，至叶腐烂、茎脱皮时，捞去茎叶残渣，每 50kg 茎叶加石灰 4~5kg，充分搅拌，待浸液由乌绿色变为紫红色时，捞取液面产生的蓝色泡沫状物，晒干。

【产地】主产于福建、河北、云南、江苏、安徽等地。

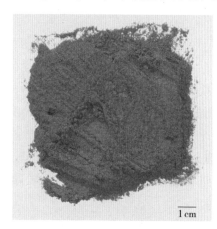

图 14-2　青黛药材

【性状鉴别】为深蓝色的粉末，体轻，易飞扬；或呈不规则多孔性的团块、颗粒，用手搓捻即成细末。微有草腥气，味淡（图 14-2）。

【化学成分】含靛玉红（indirubin）和靛蓝（indigo）。马蓝制成的青黛尚含异靛蓝（isoindigo）、靛黄（indo-yellow）、靛棕（indo-brown）等。蓼蓝制成的青黛尚含靛苷（indican）、菘蓝苷（isatanb）、色氨酮（tryptatrin）、青黛酮（qingdainone）等。菘蓝制成的青黛尚含靛红（isatin）等。

【理化鉴别】

1. 取本品少量，用微火灼烧，有紫红色的烟雾产生。

2. 取本品少量，滴加硝酸，产生气泡，并显棕红色或黄棕色。

3. 粉末三氯甲烷提取液作为供试品溶液。以靛蓝、靛玉红对照品作对照，按薄层色谱法，用硅胶 G 板，以甲苯-三氯甲烷-丙酮（5∶4∶1）为展开剂。供试品色谱中，在与对照品色谱相应的位置上，显相同的蓝色和浅紫红色的斑点。

【质量评价】

1. 经验鉴别　以蓝色均匀、体轻能浮于水面、火烧产生紫红色烟雾较长者为佳。

2. 检查　水溶性色素　取本品 0.5g，加水 10ml，振摇后放置片刻，水层不得显深蓝色。

3. 含量测定　按高效液相色谱法测定，含靛蓝（$C_{16}H_{10}N_2O_2$）不得少于 2.0%；含靛玉红（$C_{16}H_{10}N_2O_2$）不得少于 0.13%。

【性味功效】性寒，味咸。清热解毒，凉血消斑，泻火定惊。

儿茶
Ercha；Catechu

为豆科植物儿茶 *Acacia catechu*（L. f.）Willd. 的去皮枝、干的干燥煎膏，商品习称"儿茶膏"或"黑儿茶"。主产于云南西双版纳傣族自治州一带；广东、广西、福建及海南等省亦产。冬季采收枝、干，除去外皮，砍成大块，加水煎煮，浓缩，干燥。呈方形或不规则块状，大小不一。表面棕褐色或黑褐色，光滑而稍有光泽。质硬，易碎，断面不整齐，具光泽，有细孔，遇潮有黏性。气微，味涩、苦，略回甜。含儿茶鞣质20%～50%、儿茶素（d-catechin）2%～20%、表儿茶素（epicatechin）及儿茶鞣红（catachu red）等；尚含槲皮素、树胶及低聚糖等。儿茶一般以色黑褐、涩味重者为佳。按高效液相色谱法测定，含儿茶素（$C_{15}H_{14}O_6$）和表儿茶素（$C_{15}H_{14}O_6$）的总量不得少于21.0%。性微寒，味苦、涩。活血止痛，止血生肌，收湿敛疮，清肺化痰。

冰片
Bingpian；Borneolum Syntheticum

【来源】　为樟脑、松节油等经化学方法合成的结晶，习称"机制冰片"。

【产地】　主产于上海、天津、广东等地。

【性状鉴别】　为无色透明或白色半透明的片状结晶。表面有裂冰样纹理。质松脆，可剥离成薄片，手捻易粉碎。气清香，味辛、凉。具挥发性。点燃发生浓烟，并有带光的火焰。在乙醇、三氯甲烷或乙醚中易溶，在水中几乎不溶。熔点应为205～210℃（图14－3）。

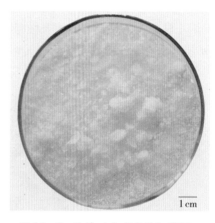

图14－3　冰片（合成龙脑）药材

【化学成分】　主含消旋龙脑及异龙脑等。

【质量评价】

1. 经验鉴别　以片大而薄、色洁白、质松脆、气清香、凉气大者为佳。

2. 检查　pH：取本品2.5g，研细，加水25ml，振摇，滤过，分取滤液两份，每份10ml，一份加甲基红指示液2滴，另一份加酚酞指示液2滴，均不得显红色。

不挥发物：取本品10g，置称定重量的蒸发皿中，置水浴上加热挥发后，在105℃干燥至恒重，遗留残渣不得过3.5mg（0.035%）。

重金属：用重金属检查法（第一法），药材含重金属不得过百万分之五（5mg/kg）。

砷盐：用砷盐检查法，含砷量不得过百万分之二（2mg/kg）。

樟脑：按气相色谱法测定，含樟脑（$C_{10}H_{16}O$）不得过0.50%。

3. 含量测定　按气相色谱法测定，药材含龙脑（$C_{10}H_{18}O$）不得少于55.0%。

【性味功效】　性微寒，味辛、苦。开窍醒神，清热止痛。

【知识链接】　中药冰片尚有：①天然冰片（右旋龙脑），为樟科植物樟 Cinnamomum camphora（L.）Presl 的新鲜枝、叶经提取加工制成的结晶。为白色结晶性粉末或片状结晶。气清香，味辛、凉；具挥发性。点燃时有浓烟，火焰呈黄色。在乙醇、三氯甲烷或乙醚中易溶，在水中几乎不溶。熔点为204～209℃。主含右旋龙脑（d-borneol）。照按气相色谱法测定，含右旋龙脑（$C_{10}H_{18}O$）不得少于96.0%。②艾片，为菊科植物艾纳香 Blumea balsamifera（L.）DC. 的叶提取的结晶。主产于广东、广西、云南等省。为白色半透明片状、块状或颗粒状结晶；质稍硬而脆，手捻不易碎；气清香，味辛、凉；具挥发性；烧之有浓黑烟。主含左旋龙脑（l-borneol）等。③龙脑冰片为龙脑香科植物龙脑树 Dryobalanops aromatica Gaertn. f. 的树干提取的结晶，习称"龙脑片"或"梅片"。主产于印度尼西亚。为类白色至淡灰棕色半透明块状或颗粒状结晶；质松脆，手捻易碎；气清香，味清凉，嚼之慢慢溶化。燃烧时几无黑烟。主含右旋龙脑（d-borneol）等。

五倍子

Wubeizi；Galla Chinensis

【来源】 为漆树科植物盐肤木 *Rhus chinensis* Mill.、青麸杨 *Rhus potaninii* Maxim. 或红麸杨 *Rhus punjabensis* Stew. var. *sinica*（Diels）Rehd. et Wils. 叶上的虫瘿，主要由五倍子蚜 *Melaphis chinensis*（Bell）Baker 寄生而形成。按外形不同，分为"肚倍"和"角倍"。

【采收加工】 秋季采摘，置沸水中略煮或蒸至表面呈灰色，杀死蚜虫，取出，干燥。

【产地】 主产于四川、贵州、云南、陕西等省。

【性状鉴别】 肚倍：呈长圆形或纺锤形囊状。表面灰褐色或灰棕色，微有柔毛。质硬而脆，易破碎，断面角质样，有光泽，内壁平滑，有黑褐色死蚜虫及灰色粉状排泄物。气特异，味涩。

角倍：呈菱形，具不规则的钝角状分枝，柔毛较明显，壁较薄（图 14 – 4）。

【显微鉴别】 横切面：表面细胞一列，往往分化成 1 ~ 3 ~ 6 细胞的非腺毛。内侧薄壁组织中有众多外韧型维管束，维管束外侧有大型树脂道。薄壁细胞含糊化淀粉粒及少数草酸钙结晶（图 14 –5）。

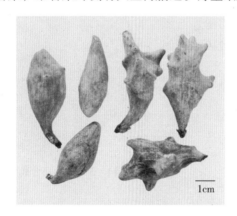

图 14 –4 五倍子药材

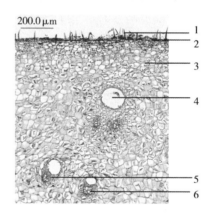

图 14 –5 五倍子横切面

1. 非腺毛 2. 外表皮 3. 基本组织
4. 树脂道 5. 韧皮部 6. 木质部

【化学成分】 ①含五倍子鞣质，习称五倍子鞣酸，含量 60% ~ 78%（肚倍约含 70%，角倍约含 50%）。②尚含没食子酸（gallic acid）2% ~ 4%、脂肪、树脂及蜡质等。

【理化鉴别】 粉末甲醇超声提取液作供试品溶液。以五倍子对照药材、没食子酸为对照，按薄层色谱法，用硅胶 GF$_{254}$ 板，以三氯甲烷 – 甲酸乙酯 – 甲酸（5：5：1）为展开剂，置紫外光灯（254nm）下检视。供试品色谱中，在与对照药材色谱和对照品色谱相应的位置上，显相同颜色的斑点。

【质量评价】

1. 经验鉴别 以个大、完整、壁厚、色灰褐者为佳。

2. 含量测定 按鞣质含量测定法测定，含鞣质不得少于 50.0%；按高效液相色谱法测定，含鞣质以没食子酸（C$_7$H$_6$O$_5$）计，不得少于 50.0%。

【性味功效】 性寒，味酸、涩。敛肺降火，涩肠止泻，敛汗，止血，收湿敛疮。

【知识链接】 五倍子的形成：早春五倍子蚜虫的春季迁移蚜从过冬寄主提灯藓属植物飞至盐肤木类植物上，产生无翅雌、雄幼虫，雌雄幼虫经交尾后产生无翅雌虫（干母）。无翅雌虫在幼嫩叶上吸取液汁生活，同时分泌唾液使组织的淀粉转为单糖，并刺激细胞增生，逐渐形成外壁绿色、内部中空的囊状虫瘿，虫体藏于其中，即为五倍子。因此，五倍子的产生必须兼有寄主盐肤木类植物、五倍子蚜虫及过冬寄主提灯藓属植物等三个要素，且提灯藓属植物必须终年湿润，以利蚜虫过冬。

目标检测

答案解析

一、单选题

1. 下列中药以孢子入药的是（　　）

    A. 儿茶　　　　　　　　　　B. 灵芝　　　　　　　　　　C. 海金沙　　　　　　　　　　D. 茯苓

2. 中药五倍子的药用部位是（　　）

    A. 全草　　　　　　　　　　B. 果实　　　　　　　　　　C. 种子　　　　　　　　　　D. 虫瘿

3. 火烧能产生紫红色烟雾，含有靛蓝及靛玉红的药材是（　　）

    A. 板蓝根　　　　　　　　　B. 青黛　　　　　　　　　　C. 蓼大青叶　　　　　　　　D. 大青叶

4. 青黛的入药部位是（　　）

    A. 腐烂物　　　　　　　　　　　　　　　　　　　B. 干燥煎膏

    C. 经加工制得的干燥颗粒状物　　　　　　　　　D. 经加工制得的干燥粉末或团块

二、多选题

5. 青黛的鉴别特征有（　　）

    A. 极细的深蓝色粉末　　　　　　　　　　　　　B. 质轻，能浮于水面

    C. 味极苦　　　　　　　　　　　　　　　　　　D. 火烧产生紫红色烟雾

    E. 粉末滴加硝酸，立即产生气泡，并显棕红色或黄棕色

书网融合……

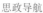　　　　　　　　

思政导航　　　　　　　　本章小结　　　　　　　　题库

第二篇　动物药类

第十五章　动物药类绪论

PPT

⊙ 学习目标

　知识目标

　1. 掌握　环节动物门、软体动物门、节肢动物门、两栖纲、爬行纲的主要特征；动物药的分类。

　2. 熟悉　多孔动物门、腔肠动物门、棘皮动物门、哺乳纲的主要特征。

　3. 了解　动物药的应用历史与研究现状；动物界分类等级及动物的命名。

　能力目标　通过本章的学习，能够初步对主要药用动物进行区分，对珍稀动物药的应用与研究进行分析。养成从动物生长发育整个过程去看待动物药材资源的习惯，增强资源保护意识，树立正确的资源观，最终能够正确处理动物药资源的利用和保护关系，使动物药资源达到可持续利用。

第一节　动物药的应用与研究

动物药是祖国医药学遗产中的重要组成部分。中医学认为动物药属"血肉有情之品"，具有疗效确切、历史悠久的特点。早在四千年前的甲骨文中就记载了麝、犀、牛、蛇等药用动物；从三千多年前，我国就开始了蜂蜜的利用；鹿茸、麝香、阿胶、蕲蛇等的药用也有两三千年之久；而珍珠、牡蛎的养殖始于我国，已有二千年的历史。自古以来，动物药就备受重视，多个本草古籍均有记载，其中《神农本草经》载有动物药65种；《新修本草》载有128种；《本草纲目》载有461种；《本草纲目拾遗》又补充动物药160种。历代本草共记载动物药600余种。

中华人民共和国成立以来，我国开展了多次大规模区域性和全国性的动物资源调查，编写和出版了一批药用动物资源方面的著作，如《中国药用动物志》（1979～1982年，分一、二卷），共收载药用动物832种；《中国药用动物名录》（1987年），共收载药用动物348科，1157种；《中国动物药》（1981年），收载动物药564种；《中国动物药志》（1995年），收载动物药975种，药用动物1546种；《中国中药资源志要》（1994年），收载动物药1590种，分布在11门、414科、879属中，约占全国中药资源总数的12%；《动物本草》（2001年），收载动物药1731种，药用动物1567种；《中国动物药资源》（2007年），收载我国药用动物454科、2215种；《中国药典》（2020年版）一部，共收载动物类药材和饮片47味，约占7.63%；《中国动物药现代研究》（2010年），收录药用动物110种；《中国药用动物志》（第二版）（2013年），收载了2341种（亚种）药用动物。此外各地还陆续出版了一些地方性动物药资源专著，如《东北动物药》《内蒙古药用动物》《山东药用动物》《浙江药用动物》《广西药用动物》等。据统计，我国现有药用动物约 1850 种。

现代科学研究表明，动物药与同体积、同重量的植物药相比，大都具有较强的生物活性，尤其对某些顽症、重病，更显示了其独特的治疗效果。由于动物药，尤其来源于高等动物的中药，所含化学成分与人体某些物质成分相似而具有显著的生理活性。动物药的活性成分常见有以下几类：①氨基酸、多肽和蛋白质类，如水蛭中的水蛭素为凝血酶特效抑制剂；蝮蛇毒中的抗栓酶、蚯蚓中的溶纤酶、人尿中的尿激酶等具有抗凝血作用，已用于治疗脑血管疾病；中华大蟾蜍的糖蛋白具有强心、利尿作用；麝香中的多肽类成分有明显的抗凝血、抗肿瘤、抗炎、抗真菌、抗氧化和强心等作用。②生物碱类，如河豚毒素是选择性极高的快钠离子通道阻断剂，可阻断神经、肌肉产生的兴奋活动，显现镇痛和局麻作用，局麻作用强度为可卡因的 16000 倍；蚯蚓解热碱有解热作用，次黄嘌呤有平喘、降压作用；乌贼墨主要成分墨色素蛋白，是吲哚 $-5,6-$ 醌与 $2-$ 羧基 $-$ 吲哚 $-5,6-$ 醌（$4:1$）的共聚物，有止血作用。③甾体类，这类成分在动物药中广泛存在，包括性激素、胆汁酸、蟾毒、蜕皮激素和甾体皂苷等，如蟾酥中的脂蟾毒配基（蟾力苏）兼有升压、强心、兴奋呼吸作用，已用于呼吸、循环衰竭和失血性低血压休克；昆虫中所含的促蜕皮激素和甲壳类的蜕皮甾酮有促进蛋白质合成、降血脂和抑制血糖升高等作用。④酮类和酸类，如斑蝥中含有的斑蝥素为抗癌有效成分，临床治疗肝癌和膀胱癌有效，此外还具有刺激骨髓产生白细胞的作用；广地龙中的琥珀酸有平喘、利尿作用。⑤多糖类，如甲壳纲动物及昆虫中含丰富的甲壳质，可作为药物的良好载体，并有降低胆固醇、降血脂作用。

值得一提的是，海洋约占地球表面积的 71%，约有 50 余万种海洋生物，其中蕴藏着极其丰富的药用动物资源，如牡蛎、珍珠、石决明、海马、海龙等药用历史悠久的常用中药。此外，近 20 年来，从海洋无脊椎动物中分离得到了 1 千余种结构新颖的萜类化合物，如从海绵动物 *Luffaiella variabilis* 中分离的二倍半萜内酯 manoalide 具有抗癌作用；从刺参中分离出的刺参黏多糖，发现其具有抗凝血、抗肿瘤和抗氧化作用；从海参纲中分离得到的三萜皂苷和从海星纲中分离得到的甾体皂苷，其中的一部分具有抗肿瘤作用。随着科技手段的进步，不断挖掘开发海洋药用动物资源已成为沿海国家药学事业发展的方向之一，各项研究不断深入，成绩巨大，前景喜人。

由于珍稀动物药具有显著而独特的临床疗效，使用十分广泛，加之长期过度捕猎，使得资源锐减，原动物成为濒危动物。在我国的 33 种因资源稀少而紧缺的常用中药中，动物药多达 25 种，其中虎骨、豹骨、犀牛角等品种，我国已明令禁止使用。因此，保护濒危珍稀药用动物野生资源、开展人工驯化养殖、寻找代用品以保障药用动物资源的可持续利用，是当前一项十分重要的任务。随着科技的进步，新技术、新方法的应用，我国在濒危珍稀药用动物的野生变家养、寻找和扩大新药源方面取得了较大成果。通过加强对濒危野生药用动物的生物学特性的全面研究，为人工引种驯养创造条件和提供科学依据，在野生变家养方面取得较大进展，如梅花鹿、麝、熊等已人工饲养成功，已成为名贵药材鹿茸、麝香、熊胆药材的主要来源。据不完全统计，现已人工养殖的动物药有 30 种左右，其中很多都已成为商品药材的重要来源，如梅花鹿茸、蛤蚧、金钱白花蛇、穿山甲等。同时，对动物药的化学成分进行人工合成的研究也在大力进行，如人工合成麝香酮；斑蝥等昆虫中的抗癌成分斑蝥素已得到半合成品，其作用与羟基斑蝥胺类似，而毒性却比斑蝥素小。此外，通过积极开展科学研究，已研制出人工麝香、人工牛黄、人工犀角、山羊角代替羚羊角、水牛角代替犀角等名贵中药代用品，这项工作不仅扩大了动物药的商品来源，也有力地保护了珍稀濒危药用动物。在当前大力保护药用野生动物资源、提倡资源可持续利用的形势下，这些研究工作更显得意义重大。

第二节　药用动物的分类

一、动物的分类及与药用关系密切的动物门简介

地球上生存的动物形形色色、多种多样，已经被专家定名的动物已逾150万种。动物分类学的任务就是将种类繁杂的动物，进行鉴定、命名、分群归类，并按系统排列，反映动物在进化过程中的亲缘关系，以便于对动物进行认识、研究和利用。

动物的分类是根据动物细胞的分化、胚层的形成、体腔的有无、对称的形式、体节的分化、骨骼的性质、附肢的特点及其他各器官系统的发生和发展而进行的。同植物界一样，动物界也划分为若干个等级，如门、纲、目、科、属、种，而以种为分类的基本单位。一般将动物分为33个门（亦有的分为30个门或28个门），其中与药用动物关系密切的有10个门，由低等到高等依次为：原生动物门（Protozoa）、多孔动物门（Porifera，又称海绵动物门 Spongia）、腔肠动物门（Coelenterata）、扁形动物门（Platyhelminthes）、线形动物门（Nematomorpha）、环节动物门（Annelida）、软体动物门（Mollusca）、节肢动物门（Arthropoda）、棘皮动物门（Echinodermata）和脊索动物门（Chordata）。以上自原生动物门至棘皮动物门的各门动物都没有脊索（或脊椎），故统称无脊索动物（或无脊椎动物）。

中药药用种类主要分布在软体动物门、节肢动物门和脊索动物门，其次是环节动物门和棘皮动物门。现将以上几个动物门的主要特征简介如下。

1. 多孔动物门（Porifera）　又称海绵动物门（Spongia），是生活在水中的最原始、最低等的多细胞动物。体形多数不对称或辐射对称，体表多孔，体壁由钙质或硅质的骨针或类蛋白质的海绵丝支持，无器官系统和明显的组织分化，具特有的水沟系。全为水生，营固着生活。

药用动物如脆针海绵等。

2. 腔肠动物门（Coelenterata）　为低等后生动物。体形辐射对称，具内外两胚层，有原始消化腔，有口无肛门，进行细胞外和细胞内消化。有组织分化，具原始的肌肉结构和原始的神经系统（神经网）。有骨骼时为钙质或角质。全为水生，营固着或漂浮生活。

药用动物如海蜇、珊瑚等。

3. 环节动物门（Annelida）　为真体腔动物，是高等无脊椎动物的开端。体圆柱形或扁平形，由相似的环节（体节）组成，具三胚层。除蛭纲外均有真体腔及闭管式循环系统，多数具运动器官刚毛或疣足，消化道发达，有口和肛门，具有排泄器官后肾管，有链索状神经系统。多为自由生活。

药用动物如参环毛蚓、蚂蟥等。

4. 软体动物门（Mollusca）　为动物界第二大门。动物身体柔软，除腹足纲外体形一般都是左右对称，体不分节而具次生体腔。由头、足、内脏团三部分组成，且被体壁延伸而成的外套膜覆盖，并由其分泌出1个或2个（或多个）保护柔软体部的石灰质贝壳。消化道完全，有心脏及血管，除头足纲外均为开放式循环，有栉状鳃或类似肺的构造，为专司呼吸的器官。多为水生，少数陆生。

药用动物如珍珠贝、牡蛎、乌贼等。

5. 节肢动物门（Arthropoda）　为动物界中最大的一门，种类繁多，约占已知动物种类的85%。它们分布极广，具有高度的适应性。身体多有头、胸、腹部的区分，附肢常分节，体表被有甲壳质外骨骼，生长发育过程需蜕皮，横纹肌常成束，消化系统完整，口器适于咀嚼或吸吮，形式多样。体腔为混合腔，循环系统为开放式，用鳃、气管或肺呼吸。水生或陆生。

节肢动物门一般分3个亚门、7个纲。以下是本门中药用价值较大的5个纲的形态特征区别（表15-1）。

表 15 - 1　节肢动物门中 5 个纲的形态特征比较

特点	甲壳纲	肢口纲	蛛形纲	多足纲	昆虫纲
体躯	分头胸部及腹部两部分	分头胸、腹和尾剑三部分	分头胸部及腹部两部分	分头部及躯干部两部分	分头、胸、腹三部分
触角	2 对	无	无	1 对	1 对
口器	大颚 1 对，小颚 2 对	螯肢 1 对，脚须 1 对，颚肢 4 对	螯肢 1 对，脚须 1 对	大颚 1 对，小颚 2 对或 1 对	大颚 1 对，小颚 1 对，下唇 1 片
足	一般每体节 1 对	腹肢 6 对	共 4 对，在头胸部	每体节 1 对	共 3 对，在胸部
呼吸器	鳃和体壁	鳃	肺或气管	气管	气管
生殖孔	2 个，胸部后端	1 个，胸部后端	1 个，腹部前端	1 个，腹部末端	1 个，腹部末端
发生	一般有幼虫期	有幼虫期	一般直接发生	直接发生	大多有幼虫期
主要习性	海产或淡水产，少数陆生	海产	多为陆生	全部陆生	多为陆生
药用动物	对虾、中华绒毛螯蟹	中国鲎	蜘蛛、东亚钳蝎	少棘巨蜈蚣	地鳖虫、家蚕

以上 5 纲中，又以昆虫纲种类最多，药用种类也最多。昆虫纲动物是动物界中最繁盛的一个类群，全世界已知昆虫在一百万种以上，占节肢动物的 90% 以上。昆虫纲根据昆虫翅的有无及其特征、变态的类型、口器的形式、触角及附肢等构造，可分为 30 余目，其中与药用关系密切的有 8 个目，现列表如下（表 15 - 2，图 15 - 1 至图 15 - 3）。

表 15 - 2　昆虫纲 8 个目的比较

目别	变态类型	口器式	翅	其他特征	药用动物
螳螂目	不完全变态	咀嚼式	前翅革质，后翅膜质	前胸发达，长于中胸和后胸之和；前足为捕捉足；卵产于卵鞘中	大刀螂
直翅目	不完全变态	咀嚼式	前翅狭小，革质，后翅宽大，膜质，且能折叠藏于前翅之下	大型或中型昆虫，具发音器及听觉器，后足为跳跃足或前足为开掘足	蟋蟀 蝼蛄
半翅目	不完全变态	刺吸式	多数有翅，少数无翅。前翅基部革质，端部为膜质，后翅膜质	口器由头前端伸出，具臭腺	九香虫
同翅目	不完全变态	刺吸式	多数具翅两对，少数无翅。前翅革质或为均匀的膜质，静止时呈屋脊状覆盖体表	口器在头部，腹面近胸部处向后伸出；体部常有分泌腺	黑蚱 白蜡虫
鳞翅目	完全变态	虹吸式	翅两对，膜质，覆以鳞片	体表亦覆有鳞片及毛	家蚕
鞘翅目	完全变态	咀嚼式	前翅革质，厚而坚硬，无翅脉，用以保护，后翅膜质，用以飞翔，折在前翅下	前胸大，中胸小，俗称"甲虫"	南方大斑蝥
膜翅目	完全变态	咀嚼式 嚼吸式	前翅大，后翅小，均膜质，后翅以小钩与前翅相连	雌虫腹部末端有刺，有些种类营社会性生活	中华蜜蜂 蚂蚁
双翅目	完全变态	刺吸式 舐吸式	翅 1 对，膜质，翅脉简单，后翅退化为平衡棒	复眼很大，几乎占头的大部分	牛虻

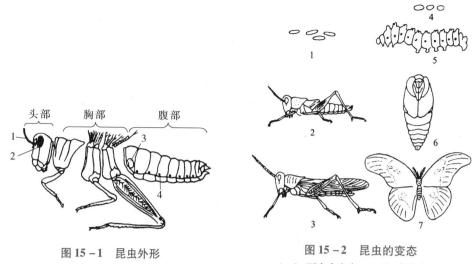

图 15-1 昆虫外形

1. 触角 2. 复眼 3. 听器 4. 气门

图 15-2 昆虫的变态

1~3. 不完全变态 4~7. 完全变态

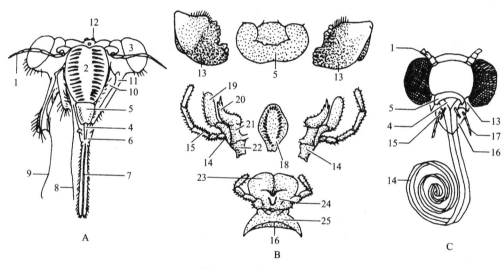

图 15-3 昆虫口器

A. 刺吸式口器（蝉） B. 咀嚼式口器（蝗虫） C. 虹吸式口器（蝶）

1. 触角 2. 唇基 3. 复眼 4. 内唇 5. 上唇 6~7. 下唇及第2、3节 8. 上颚刺 9. 下颚刺
10. 颊 11. 下颚基部骨片 12. 单眼 13. 大颚 14. 小颚 15. 小颚的触须 16. 下唇 17. 下唇的触须
18. 舌 19~20. 小颚触须的外叶及内叶 21. 基节 22. 底节 23. 下唇内叶 24. 颏节 25. 颏下节

6. 棘皮动物门（Echinodermata） 形态多种多样，有星形、球形、圆柱形、树枝形等。成体为辐射对称，幼体为两侧对称，体表有许多棘状突起。体腔发达，体腔的一部分形成独有的水管系统，另一部分形成围血系统。在发育过程中，有原口（肛门）及后口（口）故属无脊索动物中后口动物类群。

常见药用动物如海参、海胆等。

7. 脊索动物门（Chordata） 为动物进化系统中是最高等的类群。主要特征为有脊索，其位于背部，为一条支持身体纵轴的棒状结构。低等脊索动物终生存在脊索，高等脊索动物只在胚胎期间有脊索，成长时即由分节的脊柱取代。中枢神经系统呈管状，位于脊索的背面，在高等种类中神经管分化成为脑和脊髓两部分。消化道前端咽部的两侧有咽鳃裂，在低等水生种类中终生存在，在高等种类中只见于某些幼体和胚胎时期，随后完全消失。本门动物亦属后口动物类群（图 15-4）。

脊索动物门分为 3 个亚门，即尾索动物亚门（Subphylum Urochordata）、头索动物亚门（Subphylum

Cephalochordata）和脊椎动物亚门（Subphylum Vertebrata）。其中以脊椎动物亚门与药用关系最为密切。脊椎动物亚门是动物界进化地位最高的一大类群，可分为六个纲，即圆口纲、鱼纲、两栖纲、爬行纲、鸟纲、哺乳纲。现将其中药用价值较大的 5 个纲的主要特征简介如下。

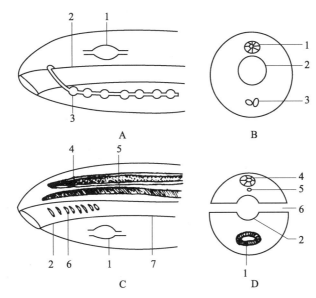

图 15 – 4　脊索动物与无脊椎动物构造模式比较

A. 无脊椎动物体的纵断面　B. 无脊椎动物体的横断面

C. 脊索动物体的纵断面　D. 脊索动物体的横断面

1. 心　2. 咽部（消化管）　3. 神经索　4. 神经管　5. 脊索　6. 鳃裂　7. 消化管

（1）鱼纲（Pisces）　全为水生，身体多呈纺锤形，体表常覆有保护性的鳞片，以鳃呼吸，以鳍运动，除有奇鳍外，并具成对的附肢（偶鳍，即 1 对胸鳍和 1 对腹鳍）。头不能活动；心脏为一心房一心室，为单循环。

鱼纲为脊椎动物亚门中动物种类最多的一纲，常见的药用动物如海龙、海马等。

（2）两栖纲（Amphibia）　水陆两栖，皮肤裸露无鳞，但富含腺体，能使皮肤湿润，具五趾型四肢。幼体水中生活，用鳃呼吸，需经过变态，其成体才能适应陆上生活；成体以肺和皮肤呼吸。心脏具两心房一心室，为不完全的双循环。

常见的药用动物如中国林蛙、中华大蟾蜍等。

（3）爬行纲（Reptilia）　真正陆栖动物的原祖。皮肤干燥，体表被角质鳞片或骨板。脊柱有颈椎、胸椎、腰椎、荐椎和尾椎的分化。四肢强大，趾端具爪。心脏有二心房一心室或近于二心室，以肺呼吸。在胚胎时期有羊膜结构。适应于陆地繁殖。

常见的药用动物如蛇类、乌龟、鳖、蛤蚧等（图 15 – 5，图 15 – 6）。

（4）鸟纲（Aves）　体表被覆羽毛，前肢特化为翼，营飞行生活。骨骼坚而轻。心脏分为四室，心房与心室完全分隔，为完全的双循环。有肺与发达的气囊，行双重呼吸。体温恒定。

常见的药用动物如鸡等。

（5）哺乳纲（Mammalia）　为脊椎动物中躯体结构、功能和行为最为复杂的高等动物类群。体外被毛，皮肤腺发达。心脏四腔，具完全的双循环，恒温，肺具肺泡。有横膈膜将体腔分隔为胸腔和腹腔。双平形椎骨，头骨具次生腭。具两个枕骨。大脑皮层发达，小脑结构复杂，嗅觉及听觉敏锐。具肉质唇，牙齿为异型齿，唾液腺发达。后肾，无泄殖腔，具外生殖器。胎生，哺乳。

哺乳动物是动物发展史上最高级阶段，本纲可分为 3 个亚纲：原兽亚纲（Prototheria）、后兽亚纲（Metatheria）和真兽亚纲（Eutheria）。其中真兽亚纲（又称有胎盘类）是高等哺乳动物类群，具有真正

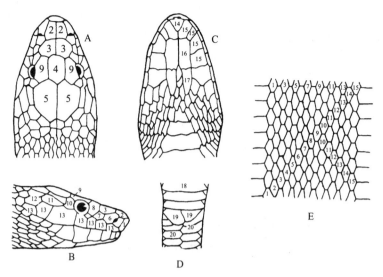

图 15-5　蛇类各部鳞片

A 头背面鳞片　B 头侧面鳞片　C 头腹面鳞片　D 蛇体后端腹鳞　E 蛇背鳞的计数方法

1. 吻鳞　2. 鼻间鳞　3. 前额鳞　4. 额鳞　5. 顶鳞　6. 鼻鳞　7. 颊鳞　8. 眼前鳞（眶前鳞）

9. 眼上鳞（眶上鳞）　10. 眼后鳞（眶后鳞）　11. 前颞鳞　12. 后颞鳞　13. 上唇鳞　14. 颏鳞

15. 下唇鳞　16. 前颏鳞　17. 后颏鳞　18. 腹鳞　19. 肛鳞　20. 尾下鳞

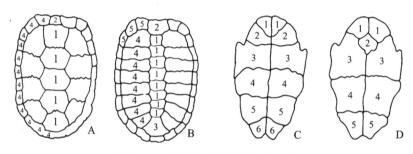

图 15-6　龟背甲、腹甲的盾片和骨板

A 背甲的盾片　1. 椎盾　2. 颈盾　3. 肋盾　4. 缘盾

B 背甲的骨板　1. 椎板　2. 颈板　3. 臂板　4. 肋板　5. 缘板

C 腹甲的盾片　1. 喉盾　2. 肱盾　3. 胸盾　4. 腹盾　5. 股盾　6. 肛盾

D 腹甲的骨板　1. 上板　2. 内板　3. 舌板　4. 下板　5. 剑板

　　的胎盘，胎儿在母体发育完善后再产出，体温一般恒定在 37℃ 左右。

　　常用的药用动物如鹿类、麝类等。

　　真兽亚纲占哺乳动物的 95%，现存种类可分为 17 个目，其中 13 个目在我国有分布，下面为这 13 个目的特征检索表：

真兽亚纲目的检索表

1（2）身体表面被有鳞片……………………………………鳞甲目（Pholidota）（如穿山甲）

2（1）身体表面无鳞片………………………………………………………………………3

3（4）仅具前肢，后肢退化…………………………………………………………………5

4（3）具前肢及后肢…………………………………………………………………………7

5（6）体呈鱼形，尾扁平，有缺刻，两眼在头侧面……………鲸目（Cetacea）（如抹香鲸）

6（5）体纺锤形，尾圆形，无缺刻，两眼在头的颜面部………海牛目（Sirenia）（如海牛）

7（8）前肢变为翼状，指骨延长，有翼膜……………………翼手目（Chiroptera）（如蝙蝠）

8（7）前肢正常，不变为翼状………………………………………………………………9

9（10）指趾具甲或变形的爪，拇指多与其他各指相对……………灵长目（Primates）（如猴）

10（9）指趾具爪或蹄，拇指不与其他各指相对………………………………………11

11（12）趾端有蹄………………………………………………………………………13

12（11）趾端有爪………………………………………………………………………17

13（14）蹄成偶数……………………………………偶蹄目（Artiodactyla）（如梅花鹿）

14（13）蹄成奇数………………………………………………………………………15

15（16）仅具一趾（第三趾），鼻唇不变形…………奇蹄目（Perissodactyla）（如印度犀）

16（15）一般具五趾，鼻和上唇延长成象鼻…………长鼻目（Proboscidea）（如亚洲象）

17（20）无犬齿…………………………………………………………………………18

18（19）上颌有四个门齿……………………………………兔形目（Lagomorpha）（如兔）

19（18）上颌只有二个门齿…………………………啮齿目（Rodentia）（如复齿鼯鼠）

20（23）具犬齿，犬齿发达，躯干大…………………………………………………21

21（22）四肢正常，一般栖居于陆上…………………………食肉目（Carnivora）（如豹）

22（21）四肢成鳍状，除生殖季节外，生活在水边或水中……鳍足目（Pinnipedia）（如海豹）

23（20）具犬齿，犬齿正常或不发达，躯干小…………食虫目（Insectivora）（如刺猬）

二、动物的命名

　　动物的命名大多数和植物一样，采用林奈首创的双名法，由两个拉丁字或拉丁化的文字组成，分别表示动物学名的属名和种名，在学名之后附加定名人的姓氏，如意大利蜂 *Apis mellifera* Linn.。动物与植物命名不同之处是，种内如有不同的亚种或亚属时则采用三名法，即有亚种时，亚种名紧接在种名的后面，如中国林蛙 *Rana temporaria chensinensis* David；如有亚属，则亚属名在属名和种名之间，并外加括号，如乌龟 *Chinemys*（G/eoclcmys）*reevesii*（Gray）；若属名改变，则在原定名人外加括号，如拟海龙 *Syngnathoides biaculeatus*（Bloch）、马氏珍珠贝 *Pteria martensii*（Dunker）等。一般不用变种、变型。拉丁学名中的属名、亚属名及命名人的第一个拉丁字母必须大写，其余均小写。

◈ 第三节　动物药的分类

　　在古代，动物药的分类是根据动物的表面特征、习性特点、动物类别或药用部位来进行分类的，如：《新修本草》（世称《唐本草》）把动物药分为人、兽、禽、虫、鱼5部；《本草纲目》将动物药由虫到兽，从无脊椎到有脊椎，由低等动物到高等动物再到人类，即分为虫、鳞、介、禽、兽、人6部，每部之中又进一步细分，这种排列次序和分类方法，体现了当时动物药分类中已具有了初步进化论思想。

　　现代动物药的分类有多种方法：有的依据动物药的原动物在自然分类系统中的地位，由低等动物到高等动物来进行分类；有的按药用部位进行分类；有的按动物药中所含化学成分进行分类；有的按动物药的药理作用进行分类；有的按动物药的功效进行分类等。

　　按药用部位分类的常用动物药，如：动物的干燥全体（如土鳖虫、蜈蚣等）；除去内脏的干燥全体（如广地龙、蛤蚧等）；动物体的某一部分（可以是角类、骨骼、皮甲、贝壳、内脏器官等，如鹿茸、龟甲、石决明、哈蟆油等）；生理产物（如麝香、蟾酥、蝉蜕等）；病理产物（如牛黄、马宝、珍珠等）；排泄物（如五灵脂、蚕砂等）；加工制品（如阿胶）等七大类。

　　本教材动物药是按药用动物的自然分类系统进行分类排列的。

答案解析

目标检测

多选题

1. 下列属于动物药的有（　　）

    A. 牛黄　　　　　　　　　B. 龙骨　　　　　　　　　C. 马宝

    D. 龙齿　　　　　　　　　E. 石决明

2. 下列属于生理产物的动物药有（　　）

    A. 麝香　　　　　　　　　B. 蝉蜕　　　　　　　　　C. 珍珠

    D. 牛黄　　　　　　　　　E. 蟾酥

3. 下列属于除去动物内脏的动物药有（　　）

    A. 土鳖虫　　　　　　　　B. 地龙　　　　　　　　　C. 蜈蚣

    D. 蛤蚧　　　　　　　　　E. 乌梢蛇

4. 动物药的活性成分常见的有（　　）

    A. 多糖类　　　　　　　　B. 甾体类　　　　　　　　C. 生物碱类

    D. 酮类和酸类　　　　　　E. 氨基酸、多肽和蛋白质类

书网融合⋯⋯

思政导航

本章小结

题库

第十六章　动物类中药的鉴定

PPT

学习目标

知识目标

1. 掌握　动物类中药的概念及药用部位；动物类药材的性状特征，主要是表面特征、质地、断面、气、味、水试、火试等；常用大宗药材（水蛭、珍珠、全蝎、斑蝥、蟾酥、蛤蚧、金钱白花蛇、蕲蛇、阿胶、麝香、鹿茸、牛黄、羚羊角）的来源、采收加工、产地、性状鉴别、显微鉴别、化学成分、理化鉴别、质量评价。

2. 熟悉　药材地龙、蜈蚣、土鳖虫、僵蚕、蜂蜜、哈蟆油、龟甲、鳖甲、乌梢蛇、熊胆粉的来源、产地、性状鉴别、显微鉴别、化学成分、质量评价。

3. 了解　药材石决明、牡蛎、海螵蛸、桑螵蛸、蝉蜕、海马、海龙、鸡内金、穿山甲的来源、性状鉴别、性味功效。

能力目标　通过本章的学习，能够初步具备准确辨识动物类药材的真、伪、优、劣的能力；能从整体的角度对动物类药材的来源、性状、显微、化学成分等方面进行概括、归纳和总结，将所学知识更加系统化、全面化，使学生获得从点、线、到面的分析思考能力。

第一节　概　述

鉴定动物药，就是鉴定动物药的真、伪、优、劣，对其真实性进行鉴定，评价动物药的质量，重点在于安全性、有效性的评价。鉴定动物药应具有动物学的分类、形态和解剖的基础知识，具体的鉴定方法与植物药和矿物药一样，在鉴定时，应根据具体情况选用一种或多种方法配合进行，方可得到准确的鉴定结果。

一、动物类中药的真实性鉴定

动物药的真实性鉴定主要目的是鉴定动物药的真伪，包括来源鉴定、性状鉴定、显微鉴定和理化鉴定。

（一）来源鉴定

以完整动物或去除内脏的动物体入药的药材，主要可根据其形态及解剖特征等进行动物分类鉴定，确定其品种。对于其他动物药，可采用多种其他途径和方法进行鉴定。目前，分子生物学的技术和方法已被广泛应用于生命科学的各个领域，在动物药的鉴定中，DNA 分子遗传标记技术已被成功地用于龟甲、鳖甲、蛇类药等多种动物药的品种鉴定。由于该项技术是利用生物遗传信息直接载体的 DNA 分子作为鉴定依据，因此，对动物药的品种鉴定的具有重大意义。《中国药典》采用聚合酶链反应－限制性内切酶长度多态性方法，鉴别乌梢蛇、蕲蛇等。

（二）性状鉴定

性状鉴定是目前使用最多的方法。因动物药具有不同于其他类别中药的特殊性，除一般的形状鉴别外，特别要注意观察其专属性的特征，如形状；表面特征：突起、纹理、附属物等；颜色：包括外表面、有的有内表面和断面的颜色；质地和断面：如水蛭质脆，易折断，断面胶质样；气：如麝香有特异的香气，蟾酥粉末嗅之作嚏；味：如蜂蜜味极甜，牛黄先苦而后甜有清凉感等。

此外，一些传统经验鉴别方法仍是鉴定动物类中药有效而重要的手段。手试法：如毛壳麝香手捏有弹性；麝香仁粉末用水润湿，手搓之能成团，轻揉即散，不应黏手、染手、顶指或结块为度。水试法：牛黄水调和液可将指甲染成黄色，习称"挂甲"。火试法：如马宝粉末置于锡箔纸上加热，其粉末聚集，并发出马尿臭等。这些鉴别方法，至今仍是鉴定动物药的重要方法。

（三）显微鉴定

对于动物药，尤其是贵重（如麝香、牛黄等）或破碎的药材，除进行性状鉴别外，常应用显微特征鉴别其真伪。在进行显微鉴别时，根据不同的鉴别对象，进行显微制片，包括粉末片、动物的组织切片或磨片（如贝壳类、角类、骨类、珍珠等）等。近年来扫描电子显微镜用于动物类中药的鉴定，以其样品制备简单，分辨率高，立体感强，对样品损伤与污染程度小，可直接观察自然状态的样品表面特征等优点，受到广泛重视，如用扫描电镜找出了正品珍珠粉与伪品珍珠层粉的鉴别特征；九种药用蛇背鳞扫描电镜下的特征观察，对蛇类药材的鉴别具有重要意义。

（四）理化鉴定

近年来，运用理化鉴定法研究和鉴定动物药的真伪以及内在质量的控制受到广泛的重视，其研究内容越来越广泛，新的方法和技术得到了很好的应用，特别是现代色谱和光谱技术的使用，使得动物药的鉴定更具科学性。色谱法尤其是薄层色谱法，在动物药的鉴别中应用越来越广泛，如《中国药典》和《部颁药品标准》中收载用薄层色谱法鉴别牛黄、蟾酥、斑蝥等。运用高效液相色谱法对熊胆等多种动物胆汁进行了鉴别研究。动物类中药含有大量的蛋白质及其水解产物，许多都是动物药的主要有效成分，利用各种动物所含蛋白质、氨基酸的组成和性质的不同，采用电泳系列技术，可成功地将动物药材与类似品、伪品区别开来，如不同来源的蛇类、胶类、角类、海马类、海龙类中药的电泳图谱彼此存在显著差异，可根据谱带的位置、数目、着色程度将其鉴别开来。近年来用红外光谱法对54种动物药进行的鉴别研究表明，绝大多数动物药材鉴别特征明显，稳定性、重现性均好，如用此法对牛黄、人工牛黄、伪品牛黄进行鉴别，取得了满意的效果。用差热分析技术成功地鉴别了天然牛黄和人工牛黄，鳖甲、龟甲与其伪品。用X射线衍射法对中药天然牛黄、人工牛黄、马宝、猴枣、人胆结石，以及鹿茸等进行了鉴定。

二、动物类中药的质量评价

动物药质量评价的主要目的是鉴定动物药的优劣，其评价内容与植物类中药相同，有传统的经验鉴别、水分、灰分测定、浸出物测定、含量测定及重金属、黄曲霉毒素的限量检查等。根据不同的鉴定对象，其质量评价内容也不完全相同。近年来，随着对动物药化学、药理等基础研究的不断深入，动物药中的一些活性成分、指标性成分或主要成分不断被阐明，从而用仪器分析方法测定动物药中有效成分或指标性成分的含量，以评价动物药的优劣，确保临床用药的有效性，越来越受到重视。如在《中国药典》中，用高效液相色谱法测定斑蝥中斑蝥素的含量不得少于0.35%，蟾酥中华蟾酥毒基和脂蟾毒配基的总量不得少于7.0%，麝香中麝香酮的含量不得少于2.0%；用薄层扫描法测定牛黄、体外培育牛黄中胆酸的含量等。根据水蛭药材的特点采用生物效价测定的方法评价水蛭的质量，规定每1g含抗凝血酶活性水蛭应不低于 16.0U，蚂蟥、柳叶蚂蟥应不低于 3.0U。

此外，对有害物质（如砷盐、重金属、农药残留量、黄曲霉毒素等）的限量检查是保障药品安全性的重要措施，如《中国药典》（2020 年版）一部规定，鹿角胶、珍珠含砷不得过 2mg/kg，水蛭含砷不得过 5mg/kg；海螵蛸含砷不得过 10mg/kg 等；地龙、龟甲胶、鹿角胶等含重金属均不得过 30mg/kg；蜂胶含铅不得过 8mg/kg，水蛭铅不得过 10mg/kg、镉不得过 1mg/kg；海螵蛸含铅不得过 5mg/kg、镉不得过 5mg/kg、汞不得过 0.2mg/kg、铜不得过 20mg/kg 等。水蛭、地龙、全蝎、蜈蚣、僵蚕等每 1000g 含黄曲霉毒素 B_1，不得过 5μg，黄曲霉毒素 G_2、黄曲霉毒素 G_1、黄曲霉毒素 B_2 和黄曲霉毒素 B_1 的总量不得过 10μg。

▷ 第二节　常用动物类中药的鉴定

地龙
Dilong；Pheretima

【来源】为钜蚓科动物参环毛蚓 *Pheretima aspergillum*（E. Perrier）、通俗环毛蚓 *Pheretima vulgaris* Chen、威廉环毛蚓 *Pheretima guillelmi*（Michaelsen）或栉盲环毛蚓 *Pheretima pectinifera* Michaelsen 的干燥体。前一种习称"广地龙"，后三种习称"沪地龙"。广地龙春季至秋季捕捉，沪地龙夏季捕捉，及时剖开腹部，除去内脏和泥沙，洗净，晒干或低温干燥。

【产地】广地龙主产于广东、广西、海南等地。沪地龙主产于上海、江苏、浙江、山东、安徽等地。目前商品主要来自人工养殖。

【性状鉴别】广地龙：呈长条状薄片，弯曲，边缘略卷，长 15～20cm，宽 1～2cm。全体具环节，背部棕褐色至紫灰色，腹部浅黄棕色；第 14～16 环节为生殖带，习称"白颈"，较光亮。体前端稍尖，尾端钝圆，刚毛圈粗糙而硬，色稍浅。雄生殖孔在第 18 环节腹侧刚毛圈一小孔突上，外缘有数环绕的浅皮褶，内侧刚毛圈隆起，前面两边有横排（一排或两排）小乳突，每边 10～20 个不等；受精囊孔 2 对，位于 7/8～8/9 环节间一椭圆形突起上，约占节周 5/11。体轻，略呈革质，不易折断。气腥，味微咸。

沪地龙：长 8～15cm，宽 0.5～1.5cm。全体具环节，背部棕褐色至黄褐色，腹部浅黄棕色；第 14～16 环节为生殖带，较光亮。第 18 环节有一对雄生殖孔。通俗环毛蚓的雄交配腔能全部翻出，呈花菜状或阴茎状；威廉环毛蚓的雄交配腔孔呈纵向裂缝状；栉盲环毛蚓的雄生殖孔内侧有 1 个或多个小乳突。受精囊孔 3 对，在 6/7～8/9 环节间（图 16－1）。

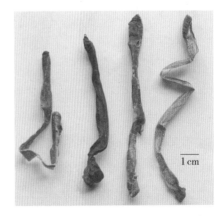

图 16－1　地龙药材

【显微鉴别】粉末：灰黄色或淡灰色。①斜纹肌纤维无色或淡棕色，肌纤维散在或相互绞结成片状，多稍弯曲，直径 4～26μm，边缘常不平整。②表皮细胞呈棕黄色，细胞界限不明显，布有暗棕色的色素颗粒。③刚毛少见，常碎断散在，淡棕色或黄棕色，直径 24～32μm 先端多钝圆，有的表面可见纵裂纹。

【成分】主要含有：①蛋白质，包括 18～20 种氨基酸。②脂类成分，包括 18 种脂肪酸，其中油酸、硬脂酸和花生烯酸的含量最高，约占总脂肪酸量的 50%，品种间各组分含量有显著差异。③另含琥珀酸、次黄嘌呤、蚯蚓解热碱、蚯蚓素、地龙毒素和微量元素 Zn、Fe、Ca、Mg、Cu 等。

琥珀酸具平喘、利尿作用；次黄嘌呤具平喘、降压作用；蚯蚓解热碱具解热作用；蚯蚓素具溶血作用；近年又从地龙中提取分离出有溶栓作用的蚓激酶、纤溶酶、地龙溶栓酶等。

【理化鉴别】

1. 粉末三氯甲烷超声提取液作供试品溶液。以地龙对照药材作对照，按薄层色谱法，用硅胶 G 板，以甲苯－丙酮（9:1）为展开剂，置紫外光灯（365nm）下检视，供试品色谱中，在与对照药材色谱相应的位置上，显相同颜色的荧光斑点。

2. 粉末水提液离心，取上清液作供试品溶液。以赖氨酸、亮氨酸、缬氨酸对照品作对照，按薄层色谱法，用硅胶 G 板，以正丁醇－冰醋酸－水（4:1:1）为展开剂，喷茚三酮试液显色。供试品色谱中，在与对照品色谱相应的位置上，显相同颜色的斑点。

【质量评价】

1. 经验鉴别 以条大、肥厚、不碎、无泥土者为佳。

2. 检查 重金属：按重金属检查法测定，含重金属不得过 30mg/kg。

黄曲霉毒素：按真菌毒素测定法测定，本品每 1000g 含黄曲霉毒素 B_1 不得过 5μg，黄曲霉毒素 G_2、黄曲霉毒素 G_1、黄曲霉毒素 B_2 和黄曲霉毒素 B_1 的总量不超过 10μg。

3. 浸出物 按水溶性浸出物热浸法测定，不得少于 16.0%。

【性味功效】性寒，味咸。清热定惊，通络，平喘，利尿。

水蛭

Shuizhi；Hirudo

【来源】为水蛭科动物蚂蟥 *Whitmania pigra* Whitman、水蛭 *Hirudo nipponica* Whitman 或柳叶蚂蟥 *Whitmania acranulata* Whitman 的干燥全体。

【采收加工】夏、秋两季捕捉，用沸水烫死，晒干或低温干燥。

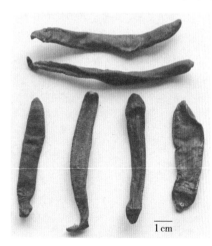

图 16－2 水蛭药材

【产地】蚂蟥和水蛭全国各地均产；柳叶蚂蟥产于河北、安徽、江苏、福建等省。

【性状鉴别】蚂蟥：呈扁平纺锤形，有多数环节，长 4～10cm，宽 0.5～2cm。背部黑褐色或黑棕色，稍隆起，用水浸后，可见黑色斑点排成 5 条纵纹；腹面平坦，棕黄色。两侧棕黄色，前端略尖，后端钝圆，两端各具 1 吸盘，前吸盘不显著，后吸盘较大。质脆，易折断，断面胶质状。气微腥（图 16－2）。

水蛭：呈扁长圆柱形，多弯曲扭转，长 2～5cm，宽 0.2～0.3cm。

柳叶蚂蟥：狭长而扁，长 5～12cm，宽 0.1～0.5cm。

烫水蛭饮片：为不规则段状、扁块状或扁圆柱形，略鼓起，背部黑褐色，腹面棕黄色至棕褐色，附有少量白色滑石粉。断面松泡，灰白色至焦黄色。气微腥。

【显微鉴别】粉末：灰黑色。①表皮层细胞略呈五边形，排列紧密，色泽黄，不甚透明；②纤维长短不一，成束或单个存在，透明；③纵肌纤维断面成群或单个存在，中空，外层增厚，可见增厚纹理。

【化学成分】①主要含蛋白质，活水蛭唾液腺中含水蛭素，属于多肽，一级结构由 65 个氨基酸组成。②此外，还含有肝素、抗血栓素、微量元素等。

水蛭素具有抗凝血活性，同时对各种血栓均有效，尤其是对静脉血栓和弥漫性血管内凝血具有特效。

【理化鉴别】粉末乙醇超声提取液作供试品溶液。以水蛭对照药材作对照，按薄层色谱法，用硅胶

G板，以环己烷–乙酸乙酯（4∶1）为展开剂，喷10%硫酸乙醇溶液在105℃加热至斑点显色清晰。供试品色谱中，在与对照药材色谱相应的位置上，显相同的紫红色斑点；紫外光灯（365nm）下显相同的橙红色荧光斑点。

【质量评价】

1. 经验鉴别　以体小、条整齐、黑褐色、无杂质者为佳。

2. 检查　酸碱度：照《中国药典》pH测定法测定，应为5.0~7.5。

重金属及有害元素：照原子吸收分光光度法或电感耦合等离子体质谱法测定，铅不得过10mg/kg、镉不得过1mg/kg、砷不得过5mg/kg、汞不得过1mg/kg。

黄曲霉毒素：照真菌毒素测定法测定，每1000g含黄曲霉毒素B_1不得过5μg，黄曲霉毒素G_2、G_1、B_2、B_1总量不得过10μg。

3. 含量测定　按生物效价测定，每1g含抗凝血酶活性，水蛭应不低于16.0U；蚂蟥、柳叶蚂蟥应不低于3.0U。

【性味功效】性平，味咸、苦；有小毒。破血通经，逐瘀消癥。

【知识链接】Hirudo属以吮吸动物血液为生，其体内含有水蛭素、肝素、抗凝血酶等抗凝血物质；而Whitmania属不吮吸动物血液，以食螺、蚌等软体动物为生，其体内未见抗凝血物质的报道。因此，将Whitmania属的蚂蟥和柳叶蚂蟥作水蛭的动物来源，需进一步深入研究。

石决明

Shijueming；Haliotidis Concha

为鲍科动物杂色鲍 *Haliotis diversicolor* Reeve、皱纹盘鲍 *Haliotis discus hannai* Ino、羊鲍 *Haliotis ovina* Gmelin、澳洲鲍 *Haliotis ruber*（Leach）、耳鲍 *Haliotis asinina* Linnaeus 或白鲍 *Haliotis laevigata*（Donovan）的贝壳。杂色鲍呈长卵圆形，内面观略呈耳形，长7~9cm，宽5~6cm，高约2cm。表面暗红色，有多数不规则的螺肋和细密生长线，螺旋部小，体螺部大，从螺旋部顶处开始向右排列有20余个疣状突起，末端6~9个开孔，孔口与壳面平。内面光滑，具珍珠样彩色光泽。壳较厚，质坚硬，不易破碎。气微，味微咸。皱纹盘鲍呈长椭圆形，长8~12cm，宽6~8cm，高2~3cm；表面灰棕色，粗糙，生长线明显，末端4~5个开孔，孔口突出壳面，壳较薄。羊鲍近圆形，长4~8cm，宽2.5~6cm，高0.8~2cm；壳顶位于近中部而高于壳面，螺旋部与体螺部各占1/2，从螺旋部边缘有2行整齐的突起，尤以上部较为明显末端具4~5个开孔，呈管状。澳洲鲍呈扁平卵圆形，长13~17cm，宽11~14cm，高3.5~6cm；表面砖红色，螺旋部约为壳面的1/2，螺肋和生长线呈波状隆起，疣状突起30余个，末端7~9个开孔，孔口突出壳面。耳鲍狭长呈耳状，略扭曲，长5~8cm，宽2.5~3.5cm，高约1cm；表面光滑，具多种颜色形成的斑纹，螺旋部小，体螺部大，末端具5~7个开孔，孔口与壳平，壳薄，质较脆。白鲍呈卵圆形，长11~14cm，宽8.5~11cm，高3~6.5cm；表面砖红色，光滑，壳顶高于壳面，生长线颇为明显，螺旋部约为壳面的1/3，疣状突起30余个，末端具9个开孔，孔口与壳面平。含碳酸钙、氨基酸、壳角质、胆素及无机元素等。性寒，味咸。平肝潜阳，清肝明目。

珍珠

Zhenzhu；Margarita

【来源】为珍珠贝科动物马氏珍珠贝 *Pteria martensii*（Dunker）、蚌科动物三角帆蚌 *Hyriopsis cumingii*（Lea）或褶纹冠蚌 *Cristaria plicata*（Leach）等双壳类动物受刺激形成的珍珠。

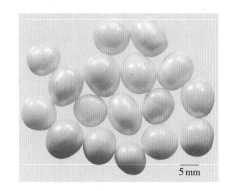

图 16-3 珍珠药材

【采收加工】天然珍珠全年可采，通常以 12 月较多；淡水养殖珍珠以养殖 2～3 年为佳，秋末后采收。自动物体内剖取珍珠，洗净，干燥。

【产地】海水珍珠主产于广东廉江，广西合浦、北海，海南和台湾。淡水养殖珍珠主产于江苏、江西、浙江、湖南等省。

【性状鉴别】呈类球形、长圆形、卵圆形或棒形，直径 1.5～8mm。表面类白色、浅粉红色、浅黄绿色或浅蓝色，半透明，光滑或微有凹凸，具特有的彩色光泽。质坚硬，破碎面显层纹。气微，味淡（图 16-3）。

【显微鉴别】粉末：类白色。①为不规则碎块，半透明，有彩虹样光泽；②表面显颗粒性，由数层至十数薄层重叠，片层结构排列紧密，可见致密的成层线条或极细密的微波状纹理（图 16-4）。

磨片特征：①可见粗细 2 种类型的同心环状层纹，粗层纹较明显，连续成环，层间距离在 60～500μm 之间，粗层纹间有细层纹，细层纹在有些部位较明显，多数不甚明显，少数明显，间距小于 32μm，称为"珍珠结构环"。②置显微镜暗视野下观察，可见珍珠特有的彩虹般光彩环，又称"彩光"或"珍珠虹光环"（图 16-5）。

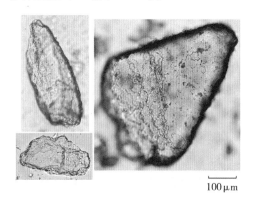

图 16-4 珍珠粉末

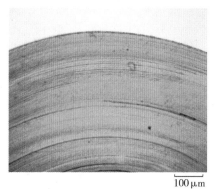

图 16-5 珍珠结构环

【成分】①含碳酸钙。②壳角蛋白，水解后得到多种氨基酸，主要为甘氨酸、丙氨酸、亮氨酸等。此外，还含有少量的卟啉、色素和无机元素 Mg、Mn、Sr、Cu、Al、Na、Zn 等。

【理化鉴别】

1. 取本品置紫外光灯（365nm）下观察，显浅蓝紫色或亮黄绿色荧光，通常环周部分较明亮。

2. 取本品粉末，加稀盐酸，即产生大量气泡，滤过，滤液显钙盐的鉴别反应。

【质量评价】

1. **经验鉴别** 以纯净、质坚、有彩光者为佳。

2. **检查** 照原子吸收分光光度法或电感耦合等离子体质谱法测定，铅不得过 5mg/kg，镉不得过 0.3mg/kg，砷不得过 2mg/kg，汞不得过 0.2mg/kg，铜不得过 20mg/kg。

【性味功效】性寒，味甘、咸。安神定惊，明目消翳，解毒生肌，润肤祛斑。

【知识链接】珍珠养殖方法：根据珍珠自然形成的原理，我国先后在海水、淡水中养殖珍珠获得成功，其养殖方法分植核法和植皮法 2 种。①植核法：将蚌壳的珍珠层磨成小核，用专门的器械插入蚌的外套膜内，即可培养出有核珍珠。②植皮法：即将外套膜小片植入另一蚌的外套膜内，可形成无核珍珠。三角帆蚌手术操作方便，产珠质量较好；褶纹冠蚌产珠质量稍差，但产量较大。

牡蛎

Muli；Ostreae Concha

为牡蛎科动物长牡蛎 *Ostrea gigas* Thunberg、大连湾牡蛎 *Ostrea talienwhanensis* Crosse 或近江牡蛎 *Ostrea rivularis* Gould 的贝壳。长牡蛎呈长片状，背腹缘几乎平行，长 10～50cm，高 4～15cm。右壳较小，鳞片坚厚，层状或层纹状排列，壳外面平坦或具数个凹陷，淡紫色、灰白色或黄褐色，内面瓷白色，壳顶两侧无小齿。左壳凹陷深，鳞片较右壳粗大，壳顶附着面小。质硬，断面层状，洁白。气微，味微咸。大连湾牡蛎呈类三角形，背腹缘呈"八"字形。右壳外面淡黄色，具疏松的同心鳞片，鳞片起伏成波浪状，内面白色。左壳同心鳞片坚厚，自壳顶部放射肋数个，明显，内面凹下呈盒状，铰合面小。近江牡蛎呈圆形、卵圆形或三角形等。右壳外面稍不平，有灰、紫、棕、黄等色，环生同心鳞片，幼体者鳞片薄而脆，多年生长后鳞片层层相叠，内面白色，边缘有的显淡紫色。主含碳酸钙。性微寒，味咸。重镇安神，潜阳补阴，软坚散结。

海螵蛸

Haipiaoxiao；Sepiae Endoconcha

为乌贼科动物无针乌贼 *Sepiella maindroni* de Rochebrune 或金乌贼 *Sepia esculenta* Hoyle 的干燥内壳。无针乌贼呈扁长椭圆形，中间厚，边缘薄，长 9～14cm，宽 2.5～3.5cm，厚约 1.3cm；背面有瓷白色脊状隆起，两侧略显微红色，有不甚明显的细小疣点；腹面白色，自尾端到中部有细密波状横层纹；角质缘半透明，尾部较宽平，无骨针。体轻，质松，易折断；断面粉质，显疏松层纹；气微腥，味微咸。金乌贼长 13～23cm，宽约 6.5cm。背面疣点明显，略呈层状排列；腹面的细密波状横层纹占全体大部分，中间有纵向浅槽；尾部角质缘渐宽，向腹面翘起，末端有 1 骨针，多已断落。粉末类白色，角质层碎块类四边形，表面具横裂纹和细密纵纹交织成的网状纹理，亦可见只有纵纹碎块。主含碳酸钙、甲壳质等。性温，味咸、涩。收敛止血，涩精止带，制酸止痛，收湿敛疮。

全蝎

Quanxie；Scorpio

【来源】为钳蝎科动物东亚钳蝎 *Buthus martensii* Karsch 的干燥体。

【采收加工】春末至秋初捕捉，除去泥沙，置沸水或沸盐水中，煮至全身僵硬，捞出，置通风处，阴干。

【产地】主产于河南禹县、南阳、鹿邑，山东益都等地。河北、辽宁、安徽、湖北等省亦产。以河南禹县、鹿邑，山东益都产者品质佳，山东产量最大。

【性状鉴别】头胸部与前腹部呈扁平长椭圆形，后腹部呈尾状，皱缩弯曲，完整者体长约 6cm。头胸部成绿褐色，前面有 1 对短小的螯肢和 1 对较长大的钳肢，形似蟹螯，背面覆有梯形背甲，腹面有足 4 对，均为 7 节，末端各具 2 爪钩；前腹部由 7 节组成，第 7 节色深，背甲上有 5 条隆脊线。背面绿褐色；后腹部棕黄色，6 节，节上均有纵沟，末节有锐钩状毒刺，毒刺下方无距。气微腥，味咸（图 16-6）。

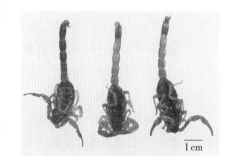

图 16-6　全蝎药材

【显微鉴别】粉末：黄棕色或淡棕色。①体壁（几丁质外骨骼）碎片外表皮表面观呈多角形网格样纹理，密布细小颗粒，可见毛窝、细小圆孔和淡棕色或近无色的瘤状突起；内表皮无色，有横向条纹，内、外表皮纵贯较多长短不一的微细孔道。②刚毛红棕色，多碎断，先端锐尖或钝圆，具纵直纹理，髓腔细窄。③横纹肌纤维多碎断明带较暗带宽，明带中有一暗线，暗带有致密的短纵纹理（图 16 - 7）。

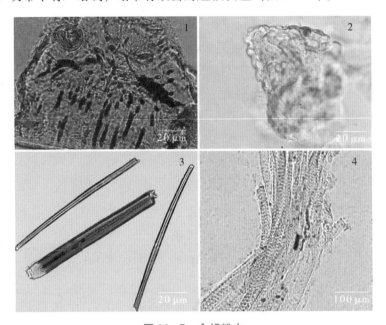

图 16 - 7　全蝎粉末

1. 体壁碎片　2. 体壁碎片未骨化的外表皮　3. 刚毛　4. 横纹肌纤维

【化学成分】①蝎毒素：为一种毒性蛋白，与蛇的神经毒素类似，但含硫量较高。从蝎毒中分离出抗癫痫肽。②有机酸类：蝎酸、牛磺酸等。③蝎子油：是以饱和脂肪酸为主体的脂质成分，含棕榈酸、硬脂酸、油酸等脂肪酸。④其他：三甲胺、甜菜碱、卵磷脂、多种无机元素及铵盐等。

蝎毒素对神经系统有广泛生物活性，蝎毒素 - Ⅲ、蝎毒素Ⅳ为镇痛活性多肽。

【质量评价】

1. 经验鉴别　以完整、色绿褐、身干、腹中杂质少者为佳。

2. 浸出物　按醇溶性浸出物热浸法测定，乙醇浸出物不得少于 18.0%。

3. 黄曲霉毒素　照真菌毒素测定法测定，本品每 1000g 含黄曲霉毒素 B_1 不得过 5μg，黄曲霉毒素 G_2、G_1、B_2、B_1 的总量不得过 10μg。

【性味功效】性平，味辛；有毒。熄风镇痉，通络止痛，攻毒散结。

蜈蚣

Wugong；Scolopendra

【来源】为蜈蚣科动物少棘巨蜈蚣 *Scolopendra subspinipes mutilans* L. Koch 的干燥体。春、夏两季捕捉，用竹片插入头尾，绷直，干燥。

【产地】主产于湖北、浙江、江苏、安徽等省。野生，现多为家养。

【性状鉴别】呈扁平长条形，长 9 ~ 15cm（宽 0.5 ~ 1cm）。由头部和躯干部组成，全体共 22 个环节。头部暗红色或红褐色，略有光泽，有近圆形的头板覆盖，前端稍突出，两侧贴有颚肢 1 对，前端两侧有触角 1 对。躯干部第 1 背板与头板同色，其余 20 个背板为棕绿色或墨绿色，有光泽，从第 4 背板至第 20 背板常有两条纵沟线；腹部淡黄色或棕黄色，皱缩；自第 2 节起，每体节两侧有步足 1 对，步足黄色或红褐色，偶有黄白色，呈弯钩形，最末 1 对步足尾状，故又称尾足，易脱落。质脆，断面有裂隙。气微腥，并有特殊刺鼻的臭气，味辛、微咸（图 16 - 8）。

蜈蚣饮片为除去头、足的扁平小段。焙蜈蚣呈棕黄色或褐黄色，有焦腥味。余同药材。

【显微鉴别】粉末：黄绿色或灰黄色。①体壁（几丁质）碎片黄棕色、黄绿色、棕色或红棕色，水合氯醛透化后呈淡黄色或近无色。②外表皮表面观有多角形网格样纹理，排列整齐，其下散有细小圆孔；横断面观呈棕色，有光泽，有的隐约可见纵纹理；内、外表皮纵贯有较多长短不一的微细孔道。③横纹肌纤维淡棕色或无色，多碎断，侧面观呈薄

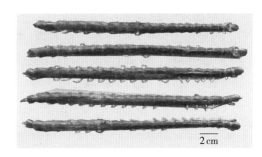

图 16 – 8　蜈蚣药材

片状，明暗相间纹理隐约可见，有的较明显，纹理斜形、弧形、水波纹形或稍平直，暗带较窄。④气管壁碎片具棕色或深棕色的螺旋丝，排列呈栅状或弧圈状。⑤刚毛无色透明或棕黄色，基部有髓腔。

【化学成分】①含溶血蛋白及组织胺样物质，此两种有毒成分类似蜂毒。②另含氨基酸、蚁酸、脂肪油、胆甾醇及无机元素等。

【质量评价】

1. 经验鉴别　以条大、完整、头红、足红褐腹、腹干瘪者为佳。

2. 浸出物　按醇溶性浸出物热浸法测定，稀乙醇浸出物不得少于 20.0%。

3. 黄曲霉毒素　按真菌毒素测定法测定，每1000g含黄曲霉毒素 B_1 不得过5μg，黄曲霉毒素 G_2、黄曲霉毒素 G_1、黄曲霉毒素 B_2 和黄曲霉毒素 B_1 总量不得过10μg。

【性味功效】性温，味辛；有毒。熄风镇痉，通络止痛，攻毒散结。

【知识链接】现代临床使用蜈蚣用于抗血栓和抗肿瘤的治疗。常见伪品有多棘蜈蚣、墨江蜈蚣等。

土鳖虫

Tubiechong；Eupolyphaga Steleophaga

【来源】为鳖蠊科昆虫地鳖 *Eupolyphaga sinensis* Walker 或冀地鳖 *Steleophaga plancyi*（Boleny）的雌虫干燥体。捕捉后，置沸水中烫死，晒干或烘干。

【产地】地鳖主产于江苏、安徽、河南、湖北等地。冀地鳖主产于河北、山东、浙江等地。野生或饲养。

【性状鉴别】地鳖：呈扁平卵形，前端较窄，后端较宽，背部紫褐色，有光泽，无翅。前胸背板较发达，盖住头部；腹背板9节，呈覆瓦状排列。腹面红棕色，头部较小，有丝状触角1对，常脱落，胸部有足3对，具细毛和刺。腹部有横环节。质松脆，易碎。气腥臭，味微咸。

冀地鳖：呈长椭圆形，较地鳖大，背部黑棕色，通常在边缘带有淡黄褐色斑块及黑色小点（图 16 – 9）。

【显微鉴别】粉末：灰棕色。①体壁碎片深棕色或黄色，表面有不规则纹理，其上着生短粗或细长刚毛，常可见刚毛脱落后的圆形毛窝。②刚毛棕黄色或黄色，先端锐尖或钝圆，有的具纵直纹理。③横纹肌纤维无色或淡黄色，常碎断，有细密横纹，平直或呈微波状，明带较暗带为宽。

【化学成分】①含十八烷基甘油醚（鲨肝醇 batilol）、尿囊素（allantoin）、二十八烷醇和多种氨基酸。②挥发油中主成分为萘，另含多种脂肪醛和芳香醛。

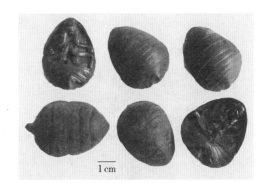

图 16 – 9　土鳖虫药材

鲨肝醇具解毒作用；尿囊素具镇静作用，且外用能促进皮肤溃疡面和伤口愈合，具生肌作用。

【质量评价】

1. 经验鉴别 均以完整、色紫褐、腹中内容物少者为佳。

2. 浸出物 按水溶性浸出物热浸法测定，水溶性浸出物不得少于22.0%。

【性味功效】性寒，味咸；有小毒。破血逐瘀，续筋接骨。

桑螵蛸
Sangpiaoxiao；Mantidis Oötheca

为螳螂科昆虫大刀螂 *Tenodera sinensis* Saussure、小刀螂 *Statilia maculata* (Thunberg) 或巨斧螳螂 *Hierodula patellifera* (Serville) 的干燥卵鞘，分别习称"团螵蛸""长螵蛸"及"黑螵蛸"。团螵蛸（又称软螵蛸）略呈圆柱形或半圆形，由多层膜状薄片叠成。表面浅黄褐色，上面带状隆起不明显，底面平坦或有凹沟。体轻，质松而韧，横断面可见外层为海绵状，内层为许多放射状排列的小室，室内各有一细小椭圆形的卵，深棕色，有光泽。气微腥，味淡或微咸。长螵蛸（又称硬螵蛸）略呈长条形，一端较细。表面灰黄色，上面带状隆起明显，带的两侧各有一条暗棕色浅沟及斜向纹理。质硬而脆。黑螵蛸略呈平行四边形。表面灰褐色，背部有一条明显的带状隆起，两侧有斜向纹理，近尾端微向上翘。质硬而韧。性平，味甘、咸。固精缩尿，补肾助阳。

蝉蜕
Chantui；Cicadae Periostracum

为蝉科昆虫黑蚱 *Cryptotympana pustulata* Fabricius 的若虫羽化时脱落的皮壳。夏、秋两季收集，除去泥沙，晒干。略呈椭圆形而弯曲。表面黄棕色，半透明，有光泽。头部有丝状触角1对，多断落，复眼突出。额部先端突出，口吻发达，上唇宽短，下唇伸长成管状。胸部背面呈十字形裂开，裂口向内卷曲，脊背两旁具小翅2对；腹面有足3对，被黄棕色细毛。腹部钝圆，共9节。体轻，中空，易碎。气微，味淡。性寒，味甘。疏散风热，利咽，透疹，明目退翳，解痉。

斑蝥
Banmao；Mylabris

【来源】为芫青科昆虫南方大斑蝥 *Mylabris phalerata* Pallas 或黄黑小斑蝥 *Mylabris cichorii* Linnaeus 的干燥体。

【采收加工】夏、秋两季清晨露水未干时捕捉，可戴手套放入容器内闷死或烫死或蒸死后晒干。

【产地】全国大部分地区均产，主产于河南、广西、安徽、云南、四川等地。

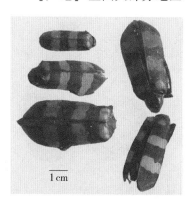

图16-10 斑蝥药材

【性状鉴别】南方大斑蝥：呈长圆形，长1.5~2.5cm，宽0.5~1cm。头及口器向下垂，有较大的复眼及触角各1对，触角多已脱落。背部具革质鞘翅1对，黑色，有3条黄色或棕黄色的横纹；鞘翅下面有棕褐色薄膜状透明的内翅2片。胸腹部乌黑色，胸部有足3对。有特异臭气（图16-10）。

黄黑小斑蝥：体型较小，长1~1.5cm。

【显微鉴别】南方大斑蝥粉末：棕褐色。①体壁碎片黄白色至棕褐色，表面隐见斜向纹理，可见短小的刺、刚毛或刚毛脱落后留下的凹窝。②刚毛多碎断，棕褐色或棕红色，完整者平直或呈镰刀状弯曲，先端锐尖；表面可见斜向纵纹。③横纹肌纤维碎块近无色或淡黄棕色，表面可有明暗相间的波状纹理；侧面观常数条成束，表面淡黄棕色或黄白色，可见顺直纹理。④气管壁碎片不规则，条状增厚壁呈棕色或深棕色螺旋状。⑤鞘翅碎片淡棕黄色或棕红色，角质不规则形，表面有稀疏刚毛及凹陷的圆形环，直径 28～120μm。

黄黑小斑蝥粉末：肌纤维大小不等，边缘不整齐，半透明，表面具细密的网状小方格，或仅见密集的整齐的顺纹。体表刚毛较少见。

【化学成分】主要含：①斑蝥素（cantharidin）。②无机元素 K、Mg、Ca、Fe、Zn、Cu、Mn、Sr 等，以 K 含量最高。③此外，南方大斑蝥尚含羟基斑蝥素、脂肪油、树脂、蚁酸及色素等。

斑蝥素极臭并具发泡性，用于治疗原发性肝癌、病毒性肝炎、鼻炎等病症，有显著疗效，但毒性大，其半合成品羟基斑蝥胺（hydroxylcantharidine）疗效类似而毒性只有斑蝥素的 1/500。

【理化鉴别】

1. 粉末用微量升华法，所得白色升华物（斑蝥素），放置片刻，在显微镜下观察，为柱形、棱形结晶。升华物用石油醚洗 2～3 次，加硫酸 2～3 滴，微热，溶解后转入 2 支试管内。一支试管继续加热至发生气泡，立即离火，滴入对二甲氨基苯甲醛硫酸溶液 1 滴，溶液即显樱红色或紫红色（检查斑蝥素）。另一支试管加入间苯二酚粉末少许，小火加热至沸，溶液变红色，在紫外光灯下观察，显绿色荧光。

2. 粉末加三氯甲烷超声处理，滤液蒸干，残渣用石油醚（30～60℃）洗涤，倾去上清液，残渣加三氯甲烷溶解作供试品溶液。以斑蝥素为对照品，按薄层色谱法，用硅胶 G 板，以三氯甲烷 – 丙酮（49∶1）为展开剂，展开，取出，晾干，喷以 0.1% 溴甲酚绿乙醇溶液，加热至斑点显色。供试品色谱中，在与对照品色谱相应的位置上，显相同颜色的斑点。

【质量评价】

1. 经验鉴别 均以个大、完整、颜色鲜明、无败油气味者为佳。

2. 含量测定 按高效液相色谱法测定，药材含斑蝥素（$C_{10}H_{12}O_4$）不得少于 0.35%。饮片含斑蝥素（$C_{10}H_{12}O_4$）应为 0.25%～0.65%。

【性味功效】性热，味辛；有大毒。破血逐瘀，散结消癥，攻毒蚀疮。

僵蚕

Jiangcan；Bombyx Batryticatus

【来源】为蚕蛾科昆虫家蚕 *Bombyx mori* Linnaeus 4～5 龄的幼虫因感染（或人工接种）白僵菌 *Beauveria bassiana*（Bals.）Vuillant 而致死的干燥体。多于春、秋两季将感染白僵菌病死的蚕干燥。

【产地】主产于江苏、浙江、四川、广东等省。多为自然病死者，亦有在非蚕区进行人工培殖。

【性状鉴别】略呈圆柱形，多弯曲皱缩。表面灰黄色，被有白色粉霜状的气生菌丝和分生孢子。头部较圆，足 8 对，体节明显，尾部略呈二分歧状。质硬而脆，易折断，断面平坦，外层白色，中间有亮棕色或亮黑色的丝腺环 4 个。气微腥，味微咸（图 16－11）。

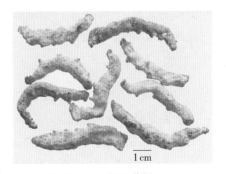

图 16－11 僵蚕药材

【化学成分】①蚕体含 67.44% 的蛋白质和 4.38% 的脂肪。②体表的白粉中含草酸铵，由白僵菌中分离得白僵菌黄色素及高分子昆虫毒素、环酯肽类白僵菌素、甾醇类成分等。③蚕体中含羟基促蜕皮甾酮及色素 3 – 羟基犬尿素。

僵蚕中的蛋白质有刺激肾上腺皮质的作用。

【质量评价】

1. 经验鉴别 以条粗、质硬、色白、断面光亮者为佳。

2. 检查 黄曲霉素检测：照真菌毒素测定法测定，每1000g含黄曲霉毒素 B_1 不得过 5μg，含黄曲霉毒素 G_2、黄曲霉毒素 G_1、黄曲霉毒素 B_2 和黄曲霉毒素 B_1 总量不得过 10μg。

3. 浸出物 按醇溶性浸出物热浸法测定，稀乙醇浸出物不得少于 20.0%。

【性味功效】性平，味咸、辛。息风止痉，祛风止痛，化痰散结。

蜂蜜
Fengmi；Mel

【来源】为蜜蜂科昆虫中华蜜蜂 *Apis cerana* Fabricius 或意大利蜂 *Apis mellifera* Linnaeus 所酿的蜜。

【产地】各地均有养殖，以广东、云南、福建、江苏等地产量较大。

【性状鉴别】为半透明、带光泽、浓稠的液体，白色至淡黄色（白蜜），或橘黄色至黄褐色（黄蜜），放久或遇冷渐有白色颗粒状结晶（葡萄糖）析出。气芳香，味极甜。

【化学成分】①含葡萄糖及果糖约70%，两者含量相近，"油性大"、质量好的蜂蜜果糖含量较高。②另含少量蔗糖（不超过5%）、多种酶类、维生素和挥发油等。

【质量评价】

1. 经验鉴别 以稠如凝脂、气芳香、味甜而纯正、无异臭杂质者为佳。

2. 检查 酸度：样品溶液加酚酞指示液与氢氧化钠滴定液，应显粉红色，10 秒内不褪色。

相对密度：按相对密度测定法测定，相对密度应在 1.349 以上。

淀粉和糊精：样品溶液加碘试液，不得显蓝色、绿色或红褐色。

5－羟甲基糠醛：按高效液相色谱法测定，含 5－羟甲基糠醛，不得过 0.004%。

3. 含量测定 按高效液相色谱法测定，含蔗糖和麦芽糖分别不得过 5.0%。含果糖（$C_6H_{12}O_6$）和葡萄糖（$C_6H_{12}O_6$）的总量不得少于 60.0%，果糖与葡萄糖含量比值不得少于 1.0。

【性味功效】性平，味甘。补中，润燥，止痛，解毒；外用生肌敛疮。

【知识链接】有毒蜂蜜大多有苦、麻、涩的异味，不可药用。检查蜂蜜中花粉粒的形态特征，如发现乌头、雷公藤、羊踯躅或烟草等有毒植物的花粉粒存在，应避免人食用，以免中毒，应作蜂蜜毒性试验。

因产地、气候、潮湿度及蜜源植物的不同，蜂蜜的黏稠度（油性）、色泽和气味也随之而有差异。一般以春蜜中的洋槐花蜜、紫云英蜜、枣花蜜、油菜花蜜等色浅，黏度大，气芳香、味甜，质量较佳。伏蜜如葵花蜜、芝麻花蜜，呈淡黄色，气清香，味甜微酸，质稍次。秋蜜如荞麦花蜜、棉花蜜等色深，气微臭，味稍酸，质量较次。

海马
Haima；Hippocampus

为海龙科动物线纹海马 *Hippocampus kelloggi* Jordan et Snyder、刺海马 *Hippocampus histrix* Kaup、大海马 *Hippocampus Kuda* Bleeker、三斑海马 *Hippocampus trimaculatus* Leach 或小海马（海蛆）*Hippocampus japonicus* Kaup 的干燥体。夏、秋两季捕捞，洗净，晒干；或除去皮膜及内脏，晒干。线纹海马呈扁长形而弯曲。表面黄白色。头略似马头，头顶有冠状突起，具管状长吻，口小，无牙，两眼深陷。躯干部七棱形，尾部四棱形，渐细卷曲，体上有瓦楞形节纹并具短棘。习称"马头、蛇尾、瓦楞身"。体轻，骨质，坚硬。气微腥，味微咸。刺海马头部及体上环节间的棘细而尖。大海马黑褐色。三斑海马体侧背部第1、4、7节的短棘基部各有1黑斑。小海马体型小，黑褐色，节纹及短棘均较细小。主要含乙酰胆碱酯酶（acetylcholine esterase）、胆碱酯酶（choline esterase）和蛋白酶等多种蛋白质和酶类，还含虾青素（astaxanthin）、γ－胡萝卜素（γ－carotene）、多种氨基酸及脂肪类。性温，味甘、咸。温肾壮阳，散结消肿。

海龙

Hailong；Syngnathus

　　为海龙科动物刁海龙 *Solenognathus hardwickii*（Gray）、拟海龙 *Syngnathoides biaculeatus*（Bloch）或尖海龙 *Syngnathus acus* Linnaeus 的干燥体。刁海龙体狭长侧扁，表面黄白色或灰褐色。头部具管状长吻，口小，无牙，两眼圆而深陷，头部与体轴略呈钝角。躯干五棱形，尾部前方六棱形，后方渐细，四棱形，尾端卷曲。背棱两侧各有 1 列灰黑色斑点状色带。全体被有具花纹的骨环及细横纹，各骨环内有突起粒状棘。胸鳍短宽，背鳍较长，有的不明显，无尾鳍。骨质，坚硬。气微腥，味微咸。拟海龙体长平扁，躯干部略呈四棱形，表面灰黄色，头部常与体轴成一直线。尖海龙体细长，呈鞭状，未去皮膜。表面黄褐色。有的腹面可见育儿囊，有尾鳍。质较脆弱，易撕裂。

蟾酥

Chansu；Bufonis Venenum

　　【来源】　为蟾蜍科动物中华大蟾蜍 *Bufo bufo gargarizans* Cantor 或黑眶蟾蜍 *Bufo melanostictus* Schneider 的干燥分泌物。

　　【采收加工】　多于夏、秋两季捕捉蟾蜍，洗净，挤取耳后腺和皮肤腺的白色浆液（忌用铁器，以免变黑），将浆液放入圆模型中晒干或低温干燥，即为团蟾酥；如涂于玻璃板或竹箬叶上晒干或低温干燥，即为片蟾酥。

　　【产地】　主产于辽宁、山东、江苏、河北、安徽等省。

　　【性状鉴别】　呈扁圆形团块状或片状。棕褐色或红棕色。团块状者质坚，不易折断，断面棕褐色，角质状，微有光泽；片状者质脆，易碎，断面红棕色，半透明。气微腥，味初甜而后有持久的麻辣感，粉末嗅之作嚏。断面沾水，即呈乳白色隆起（图 16 – 12）。

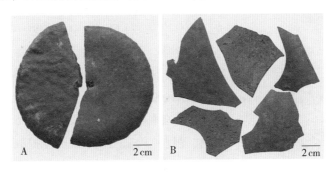

图 16 – 12　蟾酥药材
A. 团蟾酥　B. 片蟾酥

　　【化学成分】　主要含：①多种强心甾类化合物，如蟾毒配基类化合物，结构与强心苷元类似，有毒性，大多为干燥加工过程中的分解产物，如华蟾酥毒基（cinobufagin）、脂蟾毒配基、蟾毒灵、羟基华蟾毒基。另含洋地黄毒苷元等。蟾毒类和蟾毒配基类常在 C_3—OH 与丁二酰精氨酸、庚二酰精氨酸、辛二酰精氨酸、辛二酸、硫酸等结合成酯类，多存在于加工前新鲜的蟾蜍分泌物中。②吲哚类生物碱，主要有蟾酥碱、蟾酥甲碱、去氢蟾酥碱等。③甾醇类，如胆甾醇、麦角甾醇等。④还含肾上腺素、多种氨基酸及无机元素。

　　脂蟾毒配基、蟾毒灵等具有显著兴奋呼吸和升压作用，临床用作升压、呼吸兴奋剂。蟾毒灵具有较强的局部麻醉作用。

【理化鉴别】

1. 检查吲哚类化合物 取本品粉末约 0.1g，加甲醇 5ml，浸泡 1 小时，滤过，滤液加对二甲氨基苯甲醛固体少量，滴加硫酸数滴，即显蓝紫色。

2. 检查甾类化合物 取本品粉末 0.1g，加三氯甲烷 5ml，浸泡 1 小时，滤过，将滤液蒸干，残渣加醋酐少量使溶解，滴加硫酸，初显蓝紫色，渐变蓝绿色。

3. 薄层色谱鉴别 粉末乙醇回流提取液作供试品溶液。以蟾酥对照药材、脂蟾毒配基及华蟾酥毒基为对照品，按薄层色谱法，用硅胶 G 板，以环己烷 – 三氯甲烷 – 丙酮（4∶3∶3）为展开剂，展开，取出晾干，喷 10% 硫酸乙醇溶液加热至斑点显色清晰，分别置日光和紫外光灯（365nm）下检视。供试品色谱中，在与对照药材色谱相应的位置上，显相同颜色的斑点；在与对照品色谱相应的位置上，显相同的一个绿色及一个红色斑点。

【质量评价】

1. 经验鉴别 以色红棕、断面角质状、半透明、有光泽者为佳。

2. 含量测定 按高效液相色谱法测定，含蟾毒灵（$C_{24}H_{34}O_4$）、华蟾酥毒基（$C_{26}H_{34}O_6$）和脂蟾毒配基（$C_{24}H_{32}O_4$）的总量不得少于 7.0%。

【性味功效】 性温，味辛；有毒。解毒，止痛，开窍醒神。

哈蟆油
Hamayou；Ranae Oviductus

【来源】 为蛙科动物中国林蛙 *Rana temporaria chensinensis* David 雌蛙的干燥输卵管。9~10 月，捕捉雌蛙，剥离输卵管，去尽卵子，通风处阴干。

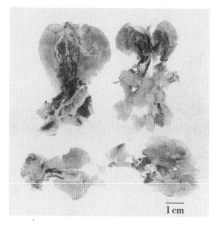

图 16 – 13　哈蟆油药材

【产地】 主产于黑龙江、吉林、辽宁等省。

【性状鉴别】 呈不规则块状，弯曲而重叠。表面黄白色，呈脂肪样光泽，偶有带灰白色薄膜状干皮。摸之有滑腻感，在温水中浸泡体积可膨胀。气腥，味微甘，嚼之有黏滑感。（图 16 – 13）

【化学成分】 ①含甾体类成分，如雌酮（estrone）、17β – 雌二醇（17β – estradiol）。②还含胆甾醇，维生素 A、B、D、E，磷脂类，氨基酸及多种无机元素等。

【理化鉴别】 粉末三氯甲烷回流提取，滤液蒸干，残渣加水溶解作供试品溶液。以 1 – 甲基海因为对照品，按高效液相色谱法测定，供试品色谱中应呈现与对照品色谱峰保留时间相同的色谱峰。

【质量评价】

1. 经验鉴别 以色黄白、有光泽、片大肥厚、无皮膜、入水膨胀度大者为佳。

2. 膨胀度 不得低于 55。

【性味功效】 性平，味甘、咸。补肾益精，养阴润肺。

【知识链接】 伪品蛤蟆油多为各种蛙类的雌性输卵管，主要为蟾蜍科动物中华大蟾蜍 *Bufo bufo gargarizans* Cantor 的干燥输卵管。呈扭曲的管状，形似鸡肠，或挤压成块片状，在条之间可见线状白膜相连。表面黄白色或黄棕色，光泽不明显。质稍硬，手摸粗糙，无滑腻感。味微苦。膨胀度 10~15。还可见到用马铃薯或甘薯加工制成伪品。为不规则块状，表面灰白色或淡棕黄色，半透明，角质样，质坚硬，掐之表面无痕迹出现。气微，味淡或甜。无腥臭气。镜检，可见大量糊化淀粉粒。

龟甲
Guijia；Testudinis Carapax et Plastrum

【来源】 为龟科动物乌龟 *Chinemys reevesii*（Gray）的干燥背甲及腹甲。全年均可捕捉，以秋、冬两季为多，捕捉后杀死或用沸水烫死剥取背甲，除去残肉，晒干。

【产地】 主产于浙江、安徽、湖北、湖南等地。野生和家养均有。

【性状鉴别】 背甲及腹甲由甲桥相连，背甲稍长于腹甲，与腹甲常分离。背甲呈长椭圆形拱状；外表面棕褐色或黑褐色，脊棱3条；颈盾1块，前窄后宽；椎盾5块，第1椎盾长大于宽或近相等，第2~4椎盾宽大于长；肋盾两侧对称，各4块；缘盾每侧11块；臀盾2块。

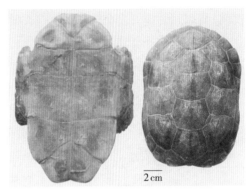

腹甲呈板片状，近长方椭圆形；外表面淡黄棕色至棕黑色，盾片12块，每块常具紫褐色放射状纹理，腹盾、胸盾和股盾中缝均长，喉盾、肛盾次之，肱盾中缝最短；内表面黄白色至灰白色，有的略带血迹或残肉，称"血板"，不脱皮，"烫板"色稍深，有脱皮的痕迹，除净后可见骨板9块，

图 16 – 14 龟甲药材

呈锯齿状嵌接；前端钝圆或平截，后端具三角形缺刻，两侧残存呈翼状向斜上方弯曲的甲桥。质坚硬。气微腥，味微咸（图16 – 14）。

【化学成分】 主要含蛋白质、碳酸钙及多种氨基酸。

【质量评价】

1. 经验鉴别 以血板块大、完整、洁净、无腐肉者为佳。

2. 浸出物 按水溶性浸出物热浸法测定，药材水溶性浸出物不得少于4.5%。

【性味与功能】 性微寒，味咸、甘。滋阴潜阳，益肾强骨，养血补心，固经止崩。

鳖甲
Biejia；Trionycis Carapax

【来源】 为鳖科动物鳖 *Trionyx sinensis* Wiegmann 的背甲。全年均可捕捉，以秋、冬两季为主，捕捉后杀死，置沸水中烫至背甲上的硬皮能剥落时取出，剥取背甲，除去残肉，晒干。

【产地】 主产于湖北、安徽、江苏、河南等省。现多人工饲养。

【性状鉴别】 呈椭圆形或卵圆形，背面隆起。外表面黑褐色或墨绿色，略有光泽，具细网状皱纹及灰黄色或灰白色斑点，中间有一条纵棱，两侧各有左右对称的横凹纹8条，外皮脱落后，可见锯齿状嵌接缝。内表面类白色，中部有突起的脊椎骨，颈骨向内卷曲，两侧有对称的肋骨各8条，伸出边缘。质坚硬。气微腥，味淡（图16 – 15）。

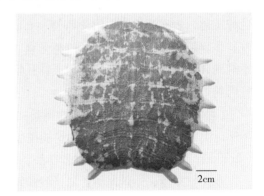

【化学成分】 ①主要含骨胶原、角蛋白及多种氨基酸。②还含有碳酸钙、磷酸钙、碘及多种无机元素等。

图 16 – 15 鳖甲药材

【质量评价】

1. 经验鉴别 以块大、甲厚、无残肉、洁净、无腐臭者为佳。

2. 浸出物 按醇溶性浸出物热浸法测定，稀乙醇浸出物不得少于5.0%。

【性味与功能】 性微寒，味咸。滋阴潜阳，退热除蒸，软坚散结。

蛤蚧

Gejie；Gecko

【来源】 为壁虎科动物蛤蚧 *Gekko gecko* Linnaeus 除去内脏的干燥体。

【采收加工】 全年均可捕捉，5～8月为主要捕捉季节，剖开腹部，取出内脏，拭净血液（不可水洗），再以竹片撑开使全体扁平顺直，低温干燥，将大小相近的两只合成1对，扎好。

【产地】 主产于广西龙津、大新、白色、容县等地；云南、广东、福建等省亦产。广西、江苏等省区已人工养殖。进口蛤蚧产于越南、泰国、柬埔寨、印度尼西亚。

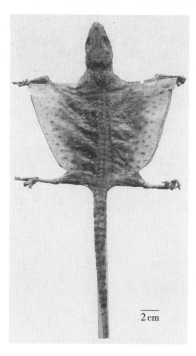

图 16 - 16　蛤蚧药材

2cm

【性状鉴别】 呈扁片状，头颈部及躯干部长9～18cm，头颈部约占三分之一，腹背部宽6～11cm，尾长6～12cm。头略呈扁三角形，两眼多凹陷成窟窿，无眼睑，口内角质细齿密生于颚的边缘，无异型大齿。吻部半圆形，吻鳞不切鼻孔，与鼻鳞相连，上鼻鳞左右各一片，上唇鳞12～14对，下唇鳞（包括颏鳞）21片。腹背部呈椭圆形，腹薄。背部灰黑色或银灰色，有黄白色或灰绿色或橙黄色斑点（进口蛤蚧多为砖红色斑点）散在或密集呈不显著的斑纹，脊椎骨及两侧肋骨突起。四足均有五趾，除第一指趾外，均具爪；趾间仅具蹼迹，足趾底面具吸盘。尾细而坚实，几与体长相等，微现骨节，与背部颜色相同，有明显的6～7个银灰色环带，有的再生尾较原生尾短，且银灰色环带不明显。全身密被圆形或多角形微有光泽的细鳞。气腥，味微咸（图16－16）。

蛤蚧块：为不规则的片状小块，表面灰黑色或银灰色，有棕黄色的斑点及鳞甲脱落后的痕迹。切面黄白色或灰黄色。脊椎骨及肋骨突起清晰。气腥，味微咸。

酒蛤蚧：形如饮片蛤蚧。稍具酒气，味微咸。

【显微鉴别】 粉末：淡黄色或淡灰黄色。①鳞片近无色，表面可见半圆形、类圆形隆起，略作覆瓦状排列，布有极细小的粒状物，有的可见圆形孔洞。②皮肤碎片淡黄色或黄色，表面观细胞界限不清楚，布有棕色或棕黑色色素颗粒，常聚集成星芒状。③横纹肌纤维较多，多碎裂。侧面观有波峰状或稍平直的细密横纹；横断面常呈三角形、类圆形、类方形。④骨碎片呈不规则碎块，表面有细小裂缝状或针孔状孔隙；骨陷窝呈裂缝状、长条形，多为同方向排列，边缘骨小管隐约可见（图16－17）。

【化学成分】 ①肌肽。②生物碱类：如胆碱、肉毒碱、鸟嘌呤等。③磷脂类：磷脂酰乙醇胺含量达70%以上，其次为磷脂酸、溶血磷脂酰胆碱和磷脂酰胆碱。④蛋白质及多种氨基酸，氨基酸中以甘氨酸（glycine）为主。⑤其他：多种脂肪酸，钙、磷、镁、锌等多种无机元素。

有文献报道，蛤蚧尾所含氨基酸和锌的量均较躯干部高。

【理化鉴别】 粉末70%乙醇超声提取液作供试品溶液。以蛤蚧对照药材作对照，按薄层色谱法，用硅胶G板，以正丁醇－冰醋酸－水（3∶1∶1）为展开剂，展开15cm，取出，晾干，喷以茚三酮试液，在105℃加热至斑点显色清晰。供试品色谱中，在与对照药材色谱相应的位置上，显相同颜色的斑点。

【质量评价】

1. 经验鉴别 以体大、肥壮、尾粗而长、无虫蛀者为佳。

2. 浸出物 按醇溶性浸出物冷浸法测定，稀乙醇浸出物不得少于8.0%。

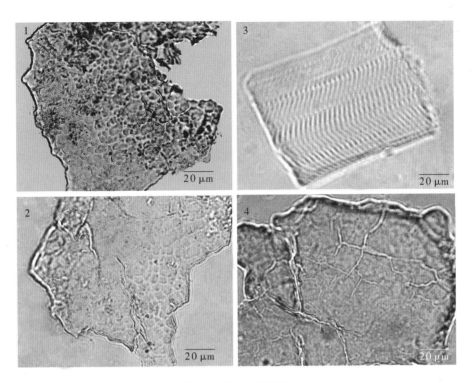

图 16-17 蛤蚧粉末
1. 鳞片碎片　2. 皮肤碎片　3. 横纹肌纤维　4. 骨碎片

【性味功效】性平，味咸。补肺益肾，纳气定喘，助阳益精。

【知识链接】常见伪品：①壁虎科动物多疣壁虎 *Gekko japonicus*（Dumeril et Bibron）或壁虎 *Gekko chinensis* Gray 去内脏的干燥体，俗称小蛤蚧。全长在 20cm 以下，背、腹肌肉很薄，无眼睑，吻鳞切鼻孔，鳞片极细小，体背灰褐色，具多数不规则疣鳞，生活时尾易断。②鬣蜥科动物蜡皮蜥 *Leiolepis belliana rubritaeniata* Mertens 去内脏的干燥体，俗称红点蛤蚧。全长约 40cm，尾长近体长两倍。上唇具 2 个异型大齿，有眼睑，鳞片细小，无疣鳞。体背灰黑色，密布橘红色圆形斑点，体两侧有条形横向的橘红色斑纹。指趾狭长而细，均具锐利爪。③鬣蜥科动物喜山鬣蜥 *Agama himalayana*（Steindachner）去内脏的干燥体，俗称西藏蛤蚧。全长 34~36cm，尾长超过体长，有眼睑，吻鳞不切鼻孔，口内有异型大齿，脊背有几行大鳞，四肢及尾背鳞片具棱，指趾狭长，圆柱形，均具爪，无蹼及吸盘。④蝾螈科动物红瘰疣螈 *Tylototriton verrucosus* Anderson 去或未去内脏的干燥体。全体呈条形，长 13~19cm，其中尾长达 7cm。头近圆形，较大而扁，头顶部有倒"U"字形棱，中间陷下，无吻鳞。体表无鳞片，体侧有瘰疣，密生疣粒。足具 4 指 5 趾，无蹼，无爪，无吸盘。尾侧扁而弯曲。

金钱白花蛇

Jinqianbaihuashe；Bungarus Parvus

【来源】为眼镜蛇科动物银环蛇 *Bungarus multicinctus* Blyth 的幼蛇除去内脏的干燥体。

【采收加工】夏、秋两季捕捉，剖开蛇腹，除去内脏，擦净血迹，用乙醇浸泡处理后，以头为中心，盘成圆盘状，用竹签固定，干燥。

【产地】主产于广东、广西、海南。广东、江西等省有养殖。

【性状鉴别】呈圆盘状，盘径 3~6cm，蛇体直径 0.2~0.4cm。头盘在中间，尾细，常纳口中，口腔内上颌骨前端有毒沟牙 1 对，鼻间鳞 2 片，无颊鳞，上下唇鳞通常各为 7 片。背部黑色或灰黑色，有

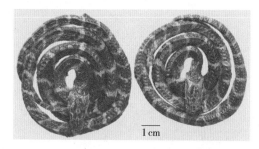

图 16-18　金钱白花蛇药材

白色环纹 45~58 个，黑白相间，白环纹在背部宽 1~2 行鳞片，向腹面渐增宽，黑环纹宽 3~5 行鳞片，背正中明显突起一条脊棱，脊鳞扩大呈六角形，背鳞细密，通身 15 行，尾下鳞单行。气微腥，味微咸（图 16-18）。

酒金钱白花蛇：形如金钱白花蛇，酒制后颜色加深，微具酒香气。

【显微鉴别】背鳞外表面：鳞片呈无色或黄白色，具细密的纵直条纹，间距 1.1~1.7μm，沿鳞片基部至先端方向径向排列。此为本品粉末鉴定的重要依据。

背鳞横切面：内、外表皮均较平直，真皮不向外方突出，真皮中色素较少。

【化学成分】蛇体中含蛋白质、脂肪、鸟嘌呤核苷等。头部毒腺则含酶类，如三磷酸腺苷酶、磷脂酶等，以及含剧毒的蛇毒，如 α-环蛇毒、β-环蛇毒、γ-环蛇毒（为强烈的神经性毒）等。

【质量评价】

1. 经验鉴别　以身干、头尾齐全、色泽明亮、盘径小者为佳。

2. 浸出物　按醇溶性浸出物热浸法测定，稀乙醇浸出物不得少于 15.0%。

【性味功效】性温，味甘、咸。有毒。祛风，通络，止痉。

【知识链接】近年来伪品金钱白花蛇多种，其造伪方式可分为：①由其他种幼蛇加工而成。主要有游蛇科动物黑背白环蛇 *Lycodon ruhstrati*（Fischer）、中国水蛇 *Enhydris chinensis*（Gray）等和眼镜蛇科动物金环蛇 *Bungarus fasciatus*（Schneider）。其中尤以黑背白环蛇外形极似，充伪品甚多。正品金钱白花蛇不同于游蛇科动物的主要形态特征是：无颊鳞，背鳞扩大呈六角形，尾下鳞单行。后者具颊鳞 1 个，背鳞不扩大，尾下鳞双行。不同于同科金环蛇的主要形态特征是：正品有白色横环纹 45~58 个；黑纹宽于白纹（1~2 个鳞），横纹不环绕腹部。后者是黄色环纹 23~33 个，有金黄色宽 4~5 鳞片的横斑纹，黑黄纹相间近等宽，横纹环绕腹部。②用正品银环蛇的成蛇体剖割加工成若干条小蛇身，再装上其他蛇的蛇头，盘成圆盘状，冒充金钱白花蛇。此类伪品主要区别点是：蛇身不完整，蛇头颈部与蛇身有拼接痕迹，蛇身白环纹数多 10 个左右，无蛇尾。③以其他蛇的幼体用褪色药水、油漆等将蛇身涂成白色环纹，此类伪品主要区别点为：白环纹的宽窄、间距不规则，脊鳞不扩大呈六角形。

蕲蛇

Qishe；Agkistrodon

【来源】为蝰科动物五步蛇 *Agkistrodon acutus*（Güenther）的干燥体。

【采收加工】多于夏、秋两季捕捉，剖开蛇腹，除去内脏，洗净，用竹片撑开腹部，盘成圆盘状，干燥后拆除竹片。

【产地】主产于浙江温州、丽水、金华。江西、湖北、福建、湖南、广西等地亦产。

【性状鉴别】卷呈圆盘状，盘径 17~34cm，体长可达 2m。头在中间稍向上，呈三角形而扁平，吻端向上，习称"翘鼻头"。上腭有管状毒牙，中空尖锐。背部两侧各有黑褐色与浅棕色组成的"V"形斑纹 17~25 个，其"V"形的两上端在背中线上相接，习称"方胜纹"，有的左右不相接，呈交错排列。腹部撑开或不撑开，灰白色，鳞片较大，有黑色类圆形的斑点，习称"连珠斑"；腹内壁黄白色，脊椎骨棘突较高，呈刀片状上突，前后椎体下突基本同形，多为弯刀状，向后倾斜，尖端明显超过椎体后隆面。尾部骤细，末端有三角形深灰色的角质鳞片 1 枚，习称"佛指甲"。气腥，味微咸（图 16-19）。

蕲蛇段：去头、鳞，切成小段。表面黑褐色或浅棕色，有鳞片痕。腹部呈灰白色，内面腹壁黄白色，可见脊椎骨或肋骨。气腥，味微咸。

蕲蛇肉：呈小片段状，无鳞片及骨骼，黄白色，质较柔软，略有酒气。

酒蕲蛇：按酒炙法炒干，形同饮片蕲蛇。表面色泽加深，略有酒气。

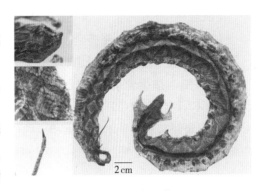

图 16-19　蕲蛇药材

【化学成分】蛇体主含蛋白质、脂肪、氨基酸等。蛇毒尚含鸟嘌呤核苷及多种微量元素，如 Zn、Mn、Fe、Ca、Mg、Cu、Mo、Co、P、Si 等。头部毒腺中含有①蛇毒：抗凝血活酶、酯酶及凝血酶样物质。②出血性毒、少量神经性毒、微量的溶血成分及促进血液凝固成分。

近年从蛇毒中提纯的精氨酸酯酶具有去纤、降血脂、降低血液黏度作用，并对血小板数量与血小板黏附性、聚集功能均有抑制作用。对于治疗脑血栓周围阻塞性血管病、高凝血症均有较好效果。

【质量评价】

1. 经验鉴别　以头尾齐全、条大、花纹明显、内壁洁净者为佳。

2. 浸出物　按醇溶性浸出物热浸法测定，稀乙醇浸出物不得少于 10.0%。蕲蛇断醇溶性浸出物不得少于 12.0%。

3. 鉴别　按聚合酶链式反应法，应用引物：5′-GGCAATTCACTACACAGCCAA-CATCAACT-3′和 5′-CCATAGTCAGGTGGTTAGTGATAC-3′，照琼脂糖凝胶电泳法检视，供试品凝胶电泳图谱中，在与对照药材凝胶电泳图谱相应的位置上，在 300~400bp 应有单一 DNA 条带。

【性味功效】性温，味甘、咸；有毒。祛风，通络，止痉。

乌梢蛇

Wushaoshe；Zaocys

【来源】为游蛇科动物乌梢蛇 *Zaocys dhumnades* (Cantor) 除去内脏的干燥体。多于夏、秋两季捕捉，剖开蛇腹或先剥去蛇皮留头尾，除去内脏，盘成圆盘状，干燥。

【产地】主产于浙江、江苏、安徽、江西等省。

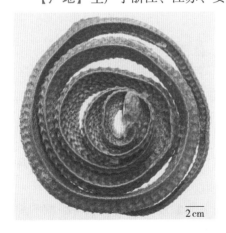

图 16-20　乌梢蛇药材

【性状鉴别】呈圆盘状，盘径约 16cm。表面黑褐色或绿黑色，密被菱形鳞片；背鳞行数成双，背中央 2~4 行鳞片强烈起棱，形成两条纵贯全体的黑线。头盘在中间，扁圆形，眼大而下凹陷，有光泽。上唇鳞 8 枚，第 4、5 枚入眶，颊鳞 1 枚，眼前下鳞 1 枚，较小，眼后鳞 2 枚。脊部高耸成屋脊状，俗称"剑脊"。腹部剖开，边缘向内卷曲，脊肌肉厚，黄白色或淡棕色，可见排列整齐的肋骨。尾部渐细而长，尾下鳞双行。剥皮者仅留头尾之皮，中段较光滑。气腥，味淡（图 16-20）。

饮片：乌梢蛇段去头及鳞片，切小段，表面乌黑色或绿黑色，有鳞片痕，无光泽，切面黄白色或灰棕色。质坚硬。气腥，味淡。

乌梢蛇肉去头及鳞片后，用黄酒闷透，除去皮骨，干燥。肉厚而柔软，黄白色或灰白色。质韧。气腥，略有酒气。

酒乌梢蛇形同饮片乌梢蛇。色泽加深，略有酒气。

【化学成分】①主要含蛋白质和脂肪，②还含大量的钙、磷、镁等常量元素，铁、锌、锶等微量元素。

【质量评价】

1. 经验鉴别 以头尾齐全、皮黑、肉黄白色、质坚实者为佳。

2. 浸出物 按醇溶性浸出物热浸法测定，稀乙醇浸出物不得少于12.0%。

3. 鉴别 按聚合酶链式反应法，应用引物5′ - GCGAAAGCTCGACCTAGCAAGGGGACCACA - 3′和5′ - CAGGCTCCTCTAGGTTGTTATGGGGTACCG - 3′，照琼脂糖凝胶电泳法检视，供试品凝胶电泳图谱中，在与对照药材凝胶电泳图谱相应的位置上，在300~400bp应有单一DNA条带。

【性味功效】性平，味甘。祛风，通络，止痉。

鸡内金

Jineijin；Galli Gigerii Endothelium Corneum

为雉科动物家鸡 *Gallus gallus domesticus* Brisson 的干燥沙囊内壁。杀鸡后，取出鸡肫，立即剥下内壁，洗净，干燥。药材呈不规则皱缩的囊状卷片。表面黄色、黄绿色或黄褐色，薄而半透明，具明显的条状皱纹。质脆，易碎，断面角质样，有光泽。气微腥，味微苦。含多种酶类：如胃蛋白酶，淀粉酶。性平，味甘。健胃消食，涩精止遗，通淋化石。

穿山甲

Chuanshanjia；Manis Squama

为鲮鲤科动物穿山甲 *Manis pentadactyla* Linnaeus 的干燥鳞甲。收集鳞甲，洗净，晒干。呈扇面形、三角形、菱形或盾形的扁平片状或半折合状，中间较厚，边缘较薄，大小不一，长宽各为0.7~5cm。外表面黑褐色或黄褐色，有光泽，宽端有数十条排列整齐的纵纹及数条横线纹；窄端光滑。内表面色较浅，中部有一条明显突起的弓形横向棱线，其下方有数条与棱线相平行的细纹。角质，半透明，质坚韧而有弹性，不易折断。气微腥，味淡。含大量角蛋白、多种氨基酸、硬脂酸、胆甾醇和多种无机元素。性微寒，味咸。活血消癥，通经下乳，消肿排脓，搜风通络。

熊胆粉

Xiongdanfen；Uris Fellis Pulvis

【来源】为熊科动物黑熊 *Selenarctos thibetanus* Cuvier 经胆囊手术引流胆汁而得的干燥品。将引流所得胆汁经过滤除去异物，自然干燥、低温干燥或冻干干燥。

【产地】主产于四川、云南、陕西等省及东北地区。

【性状鉴别】为不规则片状、颗粒或粉末。黄色至深棕色，有的呈黄绿色或黑褐色，半透明或微透明，有玻璃样光泽。质脆，易吸潮。气清香微腥，味极苦微回甜，有清凉感（图16-21）。

【化学成分】①含胆汁酸类，其中主要为牛磺熊去氧胆酸、牛磺鹅去氧胆酸及少量的牛磺去氧胆酸、牛磺胆酸等。②还含多种氨基酸、胆甾醇、胆汁色素及无机元素。

牛磺熊去氧胆酸和牛磺鹅去氧胆酸经水解后生成牛磺酸和熊去氧胆酸、鹅去氧胆酸。熊去氧胆酸为熊胆特有成分，有较强的解痉作用和溶解胆结石作用；鹅去氧胆酸也有溶解胆结石的作用。

【质量评价】经验鉴别：以色金黄、半透明、味苦回甜、洁净者为佳。

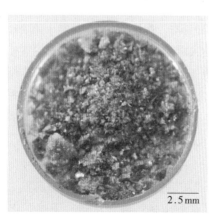

2.5mm

图16-21 熊胆粉药材

【性味功效】性寒，味苦。清热，平肝，明目。

阿胶

Ejiao；Asini Corii Colla

【来源】 为马科动物驴 *Equus asinus* L. 的干燥皮或鲜皮，经煎煮、浓缩制成的固体胶。

【采收加工】 将驴皮漂泡，去毛，切成小块，再漂泡洗净，分次水煎，滤过，合并滤液，用文火浓缩（可分别加入适量黄酒、冰糖和豆油）至稠膏状，冷凝，切块，阴干。

【产地】 主产于山东东阿及浙江等地。此外，河北、北京、天津、辽宁等省市亦产。

【性状鉴别】 呈长方形块、方形块或丁状，棕色至黑褐色，有光泽。质硬而脆，断面光亮，碎片对光照视呈棕色半透明状。气微，味微甘（图 16－22）。

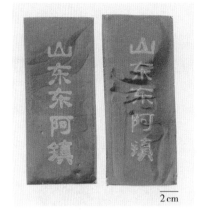

图 16－22　阿胶药材

阿胶珠：阿胶丁按炒法加工所得。呈类球形。表面棕黄色或灰白色，附有白色粉末。体轻，质酥，易碎。断面中空或多孔状，淡黄色至棕色。气微，味微甜。

【化学成分】 含明胶蛋白，含量可达 98.8%，水解后产生多种氨基酸，如甘氨酸（glycine）、L－脯氨酸（L－proline）、L－羟脯氨酸、丙氨酸（DL－alanine）、谷氨酸、精氨酸等。

【质量评价】

1. 经验鉴别　以色匀、质脆、半透明、断面光亮、无腥气者为佳。

2. 检查　重金属及有害元素检测：用原子吸收分光光度法或电感耦合等离子体质谱法测定，含铅不得过 5mg/kg；镉不得过 0.3mg/kg；砷不得过 2mg/kg；汞不得过 0.2mg/kg；铜不得过 20mg/kg。

3. 水不溶物　药材水不溶物不得过 2.0%。

4. 含量测定　按高效液相色谱法测定，含 L－羟脯氨酸不得少于 8.0%，甘氨酸不得少于 18.0%，丙氨酸不得少于 7.0%，L－脯氨酸不得少于 10.0%。

【性味功效】 性平，味甘。补血滋阴，润燥，止血。

>>> 知识链接 ∘--

阿胶

阿胶最早收载于《神农本草经》。早期的阿胶以牛皮为主要原料，因其产于东阿而得名。至唐朝中后期，对于牛的屠宰有了严格的限制，同时对牛皮胶和驴皮胶的功效有了进一步区分，因而制作阿胶的原料逐渐从牛皮变为了驴皮。目前，我国驴的养殖数量远远不能满足阿胶生产的需求，多数驴皮依靠国外进口。同时，阿胶的使用量逐年增大，从而导致阿胶价格居高不下。市场上出现了将价格较低的牛皮胶（黄明胶）、猪皮胶（新阿胶）冒充或掺假阿胶欺骗消费者的行为，因此能有效鉴别各类动物胶的方法的研究尤为重要。目前采用的 DNA 分子鉴定、特征性多肽片段鉴定等鉴定技术手段可有效地区分各种动物胶类药材。此类鉴定手段虽能较好的鉴别出阿胶的真伪优劣，但其具有鉴别时间长、对仪器依赖性高、需专业人士操作等缺点。因而，更为简便、经济、准确的胶类药材鉴别方法的开发也一直是研究的热点。

---●

麝香

Shexiang；Moschus

【来源】 为鹿科动物林麝 *Moschus berezovskii* Flerov、马麝 *Moschus sifanicus* Przewalski 或原麝 *Moschus* moschiferus Linnaeus 成熟雄体香囊中的干燥分泌物。

【采收加工】野麝多在冬季至次春猎取，捕获后，立即割取香囊，阴干，习称"毛壳麝香"；剖开香囊，除去囊壳，取囊中分泌物，习称"麝香仁"；家养麝直接从香囊中取出麝香仁，阴干或用干燥器密闭干燥。

【产地】野生品主产于西藏、四川、陕西、甘肃、贵州，此外云南、青海、宁夏、山西、内蒙古、东北等地亦有产。以西藏、四川产量量大，质量优。家养品 1958 年四川省阿坝州开始了试养工作，继后在都江堰，陕西镇坪，安徽佛子岭、霍山，湖南湘潭，湖北等地进行了试养工作。如今在四川省都江堰市、马尔康、米亚罗养麝场，活麝取香已获成功，已能提供商品药材。马麝主要分布于青藏高原高寒地带。原麝主要分布于东北大小兴安岭、长白山，安徽大别山、河北等地。

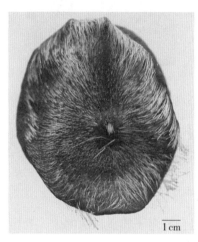

图 16 – 23　麝香药材

【性状鉴别】毛壳麝香：呈囊状，类椭圆形或扁圆形，直径 3 ~ 7cm，厚 2 ~ 4cm。开口面的革质皮棕褐色，略平，密生白色或灰棕色短毛，从两侧围绕中心排列，中央有 1 小囊孔。另一面为棕褐色略带紫色的皮膜，微皱缩，偶显肌肉纤维，略有弹性，剖开后，可见中层皮膜呈棕褐色或灰褐色，半透明状；内层皮膜呈棕色，内含颗粒状及粉末状的麝香仁和少量细毛及脱落的内层皮膜（习称"银皮"）。有特异香气（图 16 – 23）。

麝香仁：野生者质柔，油润，疏松；其中呈不规则圆球形或颗粒状者习称"当门子"，表面多呈紫黑色，微有麻纹，油润光亮，断面黄棕色和深棕色；粉末状者多成棕褐色或黄棕色，并有少量脱落的内层皮膜和细毛。饲养者呈颗粒状、短条形或不规则团块；紫黑色或深棕色，表面不平，显油性，微有光泽，并有少量脱落的内层皮膜和毛。香气浓烈而特异，味微辣、微苦带咸。

【化学成分】主要含①大环酮类：有麝香酮（muscone），含量 0.93% ~ 4.12%。另含少量降麝香酮，3 - 甲基环十三酮，环十四酮等。②蛋白质和多肽：甘氨酸、丝氨酸、谷氨酸、缬氨酸和天门冬氨酸等。③生物碱：麝香吡啶，羟基麝香吡啶 A，羟基麝香吡啶 B 等。④甾体化合物：总雄性激素 0.24% ~ 0.94%，如雄甾酮、表雄甾酮等多种雄甾烷衍生物。⑤其他：麝香酯（musclide） A_1、A_2、B 等庚二醇亚硫酸酯类成分（强心成分），以及脂肪酸、尿囊素、尿素和无机成分（硫酸盐、磷酸盐和碳酸盐等）。

麝香酮具特异强烈香气，具强心作用，为主要活性成分。多肽为麝香抗炎的有效成分。

【理化鉴别】

1. 取毛壳麝香，用特制槽针从囊孔插入，转动槽针，撮取麝香仁，立即检视，槽内的麝香仁应有逐渐膨胀高出槽面的现象，习称"冒槽"。麝香仁油润，颗粒疏松，无锐角，香气浓烈。不应有纤维等异物或异常气味。

2. 取麝香仁粉末少量，置手掌中，加水湿润，手搓之能成团，再用手指轻揉即散，不应黏手、染手、顶指或结块。

3. 取麝香仁少量，撒于炽热坩埚中灼烧，初则迸裂，随即熔化膨胀起泡似珠，香气浓烈四溢，应无毛、肉焦臭，无火焰或火星出现。灰化后呈白色或灰白色残渣。

4. 麝香仁粉末棕褐色或黄棕色。为无数无定形颗粒状物集成的半透明或透明团块，淡黄色或淡棕色；团块中包埋或散在有方形、柱状、八面体或不规则形的晶体；并可见圆形油滴，偶见毛和内皮层膜组织。

5. 本品无水乙醇提取液作供试品溶液。以麝香酮对照品作对照，按气相色谱法测定，供试品色谱中应呈现与麝香酮对照品保留时间相同的色谱峰。

【质量评价】

1. 经验鉴别　毛壳麝香以饱满、皮薄、仁多、捏之有弹性、香气浓烈者为佳。麝香仁以当门子多，颗粒色紫黑，粉末色棕褐，质柔润，香气浓烈者为佳。

2. 纯度　本品不得检出动、植物组织、矿物和其他掺伪物。不得有霉变。

3. 含量测定　按气相色谱法测定，含麝香酮（$C_{16}H_{30}O$）不得少于2.0%。

【性味功效】性温，味辛。开窍醒神，活血通经，消肿止痛。

【知识链接】在商品毛壳麝香和麝香仁中均发现有掺伪品：动物的肌肉、肝脏、血块、蛋黄粉、奶渣等；植物性的儿茶粉、淀粉、锁阳粉、桂皮粉、大豆粉、丁香粉、地黄粉、海金沙等；矿物雄黄、赤石脂、铅粉、铁末、砂石等。以上掺伪品用显微鉴别和理化鉴别方法均能与真品麝香区分。凡发现麝香仁中有大量细胞和组织或结晶物，均可鉴定为掺伪品。其水溶性残渣和灰分含量均增加，而麝香酮等有效成分的含量降低或无。

灵猫香和麝鼠香具有与麝香类似的化学成分和药理作用，可作为麝香的代用品。灵猫香：为灵猫科动物大灵猫 *Viverra zibetha* Linnaeus 及小灵猫 *Viverricula indica* Desmarest 香囊中成熟腺细胞的分泌物。主要含香猫酮（zibetone）等大分子环酮。鲜品为蜂蜜样的稠厚液，呈白色或黄白色，存放日久则色泽渐变，由黄色最终变成褐色，呈软膏状，具麝香样气味。精制品药用灵猫香为乳白色至淡黄色油脂。陈藏器谓：灵猫"其阴如麝，功亦相似"。现已应用的有灵猫香六神丸，其功效与麝香六神丸相似。灵猫雌雄动物均产香，雄性产香量比雌性高。麝鼠香：为田鼠科动物麝鼠 *Ondatra zibethica* L. 雄性香囊中的分泌物。具有类似麝香的特殊香气。含有与天然麝香相同的麝香酮、降麝香酮、5-顺式环十五烯酮等大环化合物。另含脂肪酸22种，酯类19种，甾类化合物30种及无机元素14种。研究表明，麝鼠香具有抗炎、抑菌、抗应激、耐缺氧、降低心肌耗氧量、降血压、减慢心率、促进生长及同化类固醇与雄激素等作用，治疗冠心病有较好的疗效。麝鼠原产北美洲，其香也称"美国麝香"。

人工合成麝香　以人工合成麝香酮（dl-muscone）为主，按规定比例配制而成。经药理试验、理化分析、临床试验证明与天然麝香的性质和作用近似，并对心绞痛有显著缓解作用。

鹿茸
Lurong；Cervi Cornu Pantotrichum

【来源】为鹿科动物梅花鹿 *Cervus nippon* Temminck 或马鹿 *Cervus elaphus* Linnaeus 的雄鹿未骨化密生茸毛的幼角。前者习称"花鹿茸（黄毛茸）"，后者习称"马鹿茸（青毛茸）"。

【采收加工】分锯茸和砍茸两种方法。

锯茸：一般从三岁的鹿开始锯取，二杠茸每年采收两次，第一次多在清明后，即脱盘后45~50天（头茬茸），采后50~60天锯第二次（二茬茸）；三茬茸只收一次，在6月下旬至7月下旬。锯下的花鹿茸用钉扎口，进行排血、洗茸、煮烫和干燥等加工。马鹿茸加工方法不同处是煮烫时不要求排血，煮烫和干燥时间比花鹿茸长。鹿茸的干燥方法有多种，如阴干、风干、烘干（用烤箱、电热干燥箱、远红外干燥箱、微波干燥箱）、真空冷冻干燥等。

现在有的鹿场，为保持鹿茸的有效成分，不管鹿的品种，多加工成带血茸。即将锯下的鹿茸，用二枚铁钉钉在锯口上约1cm的地方，在锯口撒一薄层面粉，或用茸血与面粉调成糊状涂在锯口上，然后用烧红的烙铁烫封锯口，使茸血不流出，再放入烘箱，烘干。

砍茸：一般用于老鹿、病鹿、伤残鹿。将鹿头砍下，再将茸连脑盖骨锯下，刮净残肉，绷紧脑皮，进行煮烫、阴干等加工。

【产地】花鹿茸：主产于吉林，辽宁、黑龙江、河北、四川等省亦产，品质优。

马鹿茸：主产于黑龙江、吉林、内蒙古、新疆、青海、四川等省区，东北产者习称"东马鹿茸"，品质较优；西北产者习称"西马鹿茸"，品质较次。梅花鹿为国家一级保护动物，马鹿为国家二级保护动物，现药用鹿茸均为人工饲养品。

【性状鉴别】

（1）花鹿茸　锯茸：呈圆柱状分枝，具1个分枝者习称"二杠"，主枝习称"大挺"，长17～20cm，锯口直径4～5cm，离锯口约1cm处分出侧枝，习称"门庄"，长9～15cm，枝顶钝圆，较主枝（大挺）略细。外皮红棕色或棕色，多光润，表面密生红黄色或棕黄色细茸毛，上端毛密，下端较疏，分岔间具一条灰黑色筋脉，皮茸紧贴。锯口面黄白色，中部密布细孔，外围无骨质。体轻，气微腥，味

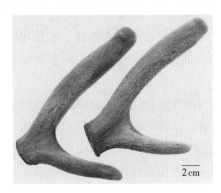

图16-24　鹿茸药材

微咸。具2个分枝者习称"三岔"，主枝长23～33cm，直径较二杠细，略呈弓形而微扁，枝端略尖，下部有纵棱筋及突起小疙瘩。皮红黄色，茸毛较稀且粗（图16-24）。

二茬茸（再生茸）：和头茬茸近似，但主枝长而不圆或下粗上细，下部有纵棱筋，皮灰黄色，茸毛较粗糙，锯口外围多已骨化。体较重，无腥气。

砍茸：花鹿茸为带头骨的茸，茸形与锯茸相同，亦分二杠或三岔等规格。两茸相距约7cm，脑骨前端平齐，后端有1对弧形骨，习称"虎牙"。脑骨白色，外附头皮，皮上密生茸毛。气微腥，味微咸。

（2）马鹿茸　较花鹿茸粗大，分枝较多，侧枝1个者习称"单门"，2个者习称"莲花"，3个者习称"三岔"，4个者习称"四岔"或更多。其中以莲花、三岔为主。按产地不同分为东马鹿茸和西马鹿茸。东马鹿茸："单门"大挺长25～27cm，直径约3cm。外皮灰黑色，茸毛灰褐色或灰黄色，锯口面外皮较厚，灰黑色，中部密布细孔，质嫩；莲花大挺长达33cm，下部有纵筋，锯口面蜂窝状小孔稍大；三岔皮色深，质较老；四岔茸毛粗而稀，大挺下部具棱筋及疙瘩，分枝顶端多无毛，习称"捻头"。西马鹿茸：大挺长30～100cm，多不圆，顶端圆扁不一，表面有棱，多抽缩干瘪，分枝较长而弯曲，茸毛粗长，灰色或黑灰色。锯口色较深，常见骨质。气腥臭，味咸。

（3）饮片　花鹿茸片：花鹿茸尖部切片习称"血片""蜡片"，为圆形薄片，表面浅棕色或浅黄白色，半透明，微显光泽；外皮无骨质，周边粗糙，红棕色或棕色；质坚韧；气微腥，味微咸。中上部的切片习称"蛋黄片"，切面黄白色或粉白色，中间有极小的蜂窝状细孔。下部习称"老角片"，为圆形或类圆形厚片，表面粉白色或浅白色，中间有蜂窝状细孔，外皮无骨质或略具骨质，周边粗糙，红棕色或棕色，质坚脆。

马鹿茸片："血片""蜡片"为圆形薄片，表面灰黑色，中央米黄色，半透明，微显光泽，外皮较厚，无骨质，周边灰黑色，质坚韧，气微腥，味微咸。"老角片""粉片"为圆形或类圆形厚片，表面灰黑色，中央米黄色，有细蜂窝状小孔，外皮较厚，周边灰黑色，无骨质或略具骨质，质坚脆，气微腥，味微咸。

鹿茸粉：若用带血片加工成的鹿茸粉为红棕色，若用去血片则加工成的粉末为淡黄色。气微腥，味微咸。

【显微鉴别】花鹿茸粉末：淡黄色。①表皮角质层表面颗粒状；茸毛脱落后的毛窝呈圆洞状。②毛茸多碎断，毛干中部直径13～50μm，表面由扁平细胞（鳞片）呈覆瓦状排列的毛小皮包围，细胞的游离缘指向毛尖，皮质有棕色色素；髓质断续或无。毛根常与毛囊相连，基部膨大作撕裂状。③未骨化组

织表面具多数不规则的块状突起物。④骨碎片表面有纵纹及点状孔隙；骨陷窝呈类圆形或类梭形，边缘骨小管呈放射状沟纹。横断面可见大的圆孔洞，边缘凹凸不平。⑤角化梭形细胞多散在。

【化学成分】鹿茸主要含①氨基酸类：鹿茸酸水解液中含 17 种氨基酸，以甘氨酸、谷氨酸、脯氨酸含量最高，含有胶原，肽类，多种生长因子（如神经生长因子、表皮生长因子、胰岛素样生长因子、转化生长因子）。②多胺类：如精脒、精胺、腐胺。③胆甾醇类：如胆甾醇肉豆蔻酸酯、胆甾醇油酸酯等。④脂肪酸类：如月桂酸、肉豆蔻酸、棕榈酸等。⑤其他：神经酰胺，溶血磷脂酰胆碱，次黄嘌呤，尿嘧啶，硫酸软骨素 A 等酸性多糖，磷脂类物质，少量雌酮，PGE_1、PGE_2 等多种前列腺素和 26 微量元素等。

其中溶血磷脂酰胆碱有降压作用；次黄嘌呤、尿嘧啶和磷脂类物质有较强的抑制单胺氧化酶（MAO）活性的功能；多胺类化合物是促进核酸和蛋白质合成的有效成分，在鹿茸尖部多胺含量较高；肽类物质有抗炎活性。

【理化鉴别】

1. 取粉末约 0.1g，加水 4ml，置水浴中加热 15 分钟，放冷，滤过。取滤液 1ml，加茚三酮试液 3 滴，摇匀，加热煮沸数分钟，显蓝紫色。另取滤液 1ml，加 10% 氢氧化钠溶液 2 滴，摇匀，滴加 0.5% 的硫酸铜溶液，显蓝紫色。

2. 粉末 70% 乙醇超声提取液作供试品溶液。以鹿茸对照药材、甘氨酸对照品为对照，按薄层色谱法，用硅胶 G 板，正丁醇 - 冰醋酸 - 水（3∶1∶1）为展开剂，喷以 2% 茚三酮丙酮溶液显色。供试品色谱中，在与对照药材色谱相应的位置上，显相同颜色的斑点。

【质量评价】经验鉴别：均以茸形粗壮、饱满、皮毛完整、质嫩、油润、无骨棱、无钉者为佳。

【性味功效】性温，味甘、咸。壮肾阳，益精血，强筋骨，调冲任，托疮毒。

【知识链接】分布于四川、青海、西藏、云南等省区的白鹿 *Cervus macneilli* Lydekker、白唇鹿 *Cervus albirostris* Przewalski 和水鹿 *Cervus unicolor* Kerr 雄鹿未骨化密生茸毛的幼角，分别依次习称"草鹿茸""岩鹿茸""春鹿茸"，在西南地区亦作鹿茸药用，近年还大量出口。其中水鹿在台湾省有大量养殖，供生产鹿茸。

假鹿茸有采用塑料胶膜制成，形状类似鹿茸的头骨架，外面包裹老鼠皮；或用锯末为原料，加胶黏合捏成商品花鹿茸"二杠"模型，外面再包裹上动物毛皮伪造；亦有用鹿角外粘贴动物皮毛，再横切成薄片伪装鹿茸片出售。以上伪品只需仔细观察，加热水浸泡，胶黏部自然脱落，塑料变软，水溶液染色，必要时配合镜检和理化方法。

【附】

鹿角

Lujiao；Cervi Cornu

为马鹿或梅花鹿已骨化的角或锯茸后翌年春季脱落的角基，分别习称"马鹿角""梅花鹿角""鹿角脱盘"。由于加工不同，有解角和砍角之分，解角多为在春季自然脱落者，以春末拾取新脱落的角为佳。由人工砍下的鹿角成对并带有脑骨的为砍角，习惯认为砍角质优，但现已少用。除去泥沙，风干。马鹿角呈分枝状，常分为 4~6 枝。主枝弯曲。基部盘状，具不规则瘤状突起，习称"珍珠盘"。侧枝多向一面伸展，第一枝与珍珠盘相距较近，与主干几成直角或钝角伸出，第二枝靠近第一枝伸出，习称"坐地分枝"，第三枝与第二枝相距较远。表面灰褐色或灰黄色，有光泽，中、下部常具疣状突起，习称"骨钉"，并具长短不等的继续纵棱，习称"苦瓜棱"。质坚硬，断面外围骨质，灰白色或微带淡褐色，中部多呈灰褐色或青灰色，具蜂窝状孔。气微，味微咸。梅花鹿角常分成 3~4 枝，全长较马鹿角细小。侧枝多向两旁伸展，第一枝与珍珠盘相距较近，第二枝与第一枝相距较远，主枝末端分成两小枝。表面黄棕色或灰棕色，骨钉纵向排列成"苦瓜棱"，顶部灰白色，有光泽。鹿角脱盘呈盔状或扁盔状，高1.5～4cm。表面灰褐色或灰黄色，有光泽，底面平，具蜂窝状孔，珍珠盘周边常有稀疏小孔洞。质坚硬，断面外圈骨质，灰白色。气微性温，味咸。温肾阳，强筋骨，行血潮。

鹿角霜
Lujiaoshuang；Cervi Cornu Degelatinatum

为鹿角去胶质的角块。略呈长圆柱形或不规则块状，大小不一。表面灰白色，显粉性，常具纵棱，偶见灰色或灰棕色斑点。质轻而酥，断面外层较致密，白色或灰白色，内层有蜂窝状小孔，灰黄色或灰褐色，有吸湿性。气微味淡，嚼之有黏牙感，性温，温肾助阳，收敛止血。

鹿角胶
Lujiaojiao；Cervi Cornus Colla

为鹿角加水煎熬，浓缩制成的固体胶。化学成分与鹿角相似。本品为扁方形块，呈黄棕色或红棕色，半透明，有的上部有黄白泡沫层。质脆，易碎，断面光亮。气微，性温，味甘、咸。温补肝肾，益精养血。

牛黄
Niuhuang；Bovis Calculus

【来源】为牛科动物牛 *Bos taurus domesticus* Gmelin 的干燥胆结石。习称"天然牛黄"。在胆囊中产生的称"胆黄"或"蛋黄"，在胆管中产生的称"管黄"，在肝管中产生的称"肝黄"。

【采收加工】宰牛时检查胆囊、胆管及肝管，如有结石，即滤去胆汁，立即取出，除净附着的薄膜，阴干。

【产地】主产于西北、华北、东北、西南等地区。河南、湖北、江苏、浙江、广西、广东的省区亦产。产于西北及河南的称西牛黄，产于北京、天津、内蒙古及河北的称京牛黄，产于东北的称东牛黄，产于江苏、浙江的称苏牛黄，产于广西、广东的称广牛黄。

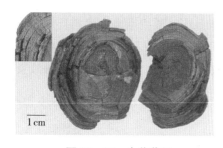

图16-25 牛黄药材

【性状鉴别】可分胆黄及管黄两种。

胆黄：多呈卵形、类球形、四方形或三角形，大小不一，直径0.6～3（4.5）cm。表面黄红色至棕黄色，有的表面挂有一层黑色光亮的薄膜，习称"乌金衣"，有的粗糙，具疣状突起，有的具龟裂纹。体轻，质酥脆，易分层剥落，断面金黄色，可见细密的同心层纹，有的夹有白心。气清香，味先苦而后微甜，入口有清凉感，嚼之易碎，不黏牙（图16-25）。

管黄：呈管状，长约3cm，直径1～1.5cm，或为破碎的小片。表面不平或有横曲纹，有裂纹及小突起，红棕色或棕褐色。质酥脆，断面有较少的层纹，有的中空，色较深。

【显微鉴别】取粉末少量，用水合氯醛试液装片，不加热，置显微镜下观察：不规则团块由多数黄棕色或棕红色小颗粒集成，稍放置，色素迅速溶解，并显鲜明金黄色，久置后变绿色。

【化学成分】含①胆色素72%～76%，其中主要有游离胆红素（bilirubin）、结合胆红素与共价胆红素25%～70%，还有少量胆绿素。②胆汁酸类7%～10%，包括胆酸、去氧胆酸、鹅去氧胆酸、胆石酸等及牛磺胆汁酸盐、甘氨酸胆汁酸盐类。③胆固醇类1%～5%。④尚含脂肪酸1.0%～2.1%；卵磷脂0.17%～0.20%；酸性肽类成分，为平滑肌收缩物质；多种氨基酸和钾、钠、钙、镁、铁、锌、铜、锰等金属元素。

据报道，胆红素具解热、抗病原微生物等作用；胆酸、去氧胆酸具利胆、镇咳祛痰、抗炎等作用；牛磺酸具有镇静、抗惊厥、解热、降压等作用。

【理化鉴别】

1. 取本品少量，加清水调和后涂于指甲上，能将指甲染成黄色，习称"挂甲"。

2. 取粉末 0.1g，加 60% 冰醋酸 4ml，研磨，滤过，取滤液 1ml，加新制的糠醛（新蒸馏至几乎无色）水溶液（1→100）1ml 与硫酸溶液（取 50ml 硫酸与 65ml 水混合）10ml，置 70℃ 水浴中加热 10 分钟，即显蓝紫色。（检查胆酸）

3. 取粉末少许，分别放入白色比色盘中，加硫酸显污绿色；如加浓硝酸则显血红色；加氨水呈黄褐色。（检查胆红素）

4. 取粉末 0.1g，加盐酸 1ml 及三氯甲烷 10ml，充分振摇，混匀，三氯甲烷层显黄褐色，分取三氯甲烷层，加氢氧化钡试液 5ml，振摇，即生成黄褐色沉淀（胆红素反应），分离除去水层和沉淀，取三氯甲烷层约 1ml，加醋酐 1ml，硫酸 2 滴，摇匀，放置，溶液呈绿色。（检查胆固醇）

5. 粉末三氯甲烷超声提取液作供试品溶液。以胆酸、去氧胆酸对照品为对照，进行薄层色谱法鉴别，用硅胶 G 板，以异辛烷 – 乙酸乙酯 – 冰醋酸（15：7：5）为展开剂，喷以 10% 硫酸乙醇溶液显色，置紫外光灯（365nm）下检视。供试品色谱中，在与对照品色谱相应的位置上，显相同颜色的两个荧光斑点。

6. 粉末三氯甲烷 – 冰醋酸（4：1）混合液超声提取液作供试品溶液。以胆红素对照品为对照，按薄层色谱法，用硅胶 G 板，以环己烷 – 乙酸乙酯 – 甲醇 – 冰醋酸（10：3：0.1：0.1）为展开剂。供试品色谱中，在与对照品色谱相应的位置上，显相同颜色的斑点。

【质量评价】

1. **经验鉴别**　以完整、色棕黄、质酥脆、断面层纹清晰而细腻者为佳。

2. **纯度**　检查游离胆红素　采用高效液相色谱法测定（避光操作）以胆红素作对照。供试品色谱中，在与对照品色谱峰保留时间相对应的位置上出现的色谱峰面积，应小于对照品色谱峰面积或不出现色谱峰。

3. **含量测定**　按薄层色谱扫描法测定，含胆酸（$C_{24}H_{40}O_5$）不得少于 4.0%；按高效液相色谱法测定，含胆红素（$C_{33}H_{36}N_4O_6$）不得少于 25.0%。

【性味功效】　性凉，味甘。清心，豁痰，开窍，凉肝，熄风，解毒。

【知识链接】　动物水牛 *Bubalus bubalis* L.、牦牛 *Poëphagus grunniens*（L.）及犏牛（牦牛和黄牛的杂交种）的胆囊结石，亦有入药。常见伪品有用黄连、黄柏、大黄、姜黄、鸡蛋黄或植物黄色素等的粉末与动物胆汁混合制成。其外表色浅黄，体较重，断面棕褐色，粗糙，无层纹，味苦，无清香气，入口即化成糊状，无"挂甲"现象。显微镜检查可见植物组织碎片，理化鉴别与正品明显有别。驼科动物双峰驼 *Camelus bactrianus* Linnaeus 的胆囊结石也有用于充伪牛黄，个大，或有切成薄片者，质粗糙，无光泽，味不苦而咸，气微臭。有微毒。

【附】

人工牛黄

Rengongniuhuang；Bovis Calculus Artifactus

由牛胆粉、胆酸、猪去氧胆酸、牛磺酸、胆红素、胆固醇、微量元素等制成。为黄色疏松粉末，味苦，微甘。用紫外 – 可见分光光度法测定，本品按干燥品计算，含胆酸（$C_{24}H_{40}O_5$）不得少于 13.0%，含胆红素（$C_{33}H_{36}N_4O_6$）不得少于 0.63%。具清热解毒、化痰、定惊的功能。

体外培育牛黄
Tiwaipeiyuniuhuang；Bovis Calculus Sativus

以牛科动物牛 *Bos taurus domesticus* Gmelin 的新鲜胆汁作母液，加入去氧胆酸、胆酸、复合胆红素钙等制成。呈球形或类球形，直径 0.5～3cm。表面光滑，呈黄红色至棕黄色。体轻，质松脆，断面有同心层纹。气香，味苦而后甘，有清凉感，嚼之易碎，不黏牙。本品亦可挂甲。本品按干燥品计算，含胆酸不少于 6.0%，含胆红素不得少于 35.0%。具清心、豁痰、开窍、凉肝、息风、解毒的功能。

羚羊角
Lingyangjiao；Saigae Tataricae Cornu

【来源】 为牛科动物赛加羚羊 *Saiga tatarica* Linnaeus 的角。

【采收加工】 全年可捕，猎取后将角从基部锯下，洗净，晒干。以 8～10 月捕捉锯下的角色泽最好，角色莹白；春季猎得者青色微黄，冬季猎得者因受霜雪侵袭，角质变粗糙，表面有裂纹，质较次。

【产地】 主产于俄罗斯，新疆北部边境地区亦产。野生赛加羚羊为国家一级保护动物。药材主要从俄罗斯、哈萨克斯坦、吉尔吉斯斯坦、塔吉克斯坦等地进口。

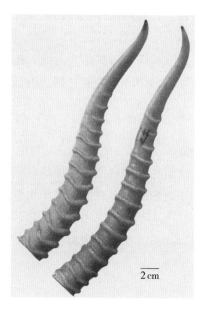

图 16－26　羚羊角药材

【性状鉴别】 呈长圆锥形，略呈弓形弯曲，长 15～33cm。类白色或黄白色，基部稍呈青灰色。嫩枝全体光润如玉，无裂纹，对光透视有"血丝"或紫黑色斑纹，老枝有细纵裂纹。除顶端部分外，有 10～16 个隆起的环脊，间距约 2cm，用手握之，四指正好嵌入凹处。角基部横截面类圆形，直径 3～4cm，内有坚硬质重的角柱，习称"骨塞"，长占全角的 1/2～1/3，表面有突起的纵棱，与其外面角鞘内的凹沟紧密嵌合，从横断面观，其结合部呈锯齿状。除去"骨塞"后，角的下半部呈空洞，全角呈半透明，对光透视，上半段中央有一条隐约可辨的细孔道直通角尖，习称"通天眼"。质坚硬，气微，味淡（图 16－26）。

饮片：羚羊角镑片，横片为类圆形薄片。类白色或黄白色，半透明，外表可见纹丝，微呈波状，中央可见空洞。质坚硬，不易拉断。气微，味淡。纵片为纵向薄片，类白色或黄白色，表面光滑，半透明，有光泽。气微，味淡。

羚羊角粉，为乳白色的细粉，气微，味淡。

【显微鉴别】 横切面：①可见组织构造多少呈波浪状起伏。角顶部组织波浪状起伏最为明显，在峰部往往有束存在，束多呈三角形；角中部稍呈波浪状，束多呈双凸透镜形；角基部波浪形不明显，束呈椭圆形至类圆形。②髓腔大小不一，长径 10～50（80）μm，以角基部的髓腔最大。③束的皮层细胞扁梭形，3～5 层。束间距离较宽广，充满近等径性多边形、长菱形或狭长形的基本角质细胞。皮层细胞或基本角质细胞均显无色透明，其中不含或仅含少量细小的浅灰色色素颗粒，细胞中央往往可见一个折光性强的圆粒或线状物。

【化学成分】 ①含角蛋白：羚羊角经酸水解后，含异白氨酸、白氨酸、苯丙氨酸、酪氨酸、丙氨酸等多种氨基酸。②磷脂类成分：为卵磷脂、脑磷脂、神经鞘磷脂、磷脂酰丝氨酸及磷脂酰肌醇等。

【质量评价】 经验鉴别：以质嫩、色白、光润、内含红色斑纹、无裂纹者为佳。镑片以多折曲，白色半透明，纹丝直而微呈波状，质坚硬，不易拉断者为佳。

【性味功效】 性寒，味咸。平肝息风，清肝明目，散血解毒。

【知识链接】 羚羊角主要靠进口，因价格昂贵，药材供应量少，常见混淆品有同科动物鹅喉羚羊（长尾黄羊）*Gazella subgutturosa* Guldensstaedt、藏羚羊 *Pantholops hodgsoni*（Abel.）、黄羊 *Procapra gutturosa* Pallas 等的角，它们均不呈类白色，半透明，均无"通天眼"。鹅喉羚羊、藏羚羊均为我国一级保护动物，黄羊为我国二级保护动物，均应加强保护。鹅喉羚羊角呈长圆锥形而稍侧扁，角尖显著向内弯转，长 14~30cm。表面灰黑色，不透明，粗糙，多纵裂纹，中下部有隆起斜向环脊 5~10 个，另一侧不明显，其间距 1.5~2cm。粉末镜检，碎片不透明，细胞内含有较多黑色或棕黑色色素颗粒。含磷脂类成分约 0.06%，组成与羚羊角相似。藏羚羊角呈不规则细长圆锥形，弯曲，基部侧扁，较直，长 40~70cm。表面黑色或黑褐色，较光滑，不透明，有环脊 10~16 个，其间距几相等，约 2cm。粉末镜检，碎片不透明，细胞内含有多数浓密的棕色色素颗粒。黄羊角呈长圆锥形而侧扁，略呈"S"形弯曲，长 20~30cm。表面淡灰棕色或灰黑色，不透明，有多数纵纹理，微波状环脊 17~20 个，斜向弯曲，其下部间距较小，5~10mm。基部横切面椭圆形，粗糙。粉末镜检，碎片不透明，细胞内含较少棕色色素颗粒，含磷脂类成分（约 0.06%）及氨基酸，二者组成均与羚羊角相似。

进口的羚羊角曾发现角内灌有铅粒，以增加重量。可检查骨塞是否活动，或用 X 光仪检查。亦应注意进口品的霉变情况（指羚羊角基部骨塞表面长满了霉斑，如仅有少量灰绿色或黄色霉斑，称发霉）。

◁ 目标检测 ▷

答案解析

一、单选题

1. 下列不属于爬行纲的药用动物是（ ）
   A. 蛤蚧   B. 金钱白花蛇   C. 蕲蛇
   D. 乌梢蛇   E. 穿山甲

2. 下列不属于哺乳纲的药用动物是（ ）
   A. 鲸   B. 蝙蝠   C. 海马
   D. 穿山甲   E. 刺猬

3. 下列具有"白颈"特征的中药材是（ ）
   A. 水蛭   B. 地龙   C. 全蝎
   D. 蜈蚣   E. 僵蚕

4. 《中国药典》2020 年版中含量测定需检查酶活性的药材是（ ）
   A. 牛黄   B. 水蛭   C. 地龙
   D. 斑蝥   E. 麝香

5. 磨片在暗视野中可见同心环状的如彩虹般的光环的是（ ）
   A. 珍珠   B. 海螵蛸   C. 桑螵蛸
   D. 全蝎   E. 牡蛎

6. 全蝎所含蝎毒素主要存在部位是（ ）
   A. 头部   B. 腹部   C. 背部
   D. 尾部   E. 四肢

7. 下列具有强心作用的药材是（ ）
   A. 水蛭   B. 蟾酥   C. 鹿茸
   D. 蛤蚧   E. 龟甲

8. 白僵蚕断面平坦，外层白色，中间棕色或棕黑丝，具丝腺环（　　）

A. 1 个　　　　　　　B. 2 个　　　　　　　C. 3 个

D. 4 个　　　　　　　E. 5 个

9. 《中国药典》2020 年版规定蜂蜜果糖与葡萄糖含量比值不得小于（　　）

A. 1.0　　　　　　　B. 1.1　　　　　　　C. 1.2

D. 2.0　　　　　　　E. 1.5

10. 斑蝥的来源是（　　）

A. 斑蝥科动物斑蝥及小斑蝥的干燥虫体

B. 芫青科动物斑蝥及小斑蝥的干燥虫体

C. 芫青科动物南方大斑蝥及黄黑小斑蝥的干燥体

D. 斑蝥科动物南方大斑蝥及黄黑小斑蝥的干燥体

11. 断面沾水即呈乳白色隆起的是（　　）

A. 蟾酥　　　　　　　B. 地龙　　　　　　　C. 斑蝥

D. 水蛭　　　　　　　E. 麝香

12. 哈蟆油的药用部分是（　　）

A. 林蛙皮下脂肪　　　B. 林蛙皮肤分泌物　　C. 林蛙干燥全体

D. 林蛙阴茎及睾丸　　E. 林蛙输卵管

13. 羚羊角的原动物赛加羚羊来源于（　　）

A. 羊科　　　　　　　B. 牛科　　　　　　　C. 马科

D. 鹿科　　　　　　　E. 以上都不是

14. 麝香粉末显微鉴别不应观察到的特征是（　　）

A. 无数不定形颗粒状物集成的半透明或透明团块

B. 团块中包埋或散在有方形、柱状、八面体或不规则的晶体

C. 油室

D. 圆形油滴

E. 偶见毛及内皮层膜组织

15. 粉末加清水调和，涂于指甲上，能将指甲染成黄色的药材是（　　）

A. 麝香　　　　　　　B. 牛黄　　　　　　　C. 蟾酥

D. 熊胆粉　　　　　　E. 哈蟆油

二、多选题

16. 马鹿茸的商品规格有（　　）

A. 单门　　　　　　　B. 二杠　　　　　　　C. 莲花

D. 三岔　　　　　　　E. 四岔

17. 药用部位为除去内脏的动物体的药材有（　　）

A. 蛤蚧　　　　　　　B. 鹿茸　　　　　　　C. 金钱白花蛇

D. 蕲蛇　　　　　　　E. 乌梢蛇

三、配伍选择题

（18 ~ 20 题共用备选答案）

A. 林麝、马麝或原麝　　B. 毛壳麝香　　　　　C. 麝香仁

D. 当门子　　　　　　　E. 麝香酮

18. 麝香的主要香气成分为（ ）

19. 从野麝割取的香囊习称（ ）

20. 除去囊壳取出囊中分泌物称（ ）

（21~24 题共用备选答案）

    A. 鹿茸   B. 麝香   C. 牛黄

    D. 羚羊角   E. 熊胆粉

21. 具有"挂甲"特征的是（ ）

22. 具有"合把"特征的是（ ）

23. 具有"冒槽"特征的是（ ）

24. 具有"捻头"特征的是（ ）

书网融合……

    思政导航   本章小结   题库

第三篇 矿物药类

第十七章 矿物药类绪论

PPT

 学习目标

知识目标

1. **掌握** 药用矿物资源及矿物类中药的概念、矿物类中药的基本性质。
2. **熟悉** 矿物类中药的应用历史及常用的分类方法。
3. **了解** 矿物的分类、矿物药的研究现状。

能力目标 通过本章学习，能够掌握矿物类中药的内涵及其基本性质等基础知识，具备对矿物类中药进行归属分类及将其基本性质灵活应用于矿物药鉴定的能力。

药用矿物资源（medicinal mineral resources）是指在特定地质背景下由地质作用所形成的蕴藏在地壳中具有药用价值的矿物或以矿物构成的岩石、土壤和化石，以及含由矿物风化蚀变释放关键药用组分的特定"水"（如孔雀石中包裹的含硫酸铜的水）。矿物类中药（简称"矿物药"，mineral chinese medicine）是指在中医药理论指导下，源于药用矿物资源或以其为主要原料加工获得的人工制品或化学制品，以及由其他植物或动物组织经加工提炼形成的以无机物为主要组成的药用原料等用于防治疾病的物质。矿物药尚可包括可用于医疗目的的、自然形成的含矿物质的水资源（如矿泉、温泉、海水等），以及人类在生产活动中产生的副产物（如铁落、升药底、伏龙肝等）。以药用矿物资源为主要原料的人工制品或化学制品是指对其经过浓缩、精制、煅制、炼制等加工处理而成的药用物质，如食盐、芒硝、咸秋石、红粉等。

第一节 矿物类中药的应用与鉴定研究

中医利用矿物作为药物，有着悠久的历史，公元前2世纪已能从丹砂中制炼出水银。《五十二病方》记载矿物药21种。《神农本草经》中载有玉石类药物41种。《名医别录》增矿物药32种，并将"玉石"类药单独立卷，放在首位。《新修本草》增矿物药14种。《本草拾遗》增矿物药17种。唐代矿物药种类已达104种之多。宋代《证类本草》等书籍中记载的矿物药已达139种。《本草纲目》记载矿物药共161种，分别记述在土部、金石部，特别在金石部记述比较完整，分为金、玉、石、卤四类。《本草纲目拾遗》又增矿物药38种。《中国药典》一部收载矿物药25种。矿物药的数量虽较植物、动物类药少，但其医疗价值同样十分重要。如，石膏为清解气分实热之要药，适用于外感热病，高热烦渴等症；炉甘石眼科用于明目退翳，外科用于收湿止痒；硫黄和雄黄外用解毒杀虫；芒硝泻热通便、润燥软坚；自然铜具有散瘀止痛、续筋接骨之功，历代为中医伤科要药。近年用砒霜治疗白血病、晚期肝癌的研究也取得了新的突破，发现砒霜能显著抑瘤和延长生命，具有临床应用价值。

矿物药的鉴定和研究已从宏观研究发展到微观研究，从定性鉴别发展到定量分析及安全性评价。《中国药典》对多种矿物药的主要成分制定了定量分析指标；同时，针对矿物药的特殊成因所带来的有害物质，特别加强了安全性检测，如朱砂中的可溶性汞盐、轻粉中的升汞、雄黄中的三氧化二砷，以及石膏、芒硝、滑石粉中的重金属及砷盐等均规定了限量检测，以保证临床用药的安全和有效。

随着现代科学的发展，边缘科学的相互渗透，近期对矿物药的鉴定有了新的发展。近些年来，应用偏光显微镜、热分析法、X射线分析法、光谱分析法、化学分析法等现代科学技术鉴别和研究矿物药较多，如偏光显微镜用来研究矿物晶体薄片的光学性质，依据矿物药在偏光显微镜下所呈现的形态、光学性质和物理常数，即可鉴别矿物药的真伪及炮制前后的变化。利用X射线衍射法，可对矿物药进行定性、定量分析。热分析法可通过已知的矿物热分析曲线图，对比判断矿物组分的种类和量比。发射光谱分析可对矿物药中所含元素进行定性和半定量分析等等。

许多矿物药是在漫长的地质作用中形成在短时间内难以再形成新资源，几乎是不可再生的。因此，应加强矿物药资源的保护，制定合理的开发、利用策略有利于矿物药的可持续利用。

第二节　矿物类中药的基本性质

矿物除少数是自然元素外，绝大多数是自然化合物，大部分是固态，少数是液态如水银（Hg），或气态如硫化氢（H_2S）。每一种固体矿物具有一定的物理和化学性质，这些性质取决于它们内部结构，尤其是结晶物质和化学成分。人们常常利用这些性质的不同，来鉴别不同种类的矿物。

1. 结晶形状　由结晶质（晶体）组成的矿物都具有固定的结晶形状。晶体（结晶质）和非晶体（非晶质）本质上的区别在于组成物质的质点是否作有规律的排列，凡是质点呈规律排列者为晶体，反之为非晶体。经X射线研究证明，晶体外表的几何形态和绝大部分物理化学性质都和它内部质点的规律排列有关。这种排列规律表现为组成结晶物质的质点。在三维空间内以固定距离作有规律格子状排列，这种构造称为空间格子（图17-1 a）。它好似无数个相等而微小的平行六面体在三维空间内毫无间隙地堆砌而成，组成空间格子的最小单位—平行六面体，称为晶胞（图17-1 b）。晶胞的形状和大小在各个晶体中可以不同，由其单位晶胞的棱长a、b、c和棱间夹角α、β、γ所决定。一般把a、b、c及α、β、γ称为晶体常数。根据晶体常数，可将晶体归为七大晶系。通过结晶形状及X射线衍射，可以准确地辨认不同的晶体（表17-1）。

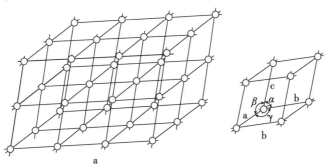

图17-1　空间格子及晶胞

a. 空间格子　b. 晶胞

表 17 - 1　各晶系晶体特征

晶系	晶体常数	晶型举例	晶系	晶体常数	晶型举例
等轴晶系	$a = b = c$ $\alpha = \beta = \gamma = 90°$	自然铜、磁石	斜方晶系	$a \neq b \neq c$ $\alpha = \beta = \gamma = 90°$	硫黄
四方晶系	$a = b \neq c$ $\alpha = \beta = \gamma = 90°$	轻粉	单斜晶系	$a \neq b \neq c$ $\alpha = \beta = 90°$ $\gamma \neq 90°$	天然芒硝、石膏、滑石、青礞石、雄黄
三方晶系	$a = b \neq c$ $\alpha = \beta = 90°$	朱砂、赭石	三斜晶系	$a \neq b \neq c$ $\alpha \neq \beta \neq \gamma \neq 90°$	胆矾、炉甘石
六方晶系	$\gamma = 120°$	绿柱石			

　　矿物除了单体的形态外，常常以许多单体聚集形式出现，这种聚集的整体称为集合体。集合体形态多样，如粒状、晶簇状、放射状、结核状等。

　　2. 结晶习性　多数矿物为结晶体，其中有些矿物为含水矿物。含水矿物有一系列特征，如相对密度小、硬度低，大多为外生成因等。水在矿物中存在的形式，直接影响到矿物的性质。矿物中的水，按其存在的形式可分为两大类：一是不加入晶格的吸附水和自由水；二是加入晶格组成的，包括以水分子（H_2O）形式存在的结晶水，如胆矾 $CuSO_4 \cdot 5H_2O$，以及以 H^+、OH^- 等离子形式存在的结晶水，如滑石 $[Mg_3(Si_4O_{10})(OH)_2]$。

　　3. 透明度　矿物透光能力的大小称为透明度。矿物磨至 0.03mm 标准厚度时比较其透明度，分为三类：①透明矿物，能容许绝大部分光线通过，隔着它可以清晰地透视另一物体，如无色水晶、云母等；②半透明矿物，能通过一部分光线，隔着它不能看清另一物体，如辰砂、雄黄等；③不透明矿物，光线几乎完全不能通过，即使是在边缘部分或薄片，也不透光，如赭石、滑石等。透明度是鉴定矿物的特征之一。在显微镜下鉴定时，通常透明矿物利用透射偏光显微镜鉴定；不透明矿物利用反射偏光显微镜鉴定。

　　4. 颜色　矿物的颜色，主要是矿物对光线中不同波长的光波均匀吸收或选择吸收所表现的性质。一般分三类。

　　（1）本色　矿物的成分和内部构造所决定的颜色（矿物中含有色离子），如朱红色的辰砂。

　　（2）外色　由混入的有色物质污染等原因形成的颜色，与矿物本身的成分和构造无关。外色的深浅，除与带色杂质的量有关外，还与分散的程度有关，如紫石英、大青盐等。

　　（3）假色　某些矿物中，有时可见变彩现象，这是由于投射光受晶体内部裂缝、解理面及表面的氧化膜的反射所引起光波的干涉作用而产生的颜色，如云母。

　　矿物在白色毛瓷板上划过后所留下的粉末痕迹称条痕，粉末的颜色称为条痕色。条痕色比矿物表面的颜色更为固定，因而具有鉴定意义。有的粉末颜色与矿物本身颜色相同，例如朱砂；也有不同色的，如中药自然铜药材表面为铜黄色而其粉末则为黑色。大多数透明或浅色半透明矿物，条痕色都很浅，甚至为白色；而不透明矿物的条痕色一般较深，具有鉴定意义。如中药磁石（磁铁石）和赭石（赤铁矿），有时两种表面均为灰黑色，不易区分，但磁石条痕色是黑色，赭石条痕色为樱桃红色，故可区分。

　　5. 光泽　矿物表面对于投射光线的反射能力称为光泽。反射能力的强弱，即为光泽的强度。矿物的光泽由强至弱分为：金属光泽，如自然铜等；半金属光泽，如磁石等；金刚光泽，如朱砂等；玻璃光泽，如硼砂等。如果矿物的断口或集合体表面不平滑，并有细微的裂缝、小孔等，使一部分反射光发生散射或相互干扰，则可形成一些特殊的光泽。主要有油脂光泽，如硫黄等；绢丝光泽，如石膏等；珍珠光泽，如云母等；土状光泽，如软滑石，即高岭石等。

　　6. 相对密度　系指在温度4℃时矿物与同体积水的重量比。各种矿物的相对密度在一定条件下为一常数。如石膏为2.3，朱砂为8.09 ~ 8.20 等。

7. 硬度　矿物抵抗某种外来机械作用的能力称为硬度。一般鉴别矿物硬度常用摩氏硬度计。摩氏硬度计多由十种不同的矿物组成，按其硬度由小到大分为十级，前面的矿物可以被后面的硬度级数高的矿物刻划，但它们之间的等级是极不均衡的，不是成倍数或成比例关系的。这十个矿物的硬度级数和以压入法测得的绝对硬度（kg/mm^2）如表 17 - 2 所示。

表 17 - 2　10 种常见矿物的硬度

矿物	滑石	石膏	方解石	萤石	磷灰石	正长石	石英	黄玉	钢玉	金刚石
硬度	1	2	3	4	5	6	7	8	9	10
绝对硬度	2.4	36	109	189	536	759	1120	1427	2060	10060

鉴定硬度时，可取样品矿物和上述标准矿物互相刻划。例如样品与滑石相互刻划时，滑石受损而样品不受损，与石膏相互刻划时，双方均受损，与方解石刻划时，方解石不受损而样品受损，即可确定其样品的硬度为 2 级。在实际工作中经常是用四级法来代替摩氏硬度计的十级。指甲（相当于 2.5）、铜钥匙（3 左右）、小刀（约 5.5 左右）、石英或钢锉（7），用它们与矿物相互刻划，粗略求得矿物的硬度。硬度 6 ~ 7 的矿物药可以在玻璃上留下划痕，如磁石、自然铜等。矿物药中最大的硬度通常不超过 7。

精密测定矿物的硬度，可用测硬仪和显微硬度计等。测定硬度时，必须在矿物单体和新解理面上试验。

8. 解理、断口　矿物受力后沿一定结晶方向裂开成光滑平面的性能称为解理，所裂成的平面称为解理面。解理是结晶物质特有的性质，其形成和结晶构造的类型有关，因此是矿物的主要鉴定特征。如云母可极完全解理；方解石可完全解理；而石英实际上无解理。矿物受力后不是沿一定的结晶方向断裂，断裂面是不规则和不平整的，这种断裂面称为断口。非晶质矿物也可产生断口。断口面的形态有下列几种：平坦状断口，断口较为平坦光滑，如软滑石（高岭石）；贝壳状断口，断裂面呈椭圆形曲面的形态，曲面常有不规则的同心条纹，表面形状颇似贝壳，如胆矾；参差状断口，断口粗糙不平，如青礞石等；锯齿状断口，断口似锯齿状，如自然铜等。

解理的发育程度和断口的发育程度互为消长关系，具完全解理的矿物在解理方向常不出现断口，具不完全解理或无解理的矿物碎块上常见到断口。利用断口的发生程度可以帮助划分解理等级。

9. 矿物的力学性质　矿物受压轧、锤击、弯曲或拉引等力作用时所呈现的力学性质有下列几种。

（1）**脆性**　指矿物容易被击破或压碎的性质。如自然铜、方解石等。

（2）**延展性**　指矿物能被压成薄片或抽成细丝的性质。如金、铜等。

（3）**挠性**　指矿物在外力作用下趋于弯曲而不发生折断，除去外力后不能恢复原状的性质。如滑石等。

（4）**弹性**　指矿物在外力作用下变形，外力取消后，在弹性限度内，能恢复原状的性质。如云母等。

（5）**柔性**　指矿物易受外力切割并不发生碎裂的性质。如石膏等。

10. 磁性　指矿物可以被磁铁或电磁吸引或其本身能够吸引物体的性质。有极少数矿物具有显著磁性。如磁铁矿等。矿物的磁性与其化学成分中含有磁性元素 Fe、Co、Ni、Mn、Cr 等有关。

11. 气味　有些矿物具有特殊的气味，尤其是矿物受锤击、加热或润湿时较为明显。如雄黄灼烧有砷的蒜臭；胆矾具涩味；石盐具咸味等。

12. 发光性　有些矿物受外界能量的激发，呈现发光现象，称发光性。如方解石产生鲜红色荧光，硅酸矿产生微带黄色的鲜绿色磷光等。

13. 其他　有些矿物药具有吸水分的能力，可以吸黏舌头，有助于鉴别。如龙骨、龙齿等。

⟫ 第三节 矿物及矿物类中药的分类

1. 矿物的分类

已知的矿物种约 5000 多种。如何把数以千计的矿物种进行科学的分类，是长期以来矿物学研究工作的重要课题之一。在矿物学发展过程中，虽然不少的矿物学家们从不同的研究目的出发，以不同的观点提出了不同的分类方法，但所遵循的分类体系已基本建立，并得到公认。关于分类体系的级序如下。

大类
　类
　　（亚类）
　　　族
　　　　（亚族）
　　　　　种
　　　　　　（亚种）

从各家不同分类方法的内容中可以看出，大类、类和亚类的划分基本上相同，都是依据矿物的化学成分和化合物类型来划分的，各自最显著的特点主要反映在族的划分上。而这些族的划分特点则与矿物学的发展有着密切的关系。现将几种主要分类方法简要介绍如下。

（1）根据化学成分的分类方法　这是以大量矿物成分的化学分析资料为基础而提出的一种分类方法。由于化学成分是组成矿物的物质基础，并为各家所用，作为大类和类的划分依据，因而这种分类方法有其重要的意义。

（2）根据晶体化学的分类方法　自 1912 年 X 射线应用于矿物的晶体结构研究以来，积累了大量的矿物晶体化学的分类方法。凡同一类（或亚类）中具有相同晶体结构类型的矿物即归为一族。由于晶体化学有可能把矿物的化学成分与其内部结构联系起来，因此从阐明这两者与矿物的形态、物理性质等之间的关系而言，这种分类方法就显得十分合理。

（3）根据地球化学的分类方法　这是以地球化学中元素共生组合的资料为基础发展而出现的一种分类方法。将地球化学性质类似的一组元素的类似化合物矿物作为一个矿物族。由于地球化学在阐述某些矿物的共生组合规律和地球化学特征上有其独特之处，因而这种分类也有一定的意义。

（4）根据成因的分类方法　这是以矿物成因为基础而提出的一种分类方法。这种分类方法在反映形成矿物的地质作用上有明显的特征，但对于多成因的矿物在分类中所占的主次位置上尚待进一步完善。

2. 矿物药的分类

（1）按阳离子的种类进行分类　因为矿物药的阳离子通常对药效起着较重要的作用。一般分为以下几类。钠化合物类：如咸秋石、芒硝等；镁化合物类：如滑石、阳起石等；钙化合物类：如石膏、钟乳石等；铝化合物类：如白矾、赤石脂等；硅化合物类：如白石英、麦饭石等；铁化合物类：如磁石、自然铜等；铜化合物类：如胆矾、铜绿等；砷化合物类：如雄黄、砒石等；汞化合物类：如朱砂、轻粉等；铅化合物类：如密陀僧、铅丹等；自然元素类：如金箔、银箔等；钾化合物类：如消石等；铵化合物类：如硇砂等；锰化合物：如无名异等；锌化合物类：如炉甘石等；其他矿物类：如琥珀、石炭等。

（2）按阴离子的种类进行分类　矿物在矿物学上的分类，通常是以阴离子为依据而进行分类的。《中国药典》（2020 年版）就采用了此法，把矿物药分为硫化合物类：如朱砂、雄黄、自然铜等；硫酸盐类：如石膏、芒硝、白矾等；氧化物类：如磁石、赭石、信石等；碳酸盐类：如炉甘石、鹅管石等；

卤化物类：如轻粉等。本版教材以阴离子进行分类编排矿物药。

>>> **知识链接** ●- -

矿物药的分类根据需要不同，尚有多种分类方法。

1. 根据矿物属于金属类、非金属类，将矿物药分为天然金属矿物类，如磁石、朱砂等；天然非金属矿物类，如雄黄、硫黄等。

2. 按中医药临床功效分类，分为清热类（如石膏、寒水石等）、止血类（伏龙肝、花蕊石等）、化痰止咳平喘类（如青礞石、金礞石等）、安神药类（如朱砂、磁石等）、杀虫止痒类（如雄黄、硫黄等）、拔毒生肌类（如升药、轻粉等）等。

3. 按给药途径分类，分为内服类（如石英、石膏等）、外用类（如炉甘石、胆矾等）。实际应用中，多数药用矿物资源既可内服，又可外用。少数剧毒者，仅供外用，如白降丹、砒石、轻粉等。

- ●

目标检测

答案解析

一、多选题

1. 下列属于矿物类中药的有（   ）

    A. 牛黄　　　　　　　　B. 琥珀　　　　　　　　C. 珍珠

    D. 朱砂　　　　　　　　E. 牡蛎

二、简答题

2. 简述药用矿物资源、矿物类中药的含义。

3. 简述本色、假色、条痕色的含义。

4. 简述解离、断口的含义。

5. 简述挠性、弹性的含义。

书网融合……

思政导航　　　　　　本章小结　　　　　　题库

第十八章 矿物类中药的鉴定

PPT

◎ 学习目标

知识目标

1. 掌握 朱砂、雄黄、自然铜、石膏、芒硝的来源、采收加工、产地、性状鉴别、化学成分、理化鉴别及质量评价等内容。

2. 熟悉 赭石、炉甘石、青礞石、芒硝的来源、产地、性状鉴别、化学成分及质量评价等内容。

3. 了解 磁石、信石、轻粉、滑石、胆矾、硫黄、龙骨等的来源、性状鉴别及化学成分等内容。

能力目标 通过本章学习，能够对临床常用矿物药进行鉴定，具备矿物类中药品质评价及质量控制研究的基本能力。

▷ 第一节 概 述

矿物类中药的鉴定在我国有着悠久的历史。和植物药、动物药一样，主要从真实性、安全性和质量优劣等几个方面对矿物类中药加以研究、鉴定和评价。

一、矿物类中药的真实性鉴定

矿物药的鉴定，在我国许多本草著作里都有记载，特别是宋代出现了多种鉴定方法，当时已能用矿物的外形、颜色、相对密度以及物理、化学方法来鉴别真伪与优劣。如《图经草本》载有"绿矾石"的鉴定方法："取此一物，置于铁板上，聚炭封之，囊袋吹令火炽，其矾即沸流出。色赤如融金汁者，是真也。"又如《本草衍义》在密陀僧条载："坚重，惟破如金色者佳。"

目前，矿物药的真实性鉴定，一般采用以下方法。

1. 性状鉴定 外形明显的中药，首先应根据矿物的一般性质进行鉴定，除了检查形状、颜色、条痕、质地、气味外，还应检查其相对密度、硬度、解理、断口、有无磁性等。

2. 显微鉴定 在矿物的显微鉴别中，利用透射偏光显微镜或反射偏光显微镜观察透明或不透明的矿物药的光学性质。这两种显微镜都要求矿物磨片后才能观察。

利用偏光显微镜的不同组合观察和测定矿物药折射率来鉴定和研究晶质矿物药。

单偏光镜下观察矿物，主要特征有形态、解理、颜色、多色性、突起、糙面等。

正交偏光镜下观测，主要特征有消光（视野内矿物呈现黑暗）及消光位、消光角、干涉色及级序等。

锥光镜下观察，主要特征有干涉图，确定矿物的轴性、光性正负等。

3. 理化鉴定 目前仍沿用一般的物理、化学分析方法对矿物药的成分进行定性和定量分析。随着现代科学技术的迅速发展，国内外对矿物药的鉴定已采用了更多快速、准确的技术。

（1）X 射线衍射分析法　当某一矿物药被 X 射线照射，因其晶型、分子构型、分子内成键方式等不同而产生不同的衍射特征图谱，据此可用于矿物药的鉴别，其方法简便，快捷，样品用量少，所得图谱信息量大。如 X 射线衍射分析大青盐的晶体结构，证明大青盐中包裹物含有高岭石、水云母、斜长石、绿泥石、石英、石膏等。

（2）热分析法　该法是指程序控制温度下测量物质的物理性质与温度关系的一类技术。矿物受热后，它的热能、质量、结晶格架、磁性、几何尺寸等都会随之变化，利用该方法可对矿物药进行鉴别。其方法有热重分析、差热分析、热电法、热磁法等。如经差热分析发现，单斜和六方磁黄铁矿的吸收曲线明显不同；也可用于高岭石、礞脱石的鉴定。

（3）原子发射光谱分析法　根据组成物质的原子受激烈激发后直接发出的可见光谱确定其化学成分的方法，它是对矿物药中所含元素进行定性和半定量分析的一种方法，如龙骨等矿物药中元素的测定。

（4）荧光分析法　矿物药经高能量的短波光线照射后能吸收其部分能量，并在短暂的时间内，以低能量的长波形式释放出光，即荧光，如紫石英。荧光光谱方法可用于天然朱砂、人工朱砂以及金礞石、青礞石等矿物药的鉴定。

（5）电感耦合等离子体质谱法　通过被测矿物用电感耦合等离子体离子化后，按离子的质荷比分离，测定各种离子谱峰强度的一种分析方法。适合于重金属有害元素（铅、砷、汞、铜等）的测定。

（6）穆斯堡尔谱法　矿物等固体中的某些放射性原子核有一定的概率能够无反冲地发射 γ 射线，这种原子核无反冲地发射或共振吸收 γ 射线的现象称之为穆斯堡尔效应。由穆斯堡尔效应得到的穆斯堡尔谱（Mossbauer Spectroscopy）是研究固体中超精细结构以及元素赋存状态的有效手段。如采用穆斯堡尔谱对矿物药进行分析，发现部分市售自然铜样品除含 FeS_2 外，还含有大量 Fe_2O_3，表明样品已经过煅烧；黑云母为三八面体结构，白云母为二八面体结构。

在矿物药的鉴定中还常用红外分光光度法、火焰光度法、物相分析、极谱分析等方法来研究矿物的成分及其化学性质，以达到对矿物药的定性鉴别和定量分析的目的。

二、矿物类中药的安全性评价

矿物药及矿物药的杂质中多含有砷、汞及其他有害元素，因此应加强对矿物药的安全性评价。不同产地的矿物药，其共存元素、共生和伴生矿物等不尽相同，其安全性也有一定差异，因此在安全性评价中应重视矿物药的产地、共生和伴生矿等对矿物药安全性的影响。此外，在对矿物药进行安全性评价时，除检测重金属、砷等有害元素的含量外，还应注意有害元素赋存状态。元素价态及存在形式的不同，对人体的作用亦有差别。如 Cr^{3+} 是人体必需的微量元素，而 Cr^{6+} 却对人体有害；又如砷，As^{3+} 毒性最大，而 As^{5+} 毒性降低为 As^{3+} 的 1.7 %，甲基砷类毒性更弱，砷甜菜碱类和砷胆碱类则无毒。可采用裂解气相色谱（pyrolysis gas chromatograph，PyGC）、红外光谱及穆斯堡尔谱等方法对矿物药中元素赋存形式进行分析。

1. 主要成分中不包括有害元素的矿物药的安全性评价　这类矿物药主成分不包括铅、镉、砷、汞、铜等有害元素，本身无毒，如石膏、芒硝、磁石等。这些矿物药中的有害元素是在形成过程中受环境影响而存在于矿物药中的，其含量一般较低，且所含元素的种类、含量与产地的地质环境等因素有关。应加强这类矿物药中外源性有害元素的检查，规定铅、镉、砷、汞、铜的含量上限。此外，也应对部分矿物药如云母中的氟进行限量检测。

2. 主要成分中包括有害元素的矿物药的安全性评价　这类矿物主成分包括铅、砷、镉、汞、铜等有害元素，如朱砂、雄黄、轻粉、信石等。除主要组成成分以外，常同时含有相同元素的其他化合物。

这些矿物药中的重金属及砷的作用具有两重性：一方面表现为有效性；另一方面表现为毒性，过量对人体造成危害。如三氧化二砷，既可用于治疗白血病，也能引起急性中毒。对此类药物中有效的砷或重金属元素化合物，应控制其合理的含量范围，同时严格控制除该化合物（有效状态的砷、重金属元素）以外的重金属或砷的含量上限。对于主要成分为难溶性汞盐、砷盐等矿物药，如朱砂、雄黄，应加强可溶性汞盐、砷盐以及游离汞、三氧化二砷等的检查。

3. 含放射性元素的矿物药的安全性评价 龙骨、龙齿中放射性元素铀、钍、镭等相当丰富，应加强龙齿中放射性元素的检测。可采用固体荧光法和比色法等方法测定放射性元素的含量。

三、矿物类中药的质量评价

1. 经验鉴别 药材的性状特征能够在一定程度上反映药材的质量。如石膏质软，传统以色白、半透明、纵断面如丝者为佳。

2. 含量测定 矿物药主要成分的含量测定，多采用经典的化学分析方法，如《中国药典》（2020年版）采用滴定法测定雄黄中 As_2S_2 的含量；用重量法测定芒硝中 Na_2SO_4 含量。近年穆斯堡尔谱法也用于矿物药的分析，它通过测试矿物中某些元素的穆斯堡尔谱来测定矿物药中同一元素的不同价态的含量，为分析矿物药提供了一种更有效的手段。

微量元素在矿物中虽然含量很低，但其药用价值和其在体内所起的作用越来越受到重视。因此对矿物药进行质量评价时，除测定主成分外，部分矿物药也进行微量元素测定。目前对于矿物药中的微量元素分析多采用等离子体光谱、原子吸收光谱、原子荧光光谱等方法。

⟫ 第二节　常用矿物类中药的鉴定

朱砂

Zhusha；Cinnabaris

【来源】 为硫化物类矿物辰砂族辰砂。

【采收加工】 挖出矿石后，选取纯净者放淘沙盘内，利用相对密度不同（朱砂相对密度 8.09 ~ 8.20），用水淘出杂石和泥沙，晒干，用磁铁吸尽含铁的杂质。

【产地】 主产于湖南、贵州、四川等省。以湖南辰州（今沅陵）产的为好，故得"辰砂"之名。

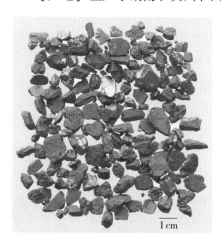

图 18 - 1　朱砂药材

【性状鉴别】 为粒状或块状集合体，呈颗粒状或块片状。鲜红色或暗红色，条痕红色至褐红色，有光泽。体重，质脆，片状者易破碎，粉末状者有闪烁的光泽。气微，味淡。其中呈细小颗粒或粉末状，色红明亮，触之不染手者，习称"朱宝砂"；呈不规则板块状、斜方形或长条形，大小厚薄不一，边缘不整齐，色红而鲜艳，光亮如镜面，微透明，质较脆者，习称"镜面砂"；呈粒状，方圆形或多角形，色暗红或呈灰褐色，质坚，不易碎者，习称"豆瓣砂"（图 18 - 1）。

朱砂粉：呈朱红色极细粉末，体轻，以手指撮之无粒状物，以磁铁吸之，无铁末，气微，味淡。

【化学成分】 主含硫化汞（HgS）。

【理化鉴别】

1. 取本品细粉末，用盐酸湿润后，置光洁的铜片上摩擦，铜片表面呈现银白色光泽，加热烘烤后，银白色即消失。

2. 取本品粉末 2g，加盐酸–硝酸（3∶1）的混合溶液 2ml 使溶解，蒸干，加水 2ml 使溶解，滤过，滤液显汞盐与硫酸盐的鉴别反应。

【质量评价】

1. 经验鉴别 以色鲜红、有光泽、质脆者为佳。

2. 检查 铁盐：按铁盐检查法检查，铁不得过 0.1%。

二价汞：照汞、砷元素形态及价态测定法中汞元素形态及其价态测定法测定，二价汞以汞（Hg）计，不得过 0.10%。

3. 含量测定 按滴定法测定，朱砂含硫化汞（HgS）不得少于 96.0%；朱砂粉含硫化汞（HgS）不得少于 98.0%。

【性味功效】性微寒，味甘。有毒。清心镇惊，安神，明目，解毒。

【知识链接】①人工朱砂又称"灵砂"，是以水银、硫黄为原料，经加热升炼而成。含硫化汞在 99% 以上。目前贵阳、哈尔滨、广州、重庆等地均有生产，方法不尽相同。本品完整者呈盆状，商品多为大小不等的碎块，全体暗红色，断面呈纤维柱状，习称"马牙柱"，具有宝石样或金属光泽，质松脆，易破碎。气微，味淡。X 射线衍射分析表明，人工朱砂与朱砂的特征衍射线在峰位和强度上均相同，都是由较纯的三方晶系 HgS 组成。②银朱也是由水银、硫黄升炼而成。与人工朱砂是同原料、同方法、在同一罐内制成。只是结晶的部位不同。X 射线检查发现，物相成分是相同的，只是微量成分有一定差异。③朱砂有毒，不宜大量服用，亦不宜少量久服，肝肾功能不全者禁服。

雄黄

Xionghuang；Realgar

【来源】为硫化物类矿物雄黄族雄黄。

【采收加工】全年均可采挖，除去杂质。

【产地】主产于湖南、贵州、云南等省。

【性状鉴别】为块状或粒状集合体，呈不规则块状。深红色或橙红色，条痕淡橘红色，晶面有金刚石样光泽。质脆，易碎，断面具树脂样光泽。微有特异的臭气，味淡。精矿粉为粉末状或粉末集合体，质松脆，手捏即成粉，橙黄色，无光泽（图 18 – 2）。

商品常分为雄黄、明雄黄等。明雄黄又名"腰黄""雄黄精"，为熟透的雄黄，多成块状，色鲜红，半透明，有光泽，松脆，质最佳，但产量甚少。

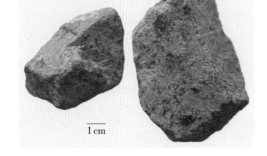

图 18 – 2 雄黄药材

【化学成分】主含二硫化二砷（As₂S₂）。

【理化鉴别】

1. 取本品粉末 10mg，加水湿润后，加氯酸钾饱和的硝酸溶液 2ml，溶解后，加入氯化钡试液，产生大量的白色沉淀。放置后，倾出上层酸液，再加水 2ml，振摇，沉淀不溶解。（检查硫）

2. 取本品粉末 0.2g 置坩埚内，加热熔融，产生白色或黄白色火焰，并伴有白色浓烟。取玻片覆盖后，有白色冷凝物，刮取少量，置试管内加水煮沸使溶解，必要时滤过，滤液加硫化氢试液数滴，即显黄色，加稀盐酸产生黄色絮状沉淀，再加碳酸铵试液后，沉淀复溶解。（检查砷）

【质量评价】

1. 经验鉴别　以色红、块大、质松脆、有光泽者为佳。

2. 检查　三价砷和五价砷：照汞、砷元素形态及价态测定法中砷形态及其价态测定法测定，本品含三价砷和五价砷的总量以砷（As）计；不得过 7.0%。

3. 含量测定　按滴定法测定，含砷量以 As_2S_2 计，不得少于 90.0%。

【性味功效】性温，味辛。有毒。解毒杀虫，燥湿祛痰，截疟。

【知识链接】①本品有毒，内服宜慎；不可久用；孕妇禁用。②雄黄中有时含砷的氧化物，服用后易引起中毒，故须先经检验，然后应用。③雄黄遇热易分解产生剧毒的三氧化二砷，所以忌用火煅。

$$2As_2S_2 + 7O_2 \rightarrow 2As_2O_3 + 4SO_2$$

雌黄常与雄黄共生，主含三硫化二砷（As_2S_3）。性状与雄黄相似，不同点是雌黄全体呈黄色，条痕鲜黄色。功效同雄黄。

自然铜

Zirantong；Pyritum

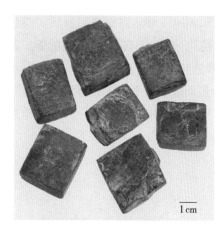

图 18-3　自然铜药材

【来源】为硫化物类矿物黄铁矿族黄铁矿。

【采收加工】全年可采。拣取黄铁矿石，去净杂石、沙土及黑锈后，敲成小块。

【产地】主产于四川、广东、云南等省。

【性状鉴别】晶形多呈立方体，集合体呈致密块状。呈方块形者。表面亮淡黄色，有金属光泽；有的黄棕色或棕褐色，无金属光泽。具条纹，立方体相邻面上条纹相互垂直，是其重要鉴别特征。条痕绿黑色或棕红色。体重，质坚硬或稍脆，易砸碎，断面黄白色，有金属光泽；或断面棕褐色，可见银白色亮星（图 18-3）。

【化学成分】主含二硫化铁（FeS_2）。

【理化鉴别】取本品粉末 1g，加稀盐酸 4ml，振摇，滤过，滤液加亚铁氰化钾试液，即生成深蓝色沉淀。（铁盐的鉴别反应）。

【质量评价】

1. 经验鉴别　以块整齐，色黄而光亮，断面有金属光泽者为佳。

2. 含量测定　按滴定法测定，本品含铁（Fe）应为 40.0%~55.0%。

【性味功效】性平，味辛。散瘀止痛，续筋接骨。

>>> 知识链接 ○- -

矿物学中的自然铜，指的是自然金属铜（Cu），与中药自然铜完全不同。

- ●

磁石

Cishi；Magnetitum

为氧化物类矿物尖晶石族磁铁矿。采后除去杂石和铁锈。为块状集合体，呈不规则块状或略带方形，多具棱角。灰黑色或棕褐色，条痕黑色，具金属光泽。体重，质坚硬，难破碎，断面不整齐。具磁性，日久磁性减弱。有土腥气，味淡。主含四氧化三铁（Fe_3O_4）。其中含 FeO 31%、Fe_2O_3 69%。此外还有少数尚含 MgO 约 10%，Al_2O_3 约 15%。性寒，味咸。镇惊安神，平肝潜阳，聪耳明目，纳气平喘。

>>> 知识链接

具磁性者称"活磁石"或"灵磁石"；无磁性者称"死磁石"或"呆磁石"。

赭石

Zheshi；Haematitum

【来源】 为氧化物类矿物刚玉族赤铁矿。

【产地】 主产于河北、山西、广东等省。

【性状鉴别】 为鲕状、豆状、肾状集合体，多呈不规则扁平块状。暗棕红色或灰黑色，条痕樱红色或红棕色，有的具金属光泽。一面多有圆形的突起，习称"钉头"，另一面与突起的相对应处有同样大小的凹窝。体重，质硬，砸碎后断面显层叠状。气微，味淡（图 18-4）。

【化学成分】 主含三氧化二铁（Fe_2O_3），其次为中等量的硅酸、铝化物及少量的镁、锰、碳酸钙及黏土等。含铁量一般为 40% ~ 60%。

【质量评价】

1. 经验鉴别 以色棕红、断面层次明显、有"钉头"、无杂石者为佳（有钉头的煅后乌黑色，层层脱落，无钉者则为灰黑色）。

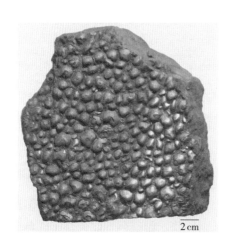

图 18-4 赭石药材

2. 含量测定 按滴定法进行测定，含铁（Fe）不得少于 45.0%。

【性味功效】 性寒，味苦。平肝潜阳，重镇降逆，凉血止血。

信石

Xinshi；Arsenicum Sublimatum

为天然的砷华矿石，或由毒砂（硫砷铁矿，FeAsS）、雄黄加工制造而成。商品分红信石及白信石两种，但白信石极为少见，药用以红信石为主。红信石（红砒）呈不规则的块状，大小不一。粉红色，具黄色与红色彩晕，略透明或不透明，具玻璃样光泽或无光泽。质脆，易砸碎，断面凹凸不平或呈层状纤维样结构。无臭。本品极毒，不能口尝。白信石（白砒）为无色或白色，其余特征同红信石。主含三氧化二砷（As_2O_3）。因含 S、Fe 等杂质，故呈红色。性热，味辛。有大毒。蚀疮去腐，平喘化痰，截疟。

轻粉

Qingfen；Calomelas

为用升华法制成的氯化亚汞结晶。将胆矾和食盐放瓷盆中，加少量水混合后，加入水银，搅拌成糊状，再加红土拌成软泥状，捏成团，放在铺有沙土平底锅中，上盖瓷缸盆，密封，加热，经 10h 后，启开瓷缸盆，刷下轻粉，拣出杂质即得。也有将硫酸汞与汞混合，合成为硫酸亚汞，再加食盐升华而成；或将食盐溶液与硝酸亚汞、硝酸混合，即得氯化亚汞沉淀。为白色有光泽的鳞片状或雪花状结晶，或结晶性粉末。遇光颜色缓缓变暗。质轻，气微，几乎无味。主含氯化亚汞（Hg_2Cl_2）。性寒，味辛。有毒。外用杀虫，攻毒，敛疮；内服祛痰消积，逐水通便。注意：本品有毒，不可过量；内服慎用，孕妇禁用。

炉甘石
Luganshi；Calamina

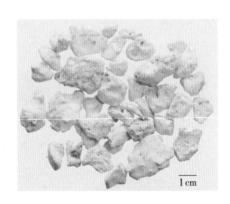

图 18-5　炉甘石药材

【来源】为碳酸盐类矿物方解石族菱锌矿。

【产地】主产于湖南、广西、四川等省。

【性状鉴别】呈不规则块状。灰白色或淡红色，表面粉性，无光泽，凹凸不平，多孔，似蜂窝状。体轻，易碎。气微，味微涩（图 18-5）。

【化学成分】主含碳酸锌（$ZnCO_3$），并含少量铁、钴、锰等碳酸盐及微量镉、铟等离子。

【质量评价】

1. **经验鉴别**　以体轻、质松、色白者为佳。

2. **含量测定**　用配位滴定法测定，炉甘石含氧化锌（ZnO）不得少于 40.0%；煅炉甘石含氧化锌（ZnO）不得少于 56.0%。

【性味功效】性平，味甘。解毒明目去翳，收湿止痒敛疮。

赤石脂
Chishizhi；Halloysitum Rubrum

为硅酸盐类矿物多水高岭石族多水高岭石。主产于福建、河南、江苏等省。药材为块状集合体，呈不规则块状。粉红色、红色至紫红色，或有红白相间的花纹。质软，易碎，断面有的具蜡样光泽。吸水性强。具黏土气，味淡，嚼之无沙粒感。主含四水硅酸铝 $[Al_4(Si_4O_{10})(OH)_8 \cdot 4H_2O]$。性温，味甘、酸、涩。涩肠，止血，生肌敛疮。

青礞石
Qingmengshi；Chloriti Lapis

【来源】为变质岩类黑云母片岩或绿泥石化云母碳酸盐片岩。采挖后，除去杂石和泥沙。

【产地】主产于河北、河南、湖南等省。

【性状鉴别】黑云母片岩：为鳞片状或片状集合体。呈不规则扁块状或长斜块状，无明显棱角。褐黑色或绿黑色，具玻璃样光泽。质软，易碎，断面呈较明显的层片状。碎粉主为绿黑色鳞片（黑云母），有似星点样的闪光。气微，味淡。

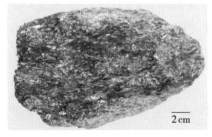

图 18-6　青礞石药材

绿泥石化云母碳酸盐片岩：为鳞片状或粒状集合体。呈灰色或绿灰色，夹有银色或淡黄色鳞片，具光泽。质松，易碎，粉末为灰绿色鳞片（绿泥石化云母片）和颗粒（主为碳酸盐），片状者具星点样闪光。遇稀盐酸产生气泡，加热后泡沸激烈。气微，味淡（图 18-6）。

【化学成分】黑云母片岩主要含铁、镁、铝的硅酸盐。绿泥石化云母碳酸盐片岩主要含铁、镁、铝的硅酸盐及钙、镁的碳酸盐。

【质量评价】黑云母片岩以绿黑色、质软易碎、有光泽者为佳。绿泥石化云母碳酸盐片岩以灰绿色、有光泽者为佳。

【性味功效】性平，味甘、咸。坠痰下气，平肝镇惊。

【附】

金礞石

Jinmengshi；Micae Lapis Aureus

为变质岩类蛭石片岩或水黑云母片岩。采挖后，除去杂石和泥沙。本品为鳞片状集合体。呈不规则块状或碎片，碎片直径 $0.1\sim0.8cm$；块状者直径 $2\sim10cm$，厚 $0.6\sim1.5cm$，无明显棱角。棕黄色或黄褐色，带有金黄色或银白色光泽。质脆，用手捻之，易碎成金黄色闪光小片。具滑腻感。气微，味淡。主要成分为 $(Mg,Fe)_2[(Si,Al)_4O_{10}](OH)_2\cdot4H_2O$。功效同青礞石。

滑石

Huashi；Talcum

为硅酸盐类滑石族滑石，习称"硬滑石"。主产于山东、江苏、陕西等地。多为块状集合体，呈不规则的块状。白色、黄白色或淡蓝灰色，条痕白色，具蜡样光泽。质软，细腻，手摸有滑润感，无吸湿性，置水中不崩散。气微，味淡。主要为含水合硅酸镁 $[Mg_3(Si_4O_{10})(OH)_2$ 或 $(3MgO\cdot4SiO_2\cdot H_2O)]$。通常一部分 MgO 被 FeO 所替代，并常含 Al_2O_3 等杂质。以白色、滑润者为佳。性寒，味甘、淡。利尿通淋，清热解暑；外用祛湿敛疮。

石膏

Shigao；Gypsum Fibrosum

【来源】 为硫酸盐类矿物石膏族石膏。

【采收加工】 全年均可采，一般多在冬季采挖，挖出后，去净泥土和杂石。

【产地】 主产于湖北省应城。山东、山西、湖南、河南等地亦产。

【性状鉴别】 为纤维状的集合体，呈长块状、板块状或不规则块状。白色、灰白色或淡黄色，有的半透明。体重，质软，纵断面具绢丝样光泽。气微，味淡（图 18-7）。

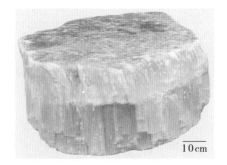

图 18-7 石膏药材

【化学成分】 ①主要为含水硫酸钙（$CaSO_4\cdot2H_2O$），其中 CaO 32.0%，SO_3 46.6%。②尚含 0.1%～1% 的铁，0.001%～0.01% 的锰、钠、铜、钴、镍等元素。

【理化鉴别】

1. 取本品一小块（约 2g），置具有小孔软木塞的试管中，灼烧，管壁有水生成，小块变为不透明体。

2. 取本品粉末约 0.2g，加稀盐酸 10ml，加热使溶解，溶液显钙盐与硫酸盐的鉴别反应。

3. 取本品粉末适量，溴化钾压片法制备供试品，照红外分光光度法试验，供试品的红外吸收图谱应与二水硫酸钙对照品（$CaSO_4\cdot2H_2O$）具有相同的特征吸收峰。

【质量评价】

1. 经验鉴别 以色白、块大、质松脆、纵断面如丝、无夹层、无杂石者为佳。

2. 检查 重金属及有害元素 按重金属检测法测定，含金属不得过 10mg/kg。按砷盐检查法测定，含砷量不得过 2mg/kg。

3. 含量测定 按配位滴定法测定，本品含含水硫酸钙（$CaSO_4\cdot2H_2O$）不得少于 95.0%。

【性味功效】 性大寒，味甘、辛。清热泻火，除烦止渴。

【知识链接】 ①过去有以方解石、寒水石作石膏用，其性能与石膏不同，不可代用。②煅石膏，为石膏的炮制品。为白色的粉末或酥松块状物，表面透出微红色的光泽，不透明，体较轻，质软，易碎，捏之成粉，气微，味淡。性寒，味甘、辛、涩。收湿生肌，敛疮止血。

芒硝
Mangxiao；Natrii Sulfas

【来源】 为硫酸盐类矿物芒硝族芒硝，经加工精制而成的结晶体。

【采收加工】 取天然产的芒硝（俗称"土硝"），加水溶解，放置，沉淀，滤过，滤液加热浓缩，放冷后析出结晶，习称"朴硝"或"皮硝"。再将朴硝重新结晶即为芒硝。

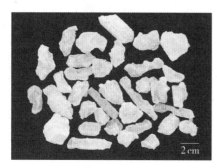

图18-8 芒硝药材

【产地】 全国大部分地区均有生产。多产于海边碱土区域，矿泉、盐场附近及潮湿的山洞中。

【性状鉴别】 呈棱柱状、长方形或不规则块状或粒状。无色透明或类白色半透明，暴露空气中则表面渐风化而覆盖一层白色粉末（无水硫酸钠）。质脆，易碎，断面呈玻璃样光泽，条痕白色。断口不整齐。气微，味咸（图18-8）。

【化学成分】 主含含水硫酸钠（$Na_2SO_4 \cdot 10H_2O$），常夹杂微量氯化钠。

【理化鉴别】 本品水溶液显钠盐及硫酸盐的鉴别反应。

【质量评价】

1. 经验鉴别 以无色、透明、呈长条棱柱结晶者为佳。

2. 检查 铁盐与锌盐：取药材5g，加水20ml溶解后，加硝酸2滴，煮沸5min，滴加氢氧化钠试液中和，加稀盐酸1ml、亚铁氰化钾1ml与适量的水使成50ml，摇匀，放置10min，不得发生浑浊或显蓝色。

镁盐：取本品2g，加水20ml溶解后，加氨试液与磷酸氢二钠试液各1ml，5min内不得发生浑浊。

干燥失重：105℃干燥至恒重，减失重量应为51.0~57.0%。

重金属：按重金属检查法进行检查，含金属不得过10mg/kg。砷盐按砷盐检查法进行检查，含砷量不得过10mg/kg。

3. 含量测定 按重量法测定，含硫酸钠（Na_2SO_4）不得少于99.0%。

【性味功效】 性寒，味咸、苦。泻下通便，润燥软坚，清火消肿。

【附】

玄明粉
Natrii Sulfas Exsiccatus

为芒硝再精制并令其风化而成的无水硫酸钠。为白色粉末，气微，味咸，有引湿性。水溶液显钠盐与硫酸盐的鉴别反应。按干燥品计算，含硫酸钠（Na_2SO_4）不得少于99.0%。铁盐、锌盐与镁盐的检查按芒硝项下方法进行，但取用量减半，应符合规定。重金属、砷盐均不得过20mg/kg。功效与芒硝同；外用治赤目，咽肿，口疮。

【知识链接】 西瓜霜为皮硝与西瓜加工制成，主要成分为硫酸钠。

胆矾
Danfan；Chalcanthitum

为天然的胆矾矿石或为人工制成的含水硫酸铜。全年可采制，天然者可在开采铜、铅、锌矿时选取蓝色半透明的结晶；或用硫酸作用于铜片、氧化铜而人工制得。目前的商品多为人工制品。药材呈不规则的块状结晶体，大小不一。深蓝色或淡蓝色，微带浅绿。晶体具玻璃光泽，半透明至透明，置干燥空气中易缓缓风化，而使表面略带白色粉霜。质脆，易碎，碎块呈棱柱状。断面光亮，条痕无色或带浅蓝色，断口贝壳状。无臭，味酸涩。主含硫酸铜（$CuSO_4 \cdot 5H_2O$）。取本品加热灼烧，即失去结晶水变成白色（$CuSO_4$），遇水又变成蓝色。性寒，味酸、辛。有毒。内服涌吐风痰，外用燥湿收敛。

硫黄
Liuhuang；Sulfur

为自然元素类矿物硫族自然硫或含硫矿物加工而制得。主产于山西、河南、山东等省。全年可采，挖取成泥状之硫黄矿石放入罐内，加热熔化，除去杂质，倒入模型内，冷却后，打成碎块。呈不规则块状。黄色或略呈绿黄色。表面不平坦，呈脂肪光泽，常有多数小孔。用手握紧置于耳旁，可闻轻微的爆裂声。体轻，质松，易碎，断面常呈针状结晶形，具特异的臭气、味淡。燃烧时易熔融，火焰为蓝色，并散发二氧化硫的刺激性臭气。主含硫（S）。常含碲、硒，有时杂有沥青、黏土等。性温，味酸。有毒。外用解毒杀虫疗疮；内用补火助阳通便。

龙骨
Longgu；Draconis Os

为古代脊索动物门（Chordata）哺乳动物纲（Mammalia）长鼻目（Proboscidea）［例如乳齿象属（*Mastodon*）］、奇蹄目（Perissodactyla）［例如三趾马属（*Hipparion*）、大唇犀属（*Chilotherium*）］以及偶蹄目（Artiodactyla）［例如皇冠鹿属（*Stephanocemas*）、野牛属（*Bosgaurus*）、羊属（*Ovis*）］等动物的骨骼化石。呈骨骼状或已破碎呈不规则块状，大小不一。表面白色，灰白色，多较光滑，有的具纵纹裂隙或棕色条纹和斑点。质硬，不易破碎，断面不平坦，有的中空，吸湿性强，舐之黏舌。无臭，无味。以质硬、色白、吸湿性强者为佳。五花龙骨呈不规则块状，大小不一；全体呈淡灰白色或淡黄棕色，夹有红、白、黄、蓝、棕、黑或深浅粗细不同的纹理。表面光滑，略有光泽，有的有小裂隙。质硬，较酥脆，易片状剥落，吸湿性强，舐之黏舌。无臭、无味。以体轻，质脆，分层，有蓝灰、红、棕等色的花纹，吸湿性强者为佳，一般认为以五花龙骨为优。主要含碳酸钙（$CaCO_3$）、磷酸钙［$Ca_3(PO_4)_2$］，并含少量的铁、钾、钠等。性平，味甘、涩。镇惊安神，收敛涩精。外用：生肌敛疮。

>>> **知识链接**

化石类药材的采挖需符合中华人民共和国自然资源部发布的《古生物化石保护条例》（2010）要求。

【附】

龙齿
Longchi；Draconis Dens

为龙骨原动物的牙齿化石。呈较完整的齿状或破碎的块状，分为犬齿及臼齿。犬齿呈圆锥状，略弯曲，直径 0.5～3.5cm，近尖端处中空。臼齿呈圆柱形或方柱形，略弯曲，一端较细，一般长 2～20cm，直径 1～9cm。多有深浅不同的棱。其中呈青灰色或暗棕色者，习称"青龙齿"，呈黄白色者，习称"白龙齿"，有的表面具光泽的珐琅质，质坚硬，断面粗糙，凹凸不平或有不规则的凸起棱线。有吸湿性。无臭，无味。以吸湿性强者为佳。无吸湿性，烧之发烟有异臭者，不可入药。主含磷灰石（磷酸钙）。性寒，味甘、涩。具镇惊安神、除烦热等功效。

答案解析

目标检测

一、单选题

1. 自然铜的主要成分是（　　）
   A. Cu
   B. CuSO$_4$·5H$_2$O
   C. ZnCO$_3$
   D. FeS$_2$
   E. HgS

2. 形状多为立方体的矿物药材是（　　）
   A. 朱砂
   B. 雄黄
   C. 自然铜
   D. 赭石
   E. 炉甘石

3. 条痕色为绿黑色或棕红色的矿物药材是（　　）
   A. 自然铜
   B. 石膏
   C. 朱砂
   D. 赭石
   E. 芒硝

4. 下列为纤维状的集合体，呈长块状、板块状或不规则块状。白色、灰白色或淡黄色，有的半透明。体重，质软，纵断面具绢丝样光泽，该矿物药材是（　　）
   A. 芒硝
   B. 炉甘石
   C. 石膏
   D. 赭石
   E. 自然铜

二、单选题

5. 下列属于硫化物类的矿物药材是（　　）
   A. 朱砂
   B. 雄黄
   C. 自然铜
   D. 赭石
   E. 炉甘石

书网融合……

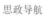

思政导航　　　　　本章小结　　　　　题库

中药名索引

（按首字笔画顺序排序）

中药拉丁名索引